SAÚDE PÚBLICA
Bases Conceituais

Segunda Edição

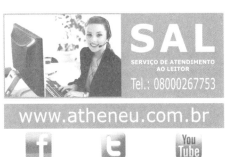
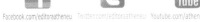

SAÚDE PÚBLICA
Bases Conceituais

Segunda Edição

EDITORES

Aristides Almeida Rocha
Professor Titular do Departamento de Saúde Ambiental da
Faculdade de Saúde Pública da Universidade de São Paulo (FSP/USP)

Chester Luiz Galvão Cesar
Professor Titular do Departamento de Epidemiologia da
Faculdade de Saúde Pública da Universidade de São Paulo (FSP/USP)

Helena Ribeiro
Geógrafa. Professora-titular do Departamento de Saúde Ambiental da
Faculdade de Saúde Pública da Universidade de São Paulo (FSP/USP)

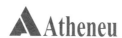

EDITORA ATHENEU	São Paulo —	Rua Jesuíno Pascoal, 30
		Tel.: (11) 2858-8750
		Fax: (11) 2858-8766
		E-mail: atheneu@atheneu.com.br
	Rio de Janeiro —	Rua Bambina, 74
		Tel.: (21) 3094-1295
		Fax: (21) 3094-1284
		E-mail: atheneu@atheneu.com.br
	Belo Horizonte — Rua Domingos Vieira, 319 — Conj. 1.104	

PRODUÇÃO EDITORIAL: *Equipe Atheneu*
CAPA: *Paulo Verardo*

Dados Internacionais de Catalogação na Publicação (CIP)
(Câmara Brasileira do Livro, SP, Brasil)

Rocha, Aristides Almeida
Saúde pública : bases conceituais / Aristides Almeida Rocha, Chester Luiz Galvão Cesar, Helena Ribeiro. -- 2. ed. -- São Paulo : Editora Atheneu, 2013.

Vários colaboradores.
Bibliografia
ISBN 978-85-388-0318-8

1. Saúde pública - Brasil 2. Saúde pública - História I. Cesar, Chester Luiz Galvão. II. Título.

12-10373   CDD-614.0981

Índice para catálogo sistemático:

1. Brasil : Saúde pública   614.0981

ROCHA, A. A.; CESAR, C. L. G.; RIBEIRO, H.
Saúde Pública: Bases Conceituais - segunda edição
©*Direitos reservados à Editora ATHENEU — São Paulo, Rio de Janeiro, Belo Horizonte, 2013*

Sobre os Colaboradores

Adelaide Cássia Nardocci
Física. Mestre em Engenharia Nuclear. Doutora em Saúde Pública. Professora Associada do Departamento de Saúde Ambiental da FSP/USP. Coordenadora do Núcleo de Pesquisas em Avaliação de Riscos Ambientais (NRA/USP).

Alberto Olavo Advincula Reis
Professor Livre Docente da Universidade de São Paulo – Área de Saúde Coletiva, com Ênfase em Saúde da Criança do Adolescente e do Jovem.

Ana Maria Cervato Mancuso
Nutricionista. Professora-doutora do Departamento de Nutrição da Faculdade de Saúde Pública da USP.

Ana Maria Dianezi Gambardella
Nutricionista. Professora Doutora do Departamento de Nutrição de FSP/USP.

André Mota
Historiador. Coordenador do Museu Histórico da Faculdade de Medicina da USP.

Andréa Focesi Pelicioni
Geógrafa e Administradora. Mestre e Doutora em Saúde Pública pelo Departamento de Saúde Ambiental da FSP/USP. Especialista em Meio Ambiente na Secretaria do Verde e do Meio Ambiente do Município de São Paulo.

Angela Belloni Cuenca
Professora Doutora da Faculdade de Saúde Pública da Universidade de São Paulo, – USP.

Áquilas Mendes
Economista, professor-associado do Departamento de Prática de Saúde Pública da FSP/USP e professor-doutor do Departamento de Economia da PUC-SP.

Aristides Almeida Rocha
Biólogo. Professor Titular do Departamento de Saúde Ambiental da FSP/USP.

Augusta Thereza de Alvarenga
Socióloga. Professora Doutora do Departamento de Saúde Materno-Infantil da FSP/USP.

Camila Junqueira Muylaert
Mestre em Saúde Pública pela Faculdade de Saúde Pública - Universidade de São Paulo – FSP/USP. Pesquisadora do Laboratório de Saúde Mental Coletiva (LASAMEC) do Departamento Materno-infantil da Faculdade de Saúde Pública.

Chester Luiz Galvão Cesar
Médico. Professor Titular do Departamento de Epidemiologia da FSP/USP.

Cláudia Maria Bógus
Pedagoga. Professora Doutora do Departamento de Prática de Saúde Pública da FSP/USP.

Daisy Pires Noroña
Bibliotecária. Professora Doutora da ECA/USP.

Deborah H. Markowicz Bastos
Professor-Associada da Faculdade de Saúde Pública da USP, Departamento de Nutrição. Orientadora do Programa de Pós-Graduação em Nutrição em Saúde Pública da Faculdade de Saúde Pública da USP e do Programa de Nutrição Humana Aplicada da USP.

Delsio Natal
Biólogo pelo Instituto de Biociências da Universidade de São Paulo. Especialista em Entomologia Médica e em Saúde Pública pela Faculdade de Saúde Pública da USP. Mestrado e Doutorado pela Faculdade de Saúde Pública da USP. Professor Senior e Livre Docente na Pós-graduação da Faculdade de Saúde Pública da USP.

Eidi Raquel F. Abdalla
Bibliotecária da Faculdade de Saúde Pública da USP.

Elizabeth Aparecida Ferraz da Silva Torres
Engenharia Agrônoma. Professora Associada do Departamento de Nutrição da FSP/USP.

Eurivaldo Sampaio de Almeida
Médico. Professor Titular do Departamento de Prática de Saúde Pública da FSP/USP.

Fabiola Zioni
Socióloga. Professora Associada do Departamento de Prática de Saúde Pública da FSP/USP..

Floriano Nuno de Barros Pereira Filho
Psicólogo, Sanitarista e Mestre em Saúde Pública pela Faculdade de Saúde Púbica da Universidade de São Paulo, Assessor do Conselho de Secretários Municipais de Saúde de São Paulo (COSEMS/SP).

Helene Mariko Ueno
Bióloga, Mestre e Doutora em Saúde Pública. Professora Doutora da Escola de Artes, Ciências e Humanidades da Universidade de São Paulo – USP.

Isabel Victoria Marazina
Pesquisadora da Universidade de São Paulo. Experiência na Área de Psicologia, com Ênfase em Tratamento e Prevenção Psicológica.

Isabella Teixeira Bastos
Mestre em Ciências pela Faculdade de Saúde Pública – USP. Especialista em Neuropsicologia e em Saúde Mental pelo IPQ (Instituto de Psiquiatria do Hospital das Clínicas da Faculdade de Medicina).

João Vicente de Assunção
Professor-titular, vice-presidente da Comissão de Pesquisa Departamento de Saúde Ambiental Faculdade de Saúde Pública da USP.

José da Rocha Carvalheiro
Médico, Professor Titular (Aposentado) de Medicina Social da FMRP/USP; Ex--Presidente da Abrasco; Ex-Vice Presidente de Pesquisa e Desenvolvimento Tecnológico da Fiocruz".

José Maria Pacheco de Souza
Professor Titular (aposentado), Professor Sênior do Departamento de Epidemiologia/Faculdade de Saúde Pública, USP

Maria Cecília Focesi Pelicioni
Assistente Social. Professora Associada do Departamento de Prática da FSP/USP.

Maria Cristina Costa Marques
Professora-doutora do Departamento de Medicina Social da Faculdade da Santa Casa de Misericórdia de São Paulo.

Maria da Penha Costa Vasconcellos
Professora-Associada da Universidade de São Paulo, Orientadora do Programa de Pós-Graduação em Saúde Pública da FSP/USP e Pesquisadora do Laboratório Interdisciplinar de Estudos e Pesquisa Social em Saúde Pública (Liesp).

Maria de Fatima Nunes Marucci
Nutricionista, Mestre e Doutora em Saúde Pública, pela Faculdade de Saúde Pública da Universidade de São Paulo – FSP/USP. Professora do Departamento de Nutrição da FSP/USP.

Maria do Carmo Avamilano Alvarez
Bibliotecária e Doutoranda da Faculdade de Saúde Pública da USP.

Maria Elisabeth Machado Pinto e Silva
Professora Doutora do Departamento de Nutrição

Maria Helena D'Aquino Benício
Médica. Professora Doutora do Departamento de Nutrição da FSP/USP.

Maria Helena Prado de Mello Jorge
Advogada. Professora Associada do Departamento de Epidemiologia da FSP/USP.

Maria Lúcia Evangelista de Faria Ferraz
Bibliotecária. Projeto de Terminologia das Bibliotecas Virtuais da FSP/USP.

Maria Teresinha Dias de Andrade
Bibliotecária. Professora Doutora do Departamento de Saúde Materno-Infantil da FSP/USP.

Marcia Faria Westphal
Professora Titular da Universidade de São Paulo Especialista em Saúde Coletiva/ Saúde Pública com Ênfase na Promoção da Saúde. Vice-Presidente para a América Latina da International Union for Health Promotion and Education (1998-2007). Presidente do Centro de Estudos, Pesquisa e Documentação em Cidades Saudáveis Centro Colaborador da Organização Mundial de Saúde e do Ministério da Saúde.

Moacyr Miniussi Bertolino-Neto
Membro da Câmara Técnica de Saúde Mental do Conselho Estadual de Saúde. Representante do Conselho Estadual de Saúde. Membro da Comissão de Saúde do Conselho Regional de Psicologia de São Paulo. Representante do Conselho Estadual de Saúde.

Oswaldo Yoshimi Tanaka
Professor-titular do Departamento de Pratica de Saude Publica da FSP/USP.

Patrícia Constante Jaime
Professora Associada do Departamento de Nutrição da Faculdade de Saúde Pública da Universidade de São Paulo – FSP/USP. Coordenadora da Coordenação Geral de Alimentação e Nutrição / DAB / SAS do Ministério da Saúde.

Patricia Santos de Souza Delfini
Psicóloga, Mestre em Ciências e Saúde Pública. Doutoranda do Programa de Pós--Graduação em Saúde Pública da Faculdade de Saúde Pública da Universidade de São Paulo. Pesquisadora do Laboratório de Saúde Mental Coletiva (LASAMEC), Bolsista CAPES.

Paulo Antonio de Carvalho Fortes
Médico. Professor Associado do Departamento de Prática de Saúde Pública da FSP/USP.

Paulo Capel Narvai
Especialista, Mestre, Doutor e Livre-Docente em Saúde Pública, Professor-Titular da Faculdade de Saúde Pública da USP.

Regina Mara Fisberg
Professora Associada do Departamento de Nutrição da Faculdade de Saúde Pública, Universidade de São Paulo – USP.

Renata Ferraz de Toledo
Bióloga (Unesp/Botucatu). Educadora Ambiental (FSP/USP). Mestre e doutora em Saúde Pública (FSP/USP). Pós-doutoranda FE/USP (Bolsista Fapesp 2010/13839-0).

Rosa Maria Marques
Economista. Professora Titular do Departamento de Economia da PUC-SP.

Rubens de Camargo Ferreira Adorno
Cientista Social. Professor Associado do Departamento de Saúde Materno-Infantil da FSP/USP..

Ruy Laurenti
Docente Permissionário – Colaborador Senior – da USP. Professor da Universidade do Sagrado Coração. Diretor do Centro Colaborador da OMS para a Família de Classificações Internacionais (Centro Brasileiro de Classificação de Doenças)

Sabina Léa Davidson Gotlieb
Professra Associada Aposentada do Departamento de Epidemiologia da FSP/USP

Sergio Colacioppo
Toxicologista. Professor Associado do Departamento de Saúde Ambiental da FSP/USP.

Sueli Gandolfi Dallari
Coordenadora-Científica do Núcleo de Pesquisas em Direito Sanitário da Universidade de São Paulo, Professora-Titular da Faculdade de Saúde Pública da USP, Professora-Convidada da Faculté de Droit, Université de Paris X, Nanterre, França, e da Faculté de Droit, Université de Nantes, França, e Tinker Professor, School of International and Public Affaires, Columbia University, EUA.

Wanda Maria Risso Günther
Engenheira Civil e Socióloga, Especialista em Engenharia Ambiental, Mestre e Doutora em Saúde Pública, Professora e Pesquisadora do Departamento de Saúde Ambiental da Faculdade de Saúde Pública da USP.

Wanderley da Silva Paganini
Engenheiro Civil e Sanitarista. Mestre e Doutor em Saúde Pública. Livre Docente em Saneamento Básico e Ambiental. Professor Associado do Departamento de Saúde Ambiental da Faculdade de Saúde Pública – FSP/USP.

Dedicatória

À memória de meu pai, Alfredo José Fiederer del Giglio *zl*
para quem o sofrimento de uma vida de abdicação e altruísmo
ensinou a todos nós.

Apresentação

A primeira edição do livro *Saúde Pública – Bases Conceituais* é de 2008. Com a grande procura pelo livro, foi feita uma reimpressão em 2010. A continuidade da procura e a dinâmica da área levou à elaboração de uma nova edição.

A complexidade e o crescimento da área de saúde têm resultado em ampliação de cursos, tanto como novas especialidades, como em número de centros formadores e de alunos. A reestruturação do setor saúde no País e principalmente a Reforma Sanitária, com a criação do Sistema Único de Saúde, vêm ampliando a criação de postos de trabalho e acolhendo os egressos destes diversos cursos. A compreensão da importância da interdisciplinaridade na solução dos problemas de saúde, na sua dinâmica coletiva, faz também que, cada vez mais, áreas de conhecimento tradicionalmente distantes da saúde passem a interagir, de forma mais intensa, na produção de conhecimento e na formação de recursos humanos. É parte dos currículos destes diversos cursos, conhecimentos de Saúde Pública ou Saúde Coletiva.

As atuais gerações dos profissionais em atuação no setor saúde e, particularmente, na saúde pública, demandam, cada vez mais, acesso à educação continuada, representando também parte da demanda por textos técnicos/científicos.

Outro fato novo, que ocorreu nos últimos anos, foi o surgimento de uma graduação em saúde coletiva, na forma de um Bacharelado em Saúde Coletiva ou em Saúde Pública, com a expectativa de formação de um profissional com amplitude e domínio de conhecimento dos temas que compõem o campo da saúde pública.

As grandes áreas que compõem o campo da saúde pública têm se destacado pela sua produção científica e também pela produção de livros textos, nas suas especialidades. No entanto, a disponibilidade de compêndios mais abrangentes, que incluam os diferentes tópicos, ainda é restrita, apesar da demanda crescente por eles. Esta é a proposta do presente livro.

Esta nova edição traz uma revisão e atualização dos diversos capítulos e inclui um novo, de Saúde Mental. Alguns foram ampliados, incorporando novos temas, como o capítulo de Saúde Ambiental que passa a incluir a questão dos resíduos sólidos.

A atual edição mantém a estrutura de capítulos da edição original bem como o glossário de termos técnicos e o índice remissivo, no final do volume.

XIV

Sumário

1. A Construção da Saúde Pública no Brasil do Século XX e Início do Século XXI 1

José da Rocha Carvalheiro
Maria Cristina Costa Marques
André Mota

2. Fundamentos de Epidemiologia 19

Helene Mariko Ueno
Delsio Natal

3. Mensuração em Saúde Pública 41

Sabina Léa Davidson Gotlieb
Ruy Laurenti
Maria Helena Prado de Mello Jorge

4. Bioestatística 61

José Maria Pacheco de Souza
Sabina Léa Davidson Gotlieb

5. Saúde Ambiental e Ocupacional 71

Adelaide Cássia Nardocci
Aristides Almeida Rocha
Helena Ribeiro
João Vicente de Assunção
José Luiz Negrão Mucci
Sérgio Colacioppo
Wanda Maria Risso Günther
Wanderley da Silva Paganini

6. Políticas Públicas e Sistemas de Saúde: a Reforma Sanitária e o SUS..... 115
Fabiola Zioni
Eurivaldo Sampaio de Almeida
Floriano Nuno de Barros Pereira Filho

7. Avaliação de Serviços e Programas de Saúde para a
Tomada de Decisão... 133
Oswaldo Yoshimi Tanaka
Cristina Melo

8. A Economia e a Saúde Pública 147
Áquilas Mendes
Rosa Maria Marques

9. Promoção da Saúde: uma Nova Agenda para a Saúde........................ 163
Marcia Faria Westphal

10. A Educação e a Comunicação para a Promoção da Saúde 199
Maria Cecília Focesi Pelicioni
Andréa Focesi Pelicioni
Renata Ferraz de Toledo

11. Nutrição e Alimentação em Saúde Pública..................................... 213
Ana Maria Cervato-Mancuso
Ana Maria Dianezi Gambardella
Deborah Helena Markowicz Bastos
Dirce Maria Lobo Marchioni
Elizabeth Aparecida Ferraz da Silva Torres
Maria de Fátima Nunes Marucci
Maria Elisabeth Machado Pinto e Silva
Maria Helena D'Aquino Benício
Patrícia Constante Jaime
Regina Mara Fisberg

12. Ética na Saúde Pública 235
Paulo Antonio de Carvalho Fortes
Elma Lourdes Campos Pavone Zoboli

13. Direito Sanitário: Fundamentos, Teoria e Efetivação........................ 249
Sueli Gandolfi Dallari

14. Organização Jurídica do Sistema de Saúde Brasileiro......................... 269
Sueli Gandolfi Dallari

15. Saúde Internacional e Sistemas Comparados de Saúde Pública 291
Maria Rita Bertolozzi
Cláudia Maria Bógus
Daniele Pompei Sacardo

16. Práticas de Saúde Pública 307
Paulo Capel Narvai
Paulo Frazão São Pedro

17. Saúde Pública, Ciências Sociais e as Chamadas
Populações Vulneráveis 337
Rubens de Camargo Ferreira Adorno
Maria da Penha Costa Vasconcellos
Augusta Thereza de Alvarenga

18. Saúde Mental e Saúde Pública 351
Alberto Olavo Advincula Reis
Isabel Victoria Marazina
Patricia Santos de Souza Delfini
Moacyr Miniussi Bertolino-Neto
Isabella Teixeira Bastos
Camila Junqueira Muylaert

19. Informação em Saúde Pública e Atualização do Conhecimento 369
Ângela Maria Belloni Cuenca
Maria Teresinha Dias de Andrade
Daisy Pires Noronha
Maria do Carmo Avamilano Alvarez
Eidi Raquel Franco Abdalla

Glossário 387
Helene Mariko Ueno
Maria Lúcia Evangelista de Faria Ferraz
Maria do Carmo Avamilano Alvarez

Índice Remissivo 409

A Construção da Saúde Pública no Brasil no Século XX e Início do Século XXI

1

José da Rocha Carvalheiro
Maria Cristina Costa Marques
André Mota

INTRODUÇÃO

Em seu trabalho sobre a história da Saúde Pública, George Rosen defende a ideia de que os problemas de saúde vividos pelo homem durante toda a sua história vinculam-se à organização comunitária e à estrutura social desenvolvida. A confluência histórica dos contornos encontrados na contenção das epidemias desde a melhoria do ambiente físico, a provisão de águas, a assistência médica e outras medidas originou o que atualmente se conhece como Saúde Pública (Rosen, 1994), área que se nutriu de dois instrumentais básicos de ação no *corpus* social: a epidemiologia e a clínica (Almeida Filho, 1992).

A noção atual de Saúde Pública ganha nitidez no Estado liberal burguês do fim do século XVIII. A assistência pública, envolvendo tanto a assistência social propriamente dita como a assistência médica, continuou a ser considerada matéria dependente da solidariedade de vizinhança, na qual o Estado deveria se envolver apenas se a ação das comunidades locais fosse insuficiente. Pode-se notar nessa atuação subsidiária do Estado um primeiro germe do que viria a ser o serviço público de saúde, que será instaurado apenas durante o período conhecido como Restauração (Dallari, 2007).

Será na segunda metade do século XIX que a higiene se torna um saber social que envolve toda a sociedade e faz da Saúde Pública uma prioridade política. São desse momento as primeiras tentativas de relacionar a saúde à economia, reforçando a utilidade do investimento no setor. Esse momento peculiar liga-se, num plano mais geral, às alterações perpetradas durante a chamada Segunda Revolução Industrial, que modificou todas as relações estabelecidas nos campos econômico, social, político e cultural. Nascia uma série de necessidades para tornar viáveis as novas exigências do capitalismo, no sentido de favorecer investidas imprescindíveis para a afirmação da produção nos moldes industrial, agrário-exportador e imperialista, como se deu em regiões da América Latina, da África e da Ásia. A deterioração das condições de vida urbana da população de trabalhadores é brilhantemente descrita por Engels (2011) em obra publicada originalmente em meados do século XIX (1845).

Nesse contexto, inúmeros trabalhos de pesquisa revelam claramente a relação direta entre saúde e condições de vida. Surgem, quase simultaneamente, movimentos sociais que se traduzem por formulações conhecidas como Saúde Pública, no Reino Unido, e Medicina Social, na Europa continental (Rodrigues da Silva, 1973). Desde essa época, há uma clara tendência de associar a situação de saúde (suas ameaças e propostas de solução) às iniciativas de organização do Estado para atender às necessidades (McKeown & Lowe, 1968). Assim, proteger a saúde das camadas mais pobres e modificar-lhes os hábitos de higiene passa a ser um objetivo nacional, pois simultaneamente se estaria lutando contra a miséria que ameaça a ordem pública. A ideia de prevenção encontra, então, ambiente propício à sua propagação. Nesse sentido, as descobertas, na segunda metade do século XIX, de Pasteur, Koch e outros, com isolamento dos germes, provocam uma verdadeira revolução científica. Inicia-se um período da ciência dominado pela "Teoria do Germe", que não se esgotou totalmente até hoje: uma forma linear de associar a cada doença um germe. E seus corolários imediatos: a cada germe uma imunidade; a cada imunidade uma possível vacina. Um grande avanço, ainda no século XIX, foi a descoberta da transmissão dos germes por vetores (em geral, mas não só, artrópodes). Essas descobertas deram substância ao paradigma que viria a dominar o mundo científico, remetendo para o quase esquecimento as ideias generosas que associavam as doenças a determinantes sociais, políticos e econômicos. O esforço científico dirige-se, a partir daí, à prevenção das doenças, pois proteger contra a infecção permite simplificar a precaução. São criados os Comitês de Vacinação e se verifica que, politicamente, o risco de contrair doenças se sobrepõe ao da própria moléstia, transformando-a de episódio individual em objetivo coletivo, principalmente por meio da disseminação dos meios estatísticos na avaliação da saúde.

O início do século XX encontra instaurada a proteção sanitária como política de governo. Há então intenso desenvolvimento do ensino médico, associado à visão científica do caráter biológico da doença, resultante do crescimento das chamadas ciências biomédicas no século anterior. O crescimento vertiginoso da tecnologia conduz à superespecialização na atenção e, já na metade do século, a um movimento ideológico de volta a uma visão integral do ser humano e à proposta de organizar o ensino sob a forma de uma Medicina Integral. Introduz-se, sob forte influência de organismos multilaterais, como a Organização Pan-Americana da Saúde (OPAS) e de fundações ditas filantrópicas, o ensino da Medicina Preventiva no currículo das escolas médicas. Esse "modelo preventivista" é baseado nas ideias de que há uma História Natural da Doença (HND) e que, no curso dessa "história" de cada doença, é possível intervir mesmo antes de ela se expressar como um "quadro clínico". Assim, são hierarquizadas três formas hoje clássicas de prevenção: *primária*, *secundária* e *terciária* que definem os diversos *níveis de prevenção*, cada um desses com ações características. Considerando a HND, o modelo divide seu curso em dois períodos separados pelo momento em que se dá um *estímulo patogênico*, seja esse a entrada de um micro-organismo no corpo humano, o desequilíbrio de um sistema orgânico ou uma agressão física.

A *prevenção primária* dá-se no período pré-patogênico, antes da ocorrência do estímulo, e consta de dois níveis: *promoção da saúde* e *proteção específica*. No primeiro nível (promoção) encontram-se ações inespecíficas ou gerais no sentido de que valem para todas as doenças: uma vida saudável, boa alimentação, exercício, repouso, lazer, educação. A proteção específica, como o nome indica, refere-se a cada doença particular ou ao conjunto de doenças de características semelhantes. Preocupa-se com a eliminação das causas e das condições de aparecimento das doenças, agindo sobre o ambiente (segurança nas estradas e saneamento básico, por exemplo) ou sobre o comportamento individual (como dieta sem sal). Um dos mais valorizados instrumentos de proteção específica é a vacinação que, não por acaso, está implícita na ideia da doença que foi introduzida com a teoria do germe. Na atualidade esse instrumento ganha contornos extremos com o dramático desenvolvimento da biologia molecular e a proposta de vacinas até para doenças degenerativas, por exemplo. Outro instrumento muito valorizado no passado foi o uso de inseticidas com efeito residual aspergidos nas paredes de casas primitivas, por exemplo, no "expurgo seletivo" para controlar com BHC os triatomíneos transmissores da doença de Chagas, ou com DDT para os anofelinos, da malária. Os defensores do meio ambiente exigiram a proscrição dessas práticas.

A *prevenção secundária* vem a ser o exercício de ações preconizadas para o período patogênico, definido como aquele desencadeado pelo *estímulo patogênico*. Também comporta dois níveis de prevenção: o *diagnóstico precoce e tratamento oportuno* e a *limitação da incapacidade*. Encontram-se separados pelo chamado *limiar patogênico* ou *horizonte clínico*, que é uma forma de expressar o reconhecimento de uma doença com os instrumentos disponíveis pelo exercício da clínica, armada ou inerme. O diagnóstico precoce visa exatamente a antecipar o reconhecimento do estado de doença e um dos instrumentos mais empregados em Saúde Pública são os chamados exames seletivos (*screening*), que se destinam à chamada *despistagem*, isto é, a descartar potenciais doentes. A limitação da incapacidade é tida por muitos como um novo nome para o tratamento, introduzido para "curar a doença". De certa forma, dá razão aos que, por considerar que "prevenir é melhor do que curar", admitem que o tratamento "previne o pior". E o pior é a morte, ou ainda uma incapacidade total e permanente.

A *prevenção terciária* trata especificamente dessa tentativa de, evitada a morte do doente, recuperar o máximo possível da capacidade que havia antes da ocorrência da doença. Portanto, visa a limitar a prevalência de incapacidades crônicas ou de recidivas (Leavell & Clark,1976).

O Estado de bem-estar social da segunda metade do século XX reforça a lógica econômica, especialmente em decorrência da evidente interdependência entre as condições de saúde e de trabalho. Instituem-se, então, os sistemas de previdência social, que não se limitam a cuidar dos doentes, mas organizam a assistência (Dallari, 2007).

No início do século XXI a constatação de que a ciência – que tem permitido o progresso da humanidade – é potencialmente geradora de riscos importantes implica novas mudanças no conceito de Saúde Pública. Verifica-se, com efeito, que o controle desses riscos termina por escapar das mãos dos homens, especialmente porque o custo de mais algumas medidas de proteção se torna socialmente proibitivo. Por outro lado, a complexidade da vida atual faz que não se considere absurda a hipótese de haver um limite técnico que impeça a maximização da proteção contra um perigo pouco provável, sob pena de aumentar um outro. Observa-se, então, que o crescimento zero, o imperativo ecológico e a prevenção calculada dos riscos cada vez mais diversos passam a ter praticamente o mesmo significado, todos limitados pela impossibilidade de controlar os efeitos da atividade socialmente organizada (Dallari, 2007). Por essa interpretação, o sentido da saúde torna-se um mandamento com efeitos normatizadores e, ao mesmo tempo, com uma marcada dimensão utópica, ou seja, um projeto que supera a ideologia e, embora pretenda a universalidade, é socialmente reconhecido como um discurso particular, originário de uma parcela da sociedade (Luz, 2003).

O SÉCULO XX E A SAÚDE PÚBLICA NO BRASIL

A historiografia aponta alguns marcos importantes na atenção à saúde da população e ao combate das epidemias e das doenças durante o século XX. Mendes (1996) apresenta três principais modelos hegemônicos de Saúde Pública no Brasil durante o último século. O primeiro, vigente no início do século XX, foi determinado pelo ideário sanitarista-campanhista; o segundo, que começou com a decadência da economia agrário-exportadora no país, foi o modelo médico-assistencial-privatista. Finalmente, a partir da década de 1980, com as mudanças ocorridas no cenário político, iniciou-se o modelo predominantemente neoliberal de assistência à saúde.

Em relação ao modelo sanitarista-campanhista, pode-se observar que o momento político, econômico e social que o fundamentou estava apoiado na atividade agrário-exportadora de um Brasil com população ainda predominantemente rural. Luz (1979) e N. R. Costa (1985) apontam em seus trabalhos que, até a metade do século XX, esse modelo agrário-exportador, tendo por principal produto o café, fez da atividade econômica decorrente da cafeicultura suas relações de produção, distribuição e consumo. As prioridades eram a política de saneamento dos espaços de circulação das mercadorias e a erradicação ou o controle de doenças que poderiam prejudicar a exportação.

Exemplarmente, o campanhismo terá em Oswaldo Cruz, no Rio de Janeiro, o modelo mais bem-acabado de médico e cientista. O saber assenta-se na pesquisa e na experimentação, com o objetivo de combater as endemias e as epidemias. O ano de 1918 é marcado pela gripe espanhola; e o de 1928, pelo ressurgimento da febre amarela. Lembremos que Oswaldo Cruz desenvolveu toda a sua ação, que se inicia em 1900, fora dos quadros da Academia Nacional de Medicina (ANM), não tendo esta se envolvido nas campanhas sanitárias. O Instituto Oswaldo Cruz (denominação dada pelo governo federal em 1908), cujo nome anterior era Instituto Manguinhos, tem sua origem no Instituto Soroterápico Federal, inaugurado oficialmente em 30 de julho de 1900 (Nunes, 2000). O quadro de morbidade e mortalidade brasileiro, nesse período, decorria de doenças transmissíveis infectocontagiosas, parasitárias e outras, consequência do péssimo padrão de vida. Foram, em particular, as doenças que ameaçavam o modelo agrário-exportador que ganharam maior atenção do Estado. Febre amarela, cólera, varíola e malária receberam da Saúde Pública incentivos financeiros e políticos para a pesquisa, o atendimento e programas de erradicação (Yida, 1994; JF Costa, 1983 e NR Costa, 1985).

As "doenças pestilenciais" como a cólera, a peste bubônica, a febre amarela, a varíola e as chamadas doenças de massa – isto é, doenças infecciosas e parasitárias, como tuberculose, lepra e febre tifoide – compunham o quadro mórbido fundamental a requerer atenção pública. Yida (1994) indica que a razão para o estabelecimento dessas prioridades era a proteção ao modelo econômico, ameaçado por restrições internacionais impostas ao mercado, caso não fossem tomadas medidas para solucionar o quadro sanitário brasileiro, principalmente nos principais centros de escoamento das mercadorias: Rio de Janeiro e São Paulo/Santos. As primeiras campanhas ocorreram entre 1898 e 1910 nos principais portos brasileiros, somando-se a um vasto programa de saneamento marítimo mundial sob imposição do mercado internacional (Braga & Paula, 1986). Não é demais assinalar que, até muito recentemente, o Regulamento Sanitário Internacional também contemplava doenças que obedeciam a essa lógica. Chamavam-se "Doenças Quarentenáveis" as já mencionadas cólera, peste, febre amarela, varíola, além do tifo transmitido por piolhos.

Nesse período, um aparato político e social foi criado para dar legitimidade ao modelo campanhista adotado. As questões internacionais e as pressões internas da burguesia cafeeira resultaram na criação de uma Diretoria Geral de Saúde Pública na década de 1910, subordinada ao Ministério da Justiça e Negócios do Interior, responsável por estabelecer amplo aparato jurídico para dar sustentação às ações de Saúde Pública empreendidas no programa de erradicação da febre amarela, da varíola e de outras doenças (Rosen, 1980; Singer et al., 1981; Braga & Paula, 1986).

A legislação aprovada pelo governo brasileiro nas primeiras décadas do século XX conferia legalidade jurídica a todas as medidas sanitárias e aos profissionais responsáveis por sua implementação. O poder de polícia instituía-se na Saúde Pública com a denominada "Polícia Médica". A vacinação obrigatória, a demolição de locais de moradia coletiva considerados insalubres, a remodelação das vias públicas e a fiscalização do comércio de alimentos, entre outras medidas, fizeram parte do plano sanitário do poder público para o saneamento do espaço urbano e portos estratégicos. O grande contingente de pessoas que estava à margem desse modelo de atuação da Saúde Pública, principalmente a população rural, dependia da assistência esporádica em hospitais de caridade ou de práticas da chamada Medicina Alternativa. A polícia pública de saúde estava, portanto, organizada e normatizada para o controle sanitário das endemias por intermédio de práticas campanhistas (Rosen, 1980; Singer et al., 1981; NR Costa, 1985).

A Constituição de 1891, mesmo sem mencionar esse assunto diretamente, deixaria para os Estados e os municípios os cuidados com a saúde e com o saneamento.

Ao governo federal competiam ações de saúde no Distrito Federal, a vigilância sanitária dos portos e acompanhar os estados em casos previstos constitucionalmente. Alterou-se esse quadro entre 1902-1904, na gestão de Rodrigues Alves, dada a extensão das epidemias em vários pontos do país, como a febre amarela, a peste e a varíola. A partir desse momento ficariam sob responsabilidade do governo federal todos os serviços, mesmo estando demonstrados os limites de sua atuação (Hochman & Fonseca 2001).

São Paulo, diferentemente dos outros estados, organizou seu próprio aparato sanitário, dialogando, em grande medida, com as ações federais que se davam no restante da federação (Hochman, 2000). Todavia, a partir da criação do Serviço Sanitário, em 1891, com sua nova legislação apresentada em 1892, ressurgiram pendências alusivas à autonomia municipal, de modo a impedir que se implementasse o projeto arquitetado, mesmo que os discursos tentassem mostrar o contrário (Almeida, 1998). Nascia, assim, um jogo de forças que gestaria, num primeiro momento, um padrão de legislação ambígua, mantendo indefinidos os limites das atribuições do estado e de seus municípios. Numa tentativa de dar contornos mais objetivos, numa posição claramente centralista, a reforma subsequente, de 1893, colocou as ações sanitárias municipais sob o poder estadual, provocando a eclosão de conflitos e contendas (Telarolli Junior, 1996). Esse fato, para além de seus limites políticos e de ação no campo sanitário, merece uma observação: forjava-se a compreensão de uma história paulista diante do cenário nacional. São Paulo procurou ostentar um lugar original de construtor de um Brasil civilizado e empreendedor, com uma população tida como "racialmente superior" (*sic*) e preparada para os dilemas do homem moderno que se anunciava. Tal observação se deve ao fato de que muito do êxito totalizador dos discursos médicos e sanitários estava escondido nas entrelinhas das representações de uma paulistanidade médica e sanitária que nascia nesse momento (Mota, 2005). Com a reforma legislativa de 1896, detalharam-se as especificações técnicas do Código Sanitário de 1894, materializando as condutas centralistas do governo do estado. Explicitou-se a visão administrativa e científica dos responsáveis pelas alterações que se foram implementando, as quais tinham, na figura do Dr. Emílio Marcondes Ribas, o condutor de toda a política sanitária, responsável por fazer de São Paulo um polo científico e sanitário (Almeida, 1998).

No Brasil, foi na década de 1910 que houve a intensificação do debate sobre a saúde e o saneamento com o surgimento de diversos movimentos de caráter nacionalista. O período que corresponde à Primeira Guerra Mundial e ao imediato pós-guerra foi, no exterior e no Brasil, marcado por intensa atuação de movimentos nacionalistas, que pretendiam descobrir, afirmar e reclamar os princípios de nacionalidade e realizá-los por meio do Estado.

Configurava-se no Brasil, em uma época de apogeu político da Saúde Pública, a ideia de que o poder delegado pelo Estado se daria no sentido de traçar metas, prioridades e ações que pudessem solucionar a questão sanitária, "limpando" o caminho para que a economia se expandisse. O ano de 1916 marcaria a inflexão na evolução do movimento de Saúde Pública brasileira. É o ano de publicação, pelo Instituto

Oswaldo Cruz, dos cadernos de viagem dos médicos Artur Neiva e Belisário Pena por vários estados do Nordeste e por Goiás. A missão, realizada em 1912, denunciou as péssimas condições de vida no interior do país. Com a publicação do Relatório Neiva-Pena, o movimento sanitarista superou sua fase urbana, com a nova bandeira do "saneamento dos sertões". Ressalte-se que o Relatório era o resultado de expedição solicitada por um organismo federal a outra instituição também federal, para atuar em municípios em que o coronelismo alcançava sua expressão máxima. A missão do Instituto Oswaldo Cruz plantou a semente da ação do poder central nos estados do Nordeste (Castro Santos, 1985).

O modelo assistencial-privativista adotado a partir da década de 1920 tem suas raízes no sistema das Caixas de Aposentadoria e Pensões (Caps), regulamentadas pela Lei Eloy Chaves (1923).* O sistema de caixas previdenciárias, organizadas com as contribuições do trabalhador e do empregador, previa, além da assistência médica ao trabalhador e dependentes, aposentadoria e pensões aos familiares. Essas caixas eram gerenciadas pelos próprios trabalhadores, com representação da empresa. Esse período configurou-se por uma oferta de assistência médica desigual, pois grande parte da população brasileira não estava vinculada a atividades de natureza empresarial, continuando a depender dos programas sanitários esporádicos do Estado. Importante ressaltar o caráter controlador dessa política social, capaz de absorver os assalariados urbanos do setor privado, ao mesmo tempo que os excluía da esfera pública de participação. No entanto, esse sistema previdenciário está vinculado a um longo processo de luta dos trabalhadores. Não seria sem motivo que a Lei Eloy Chaves é tida como uma "sólida âncora da estabilidade social" (Cohn, 1996).

A chegada de Getúlio Vargas ao poder trouxe uma nova conjuntura a esse movimento, levado a cabo a partir de 1934, com a nomeação de Gustavo Capanema ao Ministério de Educação e Saúde e a transição reformista de 13 de janeiro de 1937. A centralização e a retirada de autonomia das instituições médicas e científicas, agora reunidas em torno de algumas instituições do governo federal, se radicalizaram com a criação do Ministério de Educação e Saúde Pública, que deveria articular políticas com a intenção de construir um aparato governamental, coordenando ações em níveis federal, estadual e municipal (Hochman & Fonseca, 2000). Nesse sentido, a gestão Capanema dividiu o território brasileiro em oito regiões, cada qual com uma Delegacia Federal de Saúde, com o objetivo de coordenar, executar e fiscalizar as ações de saúde nos estados.

A partir da década de 1930, as CAPS deram lugar aos Institutos de Aposentadoria (Iaps), que pretendiam integrar categorias de trabalhadores em âmbito nacional, agora com contribuições tripartite: trabalhador, empregador e Estado. Embora o conjunto de trabalhadores pudesse participar do gerenciamento das ações do IAPS, os autores apontam que esse foi um período marcado pela desigualdade na assistência,

---

*. Lei n. 4.682 de 1923, conhecida como Lei Eloy Chaves, nome de seu proponente. A lei dizia respeito à criação e à regulamentação das Caixas de Aposentadoria e Pensões (CAPS). Ver Braga & Paula (1986).

uma vez que a força política exercida por categorias profissionais específicas e sua capacidade de pressionar resultava em melhor ou pior serviço. Entre 1933 e 1938, as Caps serão unificadas pelos Institutos de Aposentadorias e Pensões. Essa nova estrutura previdenciária, implementada justamente com a legislação trabalhista e sindical, forma o que alguns denominam "tripé" que institui um padrão verticalizado de relação do Estado com a sociedade civil e sacramenta o universo do trabalho como atinente à esfera de responsabilidade do Ministério do Trabalho (Cohn, 1996).

O cenário político no Brasil nesse período foi caracterizado por uma ditadura populista que, em vista dos interesses econômicos e políticos, privilegiava diferentes espaços urbanos estratégicos e diferentes categorias profissionais. O restante da população brasileira, sem vínculo com os Iaps, deveria pagar por uma assistência médica especializada ou continuaria, como antes, a depender da assistência de serviços locais que não conseguiam atender à demanda (Luz, 1979; Braga & Paula, 1986). O impacto dessas medidas pode ser retratado em São Paulo, marcando o enfraquecimento das instituições médico-sanitárias diante do novo governo, sendo exemplar o desmantelamento do projeto sanitário estadual, que acabou pulverizado nos anos 1940 em diversas seções, sem nenhuma articulação ou racionalidade de gastos (Campos, 2002). Sobre essas ações, aponta-se para as concepções de saúde que, baseadas na dos anos 1920 com a gestão de Geraldo Paula Souza, priorizaram a

> (...) construção dos serviços ambulatoriais gerais e permanentes, tais como a organização de uma "rede básica" de Saúde Pública. Reforçavam, nitidamente, os serviços especializados e tendiam a construir estruturas organizacionais a partir da identificação de problemas específicos do campo da Saúde Pública. (Merhy, 1992)

As intervenções posteriores a 1930, propostas por Capanema, todavia, inverteram o que vinha sendo feito. Segundo ele,

> (...) a tendência seguida foi a de se construírem estruturas institucionais e funcionais praticamente "autossuficientes" em termos burocrático-administrativos para cada tipo de problema, e que contivessem o aparato necessário à realização de campanhas sanitárias, atividades de isolamento, educação sanitária e ações médico-curativas, entre outras. Esse modelo acaba produzindo uma estrutura de serviços em saúde que se repetia em vários setores, formando uma rede paralela de serviços. Dentro desse projeto, a perspectiva dos Centros de Saúde como posto integral de ações sanitárias era letra morta. (Merhy, 1992)

Como rescaldo do período anterior, a década de 1940 foi marcada, no plano da organização médico-sanitária em São Paulo, pelo desequilíbrio das verbas alocadas. Isso se deu pelo fato de essas instituições terem sido pulverizadas em diversos órgãos e seções, redundando na desarticulação entre a legislação aprovada pelo governo federal e sua execução em âmbito estadual. Entre essas alterações, foi significativa aquela relativa à higiene do trabalho, retirada do Departamento de Saúde e alocada no Departamento Estadual do Trabalho, Indústria e Comércio. Com tais desmembramentos definhavam as concepções de unidade básica de saúde pública dos Centros de Saúde, desvirtuando o projeto concebido pelo médico Geraldo de Paula Souza na década de 1920 (Ribeiro, 2004).

No entanto, cabe lembrar, a partir de 1940, a experiência do Serviço Especial de Saúde Pública (SESP), agência bilateral Brasil/Estados Unidos. Além da expansão centralista varguista sobre o território brasileiro, o SESP

> (…) encaminhou políticas sanitárias voltadas para as populações do interior, objetivando combater as grandes endemias do "sertão"; montou uma rede de unidades sanitárias e outros equipamentos; construiu e administrou escolas de enfermagem, hospitais, centros de saúde, além de sistemas de água e esgoto (…). (Campos, 2006, p. 26)

Tal experiência, sem dúvida, reacendeu, por um lado, o papel do Estado em tirar o sertão de sua letargia, obra que teve seu ímpeto ainda na República Velha, e, por outro, também configurou uma série de experiências que seriam posteriormente retomadas por governos estaduais.

Contudo, esse personalismo das políticas varguistas teve seus reveses com o fim do Estado Novo, e, segundo o médico e sanitarista Mario Magalhães, "a coisa degringolou", pois os estados teriam exigido sua independência do governo federal nos assuntos médico e sanitário. Para ele, "os médicos de saúde locais não mais quiseram se subordinar aos energúmenos federais. Praticamente acabou" (Magalhães, 2005). Dessa forma, houve um ímpeto estadual em retomar o poder sobre suas bases médico-sanitárias em novos patamares com o fim da ditadura de Getúlio Vargas e a abertura de um quadro histórico desenhado a partir da ascensão americana no mundo ocidental e do forte incremento capitalista do pós-guerra. Esse período passou a ser chamado "redemocratização", e teria como marca política a arrancada para o desenvolvimento autossustentado, sendo a construção de Brasília o símbolo desse novo tempo, e São Paulo, a representação de sua realidade.

Com o fim da Segunda Guerra Mundial, mesmo com a ameaça da Guerra Fria "muita gente sabia que os tempos de fato tinham melhorado" (Hobsbawm, 1995). No plano social, novas demandas vindas de uma classe média em ascensão fortaleciam ações sociopolíticas para estender os benefícios materiais, principalmente para aqueles que não tinham entrado no desenvolvimento e na modernização (Oliveira, 2002). Nesse contexto, a Medicina e seu aparato tecnológico – educacional e prático – foram alargando seu espaço de atuação; os hospitais se expandiam e a saúde foi integrando cada vez mais a pauta das novas políticas a serem testadas e desenvolvidas (Mota et al., 2004). Em suas apreciações sobre o período, Dalmaso mostrou que ocorreria uma expansão da oferta de cuidados médicos e uma crescente produção, vindas da Europa e da América do Norte, de medicamentos e equipamentos médico-hospitalares (Dalmaso, 1998). Soma-se ao incremento desses recursos médicos, a simplificação do acesso aos serviços e aos médicos especialistas, a expansão da cobertura à maior parte da população e a constituição da saúde em um mercado de prestação de serviços.

Entre as inovações paradigmáticas propostas para o campo da Medicina e da Saúde Pública, deram-se como já mencionamos postulações preventivistas capazes de enfrentar as novas pendências sociais. Em 1952, realizou-se em Colorado Springs um congresso com os principais representantes das escolas médicas norte-americanas, visando a iniciar uma ampla reforma curricular dos cursos médicos, privilegiando as teorias preventivistas. A repercussão dessa nova política educacional médica levou a um movimento internacional: em Nancy, França, 1952; em Gotemburgo, Suécia, 1953; patrocinado pela Organização Mundial da Saúde (OMS) em Viña Del Mar, Chile, 1955; e em Tehuacán, México, em 1956 (Paim & Almeida Filho, 2000). Organizava-se assim um movimento de articulação das abordagens interdisciplinares no campo médico e de saúde ao tratar do processo saúde-doença. As Ciências Sociais entravam em pauta, num diálogo com campos até então estranhos aos assuntos médicos e sanitários, como as experiências com os estudos antropológicos de comunidades e a etnomedicina.

Na década de 1950, intensificou-se o processo de industrialização brasileiro, que pôs fim ao modelo econômico agrário-exportador. Uma das consequências foi o estabelecimento, nesse período, de alguns polos econômicos importantes, como São Paulo e Rio de Janeiro, e a formação de centros urbanos constituídos de uma massa operária que deveria ser atendida pelo sistema de saúde. Abria-se a possibilidade para que diversas áreas da organização social concretizassem ideias e concepções elaboradas em períodos anteriores, ao mesmo tempo que consolidavam seu poder inaugurando o que parecia ser a iminência de alterações fundamentais, talvez irreversíveis para todo o país.

Forjava-se um período fértil para a adoção de uma perspectiva médico-sanitária que ligava os entraves econômicos nacionais às péssimas condições de vida de grande parte da população, passando a economia a ser apreendida como apoio da determinação das condições de saúde, vindo a justificar o chamado "sanitarismo desenvolvimentista", defendido pela Comissão Econômica para a América Latina e o Caribe (Cepal). Nesse momento, a política de saúde brasileira iniciou a fase do modelo assistencial-privatista, a assistência médica da Previdência Social. Marcava-se o fortalecimento do discurso preventivista, no qual o médico deveria "evoluir da medicina terapêutica à medicina preventiva" (Arouca, 2003), obrigando a uma reestruturação da área de atuação corporativa. Exemplarmente, pode-se acompanhar essa perspectiva em discursos oficiais como o do ministro da Saúde, Aramis Athaide, em 1955, ao atribuir os "negócios da Saúde Pública" a outros profissionais e não só ao médico sanitarista. Em sua visão, para que os programas de seu Ministério pudessem ser integrados em planos gerais de modernização, a Saúde Pública deveria ser vinculada à economia nacional, bem como organizada por economistas, engenheiros, industriais e administradores.

Esse período configurou-se como de fortalecimento do modelo assistencial-privatista de Saúde Pública, a partir da unificação dos IAPS e da criação do Instituto Nacional da Previdência Social (INPS). Esse modelo foi fortalecido ainda pelo aparato político patrocinado pelo governo militar que assumiu o poder a partir de 1964. As principais características desse modelo eram:

a) a extensão do sistema de seguridade para a maioria da população brasileira;
b) o privilegio à atenção médica curativa, individualista, especialista, e baixa atenção às ações de Saúde Pública;
c) o desenvolvimento da atenção médica baseada no setor privado e na capitalização da medicina; e
d) a criação de um complexo médico-industrial por intervenção política (Oliveira & Teixeira, 1986).

O sistema de pagamento para os serviços médicos contratados de acordo com a especialização e a complexidade fortaleceu a capitalização das companhias médicas e a incorporação tecnológica no Brasil, com a reorganização do Ministério da Previdência e Assistência Social (MPAS) e a criação do Instituto Nacional de Assistência Médica e Previdência Social (Inamps). A criação do Programa Nacional de Assistência ao Trabalhador Rural e a extensão do sistema aos trabalhadores autônomos ocorreram no início da década de 1970. Esses fatos contribuíram para a ampliação das ações do modelo hegemônico, ao mesmo tempo que conservavam o caráter discriminatório e desigual em relação às ações assistenciais, mantendo-se as experiências administrativas ainda com forte caráter regional.

Exemplarmente, nesse contexto, quando o médico e sanitarista Walter Leser assumiu a Secretaria da Saúde Pública e Assistência Social do Estado de São Paulo, entre os anos de 1964-1968 e de 1975-1979, foi implementada uma profunda reforma administrativa que promoveu ações decisivas em áreas como a Saúde Mental e, também, no campo da vacinação. Na reestruturação proposta no primeiro mandato de Leser, vários decretos firmaram as balizas administrativas da Secretaria: a área de Assistência Social foi transferida para a recém-criada Secretaria da Promoção Social; dois colegiados passaram a assessorar o secretário da Saúde (o Conselho Estadual de Saúde, formado por líderes sociais ligados ao campo, e o Conselho Técnico, integrado por diretores dos principais órgãos); criaram-se as Coordenadorias "de Saúde da Comunidade", "de Assistência Hospitalar", "de Saúde Mental" e "de Serviços Técnicos Especializados"; promoveu-se a descentralização técnico-administrativa em dez Divisões Regionais. Cada um desses novos órgãos deveria funcionar como uma pequena Secretaria de Estado.

As Divisões Regionais de Saúde subordinavam os Distritos Sanitários, sendo esses órgãos de supervisão técnica; as unidades locais de saúde são Centros de Saúde, escalonados segundo sua complexidade; foi estudada a criação de carreiras ou a de grupos de cargos para atender à demanda de sanitaristas. Por decreto-lei de 1969 (instrumento legal existente na ditadura) foi criada a carreira de médico sanitarista com 622 cargos e, em 1970, foram também criados 208 cargos isolados de inspetor de saneamento.

Quando voltou à Secretaria em 1975, Leser retomou ações que haviam ficado estagnadas no quadriênio anterior, como a elaboração e a implantação dos programas básicos para os Centros de Saúde, de assistência à gestante, à criança e ao adulto. Sob uma clara influência do SESP, nas pequenas comunidades foram instalados os Postos de Atendimento Sanitário, que, vinculados aos Centros de Saúde, deveriam desenvolver as atividades essenciais, com atendimento médico periódico. Também deu-se impulso à consolidação da carreira de "médico sanitarista", com concurso que preencheu trezentas vagas na carreira entre 1976 e 1978. A FSP/USP aceitou, então, o desafio de preparar os quadros necessários com a oferta de um Curso de Saúde Pública de curta duração. Cabe ainda pontuar, entre várias ações impetradas, o Programa de Suplementação Alimentar a Gestantes e Nutrizes, a criação do Centro de Informações de Saúde e um conjunto de medidas voltado à área da Saúde Mental, essa considerada uma das mais problemáticas a ser equacionada (Bonfim & Bastos, 2009, p.349).

E será nesse contexto eivado de avanços e recuos, quer no plano nacional, quer estadual, que em 1977 a Assembleia Mundial de Saúde lança a consigna Saúde para Todos no Ano 2000 (SPT-2000), adotando uma proposta política de extensão da cobertura dos serviços básicos de saúde assentado em sistemas simplificados. No ano de 1978, em Alma-Ata, a Conferência Internacional sobre Atenção Primária à Saúde, realizada pela OMS, reafirma a saúde como direito do homem e constitui a Atenção Primária à Saúde como tática privilegiada de operacionalização das metas da SPT-2000, tacitamente incorporando elementos do discurso da saúde comunitária. Mais tarde, já na década de 1980, com o rótulo atualizado de Sistemas Locais de Saúde (Silos), e segundo um modelo distritalizado com base em níveis hierarquizados de atenção, a retórica da saúde comunitária integra-se às primeiras ações de reforma setorial da saúde nos países subdesenvolvidos (Paim & Almeida Filho, 2000).

Um reflexo de toda essa movimentação pode ser acompanhado num balanço publicado no ano de 1985 sobre o "pessoal de saúde na América Latina". Neste, se enfatizou, pelos órgãos estatais de coordenação da área e pela OPS, o planejamento de recursos humanos como instrumento da política de atenção primária e serviços básicos, com a perspectiva de uma intervenção eficaz nas relações entre a formação e o mercado de trabalho, sobretudo do segmento que está sob responsabilidade do Estado.

Numa crise de recessão internacional e social evidente, fruto de um colapso do capitalismo, o planejamento passou a ser a pedra de toque na área da Saúde:

> (…) é assim que os cursos de Saúde Pública tenderam, na última década, a formar cada vez mais planejadores, sintonizados com a estratégia de atenção primária e todos os métodos modernos de administração, no lugar do sanitarista tradicional. A este objetivo vincula-se também o papel crescentemente significativo das ciências sociais aplicadas à saúde, no currículo desses cursos e através da pós-graduação em Medicina Social. (Nogueira, 1983)

A década de 1970, no Brasil, foi marcada por um conjunto de estudos que trataram a questão dos "recursos humanos" como parte de totalidades mais amplas. São investigações que, sob a denominação de "organização social das práticas de saúde", apresentavam resultados indiretamente aplicáveis à elaboração de opções práticas para políticas de recursos humanos.

Foram produzidos estudos voltados para o mundo do trabalho, em diversas vertentes, como a produtividade, os custos-benefícios, a caracterização da distribuição de profissionais no mercado e, ainda, a insuficiência de materiais ou instalações como responsáveis pela baixa qualidade assistencial. A concepção de recursos humanos, compreendida como força e agente de trabalho, acabou ultrapassando seu viés aparente do profissional, abrindo espaço para uma compreensão mais ampla na produção das práticas como um trabalho social, lançando a noção definitiva de "trabalhadores da saúde" como categoria de análise e interpretação teórica (Schraiber & Machado, 1997).

Em 1975, uma nova legislação para o sistema vigente foi criada, a Lei 6.229, a qual institucionalizou o modelo médico de assistência privada, definindo a competência das instituições privadas e públicas e consolidando a divisão entre as ações de Saúde Pública e a atenção médica. A Saúde Pública não rentável foi entregue à responsabilidade do governo, ao passo que a atenção médica, ao setor particular, sob a intervenção e com o apoio do Sistema Nacional de Saúde. Esse plano e outras ações jurídicas adotadas durante os anos 1970 estabeleceram os fundamentos que permitiram a hegemonia do sistema de saúde, tendo como base:

a) o Estado como maior incentivador do sistema por intermédio do Programa Nacional de Previdência Social;
b) o setor nacional privado como maior provedor de serviços médicos; e
c) o setor privado internacional como o mais significativo mercado de equipamentos e tecnologia médica.

A crise econômica brasileira ocorrida em meados dos anos 1970 forçou o governo a adotar uma política pública compensatória para públicos que não estavam integrados no processo de desenvolvimento econômico e social. No caso da Saúde Pública, essas medidas compensatórias coincidiram com a proposta internacional de Alma-Ata em 1978, que propôs a extensão da assistência primária a toda a população, e a necessidade de expansão do modelo de atenção à saúde de baixo custo pelo sistema brasileiro. A população atendida por esse programa, baseado na proposta de tecnologia simples e de baixo custo, era aquela à margem do modelo de assistência privada, principalmente a rural e a residente na periferia urbana. O discurso da Saúde Pública com baixos recursos foi uma retórica usada nesse período para justificar a falta de um sistema nacional de saúde com assistência ampla e justa (Yida, 1994).

Durante os anos 1970, ocorreram movimentos políticos e institucionais contra o sistema de Saúde Pública hegemônico e vigente. Esses movimentos, presentes principalmente em universidades e instituições de saúde, se constituíram em importantes bases para a Reforma Sanitária ocorrida nos anos 1980. O começo do processo de democratização da realidade brasileira nesse período permitiu o desenvolvimento de outras propostas para o sistema de saúde, como a municipalização e a descentralização. No fim da década de 1970 assistiu-se à falência do modelo de assistência particular no Brasil. Essa falência baseou-se nos seguintes fatores:

a) um modelo que não foi capaz de interferir no perfil de mortalidade e morbidade no Brasil;
b) o crescente custo de sua expansão;
c) a falta de critério na contratação de serviços médicos, incompatível com a racionalização do setor privado; e
d) a falta de controle e coordenação do modelo. A crescente insatisfação da população, dos setores de serviços e dos profissionais de saúde também foram fatores de pressão para as mudanças no sistema de saúde brasileiro durante os anos 1980.

Em meio ao processo anteriormente descrito, iniciou-se no Brasil, no começo da década de 1980, com a instalação do governo de transição democrática, um movimento político e social em prol de mudanças na configuração do sistema de Saúde Pública. As políticas de saúde desenvolveram-se durante profunda crise econômica e em paralelo ao processo de redemocratização brasileiro. Esse cenário político-econômico determinou os caminhos assumidos no período. Nesse sentido, duas propostas políticas emergiram das discussões e dos movimentos: a primeira propôs a Reforma Sanitária, modelo assumido pelo movimento mais democrático, e a segunda era uma proposta conservadora de ajuste do modelo privado.

A reforma constitucional de 1988 incorporou conceitos, princípios e diretrizes no setor de saúde, que se tornou uma mistura das duas propostas: a da Reforma Sanitária e a do projeto neoliberal. A proposta final aprovada na Constituição brasileira contém importantes pontos, como:

a) o conceito de saúde relacionado com a perspectiva social, política e econômica;
b) a saúde como um direito social da população e responsabilidade do governo;
c) a criação de um sistema único com a participação da comunidade, descentralizado e com assistência integral; e
d) a integração da saúde no sistema de seguridade social.

Embora o projeto brasileiro de Saúde Pública tenha avançado com a Constituição de 1988, a realidade da saúde ainda está distante da organização prevista no texto constitucional. As razões parecem ser:

a) o projeto político e social do neoliberalismo não foi capaz de solucionar as desigualdades presentes na realidade brasileira; ao contrário, intensificou-as;
b) o Estado não foi capaz de organizar e coordenar o setor privado de saúde, que é forte e independente (no caso dos hospitais, por exemplo, a maior parte dos serviços está no setor privado);

c) os gastos com o setor de saúde no Brasil são insuficientes e a implementação da proposta tem sido lenta e desintegrada; e

d) a proposta de assistência para todos tem demonstrado, em sua desigualdade de implementação, as profundas diferenças sociais e econômicas da sociedade brasileira.

Esse foi o balanço feito por Cohn (1996) ao tratar dos indicadores de saúde no Brasil entre os anos de 1980-1990, sempre levando em conta sua distribuição desigual em todo o Brasil. A despeito dessa gama de dificuldades, os princípios introduzidos na Constituição brasileira de 1988 para a ordenação do novo sistema de saúde, em especial a descentralização e a universalização, tiveram, na última década do século XX, avanços consideráveis. Ressalte-se a importância dos municípios na ampliação dos recursos e a participação popular por intermédio dos Conselhos de Saúde instituídos pela Lei Orgânica da Saúde em 1990.*

A TRANSIÇÃO NO LIMIAR E NA PRIMEIRA DÉCADA DO SÉCULO XXI

Na última década do século XX e na primeira do século XXI assistimos a um esforço de organização do SUS, com a implementação de mecanismos de gestão e da consolidação de um "federalismo sanitário" inédito na prática política do país. Criaram-se mecanismos de pactuação entre gestores, mediante instrumentos como as Comissões Intergestores: Tripartite (nível federal) e Bipartites (nos estados). Estabeleceu-se um mecanismo de repasses financeiros que eliminou a ideia de que os municípios não eram verdadeiros entes federativos, mas "simples prestadores de serviço" mediante convênios. O "Pacto pela Saúde", composto de um "Pacto pela Vida", um "Pacto em defesa do SUS" e um "Pacto de Gestão", constitui hoje (em 2012) os mais recentes instrumentos de ação conjugada dos três níveis de governo. Para a execução concreta definiram-se Normas Operacionais e outros instrumentos similares. Todas essas questões são descritas e analisadas em outros capítulos deste livro.

Essas mudanças no modelo brasileiro (o SUS) acompanham um movimento semelhante no contexto mundial. A resposta do mundo econômico à proposta da APS e da generosa ideia de SPT-2000, proposta em Alma-Ata, como é chamada, foi deflagrada por um documento do Banco Mundial, "Investindo em Saúde" (World Bank, 1993), propondo a integração da saúde no processo de desenvolvimento global, e transformando as ações médicas individuais em mercadoria submetida às leis do mercado ("privatização"). Reservavam-se ao setor público ações de grande "externalidade positiva" (p. ex.: vacinação e saneamento básico), além da "focalização" da aplicação de uma "cesta básica" de ações simplificadas para a população

---

*. Os artigos relativos à organização do Sistema de Saúde na Constituição brasileira de 1988 foram regulamentados por leis próprias em 1990. Lei n. 8.080 de 19/09/1990, denominada Lei Orgânica de Saúde (LOS), e Lei n. 8.142 de 28/12/1990 de Gestão do Sistema Único de Saúde. Essas leis regulamentam, fiscalizam, controlam e especificam a organização das ações e dos serviços do Sistema Único de Saúde.

carente (have nots, como diz o WB). Nesse quadro conturbado pela globalização da economia, reduz-se o poder de ação das agências multilaterais, como a OMS e a própria ONU. Surgem com ímpeto inusitado "fundações", "iniciativas" e outros instrumentos tidos como "filantrópicos", em geral financiados por grupos econômicos globalizados, que têm sido intensamente criticados em alguns setores (ver Italian Global Health Watch, 2008).

O Brasil passa a ter relevância internacional no campo da saúde através da atuação de suas lideranças nos colegiados e nas Assembleias Internacionais de Saúde (na OMS e na OPAS), introduzindo ideias consistentes com o conceito do "Complexo Produtivo da Saúde" que projeta a saúde para o terreno da acumulação do capital, sem renunciar à concepção de que se trata de um esforço para a busca do bem-estar de toda a população do mundo.

REFERÊNCIAS BIBLIOGRÁFICAS

1. Almeida Filho N. A clínica e a epidemiologia. Salvador: APCE/Abrasco, 1992.
2. Almeida M. República dos invisíveis: Emílio Ribas, Microbiologia e Saúde Pública em São Paulo (1898-1917). São Paulo: [dissertação de mestrado]. FFLCH-USP, 1998.
3. Arouca S. Dilema preventivista: contribuição para a compreensão e crítica da medicina preventiva. São Paulo/Rio de Janeiro: Unesp/Fiocruz, 2003.
4. Bonfim, JRA & Bastos, S. (orgs.) Walter Sidney Leser: das análises clínicas à medicina preventiva e à saúde pública. São Paulo, Hucitec, 2009. p. 349
5. Braga JCS & Paula SG. Saúde e previdência: estudos de política social. 2. ed. São Paulo: Hucitec, 1986.
6. Campos, ALV. Políticas internacionais de saúde na Era Vargas: o Serviço Especial de Saúde Pública, *1942-1960*. Rio de Janeiro, Fiocruz, 2006.
7. Campos C. São Paulo pela lente da higiene: as propostas de Geraldo de Paula Souza para a cidade (1925-1945). São Paulo: Rima/Fapesp, 2002.
8. Castro-Santos LA. O pensamento sanitarista na Primeira República: uma ideologia da construção da nacionalidade. Dados Revista de Ciências Sociais 1985; 28(2):193-210.
9. Cohn A. A Saúde na Previdência Social e na Securidade Social: antigos estigmas e novos desafios. In: Cohn A, Elias PE. Saúde no Brasil: política e organização de serviços. São Paulo: Cortez/Cedec, 1996.
10. Costa JF. Ordem médica e norma familiar. Rio de Janeiro: Graal, 1983.
11. Costa NR. Lutas urbanas e controle sanitário (origem das políticas de saúde no Brasil). Rio de Janeiro: Vozes, 1985.
12. Dallari SG. O direito sanitário como campo fundamental para vigilância sanitária. In: Vigilância sanitária: textos e contextos. São Paulo: Cecovisa, 2007. p. 7-23.
13. Dalmaso ASW. Estruturação e transformação da prática médica: técnica e ciência na segunda metade do século XX. São Paulo: [tese de doutoramentos]. FMUSP, 1998.
14. Engels, F. A situação da classe trabalhadora na Inglaterra (1845). Resumo in Wikipédia, a enciclopédia livre, verbete Friedrich Engels (acesso em 12 de setembro de 2011).
15. Hobsbawm EJ. A era dos extremos: o breve século XX, 1914-1991. São Paulo: Cia. das Letras, 1995.

16. Hochman G & Fonseca C. A I Conferência Nacional de Saúde: reformas, políticas e saúde pública em debate no Estado Novo. In: Gomes AC, (org.). Capanema: o ministro e seu ministério. Rio de Janeiro: FGV Ed., 2000.

17. Italian Global Health Watch – From Alma-Ata to the global fund: The history of internacional health policy. Social Medicine 3(1):36-48, 2008.

18. Leavell, H. R. & Clark, E. G. – Medicina Preventiva. São Paulo: McGraw Hill do Brasil, 1976.

19. Luz MT. Do saber médico ao poder institucional burocrático. In: As instituições médicas no Brasil – Instituição e estratégias de hegemonia. Rio de Janeiro: Graal, 1979.

20. Luz MT. Novos saberes e práticas em saúde coletiva: estudos sobre as racionalidades médicas e atividades corporais. São Paulo: Hucitec, 2003.

21. Magalhães MS. Política nacional de saúde pública. Rio de Janeiro: Renavan, 2005.

22. McKeown, T & Lowe, CR. – An introduction to social medicine. Oxford e Edinburgh: Blackeell Sc. Publ., 1968.

23. Mendes, EV. (1995) Uma agenda para a saúde. São Paulo: Hucitec, 1996.

24. Merhy E. A saúde pública como política. São Paulo: Hucitec, 1992.

25. Mota A, et al. Contribuições pragmáticas para a organização dos recursos e de consumo de produtos humanos em saúde e para a história da profissão médica no Brasil em homenagem à obra de Maria Cecilia Donnangelo. Brasília: Ministério da Saúde/OPS, 2004.

26. Mota A. Tropeços da medicina bandeirante: medicina paulista, 1892-1920. São Paulo: Edusp, 2005.

27. Nogueira RP. A força de trabalho em saúde. In: Revista de Administração Pública, 1983; 17:61-71.

28. Nunes ED. Sobre a história da saúde pública: ideias e autores. In: Ciência Saúde Coletiva, 2000, 5(2): 251-64.

29. Oliveira JAA, Teixeira SMF. (Im)Previdência Social: 60 anos de história da previdência. Rio de Janeiro: Vozes, 1986.

30. Oliveira LL. Tempos de JK: a construção do futuro e a preservação do passado. In: Miranda WM (org.). Anos JK: margens da modernidade. São Paulo/Rio de Janeiro: Imprensa Oficial/ casa de Lúcio Costa, 2002.

31. Paim JS & Almeida Filho N. A crise da Saúde Pública e a utopia da saúde coletiva. Salvador: Casa da Qualidade, 2000.

32. Ribeiro MAR. A cidade de São Paulo e a saúde pública (1554-1954). In: Porta P. (org.). História da cidade de São Paulo. A cidade no império 1893-1889. São Paulo: Paz e Terra v.2. 2004. p.307-50.

33. Rodrigues da Silva G. Origens da Medicina Preventiva como disciplina do ensino médico. Rev. Hosp. Clin. FMUSP 28(2): 91-96 (1973).

34. Rosen G. Da polícia médica à medicina social. Rio de Janeiro: Graal, 1980.

35. Rosen G. Uma história da saúde pública. São Paulo/Rio de Janeiro: Hucitec/Abrasco, 1994.

36. Schraiber LB & Machado MH. Trabalhadores da saúde: uma nova agenda de estudos sobre recursos humanos em saúde no Brasil. In: Fleury S (org.). Saúde e democracia: a luta do CEBES. São Paulo: Lemos Editorial, 1997.

37. Singer P, et al. Prevenir e curar: o controle social através dos serviços de saúde. Rio de Janeiro: Forense Universitária, 1981.

38. Telarolli Junior R. Poder e Saúde: as epidemias e a formação dos serviços de saúde em São Paulo. São Paulo: Unesp, 1996.

39. World Bank. "Investing in Health". World Development Report 1993. Washington DC: The World Bank, 1993.

40. Yida M. Cem anos de saúde pública (a cidadania negada). São Paulo: Unesp, 1994.

Fundamentos de Epidemiologia 2

Helene Mariko Ueno
Delsio Natal

CONCEITOS, OBJETIVOS E APLICAÇÕES

Epidemiologia é o estudo da frequência e da distribuição de doenças, agravos ou eventos relacionados à saúde da população, bem como de seus determinantes e fatores que influenciam essa distribuição. Seus objetivos e aplicações, estreitamente relacionados, incluem: descrever o comportamento de doenças ou agravos; identificar agentes etiológicos, fatores e grupos de risco; estudar a história natural das doenças; propor e avaliar o impacto de medidas de prevenção; avaliar medidas de intervenção; avaliar o desempenho de testes diagnósticos e produzir conhecimento e informações para a formulação de políticas públicas no setor de saúde, entre outros. Em razão desses objetivos e aplicações, é comum o uso de classificações, como epidemiologia clínica, epidemiologia ambiental, epidemiologia molecular e outras.

É importante esclarecer conceitos implícitos na própria definição de Epidemiologia. A etimologia sugere "estudo das epidemias" (epidemio/logia), porém seu significado pode ser ampliado para "estudo sobre a população" (epi/demio/logia). Portanto, seus estudos sempre visam à população, e não ao indivíduo. Além disso, é necessário compreender os conceitos de saúde e de doença.

A Organização Mundial da Saúde (OMS, 1947) define saúde como o "estado de completo bem-estar físico, mental e social, e não apenas a ausência de doença". A abrangência dessa definição demonstra que saúde e doença não são condições excludentes, que configuram estados diametralmente opostos. O termo "agravo", frequentemente associado às chamadas causas externas, que incluem acidentes e violência, pode também ter sentido mais amplo, referindo-se a qualquer evento que afete a saúde de forma negativa.

Vale destacar que a Epidemiologia inclui o estudo dos fatores que influenciam a distribuição dos agravos em determinada população. Tais fatores podem ser facilitadores de contato entre agentes etiológicos e indivíduos suscetíveis, desencadeadores de causas conhecidas, elementos de uma rede multicausal, ou, ainda, circunstâncias de eventos relacionados à saúde.

HISTÓRICO

As doenças têm acompanhado o homem ao longo de sua história. As definições de suas causas ou origens variaram, refletindo observações empíricas, frequentemente impregnadas de valores culturais ou religiosos.

Na Grécia antiga, atribuiu-se a Asclépio, deus da saúde, o poder de ressuscitar os mortos, aplicando seus conhecimentos em medicina. Panaceia, filha de Asclépio, simbolizava a cura para todos os males, por intermédio das plantas. Hygeia, outra filha de Asclépio, personificava a saúde e a higiene.

Em seu tratado *Dos ares, águas e lugares*, Hipócrates (séc. V a.C.) descreveu várias doenças e quadros mórbidos, identificando suas relações com fatores ambientais e pessoais.

A Bíblia retrata a necessidade que os hebreus tinham de conhecer o tamanho de sua população, avaliada por meio da contagem de indivíduos. Mostra também aspectos relacionados à alimentação e à higiene, bem como o isolamento dos leprosos, dando origem ao estigma da doença, que persiste na sociedade atual, não só em relação a esta, como a outras doenças infecciosas.

As epidemias dos séculos XVII e XVIII encontravam explicações em teorias que relacionavam as doenças ao ambiente, como a teoria dos miasmas, que associava doenças ao ar de "má qualidade".

John Snow associou a transmissão de cólera à ingestão de água contaminada, em 1854, em Londres. Snow mapeou casos da doença, que havia causado quinhentas mortes num período de dez dias, e chegou à conclusão de que os casos se concentravam no bairro cuja água de abastecimento era proveniente de região poluída do rio Tâmisa. Sua forma de analisar os casos estabeleceu o raciocínio epidemiológico, incluindo o emprego de medidas preventivas, mesmo antes de o vibrião da cólera ter sido identificado.

Semmelweis (1818-1865), com base em observações e comparações, suspeitou da transmissão de "partículas cadavéricas" para mulheres em trabalho de parto pelas mãos dos médicos, estabelecendo o mecanismo de transmissão da febre puerperal em maternidades, onde a mortalidade materna era mais elevada do que entre mulheres que faziam seu parto em casa.

Com o desenvolvimento da microbiologia e das ciências correlatas, revelou-se o "novo mundo" dos microrganismos e passou-se a admitir que para cada doença havia um patógeno identificável, ou seja, uma explicação unicausal das doenças.

No início do século XX, o determinismo exclusivamente biológico foi insuficiente para explicar algumas doenças. Por outro lado, foram identificadas infecções sem sinais e sintomas, fato que desacreditava o micro-organismo como causa única para o surgimento do quadro clínico. Tornava-se necessário ampliar o conceito de causa, o que foi formalizado na teoria multicausal. Esse modelo, de início, refletiu uma influência ecológica, incluindo, posteriormente, a esfera social na construção do conhecimento das redes multicausais em modelos sistêmicos.

Portanto, a melhor compreensão do processo saúde/doença exige observações, estudos descritivos, formulação e teste de hipóteses, visando à compreensão de relações entre causa e efeito. Numa linguagem mais direta, por meio do método epidemiológico, busca-se compreender as relações que se estabelecem entre fatores e doenças.

HISTÓRIA NATURAL DA DOENÇA

Conceitua-se a história natural da doença como a descrição da sequência de eventos que propiciam o contato e a interação agente-hospedeiro, e toda a patogênese, incluindo a manifestação clínica de sinais e sintomas, até um desfecho (cura, morte ou incapacidade).

No caso de doenças provocadas por agentes biológicos, a cadeia do processo infeccioso estabelece elementos-chave e a relação entre eles. Em relação ao hospedeiro, deve-se considerar o número de indivíduos suscetíveis e seu grau de suscetibilidade e imunidade (natural ou vacinal) aos agentes. O comportamento dos indivíduos e a interação entre infectados e suscetíveis na população influenciam diretamente a dinâmica de transmissão da doença, que pode envolver contato direto ou indireto, e diferentes vias de absorção e eliminação do patógeno.

A seguir são apresentadas algumas características relativas aos patógenos, de fundamental importância para sua dispersão na população, bem como para a manifestação dos quadros clínicos:

- **infectividade**: implica a capacidade de o agente etiológico se alojar e multiplicar no organismo do hospedeiro, incluindo a transmissão para um novo hospedeiro;
- **patogenicidade**: capacidade de produzir sinais e sintomas em hospedeiro suscetível;
- **virulência**: relativa à produção de casos graves, manifestos por alta letalidade ou proporção de indivíduos com incapacidades decorrentes da doença; e
- **imunogenicidade**: propriedade de induzir resposta imune no hospedeiro.

O modelo clássico de Leavell & Clark associa níveis de prevenção aos períodos da história natural da doença.

- **Período pré-patogênico**: anterior ao contato agente-hospedeiro; nesse período aplica-se a prevenção primária, que inclui promoção da saúde e proteção específica contra determinada doença (ou grupo de doenças) ou agravos. A promoção da saúde, classificada como prevenção primária de primeiro nível, pode ser entendida por meio de suas medidas de caráter abrangente: educação geral e em saúde, segurança alimentar e nutricional, habitação e vestuário adequados, entre outras. A prevenção primária inclui como medidas de segundo nível aquelas que visam à proteção específica contra uma determinada doença ou grupo de doenças. Exemplos dessas medidas são as imunizações específicas, profilaxia medicamentosa, proteção contra riscos ocupacionais, controle de vetores de patógenos e outras.

- **Período inicial da patogênese**: conhecido como período de incubação, para agentes infecciosos, ou período de latência, para agentes físicos e químicos. Caracteriza-se pela ausência de sinais e sintomas. Como parte da prevenção secundária de terceiro nível, as medidas buscam o diagnóstico precoce da doença visando ao início do tratamento em tempo de evitar a morte ou o desenvolvimento de alguma incapacidade.
- **Período de manifestações clínicas**: é a fase da doença manifesta em que se aplicam as medidas de quarto nível, ainda consideradas prevenção secundária. Contudo, sempre há uma proporção de indivíduos infectados que não ultrapassa a linha do horizonte clínico, o que reforça a importância dos níveis anteriores de prevenção. No caso de infecções, o tratamento dos casos clínicos é importante para procurar a cura dos indivíduos e, ao mesmo tempo, impedir que a infecção se propague na população. Para qualquer doença, infecciosa ou não, a cura é importante e vista como prevenção da morte ou do estabelecimento de incapacidades.
- **Período do desfecho**: é relativo aos agravos que deixam o indivíduo com alguma incapacidade. Aplicam-se as medidas de *prevenção terciária* ou de *quinto nível* que buscam a reabilitação física e social dos indivíduos afetados.

MEDIDAS DE OCORRÊNCIA DE DOENÇAS OU ÓBITOS

É possível medir a ocorrência de agravos ou de seus desfechos: cura, evolução para a cronicidade, incapacidade e óbito. Para tanto, usam-se várias fontes de informação: prontuários médicos, de ambulatórios e de hospitais, atestados de óbito, ou, ainda, os dados podem ser coletados por meio de questionários ou entrevistas com o paciente ou com alguém a ele relacionado.

A escolha da fonte de informação depende das características do evento de interesse. Quando se quer focalizar a fase pré-clínica das doenças, opta-se, em geral, por inquéritos domiciliares com aplicação de questionários. Para obtenção de informações relativas a doenças de tratamento hospitalar obrigatório, os registros hospitalares constituem a principal fonte de informação. Quando o objetivo é a obtenção de dados relativos à mortalidade e às morbidades notificáveis, as melhores fontes são os sistemas rotineiros de registros, como o Sistema de Informação de Mortalidade (SIM) e o Sistema de Informação de Agravos de Notificação (Sinan) adotados pela vigilância epidemiológica.

Outra possibilidade é a coleta de dados (primários) diretamente pelo pesquisador para propósito específico de uma pesquisa, devendo-se considerar a demanda de tempo e de recursos materiais e humanos para tal. Além disso, deve-se ter em mente que: nem todas as doenças são de notificação compulsória; as estatísticas disponíveis até o momento referem-se ao atendimento em serviços públicos de saúde; há sempre uma proporção de infecções inaparentes.

Para se quantificar a doença, é fundamental a definição de caso e das ferramentas empregadas no diagnóstico. A definição de *caso* é sujeita a erros de classificação, seja ela baseada no diagnóstico clínico ou laboratorial. As propriedades dos agentes infecciosos e as características das doenças muitas vezes dificultam seu diagnóstico. Para a elaboração de uma definição de caso é necessário considerar os indicadores de sua validade, como a sensibilidade, a especificidade e os valores preditivos positivo e negativo. Entende-se por validade a capacidade de um instrumento mensurar corretamente o evento ou o fenômeno que se está medindo.

A *sensibilidade* de um teste diagnóstico é definida pela proporção de doentes corretamente identificados, isto é, com resultado positivo no teste. Um teste ou definição de caso de sensibilidade baixa produz casos falso-negativos, que correspondem a pessoas classificadas incorretamente como "sem a doença". Esses casos oferecem risco à população, sobretudo quando se trata de doenças infecciosas e, no caso das crônico-degenerativas, o teste negativo para algum sinal da doença poderá atrasar o início do tratamento e piorar seu prognóstico.

A *especificidade* de um teste é definida pela proporção de não doentes corretamente identificados, ou seja, com resultado negativo no teste. A especificidade baixa produz casos falso-positivos, que correspondem a indivíduos sem a doença em questão, mas cujo resultado os identifica como doentes. Como consequência, esse indivíduo pode ser submetido a exames ou iniciar tratamento desnecessariamente, o que envolve gastos. Além disso, um resultado falso-positivo para determinadas doenças pode ter um efeito devastador e/ou estigmatizante para o indivíduo.

A Tabela 2.1 ilustra os dados de um teste diagnóstico hipotético, para uma população de referência.

No exemplo dado, o teste foi capaz de produzir resultado positivo em 60% dos doentes, ou seja, em trezentos dos quinhentos doentes na população. Os duzentos doentes cujo resultado foi negativo são os falso-negativos, isto é, o indivíduo está doente, mas o resultado de seu teste o diagnosticou como negativo. Por outro lado, a especificidade de 80% significa que o teste discriminará corretamente como verdadeiro-negativos 7.600 dos 9.500 indivíduos não doentes na população.

Tabela 2.1 – Exemplo hipotético de diagnóstico de uma doença cuja prevalência é de 5%, numa população de 10.000 indivíduos. O teste apresenta 60% de sensibilidade e 80% de especificidade

Resultado do teste	Doentes	Não doentes	Total
Positivo	300 (VP)	1.900 (FP)	2.200
Negativo	200 (FN)	7.600 (VN)	7.800
Total	500	9.500	10.000

VP = verdadeiro-positivo; VN = verdadeiro-negativo; FN = falso-negativo; FP = falso-positivo

O **valor preditivo positivo** é a probabilidade de uma pessoa com um resultado positivo em um exame de triagem ou exame diagnóstico ser verdadeiramente um caso. Seguindo o mesmo raciocínio, o valor preditivo negativo é a probabilidade de uma pessoa com resultado negativo ser descartada como caso. O valor preditivo depende da sensibilidade e da especificidade do teste, e da prevalência do problema investigado.

Assim, conclui-se que a Epidemiologia trabalha com estimativas e margens de erro, e a quantificação da doença ou do agravo na população pode ser um meio e um fim. A contagem de casos, em valores absolutos, permite avaliar demandas e subsidiar decisões administrativas. Em contrapartida, valores relativos fundamentam os estudos epidemiológicos, bem como permitem avaliar a eficácia e a efetividade de ações preventivas, com base em comparações entre populações específicas no tempo e no espaço.

A seguir, são apresentadas medidas frequentemente usadas nas estimativas de morbimortalidade.

INCIDÊNCIA

A incidência é definida como o número de casos novos de uma doença ou evento de saúde ocorrido durante um período de tempo especificado numa população sob risco de desenvolver a doença ou o evento de interesse. Os casos novos, ou incidentes, são aqueles ocorridos entre indivíduos que não eram doentes no início do período de observação e, portanto, estavam sob risco de adoecer. A incidência expressa mudanças no estado da saúde, sendo assim, uma medida de risco.

As medidas de incidência mais adotadas são a incidência acumulada e a taxa de incidência. A incidência acumulada expressa a proporção de pessoas que adoecem num período específico de tempo. Por ser uma proporção, seu valor varia de 0 a 1 e fica implícito que todos os indivíduos que formam o numerador fazem parte do denominador. O pressuposto para o cálculo da incidência acumulada é que todos os indivíduos expostos ao risco tenham sido observados durante o período de interesse.

A incidência acumulada também é conhecida como incidência cumulativa, proporção de incidência ou taxa de ataque. Esta última expressa o risco de adoecimento em grupos populacionais específicos, em situações como a de um surto de doença infecciosa; portanto, o período de observação é limitado e geralmente o surto decorre de uma fonte comum ou de exposição específica.

Exemplo do cálculo da incidência acumulada:

$$\text{Incidência acumulada} = \frac{n^{\circ} \text{ de casos novos de uma doença durante um período e tempo especificado}}{n^{\circ} \text{ de indivíduos expostos ao risco de interesse no período especificado}} \times 10.000$$

Frequentemente, ao se calcular o risco de ocorrência de um evento, em especial em estudo de coorte, os indivíduos expostos não são seguidos durante todo o período especificado ou passam a ser seguidos em momentos distintos. Nesse caso, calcula-se a taxa de incidência ou densidade de incidência, ou, ainda, o coeficiente de incidência, tomando como numerador o número de casos novos do evento de interesse, e como denominador a soma dos intervalos de tempo em que cada indivíduo foi acompanhado livre da doença. Multiplica-se esse valor por uma potência de 10, e.g., 1.000, 10.000, 100.000 ou outro valor.

A densidade de incidência é expressa por pessoas/tempo, não sendo, portanto, uma proporção como a incidência acumulada, e, sim, uma razão que expressa a velocidade média com que ocorre o evento de interesse.

$$\text{Densidade de incidência} = \frac{\dfrac{n^{\underline{o}} \ de \ casos \ novos \ da \ doença}{total \ de \ pessoas/tempo \ de \ observação}}{(somatório \ do \ tempo \ de \ observação \ de \ cada \ um \ dos \ expostos)} \times 10^{n}$$

PREVALÊNCIA

A prevalência expressa a proporção de indivíduos afetados por determinada doença ou que apresenta determinada característica numa população e período. Os casos prevalentes, portanto, incluem casos novos e preexistentes.

Geralmente a prevalência é expressa como prevalência pontual, representada pelo total de casos de uma doença existente numa população em determinado instante. Esse dado é obtido pela pergunta: "Você *está* doente?".

Outra forma de expressar a prevalência é por período, representada pelo total de pessoas que apresentaram a doença de interesse em algum momento do período especificado, abrangendo casos existentes, novos, ou aqueles que evoluíram para cura ou morte. A coleta desse dado é feita por meio da questão: "Você teve tal doença nos últimos *n* meses?".

Também é possível expressar a prevalência por meio do número absoluto de casos, sem especificar o denominador.

A prevalência é definida pela seguinte expressão:

$$\text{Prevalência} = \frac{n^{\underline{o}} \ de \ casos \ conhecidos \ da \ doença}{n^{\underline{o}} \ de \ pessoas \ da \ população \ em \ um \ período \ de \ tempo \ especificado} \times 10.000$$

A prevalência pontual não é muito adequada para quantificar doenças agudas, pois os indivíduos não permanecem doentes por muito tempo. Desse modo, ela indica a magnitude do problema, sobretudo de agravos crônicos, pois representa a proporção de indivíduos afetados, isto é, quantos *estão* doentes (não importando *quando* adoeceram). Isso é particularmente importante para fins de planejamento no setor de saúde.

FATORES QUE INTERFEREM NA INCIDÊNCIA E PREVALÊNCIA

Vários fatores influenciam os níveis de incidência e de prevalência de uma doença numa comunidade (Quadro 2.1).

Em princípio, o aumento desses indicadores sugere piora no estado de saúde da população. Porém, a melhora no diagnóstico de uma doença, ou seja, melhor instrumento e/ou maior cobertura da população, fará surgir muitos casos novos, aumentando a incidência e a prevalência. O desenvolvimento de tratamento que aumente a sobrevida dos pacientes também levará a um aumento do número de casos na população, uma vez que os indivíduos permanecem doentes por mais tempo, somando-se a eles os casos incidentes. Por outro lado os desfechos opostos, curas e mortes produzem o mesmo efeito sobre o número de casos: redução da prevalência.

TAXAS DE MORTALIDADE

A taxa de mortalidade expressa o risco de morrer por todas as causas segundo sexo, faixa etária, doenças específicas ou grupos de doenças, e assim por diante. Em virtude das mudanças de composição das populações no decorrer do tempo, para o cálculo da taxa de mortalidade parte-se do pressuposto de que as variações na população exposta (nascimentos, óbitos, migração etc.) ocorrem de forma regular no correr do tempo, permitindo tomar a população para o meio do período como denominador. Quando se calcula a taxa de mortalidade num agregado populacional, usa-se como denominador a população estimada para o meio do período.

Quadro 2.1 – Fatores que interferem na magnitude da prevalência

AUMENTAM		REDUZEM
■ maior duração da doença	■ menor duração da doença	
■ maior sobrevida dos pacientes	■ menor sobrevida dos pacientes	
■ aumento da incidência	■ alta letalidade da doença	
■ aprimoramento das técnicas de diagnóstico e/ou de registros (sistemas de informação)	■ diminuição da incidência	
	■ aumento do número de curas	
■ imigrações de casos (ou suscetíveis) e/ou emigração de pessoas sadias	■ imigrações de pessoas sadias e/ou emigração de casos	

$$\text{Taxa de mortalidade por todas as causas} = \frac{\text{n}^{\underline{o}} \text{ total de óbitos numa população definida em determinado período}}{\text{população total para o ponto médio do período}} \times 10^n$$

Como as taxas de mortalidade não deixam de ser taxas de incidência, nesse caso vale também o princípio de que todo indivíduo representado no denominador deve ter a mesma probabilidade de estar no numerador. O período de tempo também deve ser especificado, podendo ser um ano, cinco anos ou mais; da mesma forma, podem-se apresentar essas taxas por 1.000, por 10.000 ou por 100.000 habitantes. Tanto o período de tempo como as bases populacionais usadas são arbitrários, mas devem ser necessariamente especificados.

Outro ponto a ser considerado é que as taxas de mortalidade não permitem comparações entre períodos e regiões distintas, pois são influenciadas pelas características da composição demográfica das populações, sobretudo as composições etárias. Por exemplo, ao serem comparadas as taxas de mortalidade do Brasil com as da Suécia, pode-se chegar a conclusões erradas se essas diferenças não forem levadas em consideração. A forma correta de comparação de taxas de mortalidade em diferentes momentos num mesmo local ou em diferentes locais é por meio de métodos de padronização ou ajuste, que eliminam ou atenuam a influência das diferenças de idade ou de outra variável de interesse. Esses métodos de ajuste não serão apresentados aqui, mas podem ser encontrados em textos especializados de estatística vital.

Outra forma de medir a mortalidade é por meio do cálculo da mortalidade proporcional. É o caso, por exemplo, da mortalidade proporcional por tuberculose, no Brasil, em 2006. Nesse caso, usa-se como numerador o número de óbitos por tuberculose e como denominador o total de óbitos ocorridos no Brasil em 2006. Esse indicador deve ser entendido como a proporção de óbitos ocorridos no Brasil em 2006 que tiveram como causa a tuberculose.

LETALIDADE

A letalidade corresponde à proporção entre casos e óbitos por determinada causa, expressando seu grau de gravidade.

$$\text{Letalidade} = \frac{\text{n}^{\underline{o}} \text{ de óbitos por determinada causa}}{\text{n}^{\underline{o}} \text{ de doentes pela mesma causa}} \times 100$$

Embora não inclua limite de tempo, a letalidade é geralmente usada para indicar a gravidade de doenças agudas, com morte logo após o diagnóstico ou a manifestação clínica. A alta letalidade reflete doenças que requerem medidas rápidas de intervenção e, principalmente, medidas preventivas e vigilância epidemiológica.

METODOLOGIA EPIDEMIOLÓGICA

A Epidemiologia tem método próprio de estudo, que inclui observações, descrições, formulação de hipóteses, bem como estudos para testá-las. Por lidar com dados populacionais, a estatística é ferramenta básica para a definição de amostras e técnicas de análise.

Há diferentes critérios para classificar os estudos epidemiológicos. Em relação ao envolvimento de hipóteses, os estudos podem ser descritivos – levantam hipóteses –, ou analíticos – testam hipóteses, por meio de comparações entre grupos. Segundo o critério de intervenção do pesquisador, os estudos podem ser experimentais (com intervenção) ou sem intervenção (observacionais). Outro critério que pode ser aplicado é em relação ao tempo, segundo o qual os estudos podem ser transversais ou longitudinais; os primeiros representam um corte no tempo, e os últimos implicam o acompanhamento do(s) grupo(s) estudado(s) a longo prazo. Obviamente essas classificações são essencialmente didáticas, e a característica principal de qualquer estudo científico é um delineamento de pesquisa adequado, fundamentado em conhecimento científico prévio, passível de reprodução por outros pesquisadores e de comparação com outros estudos.

Nos estudos experimentais, o pesquisador controla fatores selecionados que podem ser de importância nesse processo. Assim, tais estudos constituem o padrão-ouro para testes de causas. Contudo, por questões éticas, a experimentação de fatores causais se restringe a testes em experimentos com animais (*in vivo*) e em culturas de células (*in vitro*). Em humanos, os estudos só podem ser conduzidos para avaliação de fatores de proteção, como medicamentos e vacinas, após comprovada eficácia em estudos *in vivo* e *in vitro*. Por isso, esses estudos são também conhecidos como estudos de intervenção.

Nos estudos epidemiológicos observacionais não há intervenção direta do investigador sobre fatores que participam ou podem participar do processo que leva à doença de interesse ou altera seu prognóstico.

Tanto os estudos observacionais quanto os de intervenção podem ser descritivos ou analíticos. Quando não houver grupo de comparação, não será possível analisar a associação entre exposição e desfecho. Os estudos descritivos visam, principalmente, à caracterização da situação de um grupo ou população em relação a determinada doença ou fator a ela associado, que permite a elaboração de hipóteses explicativas. Essas hipóteses são posteriormente testadas em estudos analíticos.

Sempre que houver um grupo de comparação, o estudo será analítico, permitindo a identificação de associações entre doenças e vários fatores que podem ter importância em sua ocorrência e/ou em seu prognóstico.

Para o estudo de um agravo numa população ou num grupo específico, é necessário estabelecer as variáveis a serem investigadas. As chamadas variáveis independentes podem incluir fatores individuais ou locais, e busca-se compreender sua relação com a variável dependente, doença ou agravo em questão. Entre os fatores individuais podemos citar: exposição ocupacional, hábitos alimentares, prática de atividade física, presença de anticorpos contra determinado agente patogênico e aspectos genéticos, entre outros. Como fatores locais, podemos citar indicadores socioeconômicos, de ocupação e uso do solo, de saneamento, de cobertura dos serviços de saúde, meteorológicos e de infestação por vetores, entre outros.

Entre os fatores individuais, há variáveis de natureza subjetiva, identificáveis em avaliações qualitativas. Desse modo, busca-se identificar conhecimentos, atitudes, percepções e práticas em relação ao processo saúde-doença. Dados de natureza qualitativa têm se mostrado particularmente importantes quando se trata de fatores de risco comportamentais relacionados à promoção da saúde. A premissa é que, em princípio, comportamentos podem ser modificados.

Nos estudos epidemiológicos, a variável dependente é reconhecida como o efeito, ou seja, o agravo ou a doença manifesta, consequente ou associada à ação dos fatores determinantes.

Em se tratando de pesquisa que envolve seres humanos, questões éticas devem ser respeitadas. A participação de indivíduos em uma pesquisa deve ser voluntária e, quando convidados a participar, eles devem ser informados sobre os propósitos e os riscos envolvidos. Aceitando participar, os voluntários devem assinar o chamado termo de consentimento livre e esclarecido. Os projetos de pesquisa devem ser aprovados por comitê de ética em pesquisa das instituições proponentes.

ESTUDOS DESCRITIVOS

Geralmente esses estudos consistem na descrição de um caso ou de uma série deles. Os chamados estudos de caso e estudos de séries de casos são importantes para a descrição da história natural das doenças, pois permitem conhecer cada etapa da evolução do quadro mórbido. A partir desse conhecimento, a confirmação de fatores de risco sobre os quais medidas preventivas possam ser desenvolvidas se faz por meio de outros estudos.

Em outra circunstância, a descrição consiste na distribuição dos casos (frequências) numa população específica. Essa descrição é centrada em três elementos: pessoa, tempo e espaço.

Entre as características relativas às pessoas afetadas, é importante considerar fatores biológicos, socioeconômicos e comportamentais dos indivíduos na população estudada e/ou particularmente na população afetada por determinado agravo.

A descrição da distribuição ou da ocorrência de casos ao longo do tempo é fundamental, pois permite inferir padrões e mecanismos associados aos determinantes, em razão da velocidade de dispersão de casos. Como velocidade é uma relação entre espaço e tempo, obviamente esses fatores são indissociáveis.

As características do espaço, quer naturais (topográficas, de vegetação, clima), quer antrópicas (ocupação do solo, infraestrutura sanitária), influenciam diretamente o padrão de ocorrência de qualquer agravo. Portanto, a ocorrência das doenças não é aleatória, envolvendo fatores causais, prognósticos e preventivos.

Como complemento aos estudos descritivos, o epidemiologista reúne também dados de natureza qualitativa sobre o evento em análise, como: aspectos paisagísticos, opiniões de lideranças, informações técnicas e notações de outras ciências, entre outros. Esses complementos são relevantes, pois ajudam na interpretação dos valores quantitativos e na formulação de hipóteses sobre os determinantes dos agravos.

A descrição epidemiológica, quando feita em momentos distintos numa mesma população, permite avaliar mudanças no perfil de saúde ou no padrão de distribuição de casos, bem como avaliar a efetividade de medidas preventivas.

O conhecimento gerado nos estudos descritivos sugere fatores de risco, sobre os quais medidas preventivas podem ser desenvolvidas e avaliadas por meio de outros estudos que serão vistos a seguir.

ESTUDOS EXPERIMENTAIS

Estudos experimentais se restringem a testes de fatores de proteção. Esses estudos são referidos como de intervenção, que pode ser um tratamento, uma vacina ou qualquer medida profilática. O delineamento geral normalmente envolve a constituição ou a seleção de dois grupos, sendo que um deles será submetido à intervenção protetora contra determinado agravo, e outro – chamado grupo-controle – não receberá a intervenção estudada. Porém, o grupo-controle deve ser submetido às mesmas condições que o grupo experimental. Para tanto, no caso de testes de medicamentos, o grupo-controle é tratado com placebo ou, ainda, recebe tratamento convencional. A proporção de curas é comparada entre os dois grupos. No caso de teste de vacina, o resultado esperado é uma incidência menor da doença no grupo submetido à intervenção. Em se tratando de medicamentos e vacinas, testes prévios em animais ou *in vitro* que indiquem sua eficácia são necessários. É comum e desejável que estudos sobre medicamentos sejam feitos em esquema duplo-cego, ou seja, um pesquisador externo sabe qual dos grupos está recebendo a medida terapêutica, mas o profissional que aplica a medida e os indivíduos que a recebem não sabem quem faz parte do grupo experimental e do grupo-controle. Esse tipo de estudo sempre envolve algum nível de risco, e um dos objetivos é exatamente estabelecer a ocorrência de efeitos colaterais que não foram apresentados em testes *in vitro* e *in vivo*.

ESTUDOS ECOLÓGICOS

Em estudos ecológicos ou de agregados populacionais objetiva-se estabelecer uma associação entre fatores e a ocorrência de determinado agravo numa população. Nesse caso, os dados não são levantados individualmente, mas para o agregado todo, isto é, trabalha-se com os valores médios e outros indicadores daquele conjunto de indivíduos, como renda média, peso médio, consumo médio, taxa de analfabetismo, níveis de poluição atmosférica, cobertura de saneamento e serviços de saúde, e assim por diante.

O mesmo agregado populacional pode ser estudado ao longo do tempo, indicando mudanças nos indicadores estudados e seu impacto sobre as taxas de ocorrência do agravo em questão. Outra forma de aplicação desse tipo de estudo é a comparação entre agregados populacionais sobre os quais os fatores investigados atuam ou ocorrem em níveis diferentes, permitindo levantar hipóteses sobre sua importância na determinação do agravo.

Portanto, esse tipo de estudo pode ser descritivo ou analítico, e o estudo dos indicadores populacionais poupa tempo e recursos para levantar os dados individualmente. Sua limitação é conhecida como "falácia ecológica", que consiste em considerar válida para o indivíduo a associação estabelecida para a população. Uma forma de evitar a falácia ecológica é trabalhar com agregados menores e mais homogêneos. Recentemente, as análises multinível vêm sendo adotadas para diferenciar fatores associados tanto em agregados populacionais quanto em indivíduos.

ESTUDOS DE CORTE TRANSVERSAL

Os estudos de corte transversal, também conhecidos como seccionais ou de prevalência, avaliam fatores e desfechos em nível individual. O nome desse tipo de estudo decorre do fato de se fazer um corte no tempo, um retrato da situação da população em relação à exposição ao(s) fator(es) e à ocorrência de um agravo, medida por sua prevalência. Portanto, o estudo se desenvolve em curto espaço de tempo, podendo envolver grandes amostras da população. Nesses estudos, é possível o teste de hipóteses, mas não das causais, pois fator e efeito são observados simultaneamente na população. Os resultados permitem indicar associação ou correlação entre fator e agravo. Apesar dessa limitação, estudos de corte transversal são úteis na avaliação de hipóteses, podendo testá-las quando o fator em estudo não se altera na população, ou cujo efeito pode se processar a longo prazo. O fator estudado pode ser de proteção ou de risco, e a prevalência da doença pode ser feita por diagnóstico clínico (com base em sinais e sintomas) ou sorológico (com base na detecção de anticorpos contra agentes infecciosos), ou por indicadores de exposição. A detecção de anticorpos é particularmente importante para se aproximar da real ocorrência de afetados, no caso de doenças de baixa patogenicidade, como a dengue, ou de doenças com longo período de incubação. Semelhantemente, os indicadores de exposição podem evitar prognósticos complicados, aumentando a sobrevida dos indivíduos afetados e evitando maiores custos aos serviços de saúde.

ESTUDOS DE COORTE

Para se testar hipóteses de associação entre determinada exposição e um desfecho, o delineamento menos vulnerável à interferência de vieses e de fatores de confusão é o estudo experimental. Entretanto, entre os estudos observacionais, os de coorte são aqueles que apresentam resultados mais consistentes.

Em demografia, coortes são representadas por indivíduos nascidos no mesmo ano. Em Epidemiologia, coortes correspondem a grupos de indivíduos sadios ou que não apresentam o desfecho de interesse, sujeitos ao mesmo tipo de exposição. Essa exposição será acompanhada a longo prazo e em comparação com outro grupo de indivíduos também sadios, de composição semelhante, exceto quanto à exposição (não expostos). Ao longo do acompanhamento, os diferentes desfechos serão registrados individualmente. Portanto, será possível medir a incidência de doenças entre expostos e não expostos. Se a exposição estiver associada à doença, a incidência dessa será maior entre os expostos do que entre os não expostos. Aplicam-se nesse tipo de estudo as medidas de associação, descritas posteriormente, risco relativo e risco atribuível.

Estudos de coorte permitem a investigação de vários desfechos, à medida que surgirem nos grupos estudados, contribuindo para o conhecimento da história natural das doenças. Os grupos devem ser homogêneos quanto a outros fatores, como sexo, idade, variáveis socioeconômicas e outras, a fim de que difiram basicamente em relação à exposição – essa é exatamente uma das dificuldades desse tipo de estudo. Além disso, o acompanhamento a longo prazo está sujeito a perdas, lembrando que a participação dos indivíduos deve ser voluntária. Vários estudos em psiquiatria, a qual envolve agravos de difícil definição e diagnóstico, foram feitos em coortes de gêmeos univitelinos. Muito do que se sabe hoje sobre fatores de risco para doenças cardiovasculares foi estabelecido num estudo de coorte, conhecido como coorte de Framingham. Outro estudo de coorte famoso é o de Doll e Hill (2004), sobre o risco de câncer de pulmão em fumantes. Outros trabalhos podem ser encontrados nas referências bibliográficas deste capítulo.

ESTUDOS DE CASO-CONTROLE

Uma alternativa para testar hipóteses a custo e prazo menores do que em estudos de coorte são os estudos de casos e controles. Como o nome sugere, esse tipo de estudo se baseia na comparação do histórico de exposição entre um grupo de casos com o de um grupo-controle. Os dois grupos, nesse caso, devem ser homogêneos quanto a outras características, exceto pela presença da doença em estudo. A constituição dos grupos pode ser difícil e deve ser feita de forma criteriosa para evitar viés de seleção. Esse tipo de erro sistemático pode levar a inferências inválidas, devendo ser evitado.

Doll e Hill (2004) conduziram também um estudo de casos e controles para avaliar o tabagismo como fator de risco para câncer de pulmão.

Para exemplificar, de maneira simplificada, apresentaremos a seguir uma tabela 2.2 para estudos de coortes e de caso-controle. Na literatura especializada, podem-se aprofundar análises mais complexas, envolvendo modelos de regressão que exigem múltiplos ajustes.

MEDIDAS DE ASSOCIAÇÃO

Em epidemiologia, as medidas de associação são largamente empregadas, embora se limitem a indicar que determinados fatores estão presentes ou ausentes em relação à ocorrência de determinada doença ou do agravo. Fatores associados às doenças não necessariamente são causais, no sentido de apresentarem um mecanismo de ação explicativo para uma relação direta de causa-efeito.

Fatores de risco são características individuais ou ambientais associadas à maior probabilidade de ocorrência da doença ou agravo. Raciocínio inverso pode ser aplicado para fatores de proteção. Grupos de risco são aqueles que apresentam ou estão mais expostos a fatores de risco, com maior probabilidade de apresentar determinado desfecho. O conhecimento de fatores e grupos de risco é fundamental no contexto da prevenção primária, isto é, no período pré-patogênico, período em que se pode evitar a interação agente-hospedeiro que, por sua vez, poderá resultar no surgimento da doença. Estudos sobre fatores de proteção podem objetivar sua identificação ou a avaliação da eficácia e da efetividade de medidas preventivas.

RISCO RELATIVO

Conforme discutido anteriormente, a incidência de um agravo numa população expressa a probabilidade (ou o risco) de ocorrer um determinado evento entre indivíduos expostos a um fator. Portanto, indica o risco absoluto, não permitindo estimar se a exposição está associada ou não à ocorrência do agravo estudado. Tal associação pode ser estimada por meio do risco relativo (RR).

O risco relativo (RR), ou razão de incidências, é o quociente da incidência de uma doença em determinado grupo exposto ao fator em estudo em relação à incidência dessa doença em grupo não exposto. Portanto, o RR expressa uma comparação entre o risco de adoecer entre grupos expostos e não expostos a um determinado fator. Na Tabela 2.2 apresenta-se o cálculo do RR.

Quando não há associação entre determinada exposição e um efeito, o RR apresenta um valor igual a 1. O RR maior que 1 indica que a incidência da doença foi maior entre indivíduos expostos do que entre os não expostos ao fator em estudo, então trata-se de um fator de risco. Inversamente, se a incidência entre expostos a determinado fator for menor do que entre os não expostos, então o fator pode ter efeito protetor sobre a população exposta.

Tabela 2.2 – Tabela de contingência utilizada em estudos de coortes

Grupo	Doentes	Não doentes	Total
Expostos	a	b	a + b
Não expostos	c	d	c + d
Total	a + c	b + d	a + b + c + d

Incidência nos expostos = a/a + b
Incidência nos não expostos = c/c + d
RR = a/(a + b) ÷ c/(c + d)

De forma análoga ao risco relativo, a razão de prevalência é aplicada a estudos de corte transversal, ou seja, o quociente entre a prevalência do agravo estudado mediante a presença de determinado fator em relação à prevalência do agravo na ausência do mesmo fator. A interpretação do valor obtido segue o mesmo raciocínio usado para o risco relativo. Contudo, deve-se lembrar que a prevalência não permite inferir sobre o surgimento da doença e, por extensão, sobre a anterioridade da causa em relação ao efeito.

ODDS RATIO

Uma medida de associação alternativa ao risco relativo é conhecida como *Odds Ratio*, empregada quando não se dispõe de numerador para o cálculo direto da incidência, como é o caso dos estudos de casos e controles. O que se conhece é o histórico de exposição, avaliando-se o número de casos entre os que haviam sido expostos, em relação àqueles que não haviam sido expostos. Na Tabela 2.3 apresentamos os dados necessários para obtenção da *Odds Ratio*.

Para se entender o que vem a ser *Odds Ratio* (OR) ou Razão de *Odds*, é necessário primeiro distinguir chance de probabilidade.

A incidência entre os expostos pode ser entendida como o risco ou a probabilidade de indivíduos expostos a determinado fator apresentarem o desfecho de interesse. Por sua vez, *odds* (ou chances) é a razão de duas probabilidades complementares.

$$\textbf{Odds} \text{ \textit{de ser} } \textbf{exposto} \text{ \textit{entre os casos} } = a/(a + c) \div c/(a + c) = a/c$$

Ou seja, é a probabilidade de ser exposto entre os casos dividido pela probabilidade de não ser exposto entre os casos.

$$\textbf{Odds} \text{ \textit{de ser} } \textbf{exposto} \text{ \textit{entre os controles} } = b/(b + d) \div d/(b + d) = b/d$$

Ou seja, é a probabilidade de ser exposto entre os controles dividido pela probabilidade de não ser exposto entre os controles.

A OR é a razão entre a chance de casos terem sido expostos e a chance os controles terem sido expostos. A interpretação da OR é análoga à do RR.

Tabela 2.3 – Tabela de contingência utilizada em estudos de casos e controles

Grupo	Casos	Controles	Total
Expostos	a	b	a + b
Não expostos	c	d	c + d
Total	a + c	b + d	a + b + c + d

Proporção de expostos entre os casos = a/a + c
Proporção de expostos entre os controles = b/b + d

$$\textbf{\textit{Odds Ratio}} = \quad a/c \div b/d = ad/bc$$
$$OR = ad/bc$$

RISCO ATRIBUÍVEL

O risco atribuível é a mensuração da quantidade ou da proporção da incidência da doença ou do risco da doença que pode ser atribuível a uma exposição específica. O risco atribuível é importante na prática clínica e em Saúde Pública por fornecer informação a respeito do impacto de determinada intervenção, dando resposta à questão relativa à parcela do risco (incidência) de uma doença que pode ser prevenida se for possível eliminar determinada exposição.

Com fundamento no conceito de multicausalidade das doenças, torna-se aceitável que todas as pessoas apresentam algum risco de desenvolver uma doença independentemente da exposição a um fator específico em estudo. Portanto, o risco total para a ocorrência é a soma desse risco comum a todas as pessoas acrescido do risco atribuído à exposição em estudo. Logo, o risco atribuível à exposição é expresso pela diferença entre incidência do agravo entre expostos (I_E) menos a incidência do agravo entre não expostos (I_{NE}).

$$Risco\ Atribuível\ (RA) = I_E - I_{NE}$$

Para saber qual é a proporção do risco atribuível entre os expostos, pode-se expressar o risco atribuível mediante o seguinte cálculo:

$$Risco\ Atribuível\ nos\ Expostos\ (RAE) = \frac{I_E - I_{NE}}{I_E} \times 10.000$$

Em Saúde Pública, normalmente o gestor de serviços de saúde está interessado em saber em que proporção ele estará reduzindo o risco de ocorrência de certa doença caso cesse determinada exposição, ou ainda, saber qual a proporção da incidência da doença na população total (exposta e não exposta) pode ser atribuível a uma exposição específica, ou seja, qual será o impacto de um programa de prevenção na comunidade. Nesse caso, fala-se em Risco Atribuível na População, que pode ser calculado da seguinte maneira:

$$Risco\ Atribuível\ (RAP)\ na\ População = \frac{I_P - I_{NE}}{I_E} \times 10.000$$

Onde: I_P = Incidência na população
I_{NE} = Incidência entre os não expostos
I_E = Incidência entre os expostos

As associações medidas por meio do risco relativo e da *Odds Ratio* expressam associações estatísticas que não são obrigatoriamente causais, podendo resultar do acaso, de erros sistemáticos (vieses) e de fatores de confusão, que devem sempre ser observados antes de se aceitar uma associação como verdadeira.

CAUSALIDADE EM EPIDEMIOLOGIA

O estudo epidemiológico em seu aspecto mais amplo gira em torno da busca da causalidade. O conceito de causa em Epidemiologia é complexo, pois as variações biológicas dos indivíduos e dos patógenos, associadas às variações ambientais e suas inter-relações, limitam o estabelecimento de relações simples e lineares do tipo causa-efeito. Assim, o conceito de causa é trabalhado no contexto de rede multicausal, com várias causas atuando ao mesmo tempo ou sequencialmente, com algumas podendo potencializar, se somar ou anular outras. Cabem aqui as noções de "necessidade" e de "suficiência" de causas, que sempre precedem a ocorrência das doenças.

Desse modo, é possível se pensar numa classificação de fatores, como os predisponentes (idade, gênero, doença prévia), facilitadores (condições socioeconômicas), precipitantes (exposição específica a um agente que desencadeie o processo patogênico) ou reforçadores (exposições repetidas a agentes que agravem a doença no indivíduo). Contudo, na prática, o mais comum é tratá-los como fatores de risco, entendidos como aqueles que estabelecem associações positivas com a doença, nem sempre sendo suficientes para causá-la.

Vale lembrar que vários fatores atuam concomitantemente sobre a população, podendo atuar uns sobre os outros, de forma aditiva, sinérgica ou antagônica. O estudo de cada um deles, na condição presente ou ausente, atrela-se a questões operacionais e à tentativa de se estabelecer o papel de cada um numa rede complexa de causas.

Utiliza-se a expressão "inferência causal" para avaliar se uma associação observada indica causa. Os chamados critérios de Hill são classicamente adotados para inferir causalidade. São eles:

- *relação temporal*: necessariamente, a causa precede seu efeito. Embora pareça bastante óbvio, em estudos transversais, por exemplo, não é possível estabelecer essa sequência. Diferentemente, estudos de coortes ou mesmo de casos-controle permitem não só estabelecer essa relação, como também o intervalo entre exposição e manifestação da doença;
- *força da associação*: esse critério se aplica ao Risco Relativo ou *Odds Ratio*; quanto mais alto seu valor, maior a probabilidade de se tratar de uma relação causal;
- *relação dose-dependente*: quanto maior a exposição, maior o risco de o indivíduo adoecer. Esse critério deve ser avaliado com cautela, pois há fatores que não seguem esse padrão, podendo desencadear doença após atingir um limiar de exposição. Além disso, a intensidade e a frequência da exposição podem produzir efeitos diferentes;
- *reprodutibilidade*: se a relação for causal, a reprodução de estudos semelhantes deverá produzir associações semelhantes, mesmo quando outras populações forem investigadas;
- *consistência da associação*: a mesma associação será estabelecida entre dados coletados mediante diferentes técnicas, épocas e/ou populações;
- *especificidade*: embora não seja critério essencial, a indicação de que determinado fator está associado a somente uma doença sugere que ele seja causal;
- *cessação da exposição*: quando a redução ou a eliminação da exposição está associada à redução da incidência, sugere-se relação causal;
- *plausibilidade biológica*: a associação deve indicar um fator de risco como causal em coerência com o conhecimento científico disponível e validado, sendo conveniente também levantar explicações alternativas.

CONSIDERAÇÕES FINAIS

O avanço científico e tecnológico proporciona benefícios à sociedade, porém gera efeitos adversos. Por exemplo, o crescimento populacional decorrente da maior produção de alimentos e de melhores formas de preservar e prolongar a vida se deu de forma desordenada em países de baixa renda, acarretando desigualdades sociais marcantes. Esse fenômeno desencadeou a ocupação irregular do solo e sobrecarregou os ecossistemas. Estabeleceram-se aglomerados urbanos, onde as taxas de produção e de consumo não se equilibram como nos ecossistemas naturais. Compuseram-se cenários desfavoráveis à sobrevivência humana, que exigem a revisão dos padrões de produção e de consumo por parte da sociedade.

Como novos desafios, destacam-se as doenças emergentes e reemergentes em razão, basicamente, da inserção do homem em ciclos enzoóticos, nos processos de ocupação ou penetração nas áreas silvestres, por exemplo. Além disso, novas doenças têm se manifestado em consequência do aumento da expectativa de vida. Os patógenos têm desenvolvido mecanismos de resistência contra os medicamentos disponíveis. Vários agravos à saúde humana são decorrentes do estilo de vida, da organização social e das novas formas de produção, que se refletem globalmente em mudanças climáticas e em todos os tipos de poluição.

Diante dos desafios à Saúde Pública, a Epidemiologia é vista como ferramenta importante, pois ao investigar os determinantes e procurar entender as relações causais traz contribuição às orientações de medidas mitigadoras, aplicadas como profilaxia nas ações de vigilância e controle, e direcionadas por políticas públicas.

Vale lembrar que a compreensão de toda a complexa rede multicausal nem sempre é necessária para se estabelecer medidas preventivas. A identificação de causas necessárias e o estabelecimento de um modo de contê-las podem gerar medidas preventivas eficazes. É evidente que, do ponto de vista científico, busca-se a compreensão de todos os mecanismos que atuam nessa rede multifatorial, o que exige o envolvimento de várias disciplinas.

REFERÊNCIAS BIBLIOGRÁFICAS

1. Almeida Filho N, Rouquayrol MZ. Introdução à epidemiologia. 3.ed. Rio de Janeiro: MEDSI, 2002.
2. Beaglehole R, Bonita R, Kjellström T. Epidemiologia básica. São Paulo: Santos, 1996.
3. Brody H, Rip MR, Vinten-Johansen P, Paneth N, Rachman S. Map-making and myth-making in Broad Street: the London cholera epidemic, 1854. Lancet. 2000;356(9223):64-8.
4. Dicionário de mitologia greco-romana. São Paulo: Abril Cultural, 1973.
5. Doll R, Hill AB. The mortality of doctors in relation to their smoking habits. A preliminary report [reprint]. Br Med J. 2004;328:1529-33.
6. Doll R, Peto R, Boreham J, Sutherland I. Mortality in relation to smoking: 50 years' observations on male British doctors. BMJ, doi:10.1136/bmj.38142.554479.AE (published 22 June 2004).

7. Dunn PM. Ignac Semmelweis (1818-1865) of Budapest and the prevention of puerperal fever. Arch Dis Child Fetal Neonatal Ed. 2005;90(4):F345-8.
8. Gordis L. Epidemiologia. 2.ed. Rio de Janeiro: Revinter, 2004.
9. Last JM. A dictionary of epidemiology. 4.ed. New York: Oxford University Press, 2001.
10. Natal D. Fundamentos de Saúde Pública. In: Philippi Jr A, Romero MA, Bruna GC. Curso de Gestão Ambiental. Barueri: Manole, 2004. p.333-74.
11. Natal D. Fundamentos de Epidemiologia. In: Philippi Jr A, Romero MA, Bruna GC. Curso de Gestão Ambiental. Barueri: Manole, 2004. p.375-410.
12. Newson SWB. Pioneer in infection control – Ignaz Philipp Semmelweiss. J Hosp Infec. 1993;23:175-87.
13. Pearce N. A short introduction to epidemiology. 2.ed. Occasional Report Series n. 2.
14. Peto R, Darby S, Deo H, Silcocks P, Whitley E, Doll R. Smoking, smoking cessation, and lung cancer in the UK since 1950: combination of national statistics with two case-control studies. BMJ 2000;321:323-9.
15. Splansky GL, Corey D, Yang Q, Atwood LD, Cupples LA, Benjamin EJ, et al. The third generation cohort of the National Heart, Lung, and Blood Institute's Framingham Heart Study: design, recruitment, and initial examination. Am J Epidemiol 2007;165(11):1328-35.
16. Waldman EA. Vigilância em saúde pública. São Paulo: Faculdade de Saúde Pública da Universidade de São Paulo, 1998.
17. Waldman EA. Epidemiologia em medicina. In: Lopes AC, Amato NV, editores. Tratado de clínica médica. São Paulo: Roca, 2006. p.46-58.
18. Wellington. Centre for Public Health Research. New Zeland: Massey University Wellington Campus, 2005.

Mensuração em Saúde Pública · 3

Sabina Léa Davidson Gotlieb
Ruy Laurenti
Maria Helena Prado de Mello Jorge

EPIDEMIOLOGIA E ESTATÍSTICAS DE SAÚDE

A Epidemiologia, ciência e instrumental tecnológico aplicados à Saúde Pública, contribui para uma adequada avaliação de saúde de uma localidade e permite, além de identificar necessidades e prioridades, avaliar o impacto de intervenções, formular políticas de saúde, isto é, estratégias de promoção, prevenção e controle de danos à saúde, e avaliação de sua implementação (OPS, 1999).

A Estatística, por sua vez, era conhecida como ramo da ciência política que se referia a dados coletados por instituições governamentais, relativos à população, às riquezas, à áreas de terra e recursos necessários para a taxação de impostos, a programas militares e econômicos; atualmente, engloba a elaboração dos dados, desde o planejamento, a coleta, o tratamento, a análise e a interpretação dos resultados, e não se refere apenas ao dado em si.

Para uma análise objetiva em Saúde Pública, são necessários dados válidos e confiáveis, inclusive as estatísticas vitais, definidas como as que fornecem o número e as características dos *fatos* ou dos *eventos vitais* que ocorrem em determinado grupo populacional. São exemplos de eventos: perdas fetais, nascimentos vivos, óbitos (Naciones Unidas, 1955). Os conceitos internacionais são (OMS, 1995):

- *nascimento vivo*: expulsão ou extração completa do corpo da mãe, independentemente da duração da gravidez, de um produto de concepção que, depois dessa separação, respire ou apresente qualquer outro sinal de vida, como batimentos do coração, pulsações do cordão umbilical ou movimentos efetivos dos músculos de contração voluntária, estando ou não cortado o cordão umbilical e estando ou não desprendida a placenta;
- *óbito fetal*: morte de um produto de concepção, antes da expulsão ou da extração completa do corpo da mãe, independentemente da duração da gravidez; indica o óbito o fato de o feto, depois da separação, não respirar nem apresentar nenhum outro sinal de vida, como batimentos do coração, pulsações do cordão umbilical ou movimentos efetivos dos músculos de contração voluntária;

■ **óbito**: desaparecimento permanente de todo sinal de vida em um momento qualquer depois do nascimento vivo, ou cessação dos sinais vitais sem possibilidade de ressuscitação.

Além dos eventos vitais, outros dados também são imprescindíveis, como os populacionais (número e distribuição das pessoas de acordo com características sociais, econômicas, culturais e demográficas), os de morbidade (distribuição das doenças em séries temporal e espacial ou segundo características das pessoas), internações hospitalares, deficiências e incapacidades, atividades de saúde e os relativos a recursos humanos, físicos e materiais. Ao conjunto, incluindo as estatísticas vitais, denomina-se *estatísticas de saúde* ou *informações em saúde*.

FONTES DAS ESTATÍSTICAS DE SAÚDE

Atualmente, no Brasil, os dados estão disponíveis nas estatísticas do Registro Civil e do Ministério da Saúde (MS). O registro é um processo muito antigo; sabe-se que, no Egito, em 1250 a.C. já havia um sistema adequado, com finalidade administrativa (Swaroop, 1964).

No século XV, nos países europeus, as igrejas arquivavam os registros de batismo e de enterro de seus congregados, sem nenhum objetivo demográfico ou de saúde. Posteriormente, o registro estendeu-se dos membros das igrejas para toda a comunidade, tendo, então, função civil e não mais puramente eclesiástica (Naciones Unidas, 1955).

Na Inglaterra, em meados do século XVII, John Graunt usou as listas de mortalidade (*Bills of Mortality*), elaboradas nas paróquias, com a inscrição de cada óbito e sua identificação, isto é, nome, sexo, idade, local de residência, bem como a causa da morte, para a produção das estatísticas de mortalidade; esse fato é considerado o mais importante na história dos sistemas de informação sobre mortes (Graunt, 1939; Swaroop, 1964).

William Farr, consagrado por sua excepcional atuação, foi o primeiro médico a assumir a direção do *Registrar General of England and Wales*, em 1837. Propôs, entre suas várias ações, a uniformização internacional das definições dos eventos vitais, a criação de um único modelo de atestado de óbito e o uso de uma classificação de causas de morte (Laurenti, 2001).

Nas Américas, no século XIX, já era obrigatório registrar os eventos vitais; as nações transformaram o *status* dos registros, de eclesiásticos para civis, sendo o executante o Estado (Laurenti et al., 2006). No Brasil, o primeiro ato estatal sobre eventos vitais data de 1814; visava à interdição de enterro sem declaração médica da causa da morte; outros resultaram em imposição do registro para os não católicos e, em 1888, foi aprovada a lei relativa à competência exclusiva do Estado nos registros civis (Mello Jorge, 1990).

O SISTEMA DE ESTATÍSTICAS VITAIS PROVENIENTES DO REGISTRO CIVIL

Em 1938, foi criado o Instituto Brasileiro de Geografia e Estatística (IBGE), que se tornou o responsável pela produção e apresentação das estatísticas vitais para o país. Em decorrência, os dados passaram a ser contínuos, mais minuciosos e a coleta, junto aos cartórios, foi padronizada.

Apesar da boa atuação do IBGE e da obrigatoriedade dos registros civis, estes ainda apresentam falhas de cobertura e fidedignidade da informação. Algumas das possíveis causas são: o sub-registro do evento (o fato vital ocorre, mas não é registrado), registro tardio (há um período de tempo entre o evento e o registro), não adoção das definições dos eventos vitais, falha na transmissão dos dados do cartório para o IBGE. O principal responsável pela qualidade dos dados é o médico, que deve preencher corretamente a declaração de óbito (DO) e informar as verdadeiras causas da morte (Laurenti et al., 2004).

Os dados de população também são obtidos no IBGE, que é o responsável pelos Censos Demográficos e, entre outras, pelas Pesquisas Nacionais por Amostra de Domicílios (PNAD); são essas que permitem conhecer a composição quantitativa e qualitativa da população brasileira segundo variáveis de interesse em Demografia, Epidemiologia e outras áreas.

ALGUNS SISTEMAS DE INFORMAÇÕES SOBRE SAÚDE DO MINISTÉRIO DA SAÚDE

Na década de 1970, as autoridades de Saúde Pública conscientizaram-se da necessidade de um Sistema Nacional de Informações sobre Saúde (SIS), para a adequação e o aprimoramento de suas ações. Em 1975, o Ministério da Saúde (MS) implantou o Sistema de Informações sobre Mortalidade (SIM) em nível nacional, objetivando melhor cobertura e dados mais confiáveis. O documento básico é a ***Declaração de Óbito*** (DO), que segue o padrão internacional proposto pela OMS, em 1948, e deve ser preenchida pelo médico que atesta a morte (OMS, 1995). A impressão das DOs dá-se em nível central e cabe ao MS controlar e distribuir para as Secretarias Estaduais de Saúde, que as enviam para as Municipais. Há um fluxo padronizado das DOs e seu processamento e análise são feitos em nível central (MS, 1984).

Com a implantação do SIM, foram feitos, concomitantemente, a sensibilização das autoridades e o treinamento do pessoal, inclusive de médicos, no correto preenchimento da DOs, e dos responsáveis pelo processamento, análise e distribuição dos dados.

O SIM abrange, hoje, mais de 1 milhão de óbitos/ano e permite que haja boa avaliação epidemiológica por sexo, idade e causa básica da morte. Os dados podem ser obtidos em CD-ROM (MS/SVS, 2005) e também via internet (http://www.saude.gov.br).

Concebido para suprir falhas do Registro Civil, o SIM, apesar do grande volume captado de óbitos, não atingiu a massa de eventos compilados pelo IBGE como um todo. Esse fato decorre da recusa de alguns cartórios em enviar as DOs aos órgãos de saúde, pois a obrigatoriedade legal (Lei dos Registros Públicos, art. 49) estabelece a remessa para o IBGE, mas não para instituições de saúde (Mello Jorge & Gotlieb, 2000). Esse impasse vem sendo solucionado pela busca ativa feita pelos gestores locais. Estima-se haver, no país, uma subinformação de óbitos de cerca de 10% (Ripsa, 2007).

À semelhança do que ocorre com a mortalidade, o total e a distribuição dos nascidos vivos, segundo algumas características, podem ser obtidos no IBGE. A coleta desses dados inicia-se nos cartórios que, por força de lei, transmitem ao IBGE. Este apura, analisa e veicula essas informações. No entanto, era reconhecido, ainda, um sub-registro não desprezível, por motivos culturais, sociais e/ou econômicos (Mello Jorge et al., 1992). Consequentemente, os gestores do setor Saúde não obtinham o real número anual de nascidos vivos, impedindo que fossem feitos planejamentos adequados. Outro aspecto negativo era o fato de o registro civil ser um ato jurídico e serem anotadas, apenas, as variáveis dispostas na lei; à área da Saúde faltavam dados imprescindíveis sobre as condições da criança ao nascer, a gravidez, o parto e algumas características maternas, como idade e paridade. Outra recomendação era que os dados dos nascimentos devem ser obtidos no serviço onde o evento ocorreu, consultando os prontuários (Baldijão, 1992; Ferreira & Ortiz, 1982; SES-SP, 1987).

Em decorrência dessas limitações, em 1989, o Ministério da Saúde (HS) resolveu criar o Sistema de Informações sobre Nascidos Vivos (Sinasc), mesmo que houvesse o perigo de estar, parcialmente, duplicando a tarefa feita pelo IBGE.

O documento básico é a **Declaração de Nascido Vivo** (DN), padronizada para o país, preenchida nas instituições onde o parto ocorra; se no domicílio, o cartório deve preencher a DN no momento do registro do evento; assim, a possível perda é pequena, refletindo apenas os casos de nascidos em domicílio e não registrados (Mello Jorge et al., 1992).

A DN contém os dados exigidos pela lei, acrescidos de alguns relevantes, permitindo obter o perfil epidemiológico dos nascidos vivos. Há um fluxo definido, desde a geração da DN numerada até seu retorno ao MS, órgão gestor do Sinasc, que centraliza a informação.

Com a promulgação, pelo MS, do Piso de Atenção Básica, passou a ser obrigatória a implantação do SIM e do Sinasc em todos os municípios brasileiros; como resultado, estima-se subinformação de nascidos vivos igual a 7% (Ripsa, 2007). A qualidade do preenchimento das variáveis da DN é boa, pois há baixa frequência da modalidade "ignorada". A escolaridade da mãe é, atualmente, a variável com a maior proporção de "ignorada", pois a informação não consta no prontuário hospitalar, requerendo entrevista com a puérpera. O preenchimento correto é função dos esforços empreendidos pelas Secretarias Municipais e Estaduais de Saúde. Essas informações podem ser obtidas em CD-ROM (MS/SVS, 2005) e via internet (http://tabnet.datasus.gov.br/tabnet/tabnet.htm).

Outra fonte de dados, o **Sistema de Informações de Agravos de Notificação** (Sinan), coleta, transmite e dissemina os dados gerados pelo Sistema de Vigilância Epidemiológica, rotineiramente, apoiando a pesquisa e a análise das doenças de notificação compulsória. Implantado, em 1993, chega a abranger cerca de 4.000 municípios atualmente (Ripsa, 2002).

O Sistema de Informações Hospitalares do Sistema Único de Saúde (SIH/SUS), importante fonte, foi criado para operar o sistema de pagamento de internação aos hospitais contratados pelo Ministério da Previdência. Em 1986, foi estendido aos hospitais filantrópicos e, em 1987, aos universitários e de ensino. A partir de 1991, foram incluídos os hospitais públicos municipais, estaduais e federais. Atualmente, o SIH/SUS engloba 70% das internações dos hospitais do país, abrangendo cerca de 12 milhões de hospitalizações (Ripsa, 2004) e fornece relevantes dados para a caracterização epidemiológica dos casos, destacando-se a causa ou o diagnóstico das internações

Diante da qualidade e da abrangência do SIM e do Sinasc, do volume de dados apresentados pelo SIH/SUS e das facilidades decorrentes da informática, é preciso motivar os gestores municipais e sensibilizá-los para que usem as estatísticas na elaboração de indicadores, subsídio imprescindível para a análise adequada da situação de saúde.

MEDIDAS DOS EVENTOS VITAIS E DAS DOENÇAS

Usualmente, a análise dos eventos vitais e das doenças na população baseia-se na enumeração total de sua ocorrência e da distribuição pelas características epidemiológicas e demográficas. Essas frequências podem ser expressas desde a forma mais simples, em números absolutos, até a mais elaborada, como valores relativos, isto é, razões, proporções, taxas ou coeficientes e índices. Devem sintetizar o máximo de informações e ter alta sensibilidade, especificidade e um bom poder discriminatório, permitindo distinguir áreas de diferentes graus de desenvolvimento em saúde. Algumas dessas medidas-resumo, usadas tanto em mortalidade morbidade como em natalidade, são chamadas indicadores de saúde e refletem as várias dimensões do estado de saúde da comunidade.

A frequência absoluta auxilia no planejamento de recursos; assim, o número de nascidos vivos permite estimar, por exemplo, o total necessário de vacinas para programas preventivos; já o número absoluto de óbitos pode ser útil para o planejamento de leitos por especialidades, segundo as causas básicas de morte. No entanto, para se estimar a intensidade da força e a velocidade com que os eventos ocorrem, usam-se os coeficientes.

No cálculo das frequências relativas algumas vezes surgem situações não desejáveis. Para alguns indivíduos, por exemplo, o dado sobre o atributo investigado é desconhecido, o que faz que passem, então, a pertencer à classe ou à modalidade "ignorada"; se sua proporção for superior a 10%, a precisão da análise poderá ficar prejudicada.

Em análises epidemiológicas ou administrativas são usados, frequentemente, taxas ou coeficientes que são a relação (quociente) entre dois valores numéricos, expressando a frequência com que um evento ocorre em uma população definida

(Last, 1998). Medidas instantâneas de mudanças de estado por unidade de tempo descrevem a velocidade, a intensidade e o sentido das mudanças, em um processo dinâmico (Selvin, 1996).

O cálculo de um coeficiente segue o modelo $C = \dfrac{n}{P}$, no qual:

n = *nº de vezes (frequência) que ocorre o evento, em um intervalo de tempo*
P = *total de pessoas expostas a ter o determinado evento, no mesmo período*

Admitindo-se que, em 2006, ocorreram seiscentos eventos na área A, e a população dessa área, estimada para 1/7/2006, era 75.000 habitantes, o coeficiente será:

$$Coeficiente = \frac{600}{75.000} = 0,008$$

É usual multiplicar-se o resultado por uma base conveniente (100, 1.000, 10.000, 100.000), ao qual deve ser acrescentada a unidade do denominador (homens, mulheres, habitantes, nascidos vivos, casos). No exemplo, $0,008 \times 1.000 = 8$ eventos por mil habitantes, isto é, o coeficiente da área A é 8 eventos para cada mil habitantes, em 2006.

Ao se calcular um coeficiente, estão implícitas as noções de intensidade do evento, de tempo e de espaço. Deve ser usado o número estimado de habitantes para o meio do período, isto é, 1º de julho, quando se calcula um coeficiente anual; 1º de julho do ano central, quando se calcula um coeficiente trienal (Laurenti et al., 2005).

Os coeficientes podem ser classificados em gerais (ou globais) e específicos; para o geral não há nenhuma especificação, além de tempo e de espaço. Um exemplo é o coeficiente geral de natalidade (CGN), medido pela relação:

$$CGN = \frac{n^{\underline{o}} \ de \ nascidos \ vivos \ de \ m\tilde{a}es \ residentes \ na \ \text{á}rea \ A, \ per\text{í}odo \ t}{popula\c{c}\tilde{a}o \ residente \ na \ \text{á}rea \ A, \ no \ meio \ do \ per\text{í}odo \ t} \times 1.000$$

Já os coeficientes específicos apresentam no numerador, no denominador, ou em ambos, certas especificações (sexo, idade, causa, profissão etc.), além de tempo e de espaço.

Exemplos:

a) coeficiente específico de mortalidade por determinada causa X:

$$\frac{n^{\circ} \text{ de óbitos pela causa X, da área A, período t}}{\text{população da área A, no meio do período t}} \times 1.000$$

b) coeficiente específico de mortalidade por idade

$$\frac{n^{\circ} \text{ de óbitos de determinada idade (grupo etário) da área A, período t}}{\text{população da mesma idade (grupo etário), da área A, no meio do período t}} \times 1.000 \text{ ou } 100.000$$

c) coeficiente de fecundidade

$$\frac{n^{\circ} \text{ de nascidos vivos, de mães residentes na área A, período t}}{\text{população feminina de 15 a 49 anos da área A, no meio do período t}} \times 1.000$$

Um coeficiente geral engloba dois ou mais coeficientes específicos, entretanto seu valor não é a soma dos coeficientes específicos. Imagine-se que, na área A, os coeficientes masculino e feminino sejam, respectivamente, iguais a 6,9 por 1.000 homens e 4,7 por 1.000 mulheres, e o valor do coeficiente geral seja 5,9 por 1.000 habitantes. Verifica-se que o coeficiente geral não é igual a 11,6 por 1.000 habitantes (soma dos específicos), pois um coeficiente geral é a *média ponderada* dos específicos. No cálculo de um coeficiente geral, partindo-se de específicos, pondera-se cada um deles pela respectiva população específica, somam-se os valores calculados (óbitos esperados) e divide-se pelo total de habitantes. Na comparação de coeficientes gerais, se as estruturas etárias (ou por sexo, classe social etc.) das populações forem diferentes, deverá ser feita a padronização para que a análise seja adequada (Laurenti et al., 2005).

MEDIDAS DE MORTALIDADE

As medidas de mortalidade ou como são mais conhecidas as estatísticas de mortalidade, constituem-se na mais antiga fonte de dados e, consequentemente, das informações sobre a saúde de uma população. Seu uso em Saúde Pública ainda é considerado o mais importante ou, pelo menos, o mais difundido. Ainda que criticadas quanto à variável causa da morte, por mostrar apenas as doenças mais graves, as estatísticas de mortalidade continuam soberanas na avaliação da saúde da população e, dessa maneira, fundamentais para a Saúde Pública. De fato, elas cumprem uma das funções essenciais da Saúde Pública: análise e avaliação da saúde da população.

No século XVIII, iniciou-se o interesse em estudar as causas de morte, para comparações nacionais e internacionais. Houve necessidade, então, em razão do grande número de agravos, de criar uma classificação para as causas de morte. Entende-se como classificação um sistema que agrupa doenças análogas, semelhantes ou afins, segundo uma hierarquia ou um eixo classificatório. Esses eixos podem ser anatômicos, etiológicos, por grupo de risco (período da vida) etc. (Laurenti et al., 2005). A aprovação da primeira Classificação das Causas de Morte, de Bertillon, de uso internacional, deu-se em 1893, e, posteriormente, em 1900, apareceu a primeira Revisão, seguindo-se as outras, publicadas decenalmente daí em diante. Atualmente, está em vigor a 10ª Revisão, aprovada em 1989 (OMS, 1995).

Houve grandes mudanças nesse período de cerca de cem anos, com aumento no número de categorias e uso não mais exclusivo em mortalidade, passando a ser, a partir da 6ª Revisão, uma classificação de doenças, no mais amplo sentido. A 10ª Revisão passou a ser chamada *Classificação Estatística Internacional de Doenças e Problemas Relacionados à Saúde* (OMS, 1995), substituindo o antigo nome *Classificação Estatística Internacional de Doenças, Lesões e Causas de Morte*.

A estrutura da Classificação é constituída por capítulos compostos por códigos de três caracteres, chamados categorias. Essas podem estar subdivididas em subcategorias de quatro caracteres. As categorias com algumas características comuns podem estar englobadas na forma de agrupamentos. Na 10ª Revisão são relacionados 21 capítulos:

- capítulo I – Algumas doenças infecciosas e parasitárias;
- capítulo II – Neoplasias (tumores);
- capítulo III – Doenças do sangue e dos órgãos hematopoéticos e alguns transtornos imunitários;
- capítulo IV – Doenças endócrinas, nutricionais e metabólicas;
- capítulo V – Transtornos mentais e comportamentais;
- capítulo VI – Doenças do sistema nervoso;
- capítulo VII – Doenças dos olhos e anexos;
- capítulo VIII – Doenças do ouvido e da apófise mastoide;
- capítulo IX – Doenças do aparelho circulatório;
- capítulo X – Doenças do aparelho respiratório;

- capítulo XI – Doenças do aparelho digestivo;
- capítulo XII – Doenças da pele e do tecido subcutâneo;
- capítulo XIII – Doenças do sistema osteomuscular e do tecido conjuntivo;
- capítulo XIV – Doenças do aparelho geniturinário;
- capítulo XV – Gravidez, parto e puerpério;
- capítulo XVI – Algumas afecções originadas no período perinatal;
- capítulo XVII – Mal-formações congênitas, deformidades e anomalias congênitas;
- capítulo XVIII – Sintomas, sinais e achados anormais de exames clínicos e laboratoriais;
- capítulo XIX – Lesões, envenenamentos e algumas outras consequências de causas externas;
- capítulo XX – Causas externas de morbidade e de mortalidade; e
- capítulo XXI – Fatores que influenciam o estado de saúde e o contato com os serviços de saúde.

Como exemplo de agrupamento, no Capítulo I – Algumas doenças infecciosas e parasitárias, há um referente às doenças infecciosas intestinais (compreendendo as categorias de códigos A00 a A09). No agrupamento, um exemplo de categoria de três caracteres seria A00 – Cólera, com as subcategorias de quatro caracteres:

- A00.0 – Cólera devido à Vibrio cholerae;
- A00.1 – Cólera devido à Vibrio cholerae, biótipo El Tor; e
- A00.9 – Cólera não especificada.

A grande vantagem no uso da *Classificação Internacional de Doenças* (*CID*) é a uniformização da linguagem, possibilitando o emprego da informática, que facilita enormemente a elaboração das estatísticas.

Tendo em vista esses aspectos, estudos por meio de mortalidade proporcional por idade, sexo e/ou por causa básica de morte podem ser feitos. A Razão de Mortalidade Proporcional ou Indicador de Swaroop-Uemura mede a proporção dos óbitos com no mínimo cinquenta anos, em relação ao total de óbitos; varia, teoricamente, de 0 a 100%. Nos países desenvolvidos, com baixa mortalidade infantil e de jovens, o indicador tende a se aproximar de 100%; nos países subdesenvolvidos ocorre o inverso, quanto pior o nível de saúde, maior será a proporção de óbitos nas idades mais jovens. No Brasil, em 1979-1981, o Indicador foi igual a 48,3%, passando a 71%, em 2005; houve variação entre 57 e 75,5%, respectivamente, nas Regiões Norte e Sul (http://www.datasus.gov.br).

No cálculo da mortalidade, pode ocorrer de a proporção de causa "ignorada" ser elevada (de 30 a 40%). Apesar de interferir na análise, deverá ser mantida, pois elas são consideradas **mortes mal definidas** (Capítulo XVIII da *CID*). Estas compreendem as sem assistência médica ou aquelas em que, mesmo tendo havido assistência médica, não foi possível estabelecer um diagnóstico e o médico registrou apenas um sintoma ou sinal. Outra hipótese é que, apesar de haver um diagnóstico bem definido, o médico declara apenas sintomas ou sinais, por não saber preencher corretamente a DO ou por desconhecer o uso da informação (Laurenti & Mello Jorge, 2004). A proporção de óbitos por *causas mal definidas* é um indicador indireto do nível de saúde da população, pois, quanto maior, pior o nível de saúde da área. Em 1996, a proporção de óbitos mal definidos no Brasil foi igual a 17%; em 2005, devido a esforços de gestores do MS, chegou a 10,4%, variando entre 17,7 e 5,2% nas Regiões Norte e Centro-Oeste (http://www.datasus.gov.br), respectivamente, mostrando que há diferenças regionais no preenchimento da DO.

Por sua vez, o coeficiente geral de mortalidade é bastante usado por ser de simples construção e seus dados facilmente obtidos; entretanto, pode apresentar alguns erros. O numerador pode estar subestimado devido ao sub-registro ou à subinformação dos óbitos. Pode ocorrer, em locais com facilidades médico-hospitalares, uma superestimativa, decorrente da "invasão" de óbitos por parte de residentes em outras áreas. Esses indivíduos são responsáveis pela "evasão" de mortes nas áreas onde residem, por não disporem dos devidos recursos. No denominador, o possível erro é devido às estimativas da população nos anos intercensitários.

Os coeficientes de mortalidade por grupos etários são maiores nos dois extremos da vida, independentemente do nível de saúde da população; no entanto, nas áreas de alto nível de saúde, o coeficiente dos idosos é bem maior do que o das idades mais jovens; já nos locais subdesenvolvidos, de baixo nível de saúde, a discrepância não é tão marcante.

Coeficientes de mortalidade por causas específicas (câncer de estômago, infarto do miocárdio), agrupamentos de causas afins (infecciosas intestinais, neoplasias malignas dos órgãos digestivos) ou capítulos (neoplasias, doenças do aparelho circulatório), de acordo com a *CID* (OMS, 1995), são calculados sempre que há interesse em estimar riscos de morrer por determinada causa. No seu cálculo, podem ocorrer os mesmos erros apontados para o coeficiente geral, acrescidos da falha de precisão na declaração da *causa básica da morte* pelo médico. Esta é definida pela OMS (1995) como a doença ou lesão que iniciou a cadeia de acontecimentos patológicos que conduziram diretamente à morte, ou as circunstâncias do acidente ou violência que produziram a lesão fatal.

Sabe-se que o padrão da mortalidade por causas vem mudando de comportamento; coeficientes por doenças infecciosas, progressivamente, estão declinando, mesmo em países subdesenvolvidos, e os coeficientes de mortalidade pelas doenças chamadas crônicas não transmissíveis, como doenças cardiovasculares, câncer, diabetes, e causas externas apresentam tendência ascendente, além de já estarem em patamares elevados. Esse fenômeno – aumento da mortalidade por doenças crônicas e degenerativas com queda das infecciosas – é descrito como transição epidemiológica e é concomitante à transição demográfica, fenômeno resultante da queda da fecundidade, posteriormente ao decréscimo da mortalidade de crianças, jovens e adultos (Omram, 1983).

Na comparação da mortalidade por causas entre várias áreas, os coeficientes podem ser afetados por diferenças de estrutura etária (ou por sexo) da população. Para compará-los de forma adequada, deve ser feita a padronização.

Outro coeficiente importante em Saúde Pública é o de mortalidade infantil, considerado um dos mais sensíveis indicadores das condições de saúde de uma área. Calcula-se pela relação:

$$CMI = \frac{n^{\underline{o}} \ de \ óbitos \ de \ menores \ de \ 1 \ ano \ da \ área \ A, \ ano \ t}{n^{\underline{o}} \ de \ nascidos \ vivos \ da \ área \ A, \ ano \ t} \times 1.000$$

Diferentemente de outros coeficientes, no denominador está o total de nascidos vivos e não o número de habitantes menores de um ano. A razão é que, nos censos, alguns menores de um ano não são incluídos (ou esquecidos) por diversos motivos, e a informação de nascidos vivos baseada no Sinasc é mais fidedigna (Laurenti et al., 2005).

No cálculo do indicador, pode haver uma série de imprecisões, a subenumeração de óbitos e a de nascidos vivos, a não adoção das definições oficiais desses eventos, a "evasão" e a "invasão" dos óbitos e dos nascidos vivos e falha na declaração da idade da criança ao morrer, entre outras. Como consequência, haverá coeficientes subestimados ou superestimados, dependendo do tipo do erro.

Tal coeficiente estima o risco de um nascido vivo morrer antes de completar o primeiro ano de vida. Assim, ao melhorarem as condições de vida e de saúde de uma área, a mortalidade infantil vai diminuindo, por estar altamente associada a aspectos socioeconômicos e de saneamento, nutrição, escolaridade da mãe, habitação, assistência pré-natal, ao parto e à criança e acessibilidade aos serviços de saúde.

O coeficiente de mortalidade infantil tem dois componentes: o coeficiente de mortalidade neonatal ou infantil precoce e o pós-neonatal ou infantil tardia. O componente neonatal compreende os óbitos ocorridos nos primeiros 28 dias de vida (menor de 1 dia, 1 dia, 2, 3,..., 27 dias) e o coeficiente de mortalidade infantil tardia corresponde aos óbitos entre 28 dias de vida e menos de um ano de idade. São medidos pelas relações:

$$CMNN = \frac{n^{\underline{o}} \ de \ óbitos \ de \ menores \ de \ 28 \ dias \ da \ área \ A, \ ano \ t}{n^{\underline{o}} \ de \ nascidos \ vivos \ da \ área \ A, \ ano \ t} \times 1.000$$

$$CMIT = \frac{n^{\underline{o}} \ de \ óbitos \ entre \ 28 \ dias \ e \ menos \ de \ 1 \ ano \ da \ área \ A, \ ano \ t}{n^{\underline{o}} \ de \ nascidos \ vivos \ da \ área \ A, \ ano \ t} \times 1.000$$

Tal subdivisão em neonatal e infantil tardia prende-se, principalmente, ao fato de que esses períodos apresentam grupos de causas de morte bastante específicos.

As causas no período neonatal, em sua quase totalidade, são as chamadas causas perinatais e anomalias congênitas. Estão, portanto, associadas a problemas de gestação, parto, fatores maternos, causas congênitas e genéticas, além da qualidade da atenção médica e da acessibilidade ao serviço durante a gestação e ao parto (fatores ou causas endógenas). A mortalidade infantil tardia depende, fundamentalmente, de fatores ambientais, como saneamento, desnutrição, poluição, vacinação, acessibilidade e qualidade da atenção pediátrica (causas exógenas).

É interessante analisar o comportamento de cada componente, pois, quanto melhor o nível de saúde da área, menor é o valor do coeficiente de mortalidade infantil e a maior proporção dos óbitos será no período neonatal; por outro lado, quanto maior o valor do coeficiente de mortalidade infantil, piores as condições de saúde do local, e o maior componente será o tardio ou pós-neonatal (Tabela 3.1).

A mortalidade fetal também é de interesse da Saúde Pública, e para estimar o valor do coeficiente de mortalidade fetal usa-se a seguinte razão:

$$CMF = \frac{n^{\underline{o}} \text{ de perdas fetais da área A, ano } t}{n^{\underline{o}} \text{ de nascidos vivos} + n^{\underline{o}} \text{ de perdas fetais da área A, ano } t} \times 1.000$$

O seu valor é baixo ou elevado em razão da assistência pré-natal, das condições de saúde e nutrição da mãe, além de fatores fetais, como as anomalias congênitas.

Interessante é o fato de que, até 1996, se calculava o coeficiente de natimortalidade considerando-se apenas as perdas fetais de no mínimo 28 semanas de gestação, as chamadas perdas fetais tardias ou natimortos. A partir de 1996, com a introdução da 10ª Revisão da *Classificação Internacional de Doenças* e pela proposta nela contida, o coeficiente de natimortalidade passou a ter, no numerador, as perdas fetais a partir de 22 semanas de gestação. Em razão do mau preenchimento da variável duração da gestação por (cerca de 50% das DOs fetais não têm o item preenchido) passou a ser adotado, no Brasil, no numerador, o total de perdas fetais, independentemente do tempo de gestação.

Outro ponto importante a ser mencionado é que, no Brasil, codifica-se a causa da morte fetal, o que não ocorre em muitos outros países; esses dados estão disponíveis no Ministério da Saúde na forma de CD-ROM (MS/SVS, 2005).

Outro coeficiente importante é o que se refere à intensidade dos eventos no período perinatal. Por definição, a partir da aprovação e consequente uso da *CID-10*, **período perinatal** é aquele que começa em 22 semanas completas (154 dias) de gestação, época em que o peso do feto é normalmente de 500 g, e termina no 7º dia após o nascimento (menores de 24 horas, 1 dia, 2 dias,..., 6 dias) (OMS, 1995).

Tabela 3.1 – Coeficientes de mortalidade infantil, neonatal e infantil tardia (por 1.000 nascidos vivos) de alguns países e regiões brasileiras (Nordeste e Sul), anos próximos 2000

País	Neonatal	Infantil tardia	Infantil
Turquia – 1999	26,7	12,7	39,4
Guatemala – 1999	13,7	22,8	36,5
Egito – 1999	13,2	16,2	29,4
Brasil – 2004	15,0	7,6	22,6
Região Nordeste	21,9	12,0	33,9
Região Sul	10,0	5,0	15,0
Argentina – 1998	11,6	7,5	19,1
México – 2000	8,6	5,2	13,8
Chile – 2001	5,3	3,5	8,8
Polônia – 2001	5,4	2,3	7,7
Estados Unidos – 2001	4,5	2,3	6,8
Austrália – 2001	3,7	1,6	5,3
Canadá – 2001	3,4	1,2	4,6
França – 1999	2,7	1,6	4,3
Japão – 2002	1,6	1,4	3,0
Finlândia – 2002	2,2	0,8	3,0

Fontes: http://unstats.un.org/unsd/demographic/sconcerns/mortality/mort2.htm
Ripsa – Indicadores e Dados Básicos para a Saúde, 2007.

O coeficiente de mortalidade perinatal é dado pela relação:

$$CMP = \frac{n^{\underline{o}} \text{ de perdas fetais de 22 e mais semanas} + n^{\underline{o}} \text{ de óbitos de menores de 7 dias da área A, ano } t}{n^{\underline{o}} \text{ de nascidos vivos} + n^{\underline{o}} \text{ de perdas fetais de 22 e mais semanas da área A, ano } t} \times 1.000$$

Esse coeficiente estima a intensidade dos óbitos em torno do nascimento. Além de ser um bom indicador, foi criado para compensar erros decorrentes da não observância das definições de eventos vitais. Outra razão é a semelhança entre as distribuições das perdas fetais e dos óbitos na primeira hora de vida, segundo causas básicas.

Algumas vezes, um nascido vivo morre nos primeiros momentos de vida e o profissional prefere, por várias razões, considerá-lo uma perda fetal e, assim, preenche a DO como perda fetal e não as DN e DO pertinentes, como seria o correto. Consequentemente, nas estatísticas de saúde estarão incluídas três imprecisões, isto é, há uma perda fetal a mais do que seria o real, um nascido vivo e o respectivo óbito a menos do que seria o real. Os coeficientes que medem esses eventos estarão sub ou superestimados, como se comentou. Entretanto, no coeficiente de mortalidade perinatal, o numerador representa a soma dos dois eventos, e com isso os erros de sub e de superinformação se compensam, o que também ocorre no denominador. No fim, o resultado estará correto, apesar da falha do médico.

Outro evento importante para a Saúde Pública, em face de sua gravidade, é a morte de uma mulher durante o ciclo gravídico-puerperal, pois pode se constituir em *morte materna,* morte de uma mulher durante a gestação ou dentro de um período de 42 dias após o término da gestação, independentemente da duração ou da localização da gravidez, devido a qualquer causa relacionada com ou agravada pela gravidez ou por medidas em relação a ela, porém não devido a causas acidentais ou incidentais (OMS, 1995).

É necessário diferenciar esse conceito de morte materna do relativo às **mortes por causas maternas**. Este último representa a morte de uma mulher cuja causa pertence ao Capítulo XV – Gravidez, parto e puerpério – da *CID-10*, porém o momento da morte é quem vai definir se ela deverá ser considerada uma morte materna, isto é, dentro do período que vai do início da gravidez até o término do puerpério (período de 42 dias que se segue ao parto). Quando a morte ocorre após os 42 dias é chamada **morte materna tardia**. Essas mortes vêm sendo objeto de grande vigilância em vários países, pois há grande interesse em se conhecer a totalidade das mortes ocorridas durante o ciclo gravídico-puerperal, pois há grande omissão de informação desse agravo.

Para medir a intensidade da mortalidade materna, usa-se a Razão de Mortalidade Materna (RMM), um excelente indicador de cobertura e da qualidade da atenção prestada à mulher, além de permitir classificar o nível de saúde da área. É medido por:

$$RMM = \frac{n^{\underline{o}} \text{ de óbitos por causas maternas até 42 dias após o parto da área A, ano } t}{n^{\underline{o}} \text{ de nascidos vivos da área A, ano } t} \times 100.000$$

Em seu denominador, usa-se o número de nascidos vivos, pois representa uma estimativa da população exposta a esse risco específico, isto é, gestantes residentes na área A e no tempo t. Os mesmos fatores de erro arrolados na análise dos coeficientes de mortalidade por causa (numerador) e de mortalidade infantil (denominador) estão presentes na análise da mortalidade materna. O principal fator é a má declaração da causa materna, fato que ocorre até nos países desenvolvidos. Deve-se mencionar que, em alguns países, o aborto é considerado crime; por conseguinte, a subestimação é ainda mais intensa.

MEDIDAS DE MORBIDADE

As medidas de morbidade permitem conhecer a frequência e a gravidade das doenças, das incapacidades, da invalidez e dos traumatismos em uma população. Com os dados de morbidade e mortalidade, é possível fazer um adequado diagnóstico do nível de saúde de uma área. Essas informações têm sido comparadas quanto a significados, fontes, abrangência, fidedignidade e conclui-se que, tanto para mortalidade quanto para a morbidade, há limitações, críticas e vantagens em seus usos (Laurenti et al., 2005).

As fontes dos dados de morbidade são muitas, mas sua abrangência e cobertura não são nem mutuamente exclusivas, nem exaustivas, isto é, um mesmo dado pode ser obtido em diferentes fontes (duplicidade) e não se consegue abranger todos os indivíduos com quaisquer morbidades. Algumas das fontes são: notificação compulsória de doenças, estatísticas hospitalares, estatísticas de serviços de atenção ambulatorial, registros especiais de doenças, declaração de óbito, registros de médicos particulares, seguros sociais etc.

Os dados relativos à frequência das doenças podem ser observados segundo dois conceitos distintos: incidência e prevalência. A *incidência* refere-se aos casos novos da doença em um período de tempo definido. A *prevalência* de uma doença refere--se a todos os casos existentes em um instante de tempo, isto é, os casos novos mais os antigos. Para medi-los há os coeficientes de incidência e prevalência da doença ou agravo, apresentados como:

$$\text{Coeficiente de incidência} = \frac{\text{n}^{\underline{o}} \text{ de casos novos (diagnosticados) da área A, o período } t}{\text{população da área A, no meio do período } t} \times 10.000$$

$$\text{Coeficiente de prevalência} = \frac{\text{n}^{\underline{o}} \text{ de casos existentes (novos) + antigos da área A, no instante } t}{\text{população da área A, no instante } t} \times 100$$

Para medir a gravidade da doença há várias formas: proporção de sequelas, proporção de complicações, absenteísmo, gastos. Muito usado é o coeficiente de letalidade ou fatalidade, calculado pela relação:

$$Coeficiente\ de\ letalidade = \frac{n^{\underline{o}}\ de\ óbitos\ pela\ doença\ D\ da\ área\ A,\ período\ t}{n^{\underline{o}}\ de\ casos\ da\ doença\ D\ da\ área\ A,\ período\ t} \times 10.000$$

É muito importante não confundir letalidade e mortalidade, pois o primeiro estima o risco de morrer pela doença D entre os portadores da doença D, ao passo que a mortalidade estima a intensidade da força de mortalidade da doença D na população (sadia e doente).

MEDIDAS DE NATALIDADE

Em Saúde Pública, há diferentes formas para traduzir a dinâmica da natalidade, podendo ser usados: o coeficiente geral de natalidade, o coeficiente de fecundidade global, o de fecundidade específico por idade e o coeficiente de fecundidade total. O valor deste último é um dos principais fatores que interferem na dinâmica populacional de uma área. As formas de calculá-los estão representadas a seguir.

$$Coeficiente\ geral\ de\ natalidade = \frac{n^{\underline{o}}\ de\ nascidos\ vivos\ da\ área\ A,\ no\ período\ t}{população\ da\ área\ A,\ no\ meio\ do\ período\ t} \times 10.000$$

$$Coeficiente\ de\ fecundidade\ global = \frac{n^{\underline{o}}\ de\ nascidos\ vivos\ da\ área\ A,\ no\ período\ t}{\substack{população\ de\ mulheres\ de\ 15\ a\ 49\ anos\ da \\ área\ A,\ no\ meio\ do\ período\ t}} \times 1.000$$

$$\substack{Coeficiente\ de\ fecundidade \\ específico\ por\ idade} = \frac{\substack{n^{\underline{o}}\ de\ nascidos\ vivos\ de\ mães\ da\ idade\ X\ da \\ área\ A,\ no\ ano\ t}}{\substack{população\ de\ mulheres\ da \\ idade\ X\ da\ área\ A,\ no\ meio\ do\ ano\ t}} \times 1.000$$

Para a obtenção do coeficiente de fecundidade total, somam-se os coeficientes de fecundidade específicos por idade, calculados em grupos etários homogêneos, e o resultado deve ser multiplicado pela amplitude das classes etárias adotadas. O resultado será a expressão do número médio de filhos por mulher durante sua vida fértil.

INDICADORES DE SAÚDE

Os coeficientes apresentados constituem-se, em razão de sua qualidade, facilidade de obtenção ou limitações, em melhores ou piores indicadores de saúde. Podem ser conceituados como o instrumental para mensurar as condições ou os níveis de saúde das populações, particularmente visando ao diagnóstico da situação de saúde e para avaliar tendências temporais e estabelecer comparações nacionais e internacionais.

A Organização das Nações Unidas formou um Comitê, em meados do século XX, cuja tarefa foi criar um informe que fornecesse métodos para definir e avaliar o nível de vida. Foram sugeridos doze itens, para satisfazer uma visão pluralista. Entre os componentes, o primeiro especificava saúde, incluindo condições demográficas (Laurenti et al., 2005). Coube, então, à OMS propor os respectivos indicadores adequados, em razão de requisitos mínimos, e sugerir a divisão deles em três aspectos (ver Informe Técnico número 137 da OMS, 1955):

- indicadores que tentam traduzir diretamente a saúde (ou sua falta) em um grupo populacional;
- indicadores relativos às condições ambientais; e
- indicadores relativos a serviços.

Atualmente, em virtude das transições demográfica e epidemiológica, há necessidade de indicadores capazes de avaliar a sobrevida e a saúde. Foram criadas, então, medidas-resumo que englobam morbidade e suas consequências, sequelas, deficiências, incapacidades e mortalidade. Alguns indicadores mesclam aspectos de saúde com variáveis sociais e econômicas, entre outras.

Como exemplos desses novos indicadores, temos *Anos Potenciais de Vida Perdidos, Esperança de Vida Sem Incapacidade, Expectativa de Vida Ajustada para Incapacidades, Índice de Qualidade Material de Vida, Índice de Desenvolvimento Humano, Índice Paulista de Responsabilidade Social* (ver em Laurenti et al., 2005).

Alguns desses se constituem indicadores compostos que levam em consideração mais de uma variável. Como exemplo, o Índice de Desenvolvimento Humano (IDH), que trabalha com a esperança de vida ao nascer, educação e o PIB *per capita* (http://www.seade.gov.br/produtos/spdemog/index.php).

A INICIATIVA RIPSA

A partir da ideia básica de que "a disponibilidade de informação, apoiada em dados válidos e confiáveis, é condição essencial para a análise da situação sanitária, assim como para a tomada de decisões baseadas em evidências e para a programação de ações de saúde" (Ripsa, 2002), em 1996 foi formalizada entre o Ministério da Saúde e a OPAS a criação da Rede Interagencial de Informações para a Saúde (Ripsa) (Portaria nº 2390/GM de 11/12/1996, Ministério da Saúde).

Essa Rede, que apresenta objetivos e propósitos bem definidos, entre os quais estabelecer conjuntos de dados básicos e indicadores consistentes, atualizados, abrangentes e de amplo acesso, tem hoje como um de seus produtos mais importantes a publicação do *IDB* (*Indicadores e Dados Básicos*) no qual os indicadores, já calculados, estão agrupados nos subconjuntos temáticos: demográficos, socioeconômicos, mortalidade, morbidade e fatores de risco, recursos e cobertura. Para cada indicador, os dados são disponibilizados para o Brasil, para as Regiões Administrativas e para as unidades da federação, segundo algumas variáveis importantes; por exemplo, no caso de mortalidade e morbidade, apresentam-se distribuídos segundo sexo, idade e causa.

É importante salientar, ainda, que cada indicador dispõe de uma ficha – chamada ficha de qualificação – onde são apresentados sua conceituação, os usos, o método de cálculo, as fontes dos dados, as categorias sugeridas para análise e as limitações do uso (Ripsa, 2002).

A Ripsa coloca, dessa forma, à disposição do usuário todas as facilidades para que cada indicador passe a ser conhecido, calculado, entendido e usado.

O *IDB* é publicado anualmente na forma impressa (Ripsa, 2007), mas todos os indicadores, inclusive em série histórica, estão disponíveis em meio eletrônico (http://www.datasus.gov.br).

Por outro lado, os dados anuais obtidos pelos sistemas nacionais de informação em saúde, principalmente os geridos pelo Ministério da Saúde, bem como as bases de dados demográficos do IBGE, todos de domínio público, também estão à disposição dos usuários.

Apesar de todos esses esforços, persiste o desafio de melhor aproveitamento dessas informações pelas instâncias gestoras do Sistema de Saúde. É sentida, de longa data, a necessidade de melhorar a articulação das instituições atuantes na área de informações e de usar, de forma mais efetiva, a considerável massa crítica de profissionais capacitados. Essa apreciação, escrita há mais de cinco anos (Ripsa, 2002), mostra-se, ainda hoje, não só atual, mas perfeitamente aplicável à situação brasileira.

A ideia da criação da Ripsa estadual, da capacitação de gestores, da contínua análise da qualidade da informação com a participação de estados e municípios está, portanto, bem posta e à espera de que seja, efetivamente, levada a efeito.

Em recente publicação, o Ministério da Saúde chama atenção para o fato de que

> (...) a fim de orientar a tomada de decisões, nas diferentes esferas da gestão do Sistema Único de Saúde, auxiliando, inclusive, na redefinição de prioridades, predição de cenários futuros e intervenções implementadas, é necessária uma análise contínua da situação de saúde das populações. (Brasil, 2007)

REFERÊNCIAS BIBLIOGRÁFICAS

1. Baldijão MFA. Sistemas de informação em saúde. Perspect 1992; 6(4):21-8.
2. Brasil. Conselho Nacional de Secretários de Saúde. Brasília: SUS/Conass, 2007.
3. Ministério da Saúde [homepage na internet]. Brasília: Acessibilidade Brasil; 2005. Disponível em: <http://www.saude.gov.br>.
4. Brasil. Ministério da Saúde. Portaria n. 2390/GM de 11 de dezembro de 1996. Brasília: Esplanada dos Ministérios, 1996.
5. Brasil. Ministério da Saúde. Estatísticas de mortalidade. Brasília: Centro de Documentação do Ministério da Saúde; 1984.
6. DATASUS. Departamento de Informática do SUS [homepage na internet]. Brasília: Acessibilidade Brasil; 2008. Disponível em: <http://www.datasus.gov.br>.
7. Ferreira CEC, Ortiz LP. Proposta de implantação de uma "declaração de nascimento": uma pesquisa de campo na Grande São Paulo. Inf Demogr 1982; 7:83-122.
8. Fundação SEADE. Fundação Sistema Estadual de Análise de Dados [homepage na internet]. São Paulo: Fundação SEADE; 2007. Disponível em: <http://www.seade.gov.br/produtos/spdemog/index.php>.
9. Graunt J. Natural and political observations made upon the bills of mortality. Editado por Willcox WF. Baltimore: The Johns Hopkins University Press, 1939.
10. Informações de Saúde do DATASUS. Departamento de Informática do SUS [homepage na internet]. Brasília: Acessibilidade Brasil; 2008. [1 tela]. Disponível em: <http://tabnet.datasus.gov.br/tabnet/tabnet.htm>.
11. Last JMA. Dictionary of Epidemiology. 2. ed. New York: Oxford University Press, 1988.
12. Laurenti R, Mello Jorge MHP, Gotlieb SLD. A confiabilidade dos dados de mortalidade por doenças crônicas não transmissíveis. Rev C S Col 2004; 9(4).
13. Laurenti R, Mello Jorge MHP, Gotlieb SLD. O sistema de informações sobre mortalidade: passado, presente e futuro. São Paulo: CBCD, 2006. Série Divulgação. n.12.
14. Laurenti R, Mello Jorge MHP, Lebrão ML, Gotlieb SLD. Estatísticas de saúde. 2.ed. São Paulo: EPU, 2005.
15. Laurenti R. Análise da informação em saúde: 1893-1993, cem anos de classificação internacional de doenças. Rev Saúde Pública 2001; 25(6):407-17.
16. Laurenti R, Mello Jorge MHP. O atestado de óbito. Edição revista e atualizada. São Paulo: CBCD, 2004. Série Divulgação. n.1.
17. Mello Jorge MHP, et al. O sistema de informação sobre nascidos vivos. Sinasc. São Paulo: CBCD, 1992. Série Divulgação. n.7.
18. Mello Jorge MHP, Gotlieb SLD. As condições de saúde no Brasil: retrospecto de 1979 a 1995. Rio de Janeiro: Fiocruz, 2000.
19. Mello Jorge MHP. Registro dos eventos vitais: sua importância em saúde pública. São Paulo: CBCD, 1990. Série Divulgação. n.5.
20. Ministério da Saúde/Comitê Técnico-Assessor SIM/SINASC, Subcomitê Preenchimento dos documentos e qualidade da informação. Brasília [relatório final mimeografado]. 2004. [Relatório final].[mimeo].
21. Ministério da Saúde/SVS. Banco de dados do Sistema de Informações sobre Mortalidade (SIM) e Nascidos Vivos (Sinasc), 1997 a 2003 [CD-ROM]. Brasília 2005.
22. Naciones Unidas. Departamiento de Asuntos Económicos y Sociales. Manual de métodos de estadísticas vitales. (Estudios metodológicos, Serie F. n.7). Nueva York, 1955.
23. Oliveira RH, Pereira IPA, Maranhão MHN. Evolução da mortalidade fetal no Brasil, 1996-2002 [mimeo]. Brasília: MS/SVS, 2004.

24. Omram AR. The epidemiologic transition theory: a preliminary update. J of Trop Pediatrics 1983; 39:305-16.
25. Organização Mundial de Saúde. Classificação estatística internacional de doenças e problemas relacionados à saúde. 10ª Revisão. 10. ed. rev. São Paulo: Centro Brasileiro de Classificação de Doenças, 1995.
26. Organização Pan-Americana de Saúde. Boletim Epidemiológico 1999; 20(3).
27. RIPSA. Rede Interagencial de Informações para a Saúde. Indicadores e dados básicos, (IDB): Ministério da Saúde; 2003. Brasília 2004.
28. RIPSA. Rede Interagencial de Informações para a Saúde. Indicadores e dados básicos, (IDB): Ministério da Saúde; 2003. Brasília 2004.
29. RIPSA. Rede Interagencial de Informações para a Saúde. Indicadores básicos para a saúde no Brasil: conceitos e aplicações. Brasília: OPAS; 2002.
30. Selvin S. Statistical analysis of epidemiological data. 2.ed. New York: Oxford University Press, 1996.
31. Secretaria de Estado da Saúde de São Paulo. Grupo de trabalho referente à implantação de uma declaração de nascimento no Estado de São Paulo [relatório técnico]. São Paulo, 1987.
32. Swaroop S. Estadistica sanitaria. México: Fondo de Cultura Economica, 1964.
33. UNSD. United Nations Statiscs Division [homepage na internet]. New York: United Nations Publications Board, 2008. Disponível em: <http://unstats.un.org/unsd/demographic/sconcerns/mortality/mort2.htm>. World Health Organization. Study group of measurement of levels of health. Report. Geneva, 1955. [WHO Thecnical Report Series. n.137].

Bioestatística 4

José Maria Pacheco de Souza
Sabina Léa Davidson Gotlieb

A compreensão do processo saúde/doença pressupõe o conhecimento de aspectos quantitativos resultantes de técnicas de amostragem, registro, apuração e descrição de dados, cálculos de medidas-resumo, formas de suas apresentação e de suas interpretações, usando uma base probabilística. A Bioestatística, considerada a Estatística aplicada às ciências da vida, é a disciplina que abrange tais ações (Berquó et al., 1981).

Os fatos estudados em Saúde Pública, em geral, são observados em um subconjunto de indivíduos (amostra), que é parte de um conjunto maior (população), e o interesse é que os resultados amostrais (as estatísticas) sejam extrapolados em termos de populações (parâmetros). Tem-se o processo que se pode chamar descrição dos resultados amostrais, e suas respectivas inferências populacionais.

DESCRIÇÃO

VARIÁVEL

Em geral, as observações feitas em uma amostra variam de um indivíduo para outro, podendo ser medidas em escalas de tipo nominal, ordinal, intervalar e de razões. Temperatura, idade, peso, altura, pressão arterial sistólica, pressão arterial diastólica, número de filhos, CPOD, duração da amamentação exclusiva (em dias) são exemplos de variáveis quantitativas, a primeira na escala intervalar e as demais em escala de razão. Estado marital, cor, sexo, tipo de amamentação, condição de saúde/doença, condição de exposição a fator de risco, local de moradia são variáveis qualitativas, medidas em escala nominal. A variável qualitativa ordinal é uma forma intermediária que permite explicitar se a característica de um indivíduo é "maior" ou "menor" do que a de outro, mas não o quanto a mais ou a menos; um exemplo é a variável nível de escolaridade, com as possíveis modalidades: pouca escolaridade, média escolaridade e alta escolaridade.

APRESENTAÇÃO TABULAR E GRÁFICA

A seguir, são dados exemplos de várias formas de apresentação dos resultados de uma amostra (tabelas, gráficos, medidas-resumo), que variam de acordo com o tipo de variável.

Na Tabela 4.1, a variável quantitativa contínua "peso ao nascer" foi agrupada em intervalos de 400 g; o valor junto à barra vertical do símbolo |— indica inclusão no intervalo e o valor junto à ponta da reta, sem a barra vertical, indica não inclusão.

Tabela 4.1 – Número e proporção (%) de recém-nascidos, segundo peso ao nascer

Peso (em g)	Número	%
500 |— 900	5	0,05
900 |—1.300	39	0,40
1.300 |—1.700	98	1,01
1.700 |—2.100	136	1,41
2.100 |—2.500	285	2,95
2.500 |—2.900	897	9,29
2.900 |—3.300	2.240	23,21
3.300 |—3.700	2.727	28,26
3.700 |—4.100	2.051	21,25
4.100 |—4.500	770	7,98
4.500 |—4.900	310	3,21
4.900 |—5.300	73	0,76
5.300 |—5.700	17	0,19
5.700 |—6.100	2	0,02
6.100 |—6.500	1	0,01
Total	**9.651**	**100**

Fonte: Berquó et al., 1981.

Na Tabela 4.2 é apresentada uma distribuição conjunta de duas variáveis qualitativas: hábito de fumar materno e peso do recém-nascido. Deve-se notar que a segunda variável é a transformação de uma variável quantitativa contínua em uma variável qualitativa, com duas categorias. Nesse caso, o estudo foi prospectivo e há uma ordem cronológica de eventos com relação causa-efeito identificável e plausível, não deixando dúvidas quanto às quantidades que devem ser fixadas como

100%. As proporções 5,18 e 9,01% são estimativas de riscos de uma criança nascer com baixo peso, segundo a exposição da mãe ao fumo.

Tabela 4.2 – Número e proporção (%) de recém-nascidos, segundo hábito de fumar materno e peso ao nascer*. Ribeirão Preto, SP, 1980

Hábito de fumar materno	Peso ao nascer				Total	
	Baixo peso		Peso normal			
	Nº	%	Nº	%	Nº	%
Não fuma	118	5,18	2.161	94,82	2.279	100
Fuma	152	9,01	1.535	90,99	1.687	100
Total	270	6,81	3.696	93,19	3.966	100

Peso normal ao nascer = no mínimo 2.500 g
Baixo peso ao nascer = abaixo de 2.500 g
Fonte: Simões, 1982.

A Tabela 4.3 apresenta os coeficientes médios de incidência de câncer de língua, segundo sexo, nos grupos etários (em intervalo de cinco anos) de 20 a 74 anos completos, de residentes no município de São Paulo, no período 1998-2002.

Tabela 4.3 – Coeficientes médios de incidência de câncer de língua (por 100.000 habitantes), segundo idade e sexo. Município de São Paulo, 1998 a 2002

Idade (em anos)	Sexo	
	Masculino	Feminino
20 a 24	0,2	0,2
25 a 29	0,2	0,2
30 a 34	0,6	0,2
35 a 39	2,1	0,7
40 a 44	5,9	0,9
45 a 49	12,4	2,1
50 a 54	22,9	3,2
55 a 59	24,0	3,7
60 a 64	28,0	4,0
65 a 69	29,5	6,0
70 a 74	26,4	8,1

Fonte: Registro de Câncer de São Paulo – Faculdade de Saúde Pública/USP.

MÉDIA ARITMÉTICA E DESVIO-PADRÃO

Dado um conjunto de valores observados de uma variável quantitativa, para o cálculo da média aritmética somam-se todos os valores e divide-se o total pelo número de observações (frequência total de elementos). Tal medida-resumo pode ser interpretada como o valor que todas as observações teriam se todas elas fossem iguais. Se as idades de cinco crianças forem 10, 12, 8, 15 e 5 anos, a média aritmética será o total de 50 anos (10 + 12 + 8 + 15 + 5) dividido por 5, ou seja, dez anos. Vê-se que os valores observados estão dispersos em torno da média aritmética; essa variação pode, também, ser avaliada, originando duas medidas-resumo, a variância e o desvio-padrão, com valores essencialmente positivos.

Para o cálculo da variância, é preciso estimar os desvios entre cada valor observado e a média aritmética, isto é, toma-se cada valor original observado e subtrai-se da respectiva média calculada, elevando-se ao quadrado cada uma das diferenças obtidas; assim, $(10-10)^2$, $(12-10)^2$, $(8-10)^2$, $(15-10)^2$ e $(5-10)^2$. Obtém-se 0^2, 2^2, -2^2, 5^2 e -5^2 anos, respectivamente, 0, 4, 4, 25 e 25 anos^2. A variância será a média aritmética dos quadrados dos desvios das observações originais em relação à média aritmética, ou seja, a quantidade 58 anos^2 (0 + 4 + 4 + 25 + 25 anos^2) dividida por 5 = 58/5 = 11,6 anos^2; mede quanto os quadrados dos desvios estão, em média, dispersos em torno da média aritmética original. O desvio-padrão é o resultado positivo da raiz quadrada da variância, voltando à unidade original da variável:

$$\text{d.p.} = + \sqrt{11,6 \text{ anos}^2} = 3,41 \text{ anos}$$

MEDIANA, PRIMEIRO E TERCEIRO QUARTIS

Mediana é o valor da observação original que separa um conjunto ordenado de dados quantitativos em duas metades, isto é, 50% das observações são menores e 50% são maiores do que o valor mediano. O primeiro quartil é o valor que separa, em um conjunto ordenado de valores, o primeiro 1/4 das observações dos outros 3/4 valores. O terceiro quartil separa os primeiros 3/4 valores do 1/4 final, respectivamente, 75% e 25% dos valores ordenados.

Para o cálculo da mediana do conjunto 13, 11, 10, 12, 8, 9, 7, 6, 14, 15 e 5 anos, primeiro, ordena-se, obtendo-se: 5, 6, 7, 8, 9, 10, 11, 12, 13, 14 e 15 anos. O primeiro quartil é o valor 7 anos, o terceiro quartil é 13 anos e a mediana (segundo quartil) é 10 anos. No caso de o número de observações ser par, a mediana será a média aritmética dos dois valores centrais. Assim, para o conjunto: 5, 6, 7, 8, 9, 10, 11, 12, 13, 14, 15 e 30 anos, o valor da mediana é igual a 10,5 anos, isto é, (10 + 11) ÷ 2 = 10,5 anos.

CORRELAÇÃO E REGRESSÃO

Quando há interesse em analisar uma distribuição conjunta de duas variáveis quantitativas (Tabela 4.4), pode ser construído um gráfico denominado gráfico de correlação ou de dispersão. Cada ponto representa um mesmo indivíduo (neste caso, uma mesma região) com as duas medidas, relacionadas nas escalas nos eixos das abscissas e das ordenadas. O cálculo do sentido da correlação entre as duas variáveis é dado pela covariância, que mede uma espécie de variância conjunta, que pode variar de qualquer valor negativo a qualquer valor positivo. A partir da covariância e dos desvios-padrão de cada uma das variáveis, obtém-se o coeficiente de correlação linear de Pearson, em geral representado pela letra r, cujo valor numérico varia de -1 (correlação negativa perfeita) a +1 (correlação positiva perfeita); se o resultado do coeficiente for zero, não há correlação entre as variáveis. Há correlação negativa quando aos valores mais altos de uma variável correspondem os valores mais baixos da outra; caso ocorra a situação em que, para os valores mais altos de uma variável correspondam valores, também, mais altos da outra, a correlação é considerada positiva.

O exemplo seguinte é parte do trabalho clássico de Puffer & Serrano (1973) mostrando correlação negativa (**r = – 0,81**), devido ao fato de valores altos da porcentagem de mães com atenção pré-natal tenderem a ocorrer com valores mais baixos do coeficiente de mortalidade infantil. A equação resultante (**y = 144,2 – 1,18x**) mostra um ajuste de regressão linear para as observações. A variável **y** representa o valor do coeficiente de mortalidade infantil, variando de acordo com a variável **x**, proporção de mães com atenção pré-natal. Para cada aumento de 1% da proporção de mães com atenção pré-natal, há uma queda da mortalidade infantil de 1,18 óbito por mil nascidos vivos.

INFERÊNCIA

INTERVALO DE CONFIANÇA

Ao fazer uma pesquisa epidemiológica, o investigador trabalha com uma amostra e seu interesse é estender seus resultados para a população correspondente. Na abordagem estatística frequencista, sistematizada por Neyman & Pearson, uma estatística (média, proporção, *Odds Ratio*, risco relativo, desvio-padrão, coeficiente de regressão etc.) é um resultado de uma amostra particular, entre todas as amostras possíveis de serem obtidas, a partir da população de estudo, muitas vezes, ou mesmo na maioria das vezes, hipotética. Esse resultado é uma estimativa, um "representante" do verdadeiro valor, chamado parâmetro, que seria o valor encontrado se toda a população fosse examinada. Nessa situação, tem-se um ponto, um único valor numérico para estimar o parâmetro, e diz-se que a confiança que se tem de que tal resultado amostral cubra o verdadeiro valor populacional é de 0% (zero por cento).

Tabela 4.4 – Proporção (%) de mães com atenção pré-natal e coeficiente de mortalidade infantil (por 1.000 nascidos vivos), em 25 áreas dos 15 projetos, 1968/1970

Área	(%) de mães com atenção pré-natal	Coeficiente de mortalidade infantil
Sherbrooke	96,7	18,3
São Francisco	93,7	18,5
Califórnia	93,1	17,2
San Juan (cidade)	88,5	50,7
Santiago	83,0	54,9
San Juan (suburbano)	82,8	87,9
Ribeirão Preto (cidade)	81,1	43,0
St. Andrew (rural)	80,8	31,6
Medellín	80,4	47,6
San Juan (rural)	77,6	94,5
Kingston, metropolitano	76.2	39,5
São Paulo (cidade)	74,8	65,1
Ribeirão Preto (comunidade)	74.4	50,8
Chile (comunas)	74,3	57,9
Cartagena	70,8	47,8
Franca	70,4	71,5
Resistencia	69,8	76,2
Monterrey	65,5	60,7
Recife	57,4	91,2
Cali	56,7	54,6
Chaco (rural)	46,7	85,0
La Paz	46,5	73,0
San Salvador	46,2	81,7
El Salvador (rural)	33,7	120,0
Viacha	16,9	123,5

Fonte: Puffer & Serrano, 1973.

A forma para se obter determinado grau de confiança na cobertura do parâmetro é transformar a estimativa por ponto em estimativa por intervalo. Talvez o caso mais simples seja o da média aritmética; subtrai-se e soma-se ao valor amostral observado uma quantidade correspondente ao valor do erro padrão multiplicado por uma constante obtida na tabela de distribuição de probabilidades **t** de "student":

$$limite\ inferior\ do\ intervalo = \overline{X} - t_{(\%,gl)}ep$$

$$limite\ superior\ do\ intervalo = \overline{X} + t_{(\%,gl)}ep$$

onde:

$\overline{X}$ = média amostral

$t_{(\%,gl)}$ obtida na distribuição t, com (n-1) graus de liberdade, para a porcentagem desejada de confiança;

ep = erro-padrão da média amostral = desvio-padrão amostral/$\sqrt{n}$, lembrando que, no cálculo do desvio-padrão amostral, o denominador usado deve ser (n-1), a quantidade de graus de liberdade.

Retomando os valores 10, 12, 8, 15 e 5 anos,

> $\overline{X} = 10$
> *Desvio-padrão amostral = 3,81 anos*
> *erro-padrão da média = 1,70 ano*
> *% = 95%*
> *graus de liberdade = n-1 = 4*
> $t_{(95\%,4gl)} = 2,776$
> *limite inferior do intervalo = 5,28 anos*
> *limite superior do intervalo = 14,72 anos*

A construção de intervalos de confiança para outros parâmetros epidemiológicos não derivados de média aritmética é mais complexa. Se o interesse for trabalhar com a medida de efeito risco relativo, há necessidade de, previamente, fazer a transformação matemática logaritmo natural do risco relativo, calcular o erro padrão dessa nova variável, obter os respectivos limites inferior e superior do intervalo de confiança usando a distribuição normal (e não a distribuição **t**) e, então, voltar à escala original, aplicando a operação matemática inversa, de exponenciação. Usando os dados da Tabela 4.2, a medida de efeito é o risco relativo, que pode ser estimado pontualmente por:

$$rr = 9,01\% / 5,18\% = 1,74$$

Os passos para a obtenção do respectivo intervalo, com 90% de confiança, são:

$$ln(rr) = ln(1,74) = 0,5539$$

$$\text{variância } ln(rr) = \frac{1}{118} - \frac{1}{2279} - \frac{1}{152} + \frac{1}{1687} = 0,0141$$

$$\text{erro padrão } ln(rr) = \sqrt{0,0141} = 0,1187$$
$$z(90\%) = 1,64$$
$$\text{limite inferior do intervalo na escala logarítmica} = 0,3592$$
$$\text{limite superior do intervalo na escala logarítmica} = 0,7486$$
$$\text{limite inferior do intervalo na escala original} = e^{0,3592} = 1,43$$
$$\text{limite superior do intervalo na escala original} = e^{0,7486} = 2,11$$

TESTE DE HIPÓTESES, SIGNIFICÂNCIA E P DESCRITIVO

O teste de hipóteses é um processo de tomada de decisão, com base probabilística. A decisão é entre hipóteses referentes a parâmetros desconhecidos da população de estudo. No caso mais simples, têm-se duas hipóteses, H_0 (hipótese de nulidade) e H_A (hipótese alternativa). A escolha (decisão) entre as duas é feita baseando-se no resultado da amostra, estando sujeita a erro devido à variabilidade e à incerteza inerentes ao processo de amostragem. A possibilidade de cometer erro na decisão sobre as hipóteses é medida probabilisticamente, adotando-se um modelo adequado (distribuição normal, binomial, hipergeométrica, qui-quadrado etc.). Antes de ser conduzida, a pesquisa proposta por Simões (1982) poderia ser esquematizada segundo a Tabela 4.6.

Tabela 4.6 – Decisão correta ou errada, segundo o verdadeiro estado da natureza

DECISÃO (com base na amostra)	VERDADE (estado da natureza na população)	
	H_0	H_A
H_0	correta	errada (erro de tipo II)
H_A	errada (erro de tipo I)	correta

H_0:   não há diferença entre os riscos de baixo peso ao nascer em crianças de mães fumantes e de mães não fumantes

H_A: o risco de baixo peso ao nascer em crianças de mães fumantes é maior do que o de mães não fumantes

$\alpha =$ probabilidade do erro tipo I = probabilidade de aceitar H_A quando a verdade é H_0. É o **nível de significância** do teste.

$\beta =$ probabilidade do erro tipo II = probabilidade de aceitar H_0 quando a verdade é H_A

$1\text{-}\beta =$ probabilidade de aceitar H_A quando H_A é a verdade. É o **poder** do teste.

O raciocínio a ser adotado é que sempre é possível uma hipótese (neste caso H_0) ser a verdadeira, mas o resultado obtido na amostra particular estudada ser mais compatível com a hipótese alternativa, levando a uma tomada errônea de decisão. O valor de α, arbitrário, estabelecido pela pesquisadora antes de coletar os dados, é o limite de probabilidade aceitável de cometer tal erro. Na curva de distribuição de probabilidades do modelo estatístico apropriado, α corresponde à área associada à região dos possíveis valores mais compatíveis com H_A. A pesquisadora optou por α a = 2,5%, em um teste monocaudal, usando a distribuição normal; como há correspondência entre a distribuição normal e a distribuição qui-quadrado, com 1 grau de liberdade, é possível usar esta última, com $\alpha = 5\%$, em que valores qui-quadrado igual ou maiores do que 3,84 são os compatíveis com H_A. O resultado obtido (qui--quadrado = 22,44) leva à rejeição de H_0, e diz-se que, no nível de 2,5%, mães fumantes têm um risco significativamente maior de ter crianças com baixo peso do que as mães não fumantes.

Uma alternativa a essa forma proposta por Neyman & Pearson de testes de hipóteses é não fixar *a priori* um nível a de significância. Os passos são semelhantes até o cálculo da estatística do modelo escolhido; calcula-se, então, a área que corresponde a valores iguais ou mais extremos a essa estatística amostral, na região de valores de maior compatibilidade com H_A, na respectiva curva de probabilidades. Essa área, denominada valor **P**, ou valor **p**, ou nível descritivo do teste, pode ser entendida como uma medida de consistência relativa entre H_0 e os dados observados (Rothman, 2002). No caso de mãe fumante *versus* mãe não fumante, **p** é praticamente zero. Valores altos de **p** são mais compatíveis com H_0, e valores pequenos, mais compatíveis com H_A, cabendo aos pesquisadores decidirem se um determinado **p** é grande ou pequeno, decisão tão arbitrária quanto definir um nível α de significância.

PACOTES ESTATÍSTICOS

Atualmente, os trabalhos de análise estatística em Saúde Pública, em geral, e em Epidemiologia, em particular, são facilitados pela existência de sistemas de informações e de pacotes estatísticos. Análises que há uns quarenta anos só eram possíveis com um número limitado de variáveis, às vezes apenas uma variável de resposta e só uma variável explanatória, usando máquinas mecânicas de calcular, passaram a ser feitas em calculadoras elétricas, calculadoras eletrônicas de mão e, atualmente, em computadores eletrônicos, cada vez mais rápidos e com maior capacidade de inclusão de variáveis. Os pacotes estatísticos oferecem uma gama de técnicas e, em geral, cobrem as necessidades dos pesquisadores. Entre os pacotes comerciais, o Stata e o SPSS parecem ter a maior preferência. Entre os não comerciais, o Epi Info sistema DOS ainda é muito útil, e seu sucessor Epi Info Windows começa a ser mais conhecido. O pacote R, também não comercial, derivado do S Plus, é muito poderoso, equivalendo ao Stata e ao SPSS; e a planilha eletrônica Excel é vista como um bom meio de registro de banco de dados.

REFERÊNCIAS BIBLIOGRÁFICAS

1. Berquó ES, Souza JMP, Gotlieb SLD. Bioestatística. São Paulo: EPU, 1981.
2. Breslow NE, Day NE. Statistical methods in cancer research. Volume I. The analysis of case--control studies. Lyon: IARC, 1980.
3. Breslow NE, Day NE. Statistical methods in cancer research. Volume II. The analysis of cohort studies. Lyon: IARC, 1987.
4. Hamilton LC. Statistics with Stata. Grove: Duxbury, 2002.
5. Medronho RA. Epidemiologia. São Paulo: Atheneu, 2002.
6. Pereira MG. Epidemiologia: teoria e prática. Rio de Janeiro: Guanabara Koogan, 1999.
7. Puffer RR, Serrano CV. Características de la mortalidad en la niñez. Washington: Organización Panamericana de la Salud, 1973. (Publicación Científica, 226)
8. Rothman KJ. Epidemiology, an introduction. New York: Oxford, 2002.
9. Schlesselman JJ. Case control studies: design, conduct, analysis. Oxford, 1982.
10. Selvin S. Statistical Analysis of epidemiologic data. New York: Oxford, 1996.
11. Simões MJS. Hábito de fumar da gestante e danos causados aos conceptos no Município de Ribeirão Preto, SP [Tese de doutorado]. São Paulo, 1982.
12. Szklo M, Nieto FJ. Epidemiology: beyond the basics. Maryland: Aspen, 2000.

Saúde Ambiental e Ocupacional   5

Adelaide Cássia Nardocci
Aristides Almeida Rocha
Helena Ribeiro
João Vicente de Assunção
José Luiz Negrão Mucci
Sérgio Colacioppo
Wanda Maria Risso Gunther
Wanderley da Silva Paganini

SAÚDE AMBIENTAL

As inter-relações existentes entre o meio ambiente e a Saúde Pública vêm sendo objeto de estudo de pesquisadores e profissionais ligados à saúde desde a remota Antiguidade. Já a famosa obra de Hipócrates *Dos ares, das águas e dos lugares,* do século IV a.C., ressalta essas influências ambientais nas condições de saúde de grupos humanos.

As definições de Saúde Ambiental, apresentadas a seguir, nos dão ideia da riqueza e dos potenciais dessa associação.

Segundo definição estabelecida pela Organização Mundia de Saúde (OMS),

> Saúde Ambiental é o campo de atuação da Saúde Pública que se ocupa das formas de vida, das substâncias e das condições em torno do ser humano, que podem exercer alguma influência sobre sua saúde e o seu bem-estar. (Ministério da Saúde, 1999)

Outra definição foi apresentada, mais recentemente, na Carta de Sófia:

> Saúde Ambiental são todos aqueles aspectos da saúde humana, incluindo a qualidade de vida, que estão determinados por fatores físicos, químicos, biológicos, sociais e psicológicos no meio ambiente. Também se refere à prática de valorar, corrigir, controlar e evitar aqueles fatores do meio ambiente que potencialmente possam prejudicar a saúde de gerações atuais e futuras. (OMS, 1993)

Esta segunda definição coaduna-se melhor com uma abordagem mais atuante da Saúde Pública, de se preocupar não só com o diagnóstico e o desenvolvimento de hipóteses etiológicas, mas também com o estabelecimento da história natural da doença para entendê-la em todos os seus aspectos, em seus diferentes momentos, e saber intervir onde e como para ter maior chance de interromper ou mudar o processo de adoecimento. A prevenção primária (cuidados preventivos e promoção da saúde) pode ser feita na forma e no momento mais adequados possíveis, quando se conhece bem a história natural de uma doença e as condições ambientais em que ela se desenvolve.

É central para a Saúde Pública entender o espectro de eventos e fatores que podem contribuir para a ruptura do equilíbrio saúde/doença a fim de poder determinar os pontos potenciais de intervenção e com isso reverter o processo de adoecimento. Tulchinsky e Varavikova (2000) propõem o paradigma hospedeiro – agente – meio ambiente expandido, e afirmam que as intervenções para mudar os fatores relativos aos hospedeiros, aos agentes, ou aos ambientes constituem a essência da Saúde Pública na atualidade.

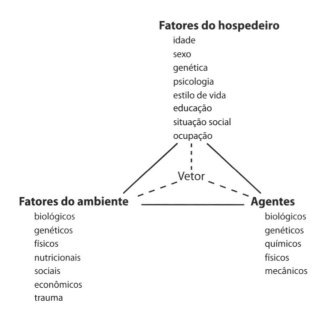

Figura 5.1 – *Paradigma hospedeiro – agente – meio ambiente.*

Alguns exemplos interessantes dessa forma de atuação da nova Saúde Pública são apresentados por Tulchinsky e Varavikova (2000). Para controlar uma doença infecciosa, pode-se remover o agente biológico (pasteurização, cloração etc.), pode-se imunizar o hospedeiro com uma vacina, ou mudar o ambiente para prevenir a transmissão, pela destruição do vetor ou do reservatório da doença. Pode-se também fazer uma combinação dos três. No caso de doenças não infecciosas, a intervenção é mais complexa, pois envolve fatores de risco intrínsecos à pessoa e fatores externos.

Um desafio que se apresenta é o da inexistência ou existência de dados ambientais, de incidência e prevalência de doenças, de ocorrência de vetores, que possam ser representados em sua distribuição espacial, de forma a permitir entender padrões de distribuição e sobreposições de fenômenos, para o estabelecimento de correlações. Em que pese os enormes progressos que o geoprocessamento vem permitindo para a elaboração de bases cartográficas confiáveis e que os sistemas de informação em saúde têm apresentado no provimento de dados com referências espaciais, possibilitando que se saiba o endereço de quem adoece ou morre e sua causa, e, consequentemente, seu mapeamento e interpretação para uma atuação eficaz dos serviços de Saúde Pública, ainda há amplos aspectos a serem levantados. A grande dificuldade é que a distribuição dos riscos ambientais e das principais patologias não se sobrepõe à distribuição de distritos, setores censitários ou códigos de endereçamento postal, geralmente usados para estatísticas demográficas e de saúde. Para se estabelecer associações entre as variáveis ambientais e os fatores do hospedeiro, há que se fazer pesquisas detalhadas de campo para medições de poluições diversas.

ESCOPO DA SAÚDE AMBIENTAL

Como área de estudos e intervenção, historicamente, a Saúde Ambiental dedicou-se, nas décadas de 1950 a 1970, sobretudo ao saneamento básico clássico: abastecimento de água potável, esgotamento sanitário e coleta e tratamento de resíduos sólidos. Com o tempo e o aguçamento de problemas ambientais, suas preocupações foram se ampliando e incorporando outros objetos e áreas de pesquisa, como poluição atmosférica, poluição eletromagnética, poluição por agrotóxicos, e diversificando seu enfoque para questões relacionadas a aspectos sociais e desigualdades socioeconômicas, diferenças culturais e de hábitos de vida e aspectos mais amplos, como mudanças climáticas globais e guerras.

Na segunda metade do século XX, com a intensificação do processo de urbanização no mundo, houve mudanças significativas no perfil da morbimortalidade das populações. Ao mesmo tempo que houve melhorias no abastecimento de água, no afastamento de esgotos e na coleta de resíduos sólidos, em programas de vacinação e no acesso mais fácil a serviços e profissionais de saúde, o ambiente urbano propiciou o surgimento e o agravamento de várias patologias, muito ligadas ao modo de vida urbano, bastante alterado pelos homens, seus processos produtivos e pela circulação de pessoas e mercadorias.

Além das alterações entre os elementos naturais, nas cidades há forte interligação dos componentes naturais, sociais e construídos. Entretanto, as cidades não são homogêneas entre si, nem em seus espaços intraurbanos. Sobretudo nos países em desenvolvimento, mas não só neles, o grande crescimento da população urbana provocou também o aumento das disparidades sociais e ambientais urbanas, assim como as disparidades em condições de saúde. As cidades constituem-se, assim, em importante campo de pesquisa e de atuação da Saúde Ambiental.

No que diz respeito à Saúde,

> (...) com o crescimento das cidades e dos sistemas econômicos multinacionais, a saúde dos indivíduos se tornou mais do que um problema local. Uma pessoa não é só um cidadão da vila, cidade ou país em que ela vive, mas de uma "aldeia global". (Tulchinsky & Varavikova, 2000)

Em decorrência, as escalas de abordagem precisam ser múltiplas. De um lado, precisa-se de uma escala maior, com mais riqueza de detalhes que permita ver com maior precisão o fenômeno que se deseja estudar. De outro, as abordagens mundiais e regionais continuam a ter seu papel no entendimento das dinâmicas dos processos de disseminação de doenças, de difusão de tecnologias de saúde e para estudos comparativos, entre outros, do objeto de estudo da Saúde Ambiental Global. Há, portanto, vários níveis de hierarquia. Para cada um desses níveis há técnicas de análise mais adequadas.

Em contrapartida, o território, dividido em unidades de área, tem sido o espaço ou o pano de fundo sobre o qual as iniquidades em saúde se projetam. O problema é que a disponibilidade de dados demográficos e ambientais não segue a mesma lógica, e a elaboração de trabalhos defronta-se com a necessidade de abordagens inovadoras e de uma pesquisa de campo intensa.

Além disso, atualmente, no Brasil e no mundo, as preocupações se voltam para além das questões de saúde contemporâneas, e também para a sustentabilidade e o futuro do planeta, que tem relação com a saúde de toda a humanidade, em escalas variadas de tempo (de hoje às futuras gerações) e de espaço (de nossa vizinhança ao globo terrestre, como as mudanças climáticas globais, as poluições transfronteiriças e seus possíveis impactos na saúde). Segundo o principal formulador do conceito de ecodesenvolvimento, que posteriormente passou a ser denominado desenvolvimento sustentável, a sustentabilidade é o que "nos dias atuais poderíamos chamar desenvolvimento socialmente includente, ambientalmente sustentável e economicamente sustentado" (Sachs, 2004, p. 2). Com a adoção desse conceito, "a abordagem holística e pluridisciplinar, reforçada pela voga recente da teoria dos sistemas, substituiu, pelo menos em tese, as abordagens setoriais e unidisciplinares" (Sachs, 2004, p. 3). Segundo o mesmo autor, a problemática ambiental motivou ainda uma revisão profunda dos conceitos de tempo e de espaço. É preciso trabalhar com escalas de tempo múltiplas e com escalas espaciais diversas: local, regional e planetária.

As pesquisas envolvem levantamento de poluição de diversas ordens (hídrica, aérea, de solos, sonora, visual), de elementos do ambiente natural, para detectar presença de vetores etc., e são conjugadas a levantamentos de cunho epidemiológico junto às populações (coorte, caso-controle, estudos ecológicos). O delineamento das pesquisas envolve conhecimentos complexos e aprofundados para que não se percam elementos importantes de investigação. As escalas de maior detalhe exigem muito trabalho de campo, interdisciplinaridade, tempo e dedicação dos pesquisadores, criatividade e recursos financeiros e técnicos.

Atualmente, a OMS inclui em sua área de Saúde Ambiental problemas como drogadicção, alcoolismo, fumo e violência, entre outros.

Verifica-se, assim, que a saúde ambiental é um campo dinâmico, em constante evolução. Segundo Frumkin (2010),

> (…) à medida que transcorre o século XXI, as funções sanitárias tradicionais continuam sendo de vital importância, e os riscos químicos, um foco de atenção por parte da comunidade científica e reguladora. Vendo o futuro, podemos identificar ao menos cinco tendências que continuam conformando a Saúde Ambiental: a justiça ambiental, um enfoque de grupos suscetíveis, avanços científicos, mudança global e movimentos para a sustentabilidade. (Frumkin, 2010, p. XIV)

Essa perspectiva mais ampla vem sendo adotada em diversas regiões do globo.

É o caso da América Latina, cujos indicadores de saúde ambiental selecionados, em 2009, para monitorar as tendências dos países da região pela Organização Panamericana de Saúde (OPAS) são listados a seguir (Galvão; Finkelman; Henao, 2010):

1. Contexto sociodemográfico e econômico
   - Índice de pobreza
   - Índice de Desenvolvimento Humano (IDH)
   - Taxa de crescimento urbano
   - População economicamente ativa
   - Número de menores de 14 anos que trabalham
   - Proporção de empregos no setor informal
   - Proporção de mulheres como chefes de família
2. Mudanças ambientais mundiais
   - Uso de energia *per capita*
   - Emissões de CO_2 *per capita*
   - Incidência de doenças transmitidas por vetores (malária, dengue etc.)
3. Contaminação do ar exterior
   - Concentrações anuais médias de partículas em suspensão (totais e PM10)
   - Número de dias em que os padrões de qualidade do ar foram excedidos
   - Mortalidade proporcional devido a infecções respiratórias agudas em menores de 5 anos.
4. Contaminação do ar interior
   - Proporção da população que usa combustíveis sólidos
5. Água doce e potável
   - Acesso a fontes d'água tratada (% da população)
   - Acesso a fontes d'água tratada na zona rural (% da população)
   - Acesso a fontes d'água tratada na zona urbana (% da população)
6. Saneamento
   - Mortalidade proporcional devido a doenças diarreicas agudas
   - Proporção da população com acesso a saneamento, urbano e rural

7. Alimentação e nutrição
   - Disponibilidade de calorias *per capita*
   - Proporção de crianças com baixo peso ao nascer
   - Prevenção da desnutrição
8. Moradia/Urbanização
   - População que vive em bairros pobres (% da população em moradias subnormais)
9. Gestão de resíduos sólidos
   - Porcentagem da população atendida por coleta regular de resíduos sólidos
10. Violência
   - Taxa de homicídios por ano
   - Taxa de suicídios por ano
11. Segurança viária
   - Taxa de mortalidade por traumatismos causados por acidentes de trânsito
   - Mortalidade proporcional por traumatismos causados por acidentes de trânsito
   - Número de veículos por 100.000 habitantes (taxa de motoração)
   - Motocicletas/total de veículos (%)
12. Trabalhadores/Saúde ocupacional
   - Taxa de incidência de acidentes de trabalho
   - Taxa de mortalidade por acidentes de trabalho
   - Cobertura de vacinação contra hepatite B nos trabalhadores de saúde
   - Número e taxas de casos e de mortes por intoxicação por agrotóxicos
13. Fumo
   - Frequência do hábito de fumar em adultos
   - Prevalência do hábito de fumar em jovens de 13 a 15 anos
   - Proporção de jovens de 13 a 15 anos expostos ao fumo passivo
   - Número de políticas antitabagismo nos níveis estadual e federal
14. Desastres naturais e tecnológicos
   - Número de eventos e pessoas afetadas por tipo de desastre

Essa listagem expressiva, que está sendo usada em experiência-piloto de coleta de dados em alguns países da América Latina pela OPAS, nos dá a dimensão da imensa abrangência da Saúde Ambiental na atualidade. Assim, várias ciências têm contribuído para o desenvolvimento da Saúde Ambiental: a geografia, a biologia, a engenharia, a medicina e a toxicologia, entre outras. Neste capítulo, não poderiam ser tratadas em profundidade todas as abordagens metodológicas, nem todos os seus objetos de estudo. Por isso, optou-se por tratar alguns dos enfoques metodológicos usados e seus objetos de estudo mais tradicionais, mas ainda de importância capital para o Brasil.

ABORDAGENS METODOLÓGICAS

GEOGRAFIA MÉDICA

A Geografia Médica, ou Geografia da Saúde e da Doença, historicamente, tem suas bases teóricas na Geografia Regional. Suas preocupações principais eram definir "áreas de saúde" (*airs de santé*) no mundo, de início, com forte influência da climatologia e da biogeografia, uma vez que era centrada nas doenças infecciosas. Consta que o termo Geografia Médica apareceu, pela primeira vez, em 1792, na obra de Leonard Ludwig Finke, que a definiu como a análise das doenças numa escala global (Barret, 1980). Em 1850, Caspar Fuchs, assim a definiu: "Conhecimento das leis de acordo com as quais as doenças estão distribuídas e espalhadas através do mundo" (Barret, 1980). Em que pese vários autores apontarem que se tratava de uma geografia de aspectos da doença, subsidiando intervenções curativas, de certa forma também havia uma conotação preventiva e auxiliava na formulação de hipóteses etiológicas. São ilustrativas as citações a seguir, de meados do século XIX:

> O progresso médico necessita de outras ciências naturais. Entretanto, estas precisam desenvolver-se de tal modo que a Medicina possa usá-las como suporte. Por exemplo, a Geografia Física é uma das ciências naturais que promovem bastante a Medicina. (Fuch, 1853, *apud* Barret, 1980)

Seu objeto é:

> Primeiro analisar doenças com as quais estamos familiarizados nas variedades encontradas nas diferentes regiões e nas diferentes raças humanas e, secundariamente, analisar as doenças peculiares a muitas regiões ou raças, a fim de adicionar à lista de doenças que existem e tornar possível a elaboração de leis de validade geral (Schnurrer *apud* Barret, 1980).

Exemplificando essa abordagem, ainda em meados do século XX, foram produzidos vários atlas mundiais de saúde, tentando retratar o panorama de saúde no mundo após a Segunda Guerra Mundial e, de certa forma, permitindo análises e verificação de hipóteses, mas também ações e atitudes de prevenção, num momento em que as viagens e as trocas de mercadoria tomavam proporções bem maiores, acelerando processos de transmissão e disseminação de doenças. Entre os atlas mais conhecidos desse período está o *Welt Seuchen-Atlas (World Atlas of Epidemic Diseases)*, publicado na Alemanha por Rodenwaldt e Juzatz, da Academia de Ciências de Heidelberg, entre 1952 e 1961. Segundo Learmonth (1972), era um trabalho monumental visto de qualquer padrão, com 120 pranchas. Como exemplo, a prancha III/87 retrata a pandemia de cólera no mundo, em escala 1:45 milhões. Em seguida, há mapas regionais, mostrando as rotas da doença, relacionadas a migrações religiosas e a fatores humanos, hidrológicos e geomorfológicos (chuvas, estagnação de águas e concentração demográfica).

Outro trabalho de grande envergadura, em escala mundial, foi o *World Atlas of Diseases,* de Jacques May, publicado pela American Geographical Society e também nos números 40 a 45 da *Geographical Review,* com um curto trecho descritivo e textos analíticos, entre os anos 1950 e 1955 (Learmonth, 1972). A maior parte das doenças aparece em áreas sombreadas, com alguns fatores de correlação, mas sem tratamento estatístico para se descrever as intensidades. Em outros casos, há símbolos indicando a presença do artrópode-vetor (ou vetores). Só em alguns casos há representação de taxas (Learmonth, 1972).

Entretanto, nos países desenvolvidos, a partir do início da década de 1960, os atlas de doenças começam a representar países e a usar tratamento estatístico mais sofisticado, como taxas padronizadas por idade, indicadores socioeconômicos etc. São exemplos dessa fase os mapas de causas de morte dos Estados Unidos, feitos por Murray e publicados nos *Anais da Associação Americana de Geografia* e o *National Atlas of Disease Mortality,* da Grã-Bretanha. Neste, a base é demográfica e não por área. No mesmo período, a Austrália e a União Soviética também tiveram mapeados seus problemas de saúde, seus serviços médicos, áreas de presença de alguns artrópodes-vetores de doenças transmissíveis e mamíferos hospedeiros.

Nos países subdesenvolvidos, havia menor número de atlas ou de mapeamento sistemático, uma vez que as próprias estatísticas de saúde eram menos acuradas e os dados, frequentemente inconsistentes. Entretanto, há algumas exceções, como o trabalho de Learmonth na Índia, o *Uganda Atlas of Disease Distribution,* o mapeamento de McGlashan sobre a África Central e os mapas de diferentes tipos de câncer, da África Oriental, feitos por Burkitt (Learmonth, 1972).

No caso do Brasil, podemos citar o importante trabalho do médico e geógrafo Josué de Castro, *Geografia da fome,* publicado originalmente em 1946, que, de forma pioneira, mapeia as doenças relacionadas a carências alimentares no país. A criação do Instituto de Medicina Tropical, em São Paulo, em 1959, teve como um dos principais objetivos o incentivo a pesquisas em Geografia Médica (Lacaz, 1972). No entanto, a tentativa quase isolada de retratar a Geografia Médica brasileira foi coordenada por Lacaz, em sua obra de 1972, *Introdução à geografia médica do Brasil.* Concentrava-se, principalmente, em doenças típicas dos trópicos, procurando determinar suas áreas de ocorrência pela análise das condições ecológicas favoráveis ao desenvolvimento de patógenos e vetores, como pode ser observado na citação do autor:

> É no domínio da patologia infecciosa e parasitária que a Geografia Médica apresenta grande interesse e importância, principalmente no estudo das chamadas doenças metaxênicas, isto é, aquelas que têm um reservatório na natureza e um vetor biológico no qual se passa uma das fases do ciclo evolutivo do agente infectante. (Lacaz, 1972)

A explicação das variações espaciais das condições de saúde e doença tem como questão central para os pesquisadores se elas refletem as características sociais e as circunstâncias materiais das pessoas que habitam a área (os chamados fatores de composição da população) ou as características (sociais, materiais, ambientais ou políticas) das áreas em que vivem (fatores contextuais) (Gatrell et al., 2004). Em todos esses aspectos, a Geografia tem dado contribuições importantes à saúde ambiental. Essa contribuição tem se ampliado com o uso da informática, do sensoriamento remoto e de técnicas de análise espacial para dados de saúde e meio ambiente, e com as políticas de territorialização das ações de saúde. Enquanto persiste a necessidade de abordagens supranacionais, nacionais e regionais, há a necessidade de se enfrentar estudos em escala meso e micro. Mais recentemente, no Brasil, o próprio setor público da área de saúde vem se mobilizando para fazer mapeamentos de saúde/doença como forma de subsidiar estudos, assim como vem conduzindo análises mais aprofundadas dessas distribuições desiguais e melhorando a coleta e o tratamento de dados estatísticos que subsidiem esses estudos espaciais. Os indicadores e os dados básicos para a saúde vêm sendo publicados anualmente pelo Ministério da Saúde do Brasil, em parceria com a Organização Panamericana de Saúde (OPAS), através da Rede Interagencial de Informações para a Saúde (Ripsa). O Ministério da Saúde, por meio da Secretaria da Vigilância em Saúde, na área de Saúde Ambiental, publica, em formato eletrônico, um Painel de Informações em Saúde Ambiental e Saúde do Trabalhador (Pisast), com mapas interativos nos temas água, desastres, contaminantes químicos e demografia, para capacitar e atualizar técnicos de estados e municípios a usar a abordagem espacial em Saúde Pública.

BIOLOGIA SANITÁRIA

A Biologia estuda os seres vivos, populações diversas integrantes de comunidades heterogêneas, mantendo entre si e com o meio físico relações de interdependência. O conhecimento desse fato levou ao aparecimento de uma nova dimensão na ciência biológica, a Ecologia. Esse termo, proposto pelo biólogo alemão Ernst Haeckel na obra *Generelle Morphologie der Organismen,* teve suas bases conceituais estabelecidas em 1875 pelo geobotânico Eugen Warming, consagrando esse ramo da Biologia.

A consciência da relação entre vida e ambiente esteve manifesta desde o surgimento do ser humano na Terra, e é aparente na época do homem simiesco, como atestam as pinturas rupestres em cavernas, além de ser perceptível em culturas primitivas, como se sabe pelas observações de Aristóteles. Entretanto, foi Charles Darwin, no século XIX, o primeiro a reconhecer essa interação, ao fundamentar sua Teoria da Evolução das Espécies em argumentos exclusivamente ecológicos.

Por outro lado, é de se ressaltar que a ciência biológica, até o fim desse século e início do século XX, ainda que já prenunciasse certo pragmatismo, tendo em conta a intervenção humana no ambiente, mantinha um enfoque quase estritamente naturalista e uma visão mais contemplativa e descritiva. Era a chamada História Natural.

Contudo, com o acelerado processo evolutivo e as intensas transformações pelas quais a humanidade passou (e ainda passa) a partir da Segunda Guerra Mundial, quando o homem intervém crescentemente no ambiente, surgiu a necessidade de se usar e aplicar os princípios e os conhecimentos básicos da Biologia na resolução de problemas ambientais e da saúde pública. Tal intervenção consiste na apropriação indiscriminada dos recursos naturais, renováveis ou não, e na ocupação abusiva do solo e do espaço. A realização de pesquisas filogenéticas desenvolvidas pelo homem requeria o desenvolvimento de processos tecnológicos que propiciassem o aperfeiçoamento de instrumentos ópticos necessários a tais pesquisas. Devido a esses processos, foi possível tornar disponíveis para pesquisas novos aparelhos que possibilitaram medições e avaliações físicas, químicas e biológicas com maior precisão.

Outro aspecto que merece consideração é o entendimento de que o homem, como ente biológico, é, ao mesmo tempo, um ser social, gozando de saúde, mas sujeito também à doença. Nesse caso, a visão ecológica, além de oferecer informações básicas fundamentais, assume indiscutível e abrangente dimensão.

Na definição de saúde da OMS – "um estado de completo bem-estar físico, mental e social, e não apenas a ausência de doença" –, verifica-se que a amplitude do conceito evidencia a impossibilidade de se dissociar saúde do contexto ambiental mais amplo.

De fato, o estado de completo bem-estar físico, mental e social do ser humano só é possível quando o meio que o cerca, o entorno, apresenta ou mantém preservadas as mínimas características e condições que propiciem o viver saudável.

Para tanto, é fundamental reconhecer que a natureza tem mecanismos reguladores e intrínsecos, princípios que regem a troca harmônica e dinâmica de matéria e energia; que duas reações bioquímicas vitais, fotossíntese e respiração, propiciam a produção e o consumo da matéria e a liberação de energia, envolvendo os seres vivos e o ambiente físico-químico; que há um eterno reciclar de elementos minerais nutrientes e componentes da matéria em que participam seres autótrofos (produtores), heterótrofos (consumidores), detritívoros e decompositores, além de componentes abióticos, caracterizando um verdadeiro ciclo biogeoquímico, e a existência de outros fenômenos que permitem a manutenção do chamado equilíbrio ecológico. Esses são, pois, princípios básicos da Biologia, cuja importância deve ser reconhecida na elaboração e na implantação de qualquer projeto que venha a intervir no meio ambiente.

O ser humano é o grande responsável pelo surgimento de áreas degradadas, de processos de poluição e contaminação. Assim, deve-se ter sempre um escrúpulo ecológico.

No caso dos recursos hídricos, ao se tratar das águas interiores (Limnologia Sanitária), a aplicação dos conceitos e conhecimentos da Biologia procura estabelecer padrões e critérios de qualidade para a salvaguarda da saúde dos consumidores; desenvolver ou adaptar métodos de avaliação e mensuração da poluição e contaminação; verificar a eficiência no controle e na eliminação de seres patógenos e outros micro-organismos nos processos de tratamento de água para abastecimento; estudar a dinâmica dos micro-organismos envolvidos nos sistemas biológicos de tratamento dos esgotos domésticos e mesmo de certos tipos de resíduos industriais;

conhecer a influência dos micro-organismos e da fauna e da flora aquáticas, em geral no processo de autodepuração natural dos corpos d'água; mensurar e propor medidas de controle para os problemas de eutrofização e suas consequências; detectar problemas de toxicidade devido à presença de organismos aquáticos, como certas espécies de algas cianofíceas, e outros micro-organismos, além de substâncias e elementos químicos.

São também problemas afeitos ao biólogo sanitarista aqueles trazidos ao solo em face da disposição de resíduos industriais orgânicos e inorgânicos ou do próprio resíduo sólido doméstico (lixo), que pode facilitar a proliferação de seres (bactérias, protozoários, fungos, vermes em geral, insetos vários, como moscas e mosquitos) e causar poluição e contaminação, advindas da decomposição anaeróbia, formando o chorume.

Ainda devem ser mencionados alguns óbices de natureza biológica devidos a certos tipos de tratamento de esgotos em que são formados aerossóis de natureza biológica, albergando seres patógenos que, transportados a distância, são passíveis de contaminar o ar, seja em ambientes fechados (poluição *indoor*), seja nos ambientes abertos na atmosfera.

Outras questões biológicas são ocasionadas pela poluição e pela contaminação do ar, que ocorrem por falta ou pela manutenção deficiente de equipamentos industriais de refrigeração, ou mesmo de sistemas de ar-condicionado em residências, estabelecimentos comerciais e veículos automotores.

Como se percebe, a Biologia Sanitária tem papel fundamental não só no controle e na prevenção da poluição e da contaminação, enfim, das enfermidades, mas também na manutenção do equilíbrio ecológico, sendo um instrumento importante no vasto campo multidisciplinar da Saúde Pública.

Atualmente, a dimensão e a escala dos projetos de intervenção do homem no meio ambiente concorrem para magnificar os problemas (usinas hidrelétricas como Itaipu ou Tucuruí alteraram completamente o ambiente natural até então existente; as cargas poluidoras que atingem a Baía de Guanabara no Rio de Janeiro ou a Região Metropolitana de São Paulo provocam desequilíbrios, muitos dos quais irreversíveis). Esses e outros exemplos em todo o território brasileiro exigem da Biologia um novo enfoque, muito mais analítico, muito mais experimental. Os resultados são quantificados estatisticamente, procedendo-se ao estudo dos aspectos energéticos e de dinâmica das populações, justificando-se o conceito de ecossistema. Estudos de biomassa, sobrepujando a simples análise individual, análises de substratos alimentares por meio do conteúdo energético, níveis tróficos, cálculos de termodinâmica; a procura e o estabelecimento de padrões de qualidade e de indicadores biológicos de poluição; testes de toxicidade através de bioensaios; conhecimento e determinação de índices de biodiversidade são temas que definitivamente transformaram a Biologia clássica na que hoje se adjetiva Biologia Sanitária, ou Limnologia Sanitária, no caso específico das águas interiores e da própria Ecologia Sanitária.

Cabe ressaltar ainda que essa transformação (ou evolução) da Biologia Clássica para o que hoje conhecemos como Biologia Sanitária decorre, em última análise, da evolução dos conceitos de meio ambiente e de ecossistema. Na Biologia Clássica, quando se faz menção à Ecologia, normalmente considera-se que esta estuda o meio ambiente natural homeostático, ou seja, com capacidade de produzir, a partir de reações de síntese, a energia necessária à sua manutenção.

No entanto, com a evolução da espécie humana, o meio ambiente natural gradativamente se transforma em meio ambiente *antrópico*, controlado pelas atividades humanas e pelos dejetos por elas gerados.

Esse meio ambiente alterado difere bastante do natural, pois nele não se verifica a homeostase, uma vez que grande parte da energia que o mantém precisa ser importada. Logo seu estudo é bastante diverso do da Biologia e da Ecologia clássicas.

Dessa forma, a Biologia Sanitária e a Limnologia Sanitária, que adotam conceitos específicos das ciências biológicas, tiveram como base a Hidrobiologia que surgiu no Brasil a partir da década de 1960, e foi pioneiramente estudada, no contexto do saneamento, pelo professor Samuel Murgel Branco.

O referido pesquisador, daí em diante, já chamava atenção para o fato de que o aparecimento de doenças indiscutivelmente também decorre do rompimento da homeostase no ambiente *antrópico*. Até hoje, a incidência das doenças infecciosas e parasitárias, que incluem as relacionadas à água contaminada, é alta em várias regiões do país. Dados publicados pelo Sistema Único de Saúde (SUS) mostram que esse grupo de doenças foi responsável por 16,65% das internações de crianças menores de um ano no país, em 2009.

Assim sendo, a evolução natural do conhecimento científico e a ainda preocupante deficiência de saneamento em vários pontos do território nacional fazem que a Biologia Sanitária e a Limnologia Sanitária sejam reconhecidas como importantes ferramentas de análise e investigação no âmbito da Saúde Pública.

AVALIAÇÃO DE RISCOS EM SAÚDE AMBIENTAL

Embora a noção de que a qualidade do ambiente afeta a saúde das pessoas, de alguma forma, sempre tenha existido ao longo da história, os métodos científicos para estimar os riscos associados aos fatores ambientais são mais recentes. Um marco importante nesse campo é o trabalho de John Snow (1813-1858) que descreveu a epidemia de cólera em Londres e a relacionou com a contaminação da água de abastecimento por esgotos, fornecendo a estrutura da investigação epidemiológica moderna.

São três os métodos principais empregados atualmente para estimar os riscos à saúde humana decorrentes de exposições aos fatores ambientais: epidemiologia, avaliação de riscos e biomarcadores. Cada um dos métodos apresenta vantagens, desvantagens e especificidades e a escolha depende dos objetivos do estudo, da natureza da exposição, das informações, dos recursos e do tempo disponíveis, entre outros. A Tabela 5.1 a seguir apresenta sucintamente as informações principais dos métodos.

Tabela 5.1 – Métodos de investigação dos riscos à saúde humana associados à exposição aos fatores ambientais

Estudos epidemiológicos	Avaliação de riscos	Biomarcadores
Estuda a distribuição e determinantes de estados ou eventos relacionados à saúde em populações específicas. (Medronho, 2009)	Estuda as propriedades dos agentes, do ambiente e suas inter-relações e a previsão dos possíveis efeitos sobre a saúde humana. (Nardocci, 2009)	Substância, estrutura ou processo que pode ser medido dentro de um organismo ou em seus produtos, que influencie ou prediga a incidência de efeito deletério ou doença. (WHO, 2001)
Tipos de estudos: Estudos descritivos Estudos analíticos Estudos de séries temporais Análise espacial	Etapas: Identificação do perigo Avaliação da exposição Avaliação dose-resposta Quantificação do risco	Tipos de biomarcadores: Exposição Efeito Suscetibilidade
Prescinde da exposição e da ocorrência de agravos à saúde em uma população.	Não prescinde da exposição e da observação dos agravos. Estima a probabilidade de ocorrência de doença ou morte (RISCO)	Prescinde da exposição e de medidas diretas de fluidos corpóreos ou tecidos na população.

As técnicas de avaliação de riscos ganharam importância a partir da segunda metade do século XX, momento de acentuado crescimento econômico e elevado ritmo de produção industrial, como ferramenta de gestão de segurança industrial por possibilitar a redução dos custos das empresas com seguros e perdas geradas por acidentes severos e paradas de operação prolongadas, e também como ferramenta de gestão de passivos ambientais e da exposição a substâncias químicas perigosas.

Atualmente, a avaliação de riscos é uma das principais ferramentas de auxílio à decisão no campo da Saúde Ambiental, sendo aplicável ao estudo de agentes químicos, físicos e biológicos presentes no ar, na água, no solo e em alimentos para exposições acidentais ou exposições crônicas, como as associadas à poluição do ar, à água de abastecimento e aos resíduos de agrotóxicos em alimentos, entre outros.

A Tabela 5.2 apresenta uma síntese das abordagens de risco atualmente adotadas no campo da Saúde Ambiental.

Tabela 5.2 – Comparação das abordagens de avaliação de riscos à saúde humana

Exposições acidentais	Exposições crônicas
1. Identificação do perigo	1. Identificação do perigo
Objetiva a identificação de possíveis cenários acidentais (agentes físicos, químicos e biológicos).	Identificação dos contaminantes de interesse (agentes físicos, químicos e biológicos).
2. Estimativa das frequências	2. Avaliação da exposição
Calcula a frequência de ocorrência dos eventos acidentais identificados.	Identificação da população exposta e estimativa da dose recebida pela população e/ou pelos subgrupos sensíveis.
3. Análise dos efeitos físicos	3. Avaliação dose-resposta
Simulação dos cenários acidentais e cálculo da intensidade dos efeitos físicos em função da distância. Associação dos efeitos físicos à probabilidade de mortes ou danos graves à saúde.	Estudo das curvas dose-resposta para cada agente estudado. No caso de substâncias químicas, são considerados os efeitos carcinogênicos e não carcinogênicos.
4. Quantificação do risco	4. Caracterização do risco
O risco é calculado pelo produto da probabilidade de ocorrência do evento e a probabilidade de que o evento resulte em morte. Os riscos são calculados em termos de risco individual e risco social.	Integração das etapas anteriores. Os riscos são estimados em termos de probabilidade dos efeitos estudados (câncer, infecção, doença ou morte). Análise de incertezas.
RESULTADOS	
Mortes, danos graves à saúde humana. Prejuízos econômicos.	Risco de câncer; perigo de efeitos não carcinogênicos; risco de infecção, doença ou morte.
APLICAÇÕES TÍPICAS	
Licenciamento ambiental de empreendimentos industriais; uso e ocupação do solo; cálculo de seguros industriais; análise de segurança de instalações industriais.	Avaliação e remediação de áreas contaminadas; gestão da exposição à poluição do solo, da água e do ar; limites de resíduos de agrotóxicos em alimentos; gestão da exposição a patógenos presentes em ar, água, solo, alimentos e outros.

ÁGUA E SAÚDE PÚBLICA

A correlação direta entre água e saúde era percebida intuitivamente desde os tempos mais remotos. No Velho Testamento já se via mencionado que "roupas sujas podem levar a doenças como a escabiose"; na Índia, há relatos de 2000 a.C. que descrevem que "a água impura deve ser purificada pela fervura sobre um fogo, pelo aquecimento do sol, mergulhando um ferro em brasa dentro dela, ou ainda ser purificada por filtração em areia ou cascalho, e então resfriada" (Usepa, 1990).

A história nos mostra a relação do homem com a água ao longo dos anos e sua evolução, desde os tempos em que encontravam nas crenças e nos mitos as interpretações para os fenômenos da natureza relacionados à água, até os tempos atuais, da racionalização e do conhecimento científico.

A Terra é chamada "Planeta Água", pois, vista do espaço, mostra que dois terços de sua superfície estão cobertos de água. São 360 milhões de km^2, de um total de 510 milhões. Entretanto, desse imenso volume, apenas 2,5% são água doce e os outros 97,5% são de água salgada, encontrada em mares e oceanos. De toda a água doce da Terra, 68,9% estão localizadas nas calotas polares e geleiras, sendo economicamente inviável seu aproveitamento; 29,9% estão em fontes subterrâneas, como nascentes e poços, e 0,9%, em outros reservatórios; apenas 0,3% se encontra disponível para consumo nas fontes de superfície, como rios e lagos, equivalendo a 0,0075% do total de água do planeta.

A água está em constante movimento no meio físico. Encontra-se na superfície, na subsuperfície ou na atmosfera, podendo estar em estado sólido, líquido ou gasoso. A água que evapora dos oceanos e corpos d'água se precipita na forma de chuva, neve ou granizo. Ao atingir o solo pode escoar pela superfície até atingir os corpos d'água, ou se infiltrar até o lençol freático.

No Brasil, os índices mais baixos de precipitação média anual coincidem com algumas áreas de grande densidade demográfica, verificando-se que a distribuição das águas no país apresenta algumas disparidades no que se refere às disponibilidades e demandas hídricas. Há locais com grande disponibilidade hídrica e baixa densidade demográfica, como é o caso da Amazônia; em outros locais, nas regiões semiáridas, as taxas anuais de precipitação são bem mais baixas, prejudicando a reposição da água que é retirada de lagos, rios e poços. Há um enorme desequilíbrio instalado, pois há áreas densamente povoadas onde já se verifica um déficit hídrico muito grande, como no caso da Região Metropolitana de São Paulo, em que as demandas sociais e a disponibilidade hídrica atingiram níveis críticos que apontam para a necessidade de se adotar medidas para a redução do consumo e para o controle da poluição das águas.

Segundo Rebouças (1999), no que se refere à disponibilidade hídrica social e às demandas por estado, no Brasil, o nível de uso da disponibilidade hídrica do estado de São Paulo (12%) assemelha-se aos de estados do semiárido, como Alagoas (9,10%), Ceará (10,63%) e Rio Grande do Norte (11,63%), ao passo que Pernambuco apresenta nível de uso de 20%, 30%, considerado crítico pela ONU, e que exige intensa atividade de gerenciamento e grandes investimentos na região.

A água é essencial à vida humana. Para ser consumida, pode ser aproveitada como se apresenta na natureza, o que nem sempre é possível, ou após passar por algum processo de transformação que traga os benefícios e as características esperados para atender às finalidades às quais se destina. Porém, independentemente de seus usos, para fins potáveis ou não potáveis, qualquer efeito adverso à saúde humana decorrente dessa utilização deve ser evitado.

A potabilidade para o consumo humano é o estado mais nobre da água. Nem mesmo a água da chuva apresenta as características de pureza em seu estado original, pois ela é o solvente universal e, pelo simples contato com o ar, dissolve instantaneamente o gás carbônico e outros gases presentes na atmosfera. A chuva, ao se precipitar, carreia elementos diversos do ar e, ao atingir o solo, encontra e arrasta as mais variadas substâncias, constituintes do próprio solo ou resultantes da atividade humana, que irão alterar suas características físicas, químicas e biológicas (Azevedo Neto, 1987).

São inúmeros os exemplos que correlacionam a oferta de água potável e seus impactos com a redução da mortalidade infantil. Em São Paulo, a desinfecção das águas de abastecimento teve início em 1926, quando a taxa de mortalidade pela febre tifoide era de 50 por 100.000. Essa taxa sofreu redução imediata muito grande e foi diminuindo gradativamente até atingir valores menores do que 2 por 100.000.

Na Figura 5.2, pode-se verificar que, no estado de São Paulo, a redução do índice de mortalidade infantil é gradativa com o incremento das áreas atendidas pelo sistema público de abastecimento de água e de coleta de esgotos. Para se atingir esse

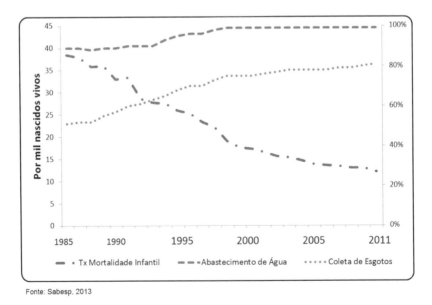

Fonte: Sabesp, 2013

Figura 5.2 – *Redução do Índice de Mortalidade Infantil no estado de São Paulo e porcentagem de domicílios servidos por rede de abastecimento de água e de coleta de esgotos.*

resultado, também devem ser levados em conta os efeitos integrados da medicina preventiva, da limpeza pública, do controle de vetores, do controle de alimentos e do controle da poluição, entre outras atividades relacionadas ao meio ambiente.

Atualmente, dispõe-se de tecnologia para conceber sistemas de abastecimento de água e tratamento de esgotos, porém a falta de saneamento que ocorre no mundo põe em risco a saúde das pessoas e a preservação de mananciais, podendo causar mortes, aumentando os gastos com atendimento médico. Segundo a OMS, 6% de todas as doenças são causadas por consumo de água inadequada e falta de coleta de esgoto e de higiene. Só a diarreia, principal moléstia relacionada ao problema, mata mais de 2 milhões de pessoas por ano – pelo menos 1,5 milhão delas são crianças com menos de cinco anos (*O Estado de S.Paulo*, 20/03/2008).

Para promover a Saúde Pública nas comunidades urbanas é preciso disponibilizar água potável para consumo, por meio de sistemas de abastecimento de água, que têm como objetivo captar a água de um manancial, tratá-la e distribuí-la através de redes de distribuição até as edificações, em quantidade suficiente e com qualidade adequada para suprir as necessidades da população.

Os sistemas coletivos de abastecimento são preferencialmente usados, com vantagens significativas em relação aos individuais, em especial nas atividades de supervisão e controle que, estando centralizadas num sistema único e não dispersas em vários sistemas menores, facilitam os processos de proteção aos mananciais e o controle da qualidade da água fornecida, além de representar grande economia de escala (Brasil, 2004).

Deve-se considerar que as operadoras dos sistemas públicos de abastecimento de água são responsáveis pela qualidade do produto até o hidrômetro, ou seja, a responsabilidade pela manutenção da qualidade do produto nas instalações internas é do consumidor, e vale lembrar que os reservatórios residenciais representam o ponto mais frágil do sistema de abastecimento, pois, se não houver limpeza e manutenção periódicas, tornam-se fonte de contaminação.

Os sistemas individuais ainda são comuns na zona rural e nas áreas periféricas dos centros urbanos, levando as populações a fazerem uso de fontes de abastecimento nem sempre seguras e adequadas do ponto de vista sanitário. Os estudos de novas alternativas para o desenvolvimento de projetos que privilegiem a adoção de sistemas coletivos têm levado à obtenção de resultados viáveis técnica e economicamente, mesmo para essas condições.

O direito de acesso à água é igual para todos os setores usuários, porém, em situação de escassez, os usos destinados ao abastecimento público e à dessedentação animal têm prioridade sobre todos os outros.

Os usos da água podem ter as seguintes finalidades:

- Abastecimento público
- Abastecimento industrial e comercial
- Irrigação
- Dessedentação de animais

- Preservação da flora e da fauna
- Recreação e lazer
- Geração de energia elétrica
- Navegação
- Diluição de despejos

O sistema público de abastecimento de água tem fundamental importância na promoção da Saúde Pública, e, para cumprir essa finalidade, deve ser bem projetado e bem operado, pois atender apenas às características de qualidade da água, como ausência de gosto e odor, ausência de substâncias tóxicas, de micro-organismos patogênicos e apresentar concentrações de cloro residual dentro dos padrões estabelecidos por lei não é o bastante. É fundamental que os sistemas de abastecimento forneçam água ininterruptamente, em quantidade e qualidade suficientes para atender à demanda da população.

A interação entre a saúde humana e a água está fortemente relacionada aos seguintes usos da água:

- Ingestão direta e preparo de alimentos
- Higiene corporal e contato direto com a pele
- Higiene dos ambientes, em especial nos locais onde são manipulados e servidos alimentos
- Rega de hortaliças e criadouros de moluscos

Outro aspecto importante a ser considerado é o da poluição das águas, definida na Lei n. 6.938/81, que dispõe sobre a Política Nacional de Meio Ambiente, como a degradação da qualidade ambiental resultante de atividades que direta ou indiretamente prejudiquem a saúde, a segurança e o bem-estar da população; criem condições adversas às atividades sociais e econômicas; afetem desfavoravelmente a biota e as condições estéticas ou sanitárias do meio ambiente; lancem matérias ou energia em desacordo com os padrões ambientais estabelecidos.

Apenas o tratamento de água não é solução definitiva para o problema. Da mesma forma, é importante que se faça o tratamento de esgotos, pois seu lançamento sem tratamento nos corpos d'água pode levar ao comprometimento da qualidade dessas águas, podendo tornar inviável seus usos, especialmente como manancial para abastecimento público. Além disso, outras atividades, como o uso racional da água, o controle de perdas nos sistemas públicos de abastecimento e o reaproveitamento são de suma importância para garantir a disponibilidade de água às próximas gerações.

As atividades de conservação de água deverão permear todos os usos, pois, de acordo com WRI (1998), a distribuição do consumo de água no mundo, por atividade, é em média de 69% para uso agrícola, 23% para uso industrial e somente 8% para uso doméstico.

O consumo de água para fins domésticos está configurado da seguinte forma:

- Descarga sanitária   41%
- Banhos   37%
- Cozinha   6%
- Bebida   5%
- Lavanderia   4%
- Limpeza de casa   3%
- Jardim   2%
- Lavagem de carro   1%

Analisando-se esses valores, verifica-se que 78% do consumo de água em uma residência ocorre no banheiro, através das descargas sanitárias e banhos e, portanto, devem-se buscar alternativas que possam contribuir para a redução do consumo de água nessas atividades, como é o caso de modernos vasos sanitários, que chegam a reduzir o consumo de água em 75% em relação ao sistema convencional.

SISTEMAS DE ESGOTOS SANITÁRIOS

Um sistema de esgotos sanitários é formado por rede coletora, coletores-tronco, interceptores, emissários e estação de tratamento. A rede coletora recebe os esgotos das edificações para transportá-los até os coletores-tronco, que são canalizações de maior diâmetro e os principais coletores de uma bacia de drenagem. Eles conduzem os esgotos até os interceptores ou emissários. Os interceptores recebem as contribuições dos coletores ao longo de sua extensão e conduzem os esgotos até uma estação de tratamento ou um corpo d'água.

A simples coleta e afastamento dos esgotos é uma ação necessária e sanitariamente correta, pois elimina o contato direto da população com os dejetos, configurando-se um benefício à saúde pública. A partir do tratamento desses esgotos antes do lançamento nos corpos d'água, a ação passa a ter um caráter ambiental, pois representa uma intervenção de alcance regional no que respeita ao conceito de bacia hidrográfica.

Os sistemas de tratamento têm por objetivo remover os contaminantes, buscando garantir que seu lançamento no corpo receptor não afetará os processos que determinam a qualidade das águas, a vida aquática e os usos previstos para ele a jusante. Porém, a determinação de quanto e quais substâncias deverão ser removidas por um sistema de tratamento, para garantir a proteção ao meio ambiente, constitui um problema complexo (Paganini, 2001).

Em 2000 estimou-se, com segurança, que apenas 10% da população brasileira urbana tinha seu esgoto tratado. Os baixos níveis de atendimento, no Brasil, com serviços de saneamento básico, sobretudo em relação à coleta e ao tratamento dos esgotos sanitários, deve-se, principalmente, a problemas de ordem política e econômica; não há, exatamente, empecilhos tecnológicos. No tocante ao tratamento de esgotos, sempre houve a opção preferencial de atuação nos grandes centros urbanos, com tecnologia em geral importada que, em muitos casos, não seria necessária, senso possível adotar tecnologia adaptada às condições brasileiras, sem gerar dependência tecnológica (Campos, 1999).

Em razão da eficiência das unidades, os processos de tratamento de esgotos podem ser classificados em preliminar, primário, secundário e terciário. Tal classificação também pode estar associada aos processos e às operações adotadas, sendo que o tratamento preliminar e o primário se referem às operações unitárias; o tratamento secundário se refere aos processos unitários físicos e químicos; e o terciário, a uma combinação dos três (Jordão, 2005).

No tratamento preliminar são removidos os constituintes do esgoto que podem causar manutenção ou problemas operacionais nas plantas de tratamento. As operações mais comuns no tratamento preliminar se destinam à remoção de sólidos grosseiros e areia, por exemplo, através de gradeamento e desarenadores.

No tratamento primário é removida uma parcela da matéria orgânica e dos sólidos em suspensão, em geral por sedimentação ou peneiramento. O efluente do tratamento primário ainda contém grande concentração de matéria orgânica e normalmente necessita de tratamento complementar. Sua maior aplicação é como precursor do tratamento secundário (Metcalf & Eddy, 2003).

O tratamento de esgotos convencional ou secundário é destinado sobretudo à remoção dos orgânicos biodegradáveis e dos sólidos em suspensão. Os processos normalmente usados no tratamento secundário dos esgotos são os biológicos por lodos ativados, sistemas de lagoas, filtros biológicos etc.

O tratamento avançado ou terciário pode ser definido como um nível além daquele requerido no secundário, sendo usado para remover constituintes como nutrientes e compostos tóxicos, além da matéria orgânica e dos sólidos em suspensão não removidos no tratamento secundário. Para tanto, podem ser empregados processos de coagulação química, floculação ou sedimentação seguida de filtração, desinfecção, troca iônica, membranas, osmose reversa etc.

A finalidade maior das estações de tratamento de esgotos é a de que venham a representar reais barreiras sanitárias na proteção do meio ambiente e na manutenção dos recursos naturais, os quais são finitos. Essas barreiras devem ser perenes e eficientes ao longo de sua vida útil. Entretanto, há plantas de tratamento concebidas que são barreiras sanitárias por um determinado período, pois dadas as deficiências operacionais, a falta de recursos para a execução das ampliações necessárias e outros fatores e limitações acabam por ter a função de "armazenar" os elementos poluentes como se fossem depósitos e, quando sua capacidade ou vida útil se esgota, lá estão os problemas, desta feita acumulados e potencializados. Assim, é de suma importância que as estações de tratamento sejam concebidas de maneira perfeitamente inserida no ecossistema em que foram locadas, dando destinos definitivos tanto à fase sólida quanto à fase líquida dos esgotos, de forma que as leis da natureza não sejam agredidas em tempo algum, e que a planta de tratamento venha a ser parte integrante do ambiente em que foi construída. A figura da barreira sanitária enseja algo que possa representar solução definitiva, eficiente e eficaz, e não um equipamento que transforme, transponha ou acumule elementos poluidores.

A urbanização levou à implantação dos sistemas públicos de coleta, ampliando-se a disposição dos esgotos nos corpos d'água, permanecendo ausente maior preocupação com o lançamento *in natura* e com o processo natural de autodepuração dos corpos receptores. A deterioração ambiental provocada por essa prática e a escassez de água fizeram que as atenções se voltassem para a depuração e a disposição dos esgotos.

Durante longo período, a única forma efetiva de lançamento e depuração controlada dos esgotos foi sua disposição no solo, inclusive com finalidades agrícolas. Posteriormente, com a aceleração do processo de urbanização, uma série de fatores conjugou-se para levar ao desenvolvimento de processos de tratamento mais compactos. A princípio, a tecnologia que se desenvolveu orientou-se, fundamentalmente, para a construção das estações de tratamento de esgotos denominadas convencionais secundárias, caracterizadas pelo uso intensivo de edificações e equipamentos, processando-se nestas a depuração dos esgotos por processos biológicos, com efluentes resultantes lançados nas águas superficiais, e o lodo removido, quando muito, disposto em aterro sanitário. A experiência demonstrou a insuficiência dessa tecnologia em resolver os problemas, pois os efluentes resultantes contêm, ainda, elementos, em especial nutrientes que poluem os corpos d'água em que são lançados.

Os esforços desenvolvidos para promover a remoção dos nutrientes mediante o uso de processos ainda mais sofisticados, como a construção de estações de tratamento denominadas convencionais terciárias, revelaram que os custos envolvidos crescem exponencialmente com a eficiência obtida. Além disso, perdura o paradoxo de se considerar os nutrientes contidos nos esgotos um rejeito, enquanto ampliam-se as extensões de terras áridas e agrava-se a escassez mundial de fertilizantes. Constatações como essas estão conjugando-se para conduzir a tecnologia de polimento, deposição final e até de tratamento, retomando-se a ideia de dispor os esgotos no solo, tanto para remoção de cargas poluidoras quanto para a fertilização das terras. De uma só vez, consegue-se a eficiência pretendida pelos tratamentos convencionais terciários, a custos bem mais reduzidos, o emprego de nutrientes contidos nos esgotos como fertilizantes e o aumento da disponibilidade de reaproveitamento das águas.

Desse modo, dever-se-á, tanto quanto possível, evitar o caminho percorrido por outras nações, nas quais o uso intensivo e quase exclusivo das estações convencionais e da disposição dos efluentes nas águas superficiais revelou-se insuficiente e ineficaz. No entanto, a aplicação das técnicas de disposição no solo não é uma contraposição absoluta às estações convencionais, pois há fatores limitantes de emprego do método que o tornam inaplicável em determinadas regiões ou cidades (Campos, 1999; Nucci, 1978).

Ao entender o solo com um elemento depurador, e o sistema solo-planta como um reator renovável, reator esse regido pela natureza, pode-se entender também os esgotos e os efluentes de estações de tratamento como fontes de energia, e não como problema ambiental.

O que se faz nos tratamentos convencionais de esgotos é dissipar a energia neles contida, mineralizando a matéria orgânica e lançando-se os macro e os micronutrientes nos corpos receptores. No tratamento ou no reaproveitamento por disposição no solo, essa energia é canalizada e empregada para a produção de alimentos, recarga de aquíferos, irrigação de parques e áreas de lazer etc.

A necessidade e a importância do desenvolvimento do processo de aceitação cultural, quanto à disposição ou ao reaproveitamento dos esgotos, não devem, em absoluto, ofuscar ou relegar a segundo plano os cuidados com a segurança das condições sanitárias, pois um tratamento de esgotos ou um reúso de efluentes deve representar uma barreira sanitária, e não uma fonte de disseminação de agentes contaminantes.

Assim, a disposição de esgotos no solo e o reúso apresentam-se como boas alternativas de postergar grandes investimentos, produzir e proteger o meio ambiente, desde que, entendido o sistema como um reator renovável, seja mantido em equilíbrio, principalmente com a natureza, para que não venha a ser condenado à exaustão ou à indigestão, deixando, dessa forma, de cumprir as funções para as quais foi concebido.

A prática tem demonstrado que as concepções mais felizes têm sido aquelas que propiciam o consórcio de processos de tratamento, ou seja, a combinação que busca associar ou combinar processos de maneira a maximizar os pontos favoráveis e minimizar os pontos fracos de cada um, tendo como resultado um sistema de tratamento de bom desempenho econômico, ambiental e de operação/manutenção.

Em decorrência das várias opções e dos inúmeros condicionantes, são muitas as variáveis determinantes a serem consideradas na escolha de alternativas tecnológicas para tratamento dos esgotos sanitários. Devem ser analisadas, avaliadas e comparadas, no mínimo: a eficiência na remoção de sólidos, matéria orgânica, micro-organismos patogênicos e nutrientes eutrofizantes; a capacidade de absorver as variações qualitativas e quantitativas do afluente; a capacidade de o sistema restabelecer-se de perturbações funcionais e a estabilidade do efluente; os riscos de maus odores e de proliferação de insetos; as características regionais de uso e ocupação do solo; as condições de autodepuração do corpo receptor, sua capacidade de diluição e os usos previstos a jusante do lançamento dos efluentes; a facilidade de modulação e de expansão; a complexidade construtiva; as facilidades e as dificuldades para operação e manutenção; o potencial produtivo e os benefícios econômicos diretos e indiretos, inclusive o retorno social; e os custos diretos de implantação, operação e manutenção (Campos, 1999).

A ampliação dos programas de controle da poluição ambiental, o estabelecimento de incentivos às iniciativas de produção mais limpa e a constante busca de alternativas que causem o menor dano e o maior benefício ao cidadão e ao meio ambiente, aliados aos mecanismos de fiscalização, não só como ação unilateral do poder público, mas com envolvimento e participação ativa da sociedade, podem garantir a eficácia das ações, desde que haja uma integração com os sistemas de saúde e, de modo geral, de desenvolvimento urbano.

RESÍDUOS SÓLIDOS

O advento da agricultura fixou o homem ao território e marcou o início de assentamentos humanos que evoluíram para as cidades. Esse fato marcou também o aumento da degradação ambiental, pois os resíduos resultantes das atividades humanas, individuais e coletivas, passaram a ser lançados no solo, nas águas e no ar, de forma concentrada, causando impactos negativos. Em pequenas proporções, os resíduos são assimilados, transformados e reciclados pela própria natureza, mediante complexas transformações que integram o ciclo fechado da matéria, dentro do mecanismo de autodepuração. No entanto, em grandes proporções, com composição complexa, muitas vezes perigosa, e em lançamentos contínuos e crescentes, os resíduos passam a representar fator de risco ambiental e a por em xeque a saúde humana.

Em âmbito mundial, o desenvolvimento socioeconômico e o modelo capitalista de produção e consumo têm derivado em grande produção de resíduos de todo tipo e de modo difuso, pois resultam das mais variadas atividades antrópicas. Nas últimas décadas, esse fato tem sido impulsionado por fatores como a concentração em áreas urbanas, o rápido desenvolvimento científico e tecnológico e o consumo desenfreado de bens e produtos, como paradigma de bem-estar da sociedade contemporânea.

O padrão vigente de produção e consumo faz que inúmeros bens e produtos sejam disponibilizados no mercado; produtos com vida útil reduzida e descartáveis provocaram uma mudança de hábito da população consumidora. Os chamados resíduos da modernidade tecnológica, como carcaças de microcomputadores e aparelhos eletrodomésticos, entre outros, que são rapidamente substituídos; plásticos de todo tipo (sobretudo embalagens), pilhas e baterias para equipamentos eletroeletrônicos, incluindo as baterias de telefones celulares, resultam dos novos usos vigentes, caracterizando um estilo de vida que dificilmente poderá ser mantido de modo sustentável. Esse novo padrão de consumo, voltado para a aquisição desenfreada de bens e produtos, tem como consequência ambiental o incremento de resíduos sólidos no ambiente e a degradação e a contaminação de áreas, com efeitos sobre a saúde da população exposta, principalmente devido aos resíduos perigosos e/ou persistentes.

Dos resíduos gerados pelo homem, os sólidos têm despertado especial interesse, além de sua crescente e contínua geração, pela possibilidade de recuperação como subproduto, biomassa ou energia; por sua composição cada vez mais diversificada incluindo substâncias perigosas; pela perspectiva de geração de emprego e renda, e por se prestar de modo favorável a desenvolver conteúdos de educação ambiental.

Resíduos sólidos, definidos como tudo o que não tem mais valor de uso para seu proprietário, são constituídos por vários tipos, em geral denominados de acordo com sua origem, como resíduos sólidos domiciliares, comerciais, industriais e da construção civil, entre outros. Os resíduos sólidos urbanos, de responsabilidade municipal, são constituídos pelos resíduos domiciliares, pelos resíduos comerciais de pequenos geradores e os resíduos da limpeza pública. Na América Latina, em trinta anos, a geração *per capita* de resíduos sólidos urbanos passou de 200 a 500 g/hab/dia para 500 a 1.000 g/hab/dia, e a composição deixou de ter a predominância de matéria orgânica para incorporar embalagens, que conferem maior volume; materiais não biodegradáveis; e porcentagens crescentes de materiais perigosos. Em 1995, a quantidade diária estimada de resíduos sólidos urbanos gerados era de 275 mil toneladas, o que demandava uma frota de 30 mil caminhões coletores e espaço de 350 mil m³ diários para enterrá-la, de modo sanitariamente aceitável (OPS, 1995).

No entanto, apesar da denominação segundo a origem ou a responsabilidade, deve-se atentar que, cada vez mais, as características próprias de cada grupo é que definem sua denominação, como os resíduos de pneus, de pilhas e baterias, os eletroeletrônicos, os químicos perigosos e os radiativos, entre outros. Nesse contexto, os resíduos sólidos requerem gestão específica de acordo com suas características, seguindo um fluxo diferenciado, desde sua geração até sua disposição final. Essas etapas operacionais sequenciais constituem o que se denomina gerenciamento de resíduos sólidos.

O gerenciamento deve obedecer a uma hierarquia de resíduos, integrada por ações que vão desde a redução da geração na fonte, o reúso, a reciclagem, a recuperação energética e o tratamento, até a disposição final (deposição no solo), as quais visam a minimizar a quantidade de resíduos e consequentemente os impactos causados no ambiente.

Até meados da década de 1970, após a Conferência de Estocolmo sobre Meio Ambiente, o gerenciamento dos resíduos sólidos urbanos resumia-se ao afastamento dos locais de geração, mediante as etapas de coleta e transporte, e à disponibilização de áreas municipais para abrigar seu lançamento no solo. A intensificação da industrialização e do crescimento populacional urbano ampliou exponencialmente a geração ao longo dos anos 1980, sem a devida preocupação com sua destinação adequada. Com o crescimento das cidades, houve a diminuição da oferta de áreas para depositar resíduos, pois áreas urbanas adequadas tornaram-se extremamente valorizadas como bem imobiliário ou se transformaram em locais para outros fins considerados mais nobres.

Apesar disso, a logística de coleta e transporte ainda se consagra como diretriz predominante no conjunto das atividades do sistema de limpeza urbana, em muitos municípios dos países em desenvolvimento, relegando a segundo plano a recuperação, o tratamento e a disposição final adequada, sobretudo pelo custo que essas etapas finais do gerenciamento representam. Muito já se avançou no sentido de empreender programas de coleta seletiva e de reciclagem de resíduos, principalmente nas médias e grandes cidades do país. Esse é um modelo de política pública crescente, que possibilita geração de emprego e renda ao mesmo tempo que retira do fluxo de resíduos comuns os recicláveis, que voltam ao ciclo produtivo, com ganhos sociais, ambientais e de qualidade de vida.

Os processos produtivos industriais produzem uma gama de resíduos industriais, com destaque para os resíduos perigosos, que contêm, em geral, contaminantes químicos. O pós-consumo dos bens e dos produtos origina ainda os denominados resíduos especiais (pneus, pilhas e baterias, resíduos de serviços de saúde, resíduos eletroeletrônicos e resíduos da construção civil, entre outros), que terão relevância de acordo com o volume gerado e a possível parcela de resíduos perigosos presentes. Convém que sempre seja efetuada a segregação dos resíduos na fonte geradora, principalmente separando-os pelas características de periculosidade e de recuperação: perigosos, recicláveis, orgânicos, comuns, a depender do tipo considerado. Cada parcela de resíduos segregada deve seguir um fluxo diferenciado, logo deve ter um gerenciamento específico, visando à sua máxima recuperação e mínima disposição no ambiente.

No entanto, a geração de resíduos sólidos não obedece à distribuição uniforme; é determinada pelas atividades econômico-produtivas e por condições socioeconômicas e culturais da população. Da mesma forma, sua recuperação é influenciada por tais condições e pela capacidade de organização da sociedade e o desenvolvimento de práticas e tecnologias aplicáveis.

Apenas muito recentemente a população tem se inteirado das questões dos resíduos sólidos, e a participação social na gestão do setor é ainda incipiente. Em muitos casos, a população é introduzida no processo quando se percebe como grupo de risco exposto aos efeitos da contaminação de áreas decorrentes do descarte inadequado de resíduos perigosos ou de acidentes ambientais. A população exposta é, ao mesmo tempo, ator e paciente nesse processo.

Especialmente após a Conferência ECO-92 e os avanços da Agenda 21, a gestão integrada e ambientalmente adequada dos resíduos sólidos impõe-se na agenda das administrações municipais, estaduais e federais, com o envolvimento efetivo da sociedade civil.

No Brasil, a Lei Federal 12.305, editada em 02/08/2010, estabeleceu a Política Nacional de Resíduos Sólidos (Brasil, 2010) e tornou-se um marco legislativo que necessita ser implantado no país. Baseia-se em princípios como a responsabilidade compartilhada pelo ciclo de vida dos produtos e o reconhecimento do resíduo reutilizável e reciclável como bem econômico e com valor social, gerador de trabalho e renda e promotor de cidadania. A responsabilidade compartilhada envolve todos os agentes da cadeia de resíduos: fabricantes, importadores, distribuidores e comerciantes, consumidores e os titulares dos serviços públicos de limpeza urbana. Estabelece ainda a logística reversa como um de seus instrumentos, tornando obrigatório que produtores, importadores, distribuidores e comerciantes de determinados produtos (pilhas e baterias, pneus, óleos lubrificantes, produtos eletroeletrônicos, lâmpadas fluorescentes e agrotóxicos) estruturem e implantem sistemas de logística reversa, por meio do retorno dos resíduos pós-consumo e independentemente do serviço público de limpeza urbana.

A gestão de qualquer fluxo de resíduos sólidos deve considerar todos os agentes envolvidos na cadeia de produção-consumo-descarte-recuperação e os aspectos socioculturais, econômicos, ambientais e de saúde pertinentes.

RESÍDUOS SÓLIDOS E SAÚDE

O gerenciamento adequado dos resíduos sólidos municipais, industriais e especiais visa à proteção e à promoção da saúde humana e do ambiente, mediante a redução da exposição dos seres humanos a lesões, acidentes, doenças e enfermidades como consequência do manejo inadequado desses resíduos (Acurio, 1997).

Para abordar os aspectos da saúde relacionados com a gestão dos resíduos sólidos, há que se refletir sobre o paradigma que envolve a questão: historicamente os resíduos sempre foram considerados algo que não tem valor, imprestável, que causa repulsa do próprio indivíduo que o gerou e deve, portanto, ser afastado o mais rapidamente possível para locais onde não cause incômodos. O simples afastamento dos resíduos não atende aos requisitos de proteção e de controle da poluição ambiental e menos ainda aos requisitos de prevenção e promoção da saúde.

Atualmente, ainda há uma lacuna na literatura que envolve a associação entre resíduos sólidos e saúde; só alguns estudos contribuem para iniciar a formulação de um modelo causal, ainda a ser construído e validado (Heller, 1997). Desde a década dos 1970, as autoridades sanitárias dos Estados Unidos já estabeleciam relação entre 22 doenças e o manuseio inadequado dos resíduos sólidos (Hanks, 1967 *apud* Tchobanoglous et al., 1977).

Embora os resíduos possam representar situação de risco à saúde, desde sua geração, passando pelas etapas de manuseio, triagem, transporte, tratamento e recuperação, é na fase de disposição final que se verificam os problemas mais significativos. Sistemas de tratamento de resíduos sólidos são conhecidos, mas ainda pouco empregados no país, em geral pelo alto custo de sua implantação e operação. Espera-se que o tratamento de resíduos e a recuperação de materiais recicláveis e de energia sejam ampliados e a disposição a céu aberto seja minimizada no país, em decorrência da aplicação da Lei Federal 12.305.

O esquema das vias de contato homem-resíduos sólidos, tradicionalmente empregado, visa a explicar as trajetórias pelas quais pode ocorrer a transmissão de doenças a partir da disposição inadequada dos resíduos no solo e se resume em: contato direto lixo-homem; contato indireto, mediante transporte de poluentes aos meios: água, ar e solo com posterior exposição humana; e a transmissão ao homem de agentes etiológicos presentes no lixo por meio de vetores, mecânicos ou biológicos.

Embora seja conhecida e empregada a disposição ambiental e sanitariamente adequada, mediante as técnicas de aterro sanitário e aterro industrial, a maioria dos municípios brasileiros ainda pratica a disposição de resíduos a céu aberto, comumente denominado vazadouro ou lixão. Dados do IBGE* indicam que, em 2008, 50,8% dos 5.564 municípios brasileiros ainda dispunham seus resíduos sólidos urbanos em vazadouros a céu aberto. Nesses locais, não há nenhum controle da entrada de resíduos, sendo possível o depósito dos mais diversos tipos conjuntamente: domiciliares, da limpeza urbana, de serviços de saúde, comerciais, industriais e especiais, destacando-se entre esses os perigosos, quer por seus agentes infectantes, quer por seus contaminantes químicos. Em geral, a escolha desses locais não passa por nenhum critério de seleção, mas é feita em função da disponibilidade e do baixo valor imobiliário, decorrência da localização, muitas vezes, em áreas de vulnerabilidade ambiental.

---

*. Pesquisa Nacional de Saneamento Básico-PNRS 2008 (IBGE, 2010).

Essa prática, que considera o solo como receptor natural de resíduos, resulta em fontes secundárias de poluição ambiental, contribuindo para o agravamento da poluição do ar, das águas (superficiais e subterrâneas) e do próprio solo, além da poluição visual, que causa o desconforto estético aos moradores do entorno. Como exemplo, a poluição dos aquíferos subterrâneos, mediante o transporte de poluentes no solo é intensificada em época de maior precipitação pluviométrica. Esse mecanismo de transporte dissipa a poluição local, contamina os recursos hídricos e expõe populações de áreas vizinhas, quando usam a água contaminada para abastecimento, irrigação de culturas agrícolas, dessedentação de animais ou práticas de lazer.

A matéria orgânica disposta no solo sofre degradação anaeróbia gerando como subproduto os gases, inflamáveis e de odor desagradável, e o chorume, líquido altamente poluidor. A mescla de produtos químicos pode resultar em reações adversas ou incontroláveis, liberação de calor, gases tóxicos, fogo ou explosão e volatilização ou solubilização de substâncias perigosas, entre outros eventos. Essa prática resulta também na degradação e/ou na contaminação da área, que se denomina área contaminada, quando os contaminantes presentes colocam em risco os bens a proteger, incluindo-se como principal bem a saúde humana. Grande número de registro de áreas contaminadas teve origem em reclamações da população, motivadas por incômodos ou agravos à saúde. Tal aspecto coloca em questão a exposição da população a fatores de risco decorrentes da disposição de resíduos perigosos, exposição essa involuntária, a baixas doses de contaminantes, mas geralmente por grandes períodos de tempo. Assim, as consequências à saúde tendem a se manifestar no futuro, de modo crônico, mas devem ser avaliadas e consideradas no presente.

No estudo de áreas contaminadas deve ser considerada a desinstalação industrial em áreas anteriormente industrializadas que cederam lugar a novos usos e funções, como atividades de lazer, culturais e comerciais, loteamentos residenciais, depósitos e galpões de armazenamento, agricultura e pecuária. Tais usos podem se constituir em fatores de risco à saúde humana. Muitos exemplos têm ocorrido no mundo e no país, principalmente nos grandes centros industriais.

A população do entorno das áreas de disposição de resíduos está exposta a fatores de risco, pois há caminhos de exposição viáveis. Essas rotas, além do exemplo anterior da poluição de aquíferos, também são representadas pela presença de animais-vetores de inúmeras doenças. Esses causam incômodos e disseminam agentes etiológicos, contribuindo para a incidência de doenças. O ar também pode ter sua qualidade afetada por resíduos, como nos casos de queima ao ar livre ou devido à emissão de gases inflamáveis, como o metano, ou de odor desagradável, como o gás sulfídrico, resultantes da degradação anaeróbia da matéria orgânica, ou ainda de material particulado.

Por outro lado, os lixões representam fontes de exposição direta da população de catadores, os quais, na reciclagem informal, buscam a recuperação de materiais recicláveis ainda existentes no lixo. Essa exposição se dá por diferentes vias: inalação de poeiras, gases e fumaça; por contato dérmico, no exercício do revolvimento do lixo; por ingestão, considerando-se que, em muitos casos, os catadores se alimentam com produtos encontrados no lixo ou reaproveitam recipientes vazios, principalmente para o armazenamento de água para consumo. A catação nos lixões, infelizmente, ainda é prática difundida em muitos países e no Brasil, influenciada pela demanda do mercado reciclador para os produtos recicláveis triados.

Mesmo quando os resíduos sólidos são encaminhados para recuperação ou tratamento, há situações de risco à saúde. Exemplos são: a recuperação de metais de resíduos, como pilhas e baterias usadas ou de lâmpadas fluorescentes, ou a queima de pneus inservíveis ou resíduos de madeira tratada para geração de energia, atividades que, com raras exceções, em países em desenvolvimento, são executadas em condições precárias e não aprovadas pelas autoridades ambientais, representando risco ocupacional aos trabalhadores.

Aspecto importante na cadeia da reciclagem de embalagens descartáveis é sua contribuição na disseminação de doenças transmitidas por insetos-vetores, como é o caso da dengue. No Brasil, algumas áreas tiveram a inserção da dengue mediante o transporte de recipientes a serem reciclados, provenientes de áreas endêmicas, que trouxeram em seu interior ovos ou larvas do mosquito transmissor. Da mesma forma, é problemático na América Latina o reúso de embalagens de agrotóxicos e de resíduos perigosos, muitas vezes embalagens de produtos de limpeza clorados e outros, para uso de reservação de água ou armazenamento de produtos alimentícios.

No entanto, é difícil estabelecer-se uma relação direta entre o manejo inadequado de resíduos sólidos municipais e a saúde, considerando-se que as causas dos agravos são múltiplas, englobando aspectos como a pobreza, a desnutrição, o analfabetismo e a falta de infraestrutura de saneamento básico, e o manejo deficiente de resíduos sólidos (Acurio, 1997).

Há determinados grupos de pessoas que podem ser considerados de risco, devido à sua exposição direta aos resíduos sólidos. Citam-se: funcionários dos estabelecimentos de saúde que manipulam resíduos infectantes ou químicos perigosos, funcionários dos serviços de coleta que exercem a função de coletores ou catadores de materiais recicláveis, seja nos locais onde os resíduos aguardam a coleta, seja, principalmente, nos locais de disposição final inadequada. Esses indivíduos, expostos ao risco de acidentes com materiais perfurantes ou cortantes, a agentes infectantes, ou a contaminantes presentes nos resíduos e, em alguns casos, a lesões por esforços repetitivos, requerem atenção e medidas preventivas que minimizem os riscos a que estão sujeitos, visando à promoção de sua saúde.

Na área de saúde ambiental, é de extrema importância que sejam desenvolvidos estudos e pesquisas verificando associações entre resíduos sólidos e efeitos sobre saúde, visando à definição e à aplicação de metodologias integradas saúde-ambiente que possam iluminar questões que atualmente não encontram respostas, como: quais os impactos à saúde, traduzidos em indicadores de saúde, de uma dada exposição ambiental decorrente do manejo de resíduos sólidos? Respostas são fundamentais para a tomada de decisão quanto ao gerenciamento de situações de risco associadas à saúde ambiental.

POLUIÇÃO DO AR E SAÚDE HUMANA

A alteração da composição da atmosfera, desde os primórdios da humanidade, nunca foi tão grande quanto nos últimos 250 anos, com a eclosão da Revolução Industrial e, em especial, nos últimos cinquenta anos, em decorrência do uso intensivo de combustíveis, do solo para fins agrícolas, da industrialização e de outras ações poluidoras dos seus 7 bilhões de habitantes, em 2011. No entanto, essa ação não é uniforme no planeta, pois os países industrializados têm participação muito maior do que o tamanho de sua população. Os Estados Unidos, por exemplo, com apenas 4,5% da população mundial, usaram cerca de 20% da energia gerada no planeta em 2007[*] e sua frota de veículos representava 25% da frota mundial. Outro dado alarmante é que os 34 países da Organização de Cooperação e de Desenvolvimento Econômico (OCED), basicamente composta por países ricos, com apenas 18% da população mundial,[1] contavam com 70% dos carros existentes no mundo em 2007 (Ward, 2011), consumiram aproximadamente 50% de toda a energia gerada em 2007[1] e 87% de toda a produção mundial de papel.[**] Há um crescimento do consumo *per capita* de energia e melhoria em termos de Índice de Desenvolvimento Humano (IDH). Assim, quanto mais "desenvolvida" uma sociedade, mais impacto ela causa em termos de consumo *per capita* de energia. Mas há uma grande variação, de 1 TEP[***]/*capita* a 9,5 TEP/*capita*, para países com IDHs acima de 0,8 (Goldemberg, 1998). Assim, é possível e deve-se buscar o desenvolvimento com menos impactos.

A vida nas metrópoles é um constante desafio para a saúde da população em sua interação com o meio ambiente, onde a poluição do ar tem lugar de destaque (Saldiva et al., 2010).

Apesar de os países desenvolvidos serem os maiores causadores de alteração da qualidade do ar, se for considerado o ar de grandes cidades de países latino-americanos em desenvolvimento, como São Paulo, Rio de Janeiro, Cidade do México, Santiago do Chile, têm-se situações de alteração de qualidade que fazem que suas populações sejam submetidas a condições insalubres.

Saldiva (1997) relata riscos a que a população urbana está submetida, com base nos estudos conduzidos por ele e colegas da Faculdade de Medicina da USP, sobretudo em São Paulo. Segundo o autor, "todas as vezes que aumenta a concentração de partículas inaláveis, aumenta o número de internações, sendo que a segunda causa de mortalidade infantil em São Paulo é por problemas respiratórios". Seus estudos *in situ*, com ratos e camundongos, têm mostrado que o ar do centro de São Paulo causa redução na eficiência dos mecanismos de defesa dos pulmões contra agentes infecciosos, tornando-os mais propensos ao desenvolvimento de doenças respiratórias e promovendo um quadro similar à asma nos animais expostos. Estudos epidemiológicos posteriores mostraram, também, que a poluição por óxidos de nitrogênio

---

[*]. World Energy Outlook www.iea.org (12.8.2011)

[**]. http://www.greenamerica.org/PDF/PaperFacts.pdf (10.08.2011)

[***]. Toneladas equivalentes de petróleo.

e partículas inaláveis aumenta a mortalidade por doenças respiratórias em idosos e crianças, nos dois dias subsequentes aos níveis mais altos de poluição. Os incrementos de poluição estavam, também, associados ao aumento de consultas em pronto-socorros e de internações hospitalares de crianças por doenças respiratórias, sendo que de 15 a 20% das internações estariam relacionadas à poluição do ar. Esses efeitos ocorriam mesmo em níveis de poluição do ar aceitáveis pela legislação, denominados Padrões de Qualidade do Ar, padrões esses desatualizados, em sua maioria, pois foram elaborados com base no conhecimento científico da década de 1980. Em razão de informações científicas mais recentes, a OMS (WHO, 2005) propôs diversas alterações em seus valores-guia de qualidade do ar, tornando-os muito mais restritivos. No estado de São Paulo, um Grupo de Trabalho multissetorial, coordenado pelas Secretarias Estaduais de Meio Ambiente e de Saúde, propôs, em 2010, a adoção desses valores-guia como meta para a qualidade do ar no estado.

Miranda, Dorado e Assunção (1994) mostraram a influência na qualidade do ar das ações antrópicas características de processos de urbanização e industrialização, com contínua degradação ambiental, tendo como resultado maior o risco de incidência de doenças respiratórias obstrutivas crônicas em quatro municípios paulistas.

Ribeiro e Cardoso (2003), em estudo de avaliação do impacto de programas de controle da poluição do ar em São Paulo, compararam os resultados de situações antes e depois da ação de controle de dióxido de enxofre e constataram que havia queda na incidência de sintomas respiratórios em crianças, mas que houve um aumento da prevalência de 27 em 35 sintomas, indicando que o controle de um único poluente não seria suficiente para a proteção da saúde das crianças.

As ações antrópicas em áreas rurais e em regiões de florestas, como as queimadas, são causas de preocupações quanto à emissão de poluentes atmosféricos, pois aumentam os níveis de *background* e podem causar danos à saúde da população eventualmente exposta, além do risco à segurança do tráfego aéreo e rodoviário (Ribeiro & Assunção, 2002).

Estudo de Ignotti et al. (2010) apresentou o impacto na saúde humana da exposição ao material particulado fino (MP2,5)* das emissões de queimadas na Amazônia brasileira. O indicador de poluição atmosférica mostrou associação com a ocorrência de doenças respiratórias, em especial nos grupos etários mais vulneráveis – idosos e crianças – daquela região brasileira.

A poluição do ar gerada pode ultrapassar fronteiras políticas, como pôde ser verificado durante os incêndios florestais. A coleta de partículas de aerossóis por aviões durante o projeto *Smoke, Clouds and Radiation-Brazil* (SCAR-B) na região Amazônica, em agosto e setembro de 1995, permitiu a detecção de cinco componentes principais de aerossóis: uma parcela principal (54%) de componentes derivados de queima de biomassa; uma parcela de aerossóis provenientes de poeira do solo (15%); componentes biogênicos naturais (18,7%); um segundo tipo de poeira do solo enriquecida em Si, Ti e Fe (5,7%); um componente de aerossol de NaCl

---

*. Material particulado com diâmetro aerodinâmico equivalente menor que 2,5 micrômetros.

(5,9% da massa de aerossóis com Na, Cl, Br e iodo). Com relação ao tamanho das partículas, as mais finas representavam 78% da massa total e as maiores, 22% (Artaxo et al., 1998; Ribeiro e Assunção, 2002).

A gestão do ar necessita do monitoramento sistemático da qualidade do ar na região, de forma a acompanhar sua evolução ou mesmo para verificar a eficácia de programas implantados. Isso pode ser feito adotando-se métodos passivos, mecânicos e automáticos. O biomonitoramento também é uma forma interessante, em várias situações, para verificar o estado de poluição de determinada região. Em geral, são escolhidos alguns indicadores, específicos para determinada região, em razão dos poluentes que podem estar presentes em nível significativo e dos seus possíveis efeitos.

O grande desafio continua sendo o controle do poluente ozônio troposférico, resultante de reações fotoquímicas na atmosfera, entre óxidos de nitrogênio e compostos orgânicos, oriundos principalmente de veículos automotores, bem como do material particulado fino (MP10* e MP2,5). Os veículos tornaram-se a maior preocupação em relação à poluição do ar nos centros urbanos, pois as emissões industriais foram objeto de intenso controle desde a década de 1970, não só pela ação dos órgãos ambientais, mas também pela pressão de grupos ambientalistas. Assim, atualmente, em grandes e médias cidades, pode-se afirmar que a maior parcela das emissões é originária de veículos. No caso brasileiro, apesar da legislação federal sobre o assunto (Programa Controle da Poluição do Ar por Veículos Automotores – Proconve) ter reduzido em mais de 85% as emissões de carros novos, a frota aumenta em ritmo maior que a redução das emissões e a idade média dos veículos é elevada. Motocicletas e similares já têm participação efetiva nas emissões urbanas, sendo que, na Região Metropolitana de São Paulo, chegam a 16% das emissões de monóxido de carbono e a 13% de hidrocarbonetos (Cetesb, 2011).

Apesar da influência dos veículos na deterioração da qualidade de vida nas grandes cidades, pouco tem sido feito para incentivar formas menos impactantes de locomoção, com maior atenção ao pedestre e aos que usam bicicletas, bem como a disponibilização de transporte público menos poluente, confortável e abrangente. A lenta evolução do transporte público no Brasil e a não atenção ao pedestre é uma razão forte para que a população migre para o transporte automotivo individual. Políticas públicas e ações que revertam essa situação são importantes para melhoria da qualidade do ar.

Torna-se necessário o controle integrado da poluição atmosférica para vários poluentes e a aplicação de outras ações de promoção da saúde pública, como campanhas de educação ambiental, de modo a alcançar maior eficácia nos programas sociais e de melhoria ambiental, como afirmam Ribeiro e Cardoso (2003).

Considerando o aspecto de proteção da saúde pública, é importante desenvolver programas mais abrangentes que envolvam também os compostos mais tóxicos, como metais, hidrocarbonetos policíclicos aromáticos, dioxinas e vários orgânicos

---

*. Material particulado com diâmetro aerodinâmico equivalente menor que 10 micrômetros.

aromáticos, fazendo o levantamento de quem e quanto emite, e a fixação de prioridades e de cronogramas de redução de emissões, visando à redução de seus níveis no ar e consequentemente dos efeitos à saúde da população, em especial a ocorrência de neoplasias.

A indústria também lança uma quantidade grande de poluentes na atmosfera, incluindo compostos muito tóxicos, seja de seus processos, seja da queima de insumos energéticos. Há, também, a emissão oriunda da queima de combustíveis em atividades distribuídas no meio urbano de forma difusa, como queima de gás, lenha ou carvão.

Assim, há necessidade de adequada gestão do ar, envolvendo mecanismos administrativos, legais, técnicos, tecnológicos, econômicos e socioculturais, com a participação efetiva da sociedade. A estruturação de planos de controle da poluição do ar urbano deve ser feita com base em estratégias claras, com metas bem definidas e princípios claros, como o da precaução, do poluidor-pagador, da prevenção da poluição e da não deterioração da qualidade do ar (Assunção, 2004).

RADIAÇÕES IONIZANTES

Radiação ionizante é a radiação que tem energia suficiente para ionizar átomos ou moléculas. Constitui um tipo de poluição urbana. Há vários tipos: os raios X, a radiação gama e as partículas beta, alfa e nêutrons. A radiação gama e os raios X são ondas eletromagnéticas; a beta e a alfa são partículas carregadas, e os nêutrons são partículas neutras. Cada tipo de radiação deposita energia nos organismos vivos de maneira diferente e a dose será principalmente a soma da energia depositada.

As grandezas principais usadas em física das radiações ionizantes são: exposição, dose absorvida, dose equivalente e atividade. A exposição é a quantidade de carga elétrica produzida por ionização, no ar, por unidade de massa do ar e é medida em coulomb por quilograma (C/kg), segundo o Sistema Internacional (SI). Uma radiografia típica de abdome é de 0,15 mC/kg). A dose absorvida mede a energia média cedida pela radiação ionizante à matéria por unidade de massa dessa matéria e a unidade no SI é o *gray* (Gy). Em radioterapia, uma dose típica absorvida pelo tumor é de 2 Gy por aplicação. A dose equivalente é o produto da dose absorvida pelo fator de qualidade, que é específico para cada tipo de radiação e considera que, quanto maior o número de ionizações produzidas em um tecido, maior será o dano. A unidade de dose equivalente no SI é *sievert* (Sv). A dose equivalente anual devida à radiação natural a que uma pessoa está submetida é, em média, da ordem de 1 mSv. A atividade de uma amostra radioativa é o número de desintegrações nucleares de seus átomos, por unidade de tempo. A atividade se reduz à metade do valor após cada meia-vida física. A unidade de atividade no SI é o *becquerel* (Bq).

Os seres vivos estão expostos a um nível de radiação denominado radiação de fundo (*background*) ou natural. Grande parte da exposição à radiação natural deve-se à exposição externa, sendo cerca de metade associada à radiação cósmica e a outra, aos radionuclídeos naturais presentes na crosta terrestre (Okuno, 1998).

A intensidade da exposição à radiação cósmica é muito variável, dependendo do tempo e do lugar, pois a intensidade da radiação cósmica é máxima nos polos e mínima na região do equador, em virtude do campo magnético terrestre e também da altitude. Segundo Okuno (1998), a dose equivalente média de pessoas que vivem em altitudes de 0 a 200 m é da ordem de 0,27 mSv por ano, e em altitudes de 200 a 1.800 m, varia de 0,28 a 0,52 mSv ao ano.

São dois os mecanismos pelos quais a radiação pode causar danos aos tecidos: direto e indireto. No mecanismo direto, a radiação age sobre uma biomolécula importante, como o DNA, ou ADN, danificando-a. No indireto, a radiação produz a radiólise da água, que é a ionização das moléculas de água, resultando na produção de radicais livres muito efetivos na produção de danos biológicos.

Os efeitos biológicos produzidos pela radiação são classificados em somáticos e hereditários. Os efeitos somáticos são aqueles que se manifestam na pessoa irradiada e podem ser divididos em efeitos agudos ou de curto prazo e tardios ou de longo prazo. Os efeitos hereditários decorrem de danos às células reprodutivas e se manifestam nos descendentes da pessoa irradiada (Okuno, 1998).

Os efeitos agudos são observáveis em apenas horas, dias ou semanas após a exposição a uma dose elevada de radiação em um pequeno intervalo de tempo, o que ocorre em situações acidentais graves. Uma dose de 1 Gy provoca vômito em 5% das pessoas irradiadas em um período de 3 horas e leucopenia moderada; uma dose de 3 Gy provoca vômito em 100% dos casos em até 2 horas e uma dose de 4 Gy é letal para 50% das pessoas irradiadas em todo corpo, em até 30 dias (Okuno, 1998).

Os efeitos tardios aparecem nas pessoas irradiadas com baixas doses durante um longo intervalo de tempo, ou mesmo em pessoas que receberam doses altas e que aparentemente não se recuperaram. Esses efeitos são câncer e lesões degenerativas, como anemia aplástica, de natureza probabilística e dependem da dose; quanto maior a dose, maior a probabilidade de ocorrência. Não há efeitos biológicos específicos da radiação ionizante e o que se observa é o aumento na incidência de algumas doenças em relação à incidência normal, o qual é estatisticamente analisado.

Os princípios que orientam as políticas de proteção da radiação consideram que toda radiação ionizante pode causar efeitos adversos (ICRP, 1991), e, apesar de as radiações ionizantes serem consideradas carcinogênicas para seres humanos, o conceito de dose tolerável é empregado em proteção radiológica.

No Brasil, a Comissão Nacional de Energia Nuclear (CNEN) é o órgão responsável pela regulamentação e fiscalização de todas as atividades envolvendo materiais radioativos e nucleares e pela definição dos valores-limites para exposição à radiação ionizante para a população e os trabalhadores (CNEN, 2005).

RADIAÇÕES NÃO IONIZANTES

Ao contrário das radiações ionizantes, que estão na parte superior do espectro, os campos eletromagnéticos (EMF – sigla em inglês) não têm energia suficiente para quebrar ligações moleculares e, portanto, não produzem ionização. Por essa razão, os EMFs são chamados radiações não ionizantes.

Os EMFs ocorrem na natureza e sempre estiveram presentes na Terra. Entretanto, durante o século XX, a exposição do homem às fontes antrópicas aumentaram significativamente, sobretudo em virtude do crescimento da demanda de energia elétrica, do avanço das tecnologias de comunicação e das mudanças no comportamento social e das atividades de trabalho. Assim, toda pessoa está exposta atualmente a uma mistura complexa de campos elétricos e magnéticos, de diferentes frequências e intensidades, tanto em casa quanto no trabalho (IPT, 2002).

Os efeitos potenciais dos EMFs são estudados desde 1800, mas, nas últimas décadas, têm merecido maior atenção. Os EMFs podem ser divididos em campos elétricos e magnéticos de baixa frequência, como os de linhas de alta-tensão, de computadores e eletrodomésticos, e de alta frequência, cujas fontes principais são radares, antenas de rádio e televisão, telefones móveis e suas estações radiobase, entre outros.

Os efeitos da radiação não ionizante para a saúde humana dependem principalmente da frequência e da magnitude dos EMFs. Em 2001, a Agência Internacional para Pesquisa de Câncer da Organização Mundial da Saúde (IARC – sigla em inglês) classificou as radiações de frequência muito baixa como "possivelmente carcinogênica para humanos", uma vez que as evidências de carcinogenicidade em humanos ainda são limitadas (WHO, 2002).

Para radiofrequências, como as emitidas por telefones celulares e as estações radiobase, os estudos sobre efeitos à saúde humana ainda são inconclusivos. No entanto, apesar disso, a IARC recentemente classificou os campos eletromagnéticos de radiofrequência como "possivelmente carcinogênicos para seres humanos (Grupo 2B), baseada no risco de glioma, um tipo de câncer cerebral, associado ao uso de telefones celulares" (IARC, 2011). Deve-se enfatizar, entretanto, que a decisão da IARC considerou não apenas o peso das evidências, mas também a necessidade de medidas para a redução da exposição e, ainda, a necessidade de realização de mais estudos sobre o uso intensivo dos celulares.

Um número expressivo de normas e/ou recomendações relativas a exposições a campos eletromagnéticos na faixa de radiofrequências foi emitido por organismos nacionais ou comissões internacionais nas últimas décadas, entre as quais se destaca a ICNIRP (1998).

Devido à grande incerteza do conhecimento científico sobre os efeitos na saúde humana decorrentes da exposição contínua a baixos níveis de radiação não ionizante oriunda de estações fixas de telefonia celular, há divergências entre a postura adotada por cada país.

Em 2011, segundo Relatório Gerencial da Agência Nacional de Telecomunicações (Anatel), o Brasil contava com 207 milhões de telefones celulares, uma taxa de 111 aparelhos para cada 100 habitantes, entre as mais altas do mundo; e 50.276 estações radiobase – ERBs – instaladas regularmente em território nacional, sem contar um número possivelmente maior de estações irregulares.

A Anatel, por meio da Resolução 303 de 02/07/2002, aprovou o regulamento sobre limitação da exposição a campos elétricos, magnéticos e eletromagnéticos na faixa de radiofrequências entre 9 kHz e 300 GHz, o qual se baseia nas recomendações da ICNIRP (1998) (Anatel, 2002).

A Secretaria de Saúde do Estado de São Paulo, a partir do trabalho de um grupo técnico, apresentou proposta de regulamentação da questão no âmbito do estado. Alguns municípios brasileiros, como Porto Alegre, Campinas e Belo Horizonte, também têm atuado de forma específica sobre a questão.

AGROTÓXICOS

São muitos os agentes e/ou fatores ambientais aos quais o ser humano está exposto e os quais, direta ou indiretamente, podem afetar negativamente sua saúde e qualidade de vida. Entretanto, os produtos químicos perigosos respondem por grande parte dos problemas ambientais atuais.

A produção, a comercialização, o transporte, a estocagem e o uso das substâncias químicas perigosas respondem por grande parcela dos problemas ambientais atuais, seja em relação à ocorrência de grandes acidentes, como em Bhopal, na Índia, em 1984, ou o acidente no Golfo do México, Estados Unidos, em 2010, seja em relação à grande quantidade e diversidade de substâncias químicas perigosas presentes no ar das grandes cidades, na água de consumo humano, nos alimentos e nos produtos de uso doméstico e pessoal.

Tais substâncias, muitas vezes, essenciais para a sociedade moderna, podem representar uma ameaça à saúde humana e ao ambiente. Estima-se que existam em uso, atualmente, no mercado centenas de milhares de substâncias químicas. Algumas dezenas delas são, hoje, reconhecidamente carcinogênicas; algumas outras têm suas propriedades físico-químicas e toxicológicas bem conhecidas como o benzeno. Entretanto, para a maioria das substâncias não são bem conhecidos os efeitos sobre a saúde humana e sobre o ambiente, o que dificulta a tarefa de gestão e avaliação dos riscos associados.

No conjunto de substâncias desenvolvidas pela indústria química, os agrotóxicos são um dos grupos mais importantes no que se relaciona aos efeitos sobre a saúde humana e o ambiente, não apenas em razão de suas propriedades, mas também pela forma de uso, pois são aplicados diretamente em alimentos e espalhados por grandes áreas, podendo contaminar solos, corpos d'água, além de alcançarem outros receptores ecológicos.

O Brasil passou de quarto maior consumidor de agrotóxicos do mundo e o maior da América Latina em 2003 (MMA, 2003) para o maior consumidor mundial na atualidade. Em 2006, ficava atrás apenas dos Estados Unidos e, em 2008, alcançou o primeiro lugar em consumo mundial de agrotóxicos, após uma safra recorde de soja, milho e algodão. Estima-se que, em 2009, mais de 1 bilhão de litros de agrotóxicos tenham sido lançados nas lavouras (Observatório ECO, 2011).

Em 2001, os estados brasileiros que consumiram maior volume de agrotóxicos foram: São Paulo (46 mil t), Paraná (27.762 t), Rio Grande do Sul (18.265 t), Mato Grosso (16.466 t) e Goiás (13.208 t) (Oliveira, 2005).

O alto consumo de agrotóxicos no país tem resultado em sérias consequências para a saúde da população, dos trabalhadores rurais em particular, e para os ecossistemas de maneira geral. Essas consequências estão associadas a fatores como o uso inadequado, a alta toxicidade dos produtos, a falta de uso de equipamentos de proteção, a falta de mecanismos de vigilância (Oliveira, 2005).

Os efeitos na saúde humana estão associados ao tipo de exposição, que pode ser aguda ou crônica. A exposição aguda está associada a doses elevadas usualmente, devido à ingestão acidental ou intencional do agrotóxico, ou à inalação de vapores durante a aplicação na agricultura, resultando nas chamadas intoxicações. A exposição crônica está associada a doses baixas durante longo período, e, neste caso, a ingestão diária de resíduos de agrotóxicos na água e em alimentos é a principal via de exposição.

Segundo dados do Sistema Nacional de Informações Tóxico-Farmacológicas (Sinitox*), no período de 2000 a 2009, os agrotóxicos agrícolas responderam, em média, por 5.696 casos por ano de intoxicações no Brasil, correspondendo a 6,3% do total anual de casos. Nesse período, o número médio de óbitos por ano foi de 174, representando 36% do total de óbitos por intoxicações. Para os agrotóxicos de uso doméstico, no mesmo período, uma média de 2.622 casos anuais de intoxicações foi registrada, sendo o número médio de óbitos de sete por ano, correspondendo a cerca de 2% do total de óbitos.

No Brasil, a regulamentação, a análise, o controle e a fiscalização de resíduos de agrotóxicos em alimentos são de responsabilidade da Agência Nacional de Vigilância Sanitária (Anvisa). Um dos programas desenvolvidos pela Anvisa é o chamado Programa de Análise de Resíduos de Agrotóxicos em Alimentos (PARA), cujo objetivo é avaliar continuamente os níveis de resíduos de agrotóxicos nos alimentos *in natura* que chegam à mesa do consumidor, evitando possíveis agravos à saúde da população. Entre as atividades desse programa estão a definição dos Limites Máximo de Resíduos (LMRs) para cada agrotóxico e cultura e, ainda, a amostragem e a análise de resíduos em alimentos produzidos e consumidos em todo o país. Essas informações estão disponíveis no *site* na Anvisa na internet.

SAÚDE DO TRABALHADOR

Desde os primórdios de sua existência o homem notou que para sobreviver necessitava executar algumas tarefas como: caçar, construir abrigos, fazer armas, plantar, colher etc. Essas atividades são cansativas e exigem esforço; assim, os indivíduos detentores do poder também aprenderam que podiam obrigar os subalternos a executá-las. Nasceram assim o trabalho e o trabalho escravo.

O trabalho escravo está presente na história da humanidade, inclusive em civilizações ditas avançadas ou evoluídas como a egípcia, a grega e a romana, devido ao fato de admitirem que o trabalho era degradante, além de cansativo, e que os ricos e

---

*. www.fiocruz.br/sinitox.

os poderosos não deviam trabalhar. Sábios, filósofos ou governantes tinham escravos para diversas tarefas, inclusive para escrever, pois muitos deles eram analfabetos.

Na Idade Média, teve início o aprendizado de ofícios. Os artesãos inicialmente ensinavam sua profissão a seus filhos e depois a passaram a ensinar a outros jovens do castelo do senhor feudal. Lentamente, essas escolas foram crescendo, inclusive fora do castelo, contribuindo para a formação de cidades ou burgos. Com esse crescimento, surgiu, também, uma nova classe social, a burguesia, que, embora não pertencesse à nobreza, começou a ter algum poder econômico.

Mais no fim da Idade Média apareceram as primeiras fábricas, inicialmente para beneficiamento de cereais, e as primeiras máquinas mecânicas movidas por uma roda d'água ou moinho; daí a existência até hoje, em língua inglesa, da denominação *mills* (moinhos) para fábricas.

Com o advento da máquina a vapor e da Revolução Industrial, as fábricas puderam ser instaladas em outros locais e não necessariamente à beira de um rio. Surgiram assim as fábricas nas zonas urbanas, sobretudo na Inglaterra, que foi o berço da Revolução Industrial. Devido à necessidade de carvão para as caldeiras e para o aquecimento doméstico, originou-se grande desenvolvimento da indústria extrativa de carvão.

As indústrias de carvão usavam mão de obra infantil, por serem as crianças pequenas e poderem entrar em túneis baixos. Além dos salários reduzidos, as condições de trabalho eram as piores possíveis, nascendo daí, após muitas disputas sociais, uma das primeiras leis de proteção ao trabalhador, que restringia a 16 horas diárias o trabalho de crianças. Uma boa revisão da história da saúde do trabalhador pode ser encontrada no livro de Donald Hunter, *The Disease of Occupations* (Hunter, 1970).

Muitas lutas foram travadas até o início do século XX, quando apareceram as primeiras grandes fábricas e se começou a considerar mais seriamente os efeitos do trabalho sobre a saúde do trabalhador. Entretanto, já no século XVIII, Bernardino Ramazzini tinha descrito de forma sistemática as doenças características de diversas profissões em seu livro pioneiro *As doenças dos trabalhadores*.

Mais acentuadamente na segunda metade do século XX, observou-se grande desenvolvimento das indústrias e, paralelamente, acentuou-se a preocupação com a saúde do trabalhador e das ciências a ela relacionadas ou subordinadas.

Quanto à origem da palavra *trabalho* uma versão é que se originou em *trapilho* que significaria chicote, com o qual os feitores obrigavam os escravos a trabalhar. Outra versão é que teria sua origem em *tripalio*, uma estrutura com três paus onde os escravos eram amarrados. No Brasil de hoje temos ainda alguns grupos de trabalhadores que não parecem estar muito longe do *trapilho* ou do *tripalio*. Por outro lado, há também outros grupos que já têm suas necessidades básicas satisfeitas, inclusive de segurança e saúde, e que buscam agora a qualidade de vida no trabalho, a realização profissional, o poder e outras exigências mais "refinadas".

Na realidade brasileira, ainda há pequenas e microempresas com processos produtivos muito primitivos, com pouca ou nenhuma preocupação com a saúde do trabalhador, ou sem recursos para a introdução de qualquer medida de controle.

A OIT – Organização Internacional do Trabalho (ILO, 1998), estima que haja ainda hoje no mundo cerca de 3 milhões de pessoas trabalhando em regime de escravidão, inclusive em grandes centros urbanos. Esse número, infelizmente, pode ser maior. Mais recentemente, um periódico divulgou uma cifra de 27 milhões com regimes assemelhados à escravidão (Nockburn, 2003).

No entanto, não há apenas situações ruins para o trabalhador brasileiro, e sim as mais diversas situações. É possível encontrar uma grande parte da população trabalhadora em condições satisfatórias ou empresas que adotam processos baseados na mais recente tecnologia e com eficientes programas de promoção e proteção à saúde do trabalhador em seus variados aspectos.

MEIO AMBIENTE, AMBIENTE DE TRABALHO E SAÚDE DO TRABALHADOR

Grande parte da contaminação do meio ambiente tem sua origem em atividades industriais e uma atitude prevencionista para o controle na fonte implica a colocação de filtros em seus efluentes, evitando-se uma contaminação da atmosfera ou de um curso d'água que se tornaria muito mais complexa no caso de sua remediação.

Essa conduta, embora correta, não é completa, pois parte do princípio de que a atividade industrial é necessariamente poluidora e que o controle deve ser focalizado em seu efluente. Contudo, a fonte não é apenas o efluente. A liberação de um contaminante é originada inicialmente no processo produtivo, que deve ser estudado, verificando-se a possibilidade de controle imediato na fonte.

Ao analisar determinada atividade industrial, por exemplo, a pintura de peças metálicas, nota-se que as cabinas de pintura são os locais onde se originam as névoas de tintas e vapores de solventes orgânicos. Como o ar do local de trabalho torna-se extremamente contaminado durante essa operação, a solução costuma ser colocar um sistema de ventilação local exaustora que retira os agentes químicos da zona respiratória do pintor, porém remete-os para a atmosfera exterior da fábrica.

É evidente que apenas se transfere o problema de um local para outro, mudando inclusive a competência, passando-se de um órgão fiscalizador do Ministério ou da Secretaria de Estado do Trabalho, para outro órgão de Meio Ambiente.

Numa atitude realmente prevencionista, deve-se reduzir ou eliminar o risco na fonte. O correto seria intervir na operação de pintura desde o projeto da empresa. Para este exemplo, há diversas alternativas, entre as quais:

a. Usar ou produzir peças que não necessitem de pintura.
b. Usar tintas à base de água, ou tinta em pó, o que eliminaria os solventes.
c. Adotar processo de imersão das peças em vez de *spray*, evitando a formação de névoas e vapores.
d. Adotar processo de *spray* eletrostático, que reduz a dispersão e emprega menos tinta.

Assim, ao se encontrar, num local de trabalho, a fonte primária do problema, deve-se agir de forma coordenada e adotar ações que reduzam ou eliminem a exposição ocupacional, mas que, por outro lado, não provoque uma exposição ambiental (no ambiente externo à indústria). É claro que o trabalhador existe 24 horas por dia e não apenas durante o horário de trabalho, na empresa. Após sua jornada, ele está sujeito à exposição ambiental, tal como o restante da população, aos contaminantes que ele mesmo e seus colegas originam.

Em 1950, um comitê misto da OIT e da OMS definiu "**Saúde Ocupacional** como a ciência que visa à promoção e manutenção do mais alto grau de bem-estar físico, social e mental dos trabalhadores em todas as ocupações" (ILO, 1998).

Mais recentemente e no intuito de melhor definir o âmbito de ação dessa ciência, seu nome foi modificado para Saúde do Trabalhador, tendo-se em mente que os agravos à saúde das pessoas que trabalham não advêm exclusivamente do local de trabalho, mas de todos os pontos possíveis do meio ambiente (Laurel, 1989; Mendes, 1991).

Mesmo com os grandes avanços da ciência, ainda há, no Brasil e no mundo, diversas situações em que o trabalhador pode ficar exposto a agentes químicos, físicos, mecânicos ou biológicos e, em decorrência, pode apresentar agravos à sua saúde como acidentes típicos do trabalho ou doenças ocupacionais.

As doenças ocupacionais podem também ser originadas por outros fatores menos visíveis, ou evidentes, como os psicossociais, a organização do trabalho, o trabalho em turnos e noturno, ou ainda pela não observância da ergonomia, que visa à adaptação física da atividade ao homem. Diversos estudos clássicos e atuais desses efeitos sobre a saúde do trabalhador podem ser observados na literatura pertinente (ACGIH, 2001; Dejours, 1986; Fischer, 1998 e 2003; Harris, 2005; Levy, 2000; Mendes, 2002; Oga, 2008; Philippi et al. 2008; Rocha, 1989).

Em determinadas situações, o trabalhador pode não receber nenhuma atenção médica por estar fisicamente distante das equipes de saúde, como no caso de garimpeiros ou trabalhadores rurais. Em outras, mesmo nas grandes cidades, por não se dispor de um sistema de Saúde Pública e Saúde do Trabalhador bastante abrangente, alguns trabalhadores podem até receber alguma atenção médica, porém não adequada, como no caso dos trabalhadores avulsos ou informais.

A maioria dos trabalhadores de grandes centros, por outro lado, tem acesso à atenção médica e pode ser adequadamente tratada. Contudo, se isso e apenas isso acontecer, cria-se um ciclo vicioso, pois o simples tratamento do trabalhador doente enseja seu regresso ao local de trabalho e, consequentemente, à exposição ocupacional, para, algum tempo depois, voltar ao médico com os mesmos sinais e sintomas anteriores. Tal situação é semelhante à de um eletricista que conserta uma instalação elétrica apenas trocando um fusível sem se preocupar em saber o que provocou sua queima.

Isso leva a uma evidente deterioração da saúde e, em consequência, a um custo socioeconômico cada vez mais elevado para seu retorno às condições iniciais.

Nota-se que, em alguns casos, a equipe de saúde pode "perder" o trabalhador, quer por mudança de empresa ou de região, quer por estar em casa sem condições de regressar ao trabalho.

Esse ciclo só pode ser rompido quando, paralelamente ao tratamento do trabalhador doente, houver o "tratamento" de seu respectivo local de trabalho ou atividade, transformando-os em salubres. Esse é o objetivo da Saúde do Trabalhador que, através da Higiene Ocupacional, faz o reconhecimento e a avaliação do risco e indica as medidas de controle adequadas à exposição ocupacional. Assim, em harmonia com o trabalhador sadio e um local de trabalho também sadio, atingem-se os objetivos maiores da Saúde do Trabalhador.

Estruturada dessa forma, a Saúde do Trabalhador está intimamente ligada ao ambiente de trabalho e ao meio ambiente e tem um vasto e importante papel a desempenhar. Do ponto de vista prático, só será possível atingir seus objetivos com equipes multidisciplinares e devidamente articuladas, o que deve ser feito em Programas de Saúde do Trabalhador, como: Controle de exposição a um dado agente químico; Conservação auditiva; Proteção respiratória; Higiene materna, e diversos outros, preconizados ou não em leis e normas (Brasil, 1978; William, 2009).

Todos esses programas têm, em maior ou menor escala, um importante capítulo de cada ciência correlata à Saúde do Trabalhador, ou seja: Higiene Ocupacional, Medicina do Trabalho, Segurança do Trabalho, Ergonomia, Psicologia do Trabalho, Organização do Trabalho, Toxicologia Ocupacional e diversas outras ciências que devem trabalhar harmonicamente e segundo o princípio prevencionista da Saúde Pública, ou seja, eliminar o risco à saúde em sua fonte, isto é, desde o projeto de um empreendimento.

É interessante notar que, ao promover a eliminação dos riscos, promove-se paralelamente a extinção da equipe de Saúde do Trabalhador, pois caminha-se para o "fazer certo pela primeira vez". No futuro, todos os ambientes ou locais de trabalho devem ser construídos de maneira a não oferecer nenhum risco à saúde. Hoje, na maioria dos casos, a atuação da equipe de Saúde do Trabalhador se resume a verificar o que foi feito erradamente e tentar consertar.

O objetivo maior da equipe de Saúde do Trabalhador é alcançar um estágio em que todos possam acordar bem dispostos para mais um dia e ter realmente vontade de ir trabalhar, felizes com a atividade escolhida e sem que sua saúde esteja sujeita a riscos.

É atribuída a Confúcio (Kung Fu Tsé) a citação: "Procure uma profissão que você realmente ame e não terá de trabalhar um único dia de sua vida". Trabalhar aqui é tido no seu sentido penoso e prejudicial; é exatamente isso o que se busca.

Por outro lado, devemos lembrar da existência de trabalhadores voluntários, socorristas, policiais, bombeiros, religiosos e outros mais que têm a percepção de trabalho sugerida por Confúcio e, por amor e dedicação à atividade, possam crer que não estão "trabalhando" e não reclamem das situações agressivas que enfrentam.

Cabe particularmente à equipe de Saúde do Trabalhador com apoio da Equipe de Saúde Pública fazer que todos os trabalhadores não sofram nenhum agravo à sua saúde.

REFERÊNCIAS BIBLIOGRÁFICAS

1. ACGIH. American Conference of Governmental Industrial Hygienists. Fundamentals of industrial hygiene. Cincinnati: ACGIH, 2001a.
2. Acurio et al. Diagnóstico de la situación del manejo de residuos municipales en América Latina y el Caribe. Banco Interamerino de Desarrollo y la Organización Panamericana de la Salud. División de Medio Ambiente. Washington, DC, 1997.
3. ANATEL. Agência Nacional de Telecomunicações. Resolução n. 303, de 2 de julho de 2002. Aprova o Regulamento sobre a limitação da exposição a campos elétricos, magnéticos e eletromagnéticos na faixa de radiofrequências entre 9 kHz e 300 GHz. Anexo à Resolução. [on line]. Disponível em <http://www.anatel.gov.br/portal/documentos/biblioteca/resolucao//2002/anexo_res_303_2002.pdf>.
4. Artaxo, P, Fernandes, ET, Martins, JV, Yamasoe, MA, Hobbs, PV, Maenhaut, W, Longo, KM, Castanho, A. Large-scale aerosol source apportionment in Amazonia. Journal of Geophysical Research-D: Atmospheres. 103 (24): 31.837-31.847. Dec., 1998.
5. Assunção JV. Controle ambiental do ar. In: Philippi Jr. A, Romero MA, Bruna GC (eds.). Curso de gestão ambiental. Barueri: Manole, 2004 (Coleção Ambiental).
6. Azevedo Neto JM, et al. Técnica de abastecimento e tratamento de água. São Paulo: CETESB, 1987.
7. Barret F. Medical Geography as a Foster Child. In: Conceptual and methodological issues in medical geography, 1980. Studies in geography 15. University of North Carolina Chapel Hill.
8. Brasil. Ministério do Trabalho. Portaria ministerial número 3214, normas regulamentadoras números 1 a 28 e anexos. Brasília: Diário Oficial da União; 28/12/1978.
9. Brasil. Funasa. Fundação Nacional de Saúde. Manual de saneamento [homepage na internet]. Brasília: Funasa, 1999 [acesso em 7 de setembro de 2004]. Disponível em: <http://www.funasa.gov.br>.
10. Brasil. Lei nº 12.305, de 2 de agosto de 2010 (2010). Institui a Política Nacional de Resíduos Sólidos; altera a Lei nº 9.605, de 12 de fevereiro de 1998. Diário Oficial da União de 3 ago 2010.
11. Campos JR (coord.). Tratamento de esgotos sanitários por processo anaeróbio e disposição controlada no solo. Rio de Janeiro: ABES, 1999.
12. CETESB. Companhia de Tecnologia de Saneamento Ambiental. Relatório de qualidade do ar no Estado de São Paulo 2010. São Paulo, 2011.
13. Clayton GD, Clayton FE. Patty's industrial hygiene and toxicology. New York: John Wiley, 1989.
14. CNEN. Comissão Nacional de Energia Nuclear. Diretrizes básicas de radioproteção. CNEN--NE-3.01. Rio de Janeiro: 2005.
15. Cohn A, Marsiglia RG. Processo e organização do trabalho. In: Rocha LE, Rigotto RM e Buschinelli JTP (orgs.). Isto é trabalho de gente? Vida, doença e trabalho no Brasil. Petrópolis: Vozes, 1993. p. 56-75.
16. Colacioppo S, Della Rosa HV. A contribuição da higiene e toxicologia. In: Rocha LE, Rigotto RM, Buschinelli JTP (orgs.). Isto é trabalho de gente? Vida, doença e trabalho no Brasil. Petrópolis: Vozes, 1993. p.232-70.
16. CVS. Centro de Vigilância Sanitária da Secretaria de Saúde do Estado de São Paulo. Relatório final do grupo técnico de trabalho criado pela portaria CVS n.13, de 28 de julho de 2003. São Paulo, 2004 [homepage na internet]. São Paulo: CVS, 2008. Disponível em: <http://www.cvs.saude.sp.gov.br/download.asp?tipo=zip&arquivo=03pcvs13.zip>.

17. Dejours C. Por um novo conceito de saúde. Rev Bras Saúde Ocupacional 1986;54(14).
18. Fischer FM, et al. Working conditions, work organization and consequences for health of Brazilian petrochemical workers. Int J Indl Ergo 1998;21:209-19.
19. Fischer FM, et. al. Toluene-induced hearing loss among rotogravure printing workers. Scandinavian Journal of Work Environmental Health 1997;23(4):289-98.
20. Fischer FM, Lieber RR, Brown FM. Trabalho em turnos e as relações com a saúde-doença. In: Mendes R (org.). Patologia do Trabalho. São Paulo: Atheneu, 1995. p.545-72.
21. Fischer FM, Moreno CR, Rotenberg L. trabalho em turnos e noturno na sociedade 24 horas. São Paulo: Atheneu, 2003.
22. Galvão LA, Finkelman J, Henao S. Determinantes ambientales y sociales de la salud. Organización Panamericana de la Salud. Washington DC, 2010.
23. Gatrell AC, Popay J, Thomas C. Mapping the determinants of health inequalities in social space: can Bourdieu help us? Health and Place 2004;10(3):245-57.
24. Goldemberg J. Energia, meio ambiente & desenvolvimento. Tradução de Koch A. São Paulo: Edusp, 1998.
25. Hunter D. The Diseases of occupations. 4.ed. London: English University Press, 1970.
26. Heller, L. Saneamento e saúde. Organização Pan-americana da Saúde, Brasília, 1997.
27. IARC. International Agency for Research on Cancer. IARC classifies radiofrequency eletromagnetic fields as possibly carcinogenic to humans. Press Release N⁰. 208, 31 May 2011.
28. ICNIRP. International Commission on Non Ionizing Radiation Protection. Guidelines for limiting exposure to time-varying electric, magnetic, and electromagnetic fields (up to 300 GHz) Health Physics 1998; 74 4:p.494-522.
29. ICRP. International Commission on Radiological Protection. Recommendations of the International Commission on Radiological Protection. ICRP Publications No. 60.Oxford: Pergamon Press, 1991.
30. Parmeggiani L, ILO. International Labour Office, Encyclopaedia of occupational health and safety. 3 ed. Geneva: 1989.
31. Philippi AJ, Colacioppo S, Mancuso PCS, (eds.) Temas de saúde e ambiente, São Paulo, Signus: 2008.
32. Ignotti E, Valente JG, Longo KM, Freitas SR, Hacon SS, Artaxo Netto P. Impactos na saúde humana de partículas emitidas por queimadas na Amazônia brasileira. Rev de Saúde Pública 2010; 44(1):121-30.
33. ILO. International Labour Office. Occupational safety and health Series 72. Technical and ethical guidelines for workers' health surveillance. Geneva: ILO, 1998.
34. IPT. Instituto de Pesquisas Tecnológicas. Manual de orientação sobre efeitos biológicos relacionados a campos eletromagnéticos gerados por estação radiobase de telefonia celular. São Paulo: IPT, 2002.
35. Jordão EP, Pessoa CA. Tratamento de esgotos domésticos. 4. ed. Rio de Janeiro: Associação Brasileira de Engenharia Sanitária e Ambiental, 2005.
36. Lacaz Carlos S, et al. Introdução à geografia médica do Brasil. São Paulo: Edgard Blucher, 1972.
37. Laurel AC, Noriega M. O processo de produção e saúde – trabalho e o desgaste operário. São Paulo: Hucitec, 1989.
38. Learmonth ATA. Atlases in medical geography. In: McGlashan ND (ed.). Medical geography techniques and field studies. London: Methuen, 1972. p.153-63.
39. Levy BS, Wegman DH (eds). Editors Occupational health – reconizing and preventing work related disease and injury. 4. ed. Philadelphia: Lippincott E. & Wilkins, 2000.

40. May JM. Atlas of Diseases. Geographical Review (1950) 40 a (1955) 45. New York: American Geographical Society.

41. Medronho, R.A. et al. Epidemiologia. 2.ed. São Paulo: Atheneu, 2009.

42. Mendes R, Dias EC. Da medicina do trabalho à saúde do trabalhador. Rev Saúde Pública 1991;25(5):341-9.

43. Metcalf L, Eddy HP. Wastewater engineering: treatment and reuse. 4. ed. Metcalf & Eddy, Inc., 2003.

44. Ministério da Saúde. Política nacional de saúde ambiental para o setor saúde. Secretaria de Políticas de Saúde. Brasília: MS, 1999.

45. Miranda EE, Dorado AJ, Assunção JV. Doenças respiratórias crônicas em quatro municípios paulistas. Campinas: ECOFORÇA, 1994.

46. MMA. Ministério do Meio Ambiente. Perfil nacional das substâncias químicas. Brasília: MMA, 2003.

47. MS. Ministério da Saúde. Indicadores e dados básicos para a saúde 2004. Brasil. RIPSA. Rede Interagencial de Informações para a Saúde. Brasília, 2004.

48. Nardocci AC. Ambiente e saúde humana. In. Pinto e outros. Sistema de gestão ambiental. Rio de Janeiro: Guanabara Koogan, 2009.

49. Nockburn A. Escravos do século 21 National Geographic – Brasil. Revista Oficial da National Geographic Society 2003;4(41).

50. Nucci NLR, Araújo JLB, Silva RJC. Tratamento de esgotos municipais por disposição no solo e sua aplicabilidade em *O Estado de S. Paulo*. São Paulo: Fundação Prefeito Faria Lima, 1978.

51. O Estado de S. Paulo. Um planeta em busca de água potável. São Paulo, 2008. mar. 20; Caderno Especial (H1).

52. Observatório Eco. Disponível online em: http://www.observatorioeco.com.br/brasil-e-o maior-consumidor-de-agrotoxicos-do-mundo/, acesso em: 9 de agosto de 2011.

53. Oga S. et al (ed.) Fundamentos de toxicologia 3.ed. Atheneu São Paulo, 2008.

54. Okuno, E. Radiação: efeitos, riscos e benefícios. São Paulo: Harbra, 1998.

55. Oliveira SS. O papel da avaliação de riscos no gerenciamento de produtos agrotóxicos: diretrizes para a formulação de políticas públicas. [Tese de Doutorado]. São Paulo: Faculdade de Saúde Pública da USP, 2005.

56. OPS – Organiza Panamericana de la Salud. El manejo de residuos sólidos municipales en América Latina y el Caribe. División de Salud y Medio Ambiente. Washington, DC, 1995.

57. Paganini WS. Efeitos da disposição de esgotos no solo. [Tese de Doutorado]São Paulo: Faculdade de Saúde Pública da Universidade de São Paulo, 2001.

58. Rebouças AC, Braga B, Tundisi JG (orgs.). Águas doces no Brasil. São Paulo: Escrituras, 1999.

59. Philippi AJ, Colacioppo S, Mancuso PCS (ed.) Temas de saúde e ambiente. Signus: São Paulo, 2008.

60. Ribeiro H, Assunção JV. Efeitos das queimadas na saúde humana. Estudos Avançados 2002; 16(44):1-24.

61. Ribeiro H, Cardoso MRA. Air pollution and respiratory disease in São Paulo: (1986-1998). Social Science and Medicine 2003; (57):2013-22.

62. SABESP: Apresentação Institucional [Relatório Técnico Interno]. São Paulo, 2013.

63. Sachs I. O desenvolvimento sustentável: do conceito à ação. Apresentação na Conferência Internacional de Auditoria Ambiental. Brasília: Tribunal de Contas da União, 2004.

64. Saldiva PH. Efeitos da poluição atmosférica na saúde. In: Centro de Estudos de Cultura Contemporânea (CEDEC) e Secretaria do Meio Ambiente (SMA). Debatendo a poluição do ar. (Série Debates Ambientais). São Paulo, 1997.

65. Saldiva PHN, et al. Association between air pollution and mortality due to respiratory diseases in children in São Paulo, Brazil: a preliminary report. Environ Res 1994;65:218-25.

66. Saldiva P et al. Meio ambiente e saúde: o desafio das metrópoles. São Paulo: Ex Libris 2010.

67. Tchobanoglous, G; Theisen, H; Eliassen, R. Solid wastes: engineering principles and management issues. New York: McGraw-Hill, 1977.

68. Tulchinsky TH, Varavikova EA. The new public health. London: Academic Press, 2000.

69. Ward, D. The changing global politics of low carbon transport... Global Fuel Economy Initiative (www.globalfueleconomy.org), junho 2011.

70. WHO. World Health Organization. Definition of environmental health developed at WHO consultation in Sofia, Bulgaria [acesso em 2004 Set 13]. Disponível em: <health.gov/environment/DefinitionsofEnvHealth/ehdef2.htm>.

71. WHO. World Health Organization. Guidelines for air quality. Geneva: WHO, 2000.

72. WHO. World Health Organization. WHO air quality guidelines global update 2005 – Report on a Working Group meeting, Bonn, Germany, 18-20 October 2005. Copenhagen, Denmark: 2005.

73. WHO World Health Organization. International Programme on Chemical Safety (IPCS). Biomarkers and risk assessment: validity and validation. Genebra; 2001. [Environmental Health Criteria, 222].

74. WHO. World Health Organization. Establishing a dialogue on risks from electromagnetic fields. Geneva: WHO, 2002.

75. WHO. World Health Organization. WHO strategy on air quality and health [homepage na internet]. Geneva: WHO, 2001 [acesso em 2003 Jun 8]. Disponível em: <http://www.who.int/peh/air/strategy.pdf>.

76. William HB, Ignácio JS (ed.) A strategy for assessing and managing occupational exposure. AIHA – American Industrial Hygiene Association 3rd ed. USA, Fairfax, 2009.

77. WRI. World Resources Institute [homepage]. Washington: WRI, 1998 [acesso em 2004 Set 7]. Disponível em: <http://www.wri.org>.

Políticas Públicas e Sistemas de Saúde: a Reforma Sanitária e o SUS

6

Fabiola Zioni
Eurivaldo Sampaio de Almeida
Floriano Nuno de Barros Pereira Filho

INTRODUÇÃO

O termo "política" tem diferentes acepções e entendimentos, mas um dos significados mais empregados refere-se ao campo da disputa pelo poder. Por poder entende-se a capacidade de, em uma relação social, um indivíduo ou grupo impor sua vontade a outros e, assim, determinar a forma de comportamento dos que se submetem a esse indivíduo/grupo.

Nas sociedades contemporâneas observa-se, no plano formal, três principais formas de poder: econômica, política e ideológica.

O poder econômico repousa na capacidade que a posse de bens considerados vitais em determinadas situações confere a quem os tem, no sentido de determinar o comportamento alheio. O poder ideológico, por sua vez, consiste na capacidade que determinados grupos têm para criar e difundir valores que lhe são próprios, para o conjunto da sociedade. O poder político, enfim, consiste na posse dos instrumentos mediante os quais se pode coagir outros indivíduos.

De acordo com Bobbio (1994), nas sociedades contemporâneas esses três tipos de poder coexistem e se desenvolvem, ou seja, "fundamentam e mantêm uma sociedade de desiguais". O autor entende o poder político como

> (…) exclusividade no uso da força em relação à totalidade dos grupos que atuam em um determinado contexto, resultado de um processo [social] que acompanha *pari passu* o processo de incriminação e punição de todos os atos de violência que não sejam executados por pessoas autorizadas pelos detentores e beneficiários de tal monopólio.

A instituição que, historicamente, se desenvolveu monopolizando o uso da força foram os Estados Nacionais que, assim, foram capazes de arbitrar conflitos e intermediar as disputas entre diferentes grupos sociais, grupos esses compostos por indivíduos que vivem em situação de desigualdade. Assim, sua arbitragem não se exerce de maneira neutra nem indiferente às pressões sociais, principalmente por parte daqueles com maior capacidade de impor sua vontade: os grupos econômicos.

No entanto, para se legitimar, o Estado deve atuar buscando atender ao maior número de grupos sociais acionando, para esse fim, tanto mecanismos de coerção, de imposição da norma e da lei, quanto promovendo o atendimento de diversas demandas sociais, mediante políticas sociais e/ou econômicas de caráter público.

Essa interpretação da política pública vinculada à origem e ao papel do Estado está mais próxima da abordagem defendida pela sociologia política europeia. Outras visões – como aquelas desenvolvidas nos Estados Unidos, país no qual a disciplina tem tido grande incremento desde os anos 1950 – a abordagem se volta diretamente para o estudo da prática dos governos, para a tentativa de explicação dos motivos que levam a determinadas opções governamentais.

É difícil ou mesmo inadequado apresentar-se uma única definição ou uma concepção consensual sobre política pública, pois esta varia de acordo com a tradição e com o enfoque teórico. Alguns entendem política pública como um campo específico de ação governamental voltada para questões que dizem respeito ao conjunto dos cidadãos, à vida da população em um determinado espaço social: país, região, continente etc. Esses autores enfatizam os aspectos racionais e técnicos do processo de decisão, esquecendo o conflito e a disputa por interesses fortemente associados a qualquer questão (Souza, 2006). Para essa autora, pode-se entender política pública como um campo multidisciplinar que aciona conhecimentos da Sociologia, da Ciência Política e da Economia, lembrando-se que essas disciplinas devem dialogar com os diversos setores sobre os quais se debruçam: saúde, educação, transporte, produção. Contudo, trata-se também de um campo do conhecimento preocupado com as práticas governamentais, buscando colaborar com sua execução e avaliação.

Assim, para a autora, políticas públicas são "processos por meio dos quais os vários níveis de governo e as instâncias da sociedade civil organizada transformam seus propósitos em programas, projetos e ações". Considerando-se as atuais transformações pelas quais passam Estado e sociedade, acredita-se que o campo das políticas públicas não pode se desenvolver abstraindo o debate contemporâneo sobre o papel do Estado.

A CRISE DO ESTADO CONTEMPORÂNEO E A SAÚDE NO BRASIL

A partir da segunda metade do século XX, com o fim da Segunda Guerra Mundial, os Estados Nacionais assumiram um papel de grande intervenção no campo social. Esse papel, de maneira resumida, pode ser definido como o de promotor do desenvolvimento e de políticas públicas que compensassem as perdas sofridas pelos indivíduos no processo produtivo e que não podiam ser reparadas pelo salário: previdência social, atenção médica, educação, transporte, lazer e moradia passam a ser progressivamente entendidos como responsabilidade do Estado.

Esse período, conhecido como os Trinta Gloriosos Anos, representou uma fase de grande crescimento econômico e de incorporação da mão de obra que se constituíram como a base do Estado-Providência e da expansão dos direitos sociais.

Essa combinação e o desenvolvimento tecnológico transformaram o capitalismo do pós-guerra, até o fim da década de 1970, em uma espécie de "casamento entre liberalismo econômico e democracia social" (Hobsbawm, 1995).

Segundo esse autor, a reforma do capitalismo permitiu ao Estado planejar e administrar a modernização econômica mediante a industrialização, além de garantir o "pleno emprego" e procurar eliminar a desigualdade com políticas de seguridade e previdência social.

Marca essa época também a criação de um mercado de consumo de bens de luxo nos países industrializados e o aumento da inserção da população dos países em desenvolvimento nos mercados nacionais.

No Brasil, desde a Era Vargas (1930-1945), em razão das necessidades de uma política industrial, o Estado Nacional passou a fazer importantes investimentos estatais em infraestrutura: estradas e siderurgia. Antes de Vargas, a expansão da economia cafeeira tinha criado as bases para a industrialização e a urbanização, ao contrário dos outros ciclos agrícolas, visto que estes exigiam atividades de beneficiamento, transporte e financiamento que diversificaram a economia e a base social da Primeira República, com o início da formação de uma classe média urbana.

Além desse fato, durante várias décadas o Brasil mantivera-se como o único fornecedor de café no mercado mundial, garantindo assim o controle dos preços e maiores taxas de lucro; essa série de circunstâncias permitiu a criação de um capital que seria aplicado no setor industrial.

Os anos 1950 impulsionaram a criação de um parque industrial e, com a autorização para o estabelecimento de indústrias automotoras no Sudeste brasileiro, verifica-se uma modernização econômica e social.

Ao longo do período militar, esse modelo nacional desenvolvimentista continuou a ser implantado, fortalecido por uma política de contenção salarial, redução de investimento em políticas sociais a fundo perdido e, principalmente, centralização da política e do planejamento em nível federal.

O ritmo acelerado de crescimento da economia foi interrompido em meados da década de 1970, quando a Organização dos Países Exportadores de Petróleo (OPEP) aumentou o preço do petróleo causando uma redução no ritmo de crescimento e da produção.

Desde os anos 1960, o intenso desenvolvimento tecnológico ligava-se a grandes investimentos em pesquisas científicas, cujos custos só eram suportados pelos países mais ricos. Por outro lado, a pesquisa científica gerou a produção de *tecnologias de capital intensivo e pouco uso de mão de obra*. O desenvolvimento dos meios de comunicação, de transporte e a informatização de todas as atividades produziram transformações radicais na economia e na sociedade.

Esse nível tecnológico significou, em um primeiro momento, uma profunda crise nos níveis de emprego. Com a contribuição da informática, dos meios de transporte modernos e da tecnologia intensiva, foi possível a execução das diferentes fases do processo produtivo industrial em locais diferentes, onde os custos fossem mais baratos.

Essa situação afetou as bases fiscais dos Estados, dificultando o processo de elaboração e implementação de políticas públicas, inspirando uma perspectiva liberal ou neoliberal no que diz respeito à relação Estado-sociedade civil.

No entanto, no caso brasileiro, registra-se nesse período a elaboração e a implantação de uma política pública de caráter radical e universalizante na área da saúde, que vai de encontro ao pensamento social dominante da época e, também, contra toda a história de constituição da noção de direitos e cidadania no país.

A política de saúde no Brasil, desde o início da industrialização, só garantia o acesso aos serviços de saúde àquela parcela da população inserida no mercado oficial de trabalho. A maior parte da população, porém, até os anos 1970, encontrava-se no campo, desprovida de legislação trabalhista. Também era significativo o número de trabalhadores no mercado informal. Assim, o direito à saúde, além de excludente, definia-se pelo acesso ao mercado de trabalho e não pela noção de cidadania. A noção de cidadania, ela mesma, só seria colocada, na literatura e na discussão política, no fim da década de 1980, a partir da intensificação das lutas pela redemocratização da sociedade brasileira e, nesse momento, o direito à saúde torna-se um dos temas centrais.

A centralidade que a saúde tomou era decorrente da própria crise vivida pelo setor, expressa e explicável por vários problemas: explosão urbana, deficiência estrutural nos serviços de saúde existentes gerando crises constantes, em termos técnicos e financeiros a ausência de saneamento básico, a desnutrição infantil, acidentes de trabalho e surtos e epidemias de doenças transmissíveis, entre outros problemas, afligiam a população brasileira, sobretudo nas áreas periféricas urbanas.

Por essa época, nesses bairros, a presença de padres católicos orientados pela Teologia da Libertação contribuiu para a dinamização de antigas formas associativas criadas com inspiração clientelista na fase populista anterior ao golpe militar: as associações de moradores ou as sociedades de amigos de bairros (SAB). Para essas regiões também convergiram diferentes profissionais de saúde, de formação de esquerda, muitos deles militantes de partidos clandestinos, que se dedicavam à discussão da relação entre saúde e condições de vida, assim como do modelo de atenção. Dessa maneira, o tema da saúde passou a se constituir como uma das reivindicações dos movimentos populares que passaram a ocupar um papel importante na cena brasileira no momento da transição.

Esse momento, no fim dos anos 1970, é marcado pela retomada de movimentos sociais, impulsionados pelos mais diversos atores sociais, além dos já citados: associações de profissionais, sindicatos, entidades religiosas, movimentos por direitos humanos e, inclusive, setores do corpo técnico dos serviços públicos. Discute-se a precariedade das condições de vida, a carência das periferias, questionando-se, assim, a ditadura militar já em crise de legitimidade.

No fim dos anos 1980, após um processo de transição negociada, quando os militares aceitam a transmissão do poder a uma aliança entre o Partido do Movimento Democrático Brasileiro (PMDB) e o Partido da Frente Liberal (PFL), encontra-se espaço para a instalação de uma Assembleia Constituinte.

O MOVIMENTO DA REFORMA SANITÁRIA, A CONSTITUIÇÃO E O SUS

Por ocasião dos debates e estudos desenvolvidos por parlamentares, associações de profissionais e partidos políticos, à época da Constituinte, os movimentos sociais em saúde tiveram um grande destaque. Graças à atuação de grupos designados como integrantes do Movimento pela Reforma Sanitária, foram colocadas e debatidas propostas para a criação de um sistema único de saúde, que passaria a ser conhecido como SUS. Na proposta final, consagraram-se o direito universal à saúde e as obrigações de financiamento para cada nível de governo, assim como o papel de cada nível; regulamentou-se a relação com o sistema privado de saúde e, finalmente, instituiu-se como princípio constitutivo do SUS a participação da comunidade. Para garantir essa participação foram definidos, constitucionalmente, vários dispositivos de controle social. Ao contrário da teoria sociológica, os constituintes entenderam como controle social as formas pelas quais a população poderia exercer um papel deliberativo e fiscalizador na elaboração e na implementação de políticas de saúde.

Ao longo dos anos 1970, na tentativa de se atender aos problemas do setor de saúde, várias mudanças haviam sido efetuadas. A criação do Ministério da Previdência Social passa a assistência médica ao trabalhador para a competência do INSS; nesse momento, acentua-se a divisão entre as ações de saúde pública como competência do Estado e a assistência médica como responsabilidade do setor privado financiado por recursos públicos, em particular os da Previdência Social.

Em 1977, foi criado o Sistema Nacional da Previdência Social (Sinpas), base jurídica do sistema de saúde dessa década; com o apoio da lei do Sistema Nacional de Saúde (1975), pretendia-se reorganizar, racionalizar e centralizar administrativamente a previdência. A lógica desse sistema que caracterizou a década de 1970 era baseada no Estado como grande financiador da saúde, através da Previdência Social; no setor privado nacional, prestador dos serviços de atenção médica; e no setor privado internacional, produtor de equipamentos biomédicos e medicamentos (Almeida, 2000). No entanto, o modelo não respondia aos problemas de saúde da população como o comprovam as epidemias da época, os indicadores de saúde extremamente negativos e as constantes denúncias contra o sistema de atenção médica.

A proposta de criação de uma política de saúde que ultrapassasse a lógica do sistema foi inspirada em várias orientações teóricas, repousando, principalmente, na conjuntura política da época: o processo de redemocratização e a mobilização social que acionaram vários fóruns de discussão que visavam uma nova orientação ao país.

Desde a conferência de Alma-Ata (OMS, 1978) defendia-se, internacionalmente, a priorização da atenção médica e dos cuidados primários de saúde, buscando-se um atendimento de massa, equacionando-se despesas. No Brasil, essa perspectiva de atenção aliada ao diálogo com as demandas dos movimentos sociais terminou na elaboração de uma proposta que avançava em direção aos princípios dispostos pela OMS.

O termo Movimento pela Reforma Sanitária denomina a ação de vários partidos, organizações profissionais e movimentos populares que buscavam elaborar uma política de saúde de caráter universal, com uma concepção ampliada de saúde que se expressasse em termos de direito social, de componente de cidadania.

Esse conjunto de ideias de transformação na política de saúde inspirava-se no processo de reforma sanitária italiana. Definia como prioridade a melhoria das condições de vida da população brasileira, melhoria essa ligada à democratização do Estado brasileiro, em termos de normalidade jurídica (Estado de Direito) e provedor de cidadania, pela defesa e promoção de direitos individuais, políticos e sociais. Essas ideias provinham de diferentes atores com diferentes formas de inserção social: intelectuais e pesquisadores da área da saúde, profissionais dos serviços de saúde, a tecnoburocracia governamental do setor, além de movimentos sociais organizados como associações profissionais e de classe, associações de moradores, clube de mães e outros de origem popular.

O espaço político responsável por essa nova orientação para as políticas públicas foi propiciado pela realização da VIII Conferência Nacional de Saúde, em 1986. Nessa ocasião instalou-se um fórum democrático com ampla participação de representantes de usuários, trabalhadores do setor, partidos políticos, organizações não governamentais e movimentos sociais. Criou-se, então, uma orientação de caráter consensual que daria origem ao SUS.

As Conferências Nacionais de Saúde vinham sendo desenvolvidas desde os anos 1940. Na década de 1980, graças à pressão do movimento pela reforma sanitária e ao fato de que, no governo Sarney (1985-1989), o MS contava com direção e técnicos defensores e criadores da proposta de reforma sanitária, foi possível a convocação da VIII Conferência Nacional de Saúde, com quase 10 mil participantes. Nessa conferência, a sociedade civil esteve representada pela primeira vez, na proporção de 50% dos participantes, entre eles, principalmente, usuários dos incipientes serviços públicos e integrantes dos movimentos sociais.

Nessa ocasião foi ratificado um documento, "Saúde e Democracia", no qual eram apresentados e defendidos os princípios que deveriam orientar uma nova política de saúde. Esse documento serviu de base à promoção de uma emenda popular de saúde que seria discutida durante os trabalhos da Assembleia Constituinte. Em 1988, quando se promulgou a atual Constituição nacional, muitos dos princípios desse documento foram contemplados.

Assim, pode-se entender que esse processo de disputa pela tomada de decisões, com a articulação de diferentes interesses sociais, culminou na elaboração de uma proposta de política pública que foi, paulatinamente, incorporada pelo campo social da ação governamental. Essa incorporação, no entanto, devido à própria radicalidade da proposta e, em razão da complexidade de interesses e situações envolvidos, não aconteceu de maneira linear e automática, mas significou a continuação do processo de luta pelo poder de decisão, embora em novo cenário político, conforme será discutido mais adiante.

SISTEMA ÚNICO DE SAÚDE (SUS)

A Constituição de 1988, incorporando as propostas políticas de décadas anteriores, estabelece em seus artigos 196 a 200 o arcabouço legal para a Política de Saúde para a criação do SUS.

O artigo 196 estabelece que "A saúde é direitos de todos e dever do Estado, garantido mediante políticas sociais e econômicas que visem à redução dos riscos de doenças e de outros agravos e ao acesso universal e igualitário às ações e serviços para sua promoção, proteção e recuperação."

O artigo 198 estabelece o SUS, dispondo que "As ações e serviços públicos de saúde integram uma rede regionalizada e hierarquizada e constituem um sistema único, organizada de acordo com as seguintes diretrizes:

I – descentralização

II – atendimento integral

III – participação da comunidade

Sua regulamentação ocorre dois anos depois, em 1990, com as leis 8.080 de 19 de setembro e 8.142 de 28 de dezembro.

Doutrina do SUS

- **Universalidade**: *todas as pessoas têm direito ao atendimento, independentemente de cor, raça, religião, local de moradia, situação de emprego ou renda etc.*
- **Equidade**: *todo cidadão é igual perante o SUS e será atendido conforme as suas necessidades. Os serviços de saúde devem considerar que em cada população existem grupos que vivem de forma diferente, ou seja, cada grupo ou classe social ou região tem seus problemas específicos, tem diferenças no modo de viver, de adoecer e de ter oportunidades de satisfazer suas necessidades de vida. Assim, os serviços de saúde devem saber quais são as diferenças dos grupos da população e trabalhar para cada necessidade, oferecendo mais a quem mais precisa, diminuindo as desigualdades existentes.*
- **Integralidade**: *as ações de saúde devem ser combinadas e voltadas, ao mesmo tempo, para a prevenção e a cura. Os serviços de saúde devem funcionar atendendo o indivíduo como um ser humano integral, submetido às mais diferentes situações de vida e trabalho, que o levam a adoecer e a morrer. Dessa forma, o atendimento deve ser feito para sua saúde e não só para suas doenças. Isso exige que o atendimento deva ser feito também para erradicar as causas e diminuir os riscos, além de tratar os danos. Ou seja, é preciso garantir o acesso às ações de:*

  - promoção (que envolve ações também em outras áreas, como habitação, meio ambiente, educação etc.);
  - prevenção (saneamento básico, imunizações, ações coletivas e preventivas, vigilância à saúde e sanitária etc.);
  - recuperação (atendimento médico, tratamento e reabilitação para os doentes).

Essas ações de promoção, proteção e de recuperação formam um todo indivisível. As unidades prestadoras de serviço, com seus diferentes graus de complexidade, formam também um todo indivisível, configurando um sistema capaz de prestar assistência integral. (Almeida, 2000)

Princípios do SUS

- **Regionalização e hierarquização**: a rede de serviços do SUS deve ser organizada de forma regionalizada e hierarquizada, permitindo um conhecimento maior dos problemas de saúde da população de uma área delimitada, favorecendo ações de vigilância epidemiológica, sanitária, controle de vetores, educação em saúde, além das ações de atenção ambulatorial e hospitalar em todos os níveis de complexidade. O acesso da população à rede deve se dar através dos serviços de nível primário de atenção, que devem estar qualificados para atender e resolver os principais problemas que demandam serviços de saúde. Os que não forem resolvidos nesse nível deverão ser referenciados para os serviços de maior complexidade tecnológica.
- **Resolutividade**: é a exigência de que, quando um indivíduo buscar o atendimento ou quando surgir um problema de impacto coletivo sobre a saúde, o serviço correspondente esteja capacitado para enfrentá-lo e resolvê-lo.
- **Descentralização**: é entendida como uma redistribuição das responsabilidades pelas ações e serviços de saúde entre os vários níveis de governo, a partir da ideia de que, quanto mais perto do fato a decisão for tomada, mais chance haverá de acerto. A Lei n. 8.080 e as Normas Operacionais Básicas do Ministério da Saúde (NOB-MS) que se seguiram definem precisamente o que é obrigação de cada esfera de governo.
- **Participação dos cidadãos**: é a garantia constitucional de que a população, através de suas entidades representativas, poderá participar do processo de formulação das políticas de saúde e do controle de sua execução, em todos os níveis, desde o federal até o local. Essa participação deve se dar nos conselhos de saúde, com representação paritária de usuários, governo, profissionais de saúde e prestadores de serviços, com poder deliberativo. As Conferências de Saúde, nas três esferas de governo, devem constituir as instâncias máximas de deliberação, devendo ocorrer periodicamente e definir as prioridades e linhas de ação sobre a saúde. É dever das instituições oferecer informações e conhecimentos necessários para que a população se posicione sobre as questões que dizem respeito à saúde. A representação dos conselhos de saúde, que é definida pela Lei n. 8.142, determina que os mesmos deverão ser paritários e tripartites, em todas as esferas de governo, conforme esquema anterior.

Vinte anos de SUS

Em termos conjunturais, a eleição de Fernando Collor (1990-1992) significou a implantação de um governo não comprometido com políticas públicas de caráter universalista e, ainda, um governo cuja prioridade dizia respeito à privatização do Estado e à liberalização da economia. Essa orientação explica por que alguns itens aprovados pela Constituinte foram vetados pelo então presidente, salientando-se aqueles que diziam respeito ao financiamento e ao controle social. Apesar da resistência oficial, atores políticos ligados ao MRS pressionaram as lideranças partidárias, garantindo que a Lei n. 8.142, de 28/12/1990, recuperasse os pontos principais da proposta, como a participação social por meio de conselhos e conferências com caráter deliberativo, assim como garantiu a transferência intergovernamental de recursos financeiros para a saúde (Fundo Nacional de Saúde), repasses automáticos e condições para que os municípios e os estados pudessem receber recursos federais: fundo de saúde, conselho de saúde, plano de saúde, relatórios de gestão, contrapartida de recursos e planos de cargos e salários (Almeida, 2000).

Em termos operativos e administrativos, o MS delegou para o Instituto Nacional de Assistência Médica e Previdência Social (Inamps) a tarefa de implementar a nova política de financiamento do sistema (Portaria GM1841, 31/12/90) através da Norma Operacional Básica/SUS 1991(NOB-91). Essa primeira orientação foi bastante criticada por centralizar o repasse de recursos, e só foi modificada graças à pressão política de secretários estaduais e municipais de saúde, representados pelos Conselhos Nacional e Municipal de Secretários da Saúde – Conass e Conasens, no ano seguinte, com a NOB-92.

Ao longo da crise do governo Fernando Collor (processo de impeachment), as relações de poder foram alteradas no campo das políticas sociais e de saúde. Realizou-se a IX Conferência Nacional de Saúde que tratou do tema da municipalização da saúde e contou, como a anterior, com uma intensa participação social. Essa conferência acabou por se constituir em um dos atores do movimento pela saída de Collor.

No governo seguinte (Itamar Franco, 1992-1993) o Ministério da Saúde vai, novamente, contar com técnicos ligados às propostas de reforma sanitária, permitindo-se uma retomada do processo de implantação do SUS, destacando-se a extinção do Inamps e o decreto de reposse financeiro Fundo a Fundo.

Edita-se a NOB SUS 01/93, cuja orientação é traduzida com fidelidade pela expressão que a designa: "A ousadia de cumprir a lei". O título dessa norma consegue, de maneira sintética, simbolizar o descompasso entre o aparato jurídico e técnico-institucional e sua efetiva concretização.

Preocupada em garantir a implantação do SUS e do processo de descentralização, a norma em questão estabeleceu um sistema de transmissão com diferentes níveis de responsabilidade por parte dos municípios e estados (gestão incipiente, parcial e semiplena e parcial e semiplena, respectivamente); estabelece, ainda, como fórum permanente de negociação e deliberação, as Comissões Tripartite e Bipartite.

Em cerca de quatro anos essa NOB contribuiu para a crescente habilitação dos municípios brasileiros para que assumissem suas responsabilidades em termos de saúde, o que implicou a necessidade de outras normas que acompanhassem essa evolução.

Em 1996, a NOB/SUS 01/96 estabeleceu duas novas condições de gestão municipal – Plena de Atenção Básica e Plena do Sistema Municipal – e de gestão estadual – Gestão do Sistema Estadual e Gestão Plena do Sistema Estadual. Essa norma definiu também os papéis básicos do Ministério da Saúde – Gestão Nacional, Promoção e Incentivo à Gestão Estadual para promover a Gestão Municipal.

Finalmente, em 2001, aprovou-se a Norma Operacional de assistência à saúde NOAS/SUS/01/2001, que ampliou as responsabilidades do município quanto à atenção básica e definiu o processo de regulamentação da assistência.

A partir da publicação da Portaria/GM nº 399, de 22 de fevereiro de 2006 – Pacto pela Saúde 2006, em suas três dimensões –, pela Vida, em Defesa do SUS e de Gestão, a normalização da saúde passou a ser efetuada através do Pacto pela Saúde, que se define como um conjunto de reformas necessárias ao SUS que deve ser pactuado pela União, pelos estados e pelos municípios, a fim de se promover inovações nos processos e instrumentos de gestão. Nesse processo de busca de inovações, são redefinidas as responsabilidades de cada setor de acordo com a realidade local. O pacto se efetua pela adesão dos municípios, dos estados e da União ao Termo de Compromisso de Gestão que substitui as formas e as funções definidas anteriormente pelas normas operacionais. Esse termo define prioridades, metas e responsabilidades de cada ente da União, renovadas periodicamente

As prioridades estabelecidas pelo Pacto pela Vida, em nível nacional, são: saúde do idoso; controle do câncer de colo do útero e de mama; redução da mortalidade infantil e materna; fortalecimento da capacidade de resposta às doenças emergentes e endemias, com ênfase na dengue, na hanseníase, na tuberculose, na malária e na influenza; promoção da saúde e fortalecimento da atenção básica.

Já o Pacto de Gestão estabelece como diretrizes para a gestão do SUS: descentralização e participação da comunidade (princípios constitucionais expressos no art. 198 itens I e III, respectivamente); regionalização; financiamento; planejamento; Programação Pactuada e Integrada – PPI; gestão do trabalho e educação na saúde.

No tocante ao financiamento, por exemplo, o repasse de recursos deixou de ser transferido em mais de cem "caixinhas" e desde essa época passou a ser transferido através de cinco blocos de financiamento: atenção básica, atenção de média e alta complexidade, vigilância em saúde, assistência farmacêutica e gestão do SUS.

Como forma de garantir a regionalização e viabilizar a gestão das Regiões de Saúde, são constituídos os Colegiados de Gestão Regional-CGR, espaço permanente de pactuação e cogestão solidária e cooperativa.

É nos CGRs que se deve dar a "definição de prioridades e de pactuação de soluções para a organização de uma rede regional de ações e serviços de atenção à saúde, integrada e resolutiva" (Portaria/GM 399 22/02/2006).

No caso do estado de São Paulo, foram constituídos 64 CGRs, que se agrupam nos 17 DRS – Departamentos Regionais de Saúde.

Em 2011, cinco após a publicação do Pacto pela Saúde 2006, houve a publicação do Decreto nº 7.508 em 28 de junho de 2011, que "regulamenta a Lei 8080 de 19 de setembro de 1990, para dispor sobre a organização do Sistema Único de Saúde-SUS, o planejamento da saúde, a assistência à saúde e a articulação interfederativa, e dá outras providências".

Segundo publicação do Ministério da Saúde o Decreto trouxe "mais transparência na gestão do SUS, mais segurança jurídica nas relações interfederativas e maior controle social".

A mesma publicação destaca ainda que o Decreto nº 7.508 de 28/06/2011, "tem o importante papel de regular a estrutura organizativa do SUS, o planejamento da saúde, a assistência à saúde e a articulação interfederativa".

Porém, como afirma Gilson Carvalho, "é muito cedo para uma avaliação mais profunda do Decreto".

No Decreto, damos destaque para o Capítulo I que, em seu artigo 2º, formula importantes definições:

Art. 2º Para efeito deste Decreto, considera-se:

I – Região de Saúde – espaço geográfico contínuo constituído por agrupamentos de municípios limítrofes, delimitado a partir de identidades culturais, econômicas e sociais e de redes de comunicação e infraestrutura de transportes compartilhados, com a finalidade de integrar a organização, o planejamento e a execução de ações e serviços de saúde;

II – Contrato Organizativo da Ação Pública da Saúde – acordo de colaboração firmado entre entes federativos com a finalidade de organizar e integrar as ações e os serviços de saúde na rede regionalizada e hierarquizada, com definição de responsabilidades, indicadores e metas de saúde, critérios de avaliação de desempenho, recursos financeiros que serão disponibilizados, forma de controle e fiscalização de sua execução e demais elementos necessários à implementação integrada das ações e serviços de saúde;

III – Portas de Entrada – serviços de atendimento inicial à saúde do usuário no SUS;

IV – Comissões Intergestores – instâncias de pactuação consensual entre os entes federativos para a definição das regras da gestão compartilhada do SUS;

V – Mapa da Saúde – descrição geográfica da distribuição de recursos humanos e de ações e serviços de saúde ofertados pelo SUS e pela iniciativa privada, considerando-se a capacidade instalada existente, os investimentos e o desempenho aferido a partir dos indicadores de saúde do sistema;

VI – Rede de Atenção à Saúde – conjunto de ações e serviços de saúde articulados em níveis de complexidade crescente, com a finalidade de garantir a integralidade da assistência à saúde;

VII – Serviços Especiais de Acesso Aberto – serviços de saúde específicos para o atendimento da pessoa que, em razão de agravo ou de situação laboral, necessita de atendimento especial; e

VIII – Protocolo Clínico e Diretriz Terapêutica – documento que estabelece: critérios para o diagnóstico da doença ou do agravo à saúde; o tratamento preconizado, com os medicamentos e demais produtos apropriados, quando couber; as posologias recomendadas; os mecanismos de controle clínico; e o acompanhamento e a verificação dos resultados terapêuticos, a serem seguidos pelos gestores do SUS.

Ainda no aspecto legislativo podemos comemorar mais um avanço: a sanção pela Presidenta da República da Lei 12.466 de 24 de agosto de 2011, que acrescenta os arts. 14A e 14B à Lei 8080/90.

Através dessa Lei, as "Comissões Intergestores Bipartite e Tripartite são reconhecidas como foros de negociação e pactuação entre gestores, quanto aos aspectos operacionais do Sistema Único de Saúde – SUS" e o Conselho Nacional de Secretários de Saúde (Conass) e o Conselho Nacional de Secretarias Municipais de Saúde (Conasems) são reconhecidos como entidades representativas dos entes estaduais e municipais para tratar de matérias relativas à saúde, enquanto os Conselhos de Secretários Municipais de Saúde (Cosems) são reconhecidos como entidades que representam os entes municipais, no âmbito estadual.

O SUS e a democracia

Uma das questões centrais da viabilização da política de saúde e do SUS estabelecidos na Constituição é a do Financiamento por ser escasso, insuficiente e sujeito a mudanças em momentos políticos e econômicos, por vontade dos gestores.

Visando regularizar essa situação foi aprovada pelo Congresso Nacional a chamada Emenda 29 de 13/09/2000, assegurando recursos mínimos para o financiamento das ações e serviços públicos de saúde, estabelecendo para a União o valor apurado no ano anterior corrigido pela variação nominal do Produto Interno Bruto (PIB); para os estados e Distrito Federal 12% do produto de arrecadação dos impostos e para os municípios 15% também do produto de arrecadação dos impostos.

Esta Emenda Constitucional estabeleceu sua revisão em um período de 5 anos, o que foi objeto de várias ações e iniciativas em discussão no Congresso Nacional, sendo que, em janeiro de 2003 foi proposto o Projeto de Lei estabelecendo que a União destinará à Saúde 10% de seus Recursos de Conta Corrente Bruta e mantendo os mesmos valores de 12% e 15% para estados e municípios.

Dada a complexidade do tema e interesses envolvidos a regulamentação só foi efetivada com a Lei Complementar 141/2012, que dispôs sobre os valores a serem aplicados anualmente pela União, estados, DF e municípios, em ações e serviços públicos de saúde; entretanto praticamente foram mantidos os valores já estabelecidos pela Emenda 29, não colocando, para a União, o valor de 10% da Receita Corrente Bruta, o que foi e é objeto de críticas de vários setores.

Nesta lei, um aspecto considerado positivo foi o disposto em seus artigos 2º e 3º, definindo o que pode ser considerado como despesas com ações e serviços públicos de saúde, procurando impedir a inclusão, pelos gestores das três esferas de governo, de gastos com ações e serviços de outra natureza como gastos em saúde.

De acordo com o entendimento de política pública proposto neste capítulo, o maior ou menor grau de participação dos diferentes grupos sociais na definição de prioridades, elaboração e implantação de políticas significa uma relação equilibrada e democrática entre Estado e sociedade civil. A esfera pública constitui-se historicamente como um campo em que os diferentes atores sociais disputam pela orientação da sociedade; os movimentos e os atores que conseguem estabelecer uma proposta que vai ao encontro do conjunto da sociedade são, também, aqueles capazes de provocar transformações sociais (Touraine, 2005).

As diferentes reflexões sobre a elaboração do SUS, como política pública e processo de disputa política, convergem no sentido de reconhecer a participação popular como um dos elementos importantes nessa trama, ainda que haja divergência significativa quanto à avaliação da efetiva importância desse processo.

Ao contrário da teoria sociológica, os constituintes entenderam como controle social as formas pelas quais a população poderia exercer um papel de fiscalização e de decisão na elaboração de políticas de saúde.

O controle social é exercido por intermédio das Conferências de Saúde, nacional, municipal e estadual, e pelos Conselhos de Saúde, que também existem por nível da federação. Nessas instâncias são avaliadas as políticas existentes e propostas novas diretrizes. Se aceitas, essas propostas passam a ter força de lei e devem ser aplicadas. Ao longo das conferências também são eleitos os conselheiros municipais, estaduais e nacionais. Os candidatos ao conselho devem ser membros de entidades inscritas nas conferências; estas, por sua vez, devem ter existência legal. Cada conselho deve ter um regimento interno, e o município que não realizar essas conferências e não tiver um conselho não poderá receber o financiamento federal.

A partir da experiência europeia do pós-guerra, a procura da igualdade e do bem-estar associou-se ao conceito de democracia, tradicionalmente vinculado ao de cidadania. Cabe, sobre o tema da cidadania, ressaltar que, contemporaneamente, os desafios colocados tanto à ciência quanto à prática política ultrapassam a noção de cidadania original de Marshall (1967), entendida como um longo processo ascendente de criação de direitos, desde os individuais, civis e políticos, até os sociais, definidos como um mínimo de bem-estar econômico e de garantia de segurança, até a capacidade de participar por completo da herança social composta pelo acesso a todos os bens socialmente produzidos. De acordo com Costa (2000), esse desafio consistiria em garantir que no "nível das políticas públicas e no plano do aparato administrativo e jurídico estatal esteja refletida a vontade pública consolidada em formas de participação política horizontal". Dessa forma, a discussão da democracia passa necessariamente pela discussão da política pública e pela participação social e popular.

Para Habermas (1987), as sociedades se estruturam através de dois princípios societários distintos: a lógica da racionalidade instrumental do sistema (o mercado e o Estado) e a lógica da racionalidade comunicativa que orienta o mundo da vida. Contemporaneamente, haveria uma tendência à colonização desta última pela primeira. Para se defender desse processo de racionalização burocrática das estruturas interativas, o mundo da vida se organiza em movimentos sociais que atuariam no ponto de encontro entre as esferas: o espaço público. Nesse espaço, interlocutores linguisticamente competentes iriam se confrontar na busca pela participação nos processos de decisão sobre a condução da orientação cultural da sociedade.

O conhecimento desse processo de participação na esfera pública representa uma reflexão importante para o entendimento da democracia e passa, portanto, pela identificação da existência de canais de participação – institucionais, políticos, jurídicos, sociais – e das condições de participação da população nessas instâncias, ou seja, passa pela discussão e pela compreensão das formas participativas de democracia.

O espaço constitucionalmente reservado à participação popular no SUS recebeu o nome de "controle social". De acordo com Barros (1992), o controle social pode ser entendido como "a capacidade que a sociedade tem de influir sobre a gestão pública com o objetivo de banir as práticas fisiológicas e clientelísticas que conduziram à privatização da ação estatal no Brasil". Para Correia (2000), "o controle social sobre ações e recursos do Estado tem como um dos requisitos essenciais o estabelecimento de relações entre Estado e sociedade por meio de canais democráticos de participação social".

No campo da ciência política, a participação pode ser definida desde o voto – participação no sistema eleitoral da democracia representativa – até a noção de participação como um processo "...relacionado ao número e à intensidade de indivíduos envolvidos nas tomadas de decisão..." (Gohn, 2001). No Brasil, na área das Ciências Sociais em Saúde Pública, nas últimas décadas, é grande a publicação sobre o tema, o que, certamente, foi decisivo na concepção dos mecanismos participativos para o sistema de saúde.

Diferentes trabalhos e pesquisas com atores sociais em saúde demonstram a fragilidade da participação no que diz respeito aos usuários do sistema, fragilidade essa expressa por sua capacidade limitada no processo de tomada de decisão, e na sua representatividade em relação à sociedade como um todo. Apesar de a participação política ter sido implementada através de dispositivos de "controle social formal... institucionalizada por meio de conselhos, conferências e da própria atuação na fiscalização do sistema... o mesmo não ocorreu com o controle social substantivo..." (Minayo, 2001). Ou seja, a participação política real, entendida como acesso ao processo de tomada de decisões e de formulação de mudanças culturais, ainda se constitui objeto a ser perseguido e problematizado.

Em pesquisa conduzida junto a membros do Conselho Municipal de Saúde de um município do estado de São Paulo, de cerca de 130 mil habitantes, alguns resultados confirmam essa análise de Minayo. A fim de se identificar a percepção dos conselheiros, representantes da população, sobre a dinâmica da participação e dos movimentos sociais, foram feitas entrevistas individuais e em grupo, no ano de 2005.

Todas as falas foram unânimes em qualificar a participação social como um processo extremamente positivo para a gestão pública. De acordo com a análise da secretária de Saúde, os Conselhos de Saúde apresentariam as seguintes limitações:

- baixa representatividade; e

- seu entendimento sobre o setor como um todo e sua concretização no município estudado seria marcado por um modelo "hegemonicamente médico", que ignoraria aspectos mais importantes da promoção da saúde, assim como os limites desse modelo enquanto capacidade de atender aos problemas.

No que diz respeito às ações que contribuiriam para o incremento da participação, todos as atores entrevistados recomendaram a adoção de uma política constante de capacitação. Para os gestores, essa capacitação deveria ser voltada para a discussão do modelo de atenção à saúde. Também se acreditava que essas ações poderiam contribuir para o envolvimento de outros grupos, visto que seriam oferecidas de forma e em períodos mais sistemáticos. Além dessa medida, todos os entrevistados recomendavam maior divulgação do conselho.

A esse respeito deve-se salientar que, apesar de apontarem as unidades do PSF como um espaço adequado para divulgação do conselho, sobretudo através da ação dos agentes de saúde que visitam periodicamente todas as residências da área de atuação da unidade, não se encontrou, em nenhuma ata de reuniões, proposta desse tipo. Lembre-se ainda que os usuários deveriam promover formas de comunicação com seus representantes, através das diferentes organizações que os elegeram, mas que isso raramente acontece. Alegam eles que as pessoas não querem, não gostam ou não podem ir a reuniões. Apesar de apresentarem eventuais canais de comunicação – como as ações das Pastorais de Saúde e mesmo as próprias missas dominicais, bastante frequentadas – nunca se valeram desses recursos.

Sobre esse tema – em que medida os representantes do segmento de usuários procuram aumentar o nível de participação popular nos mecanismos de controle social –, algumas hipóteses podem ser levantadas:

a) as associações de bairro, apesar de terem sido originadas em um momento de conflito social, na década de 1970, ao longo dos anos teriam desenvolvido uma prática menos autônoma, reforçando seus laços com grupos políticos clientelistas e perdido tanto em representatividade quanto em capacidade de envolvimento da população;

b) os representantes de usuários entrevistados teriam se apropriado de um espaço que, ainda que pouco disputado pelo conjunto da população, lhes garante um acesso a informações e oportunidades que normalmente estão fora do alcance de grupos populares, o que os levaria a procurar a manutenção do *status quo*;

c) de maneira geral, a população, além de desconhecer esses mecanismos de participação, tem, sobre a vida associativa e política, uma visão extremamente negativa. Mesmo entre os conselheiros, a participação é apresentada como uma tarefa pesada, que exige dispêndio de tempo e sacrifícios pessoais; e

d) o movimento pela Reforma Sanitária, apesar de sua importância para uma transição democrática nos anos 1980, não pode ser considerado um movimento social, de acordo com a concepção de Touraine (2005) sobre o tema. Entendido como um movimento reivindicatório e político, não teria contribuído para uma mudança significativa na orientação cultural da sociedade. Sua capacidade de mudança teria sido importante do ponto de vista legal e administrativo, mas relativa do ponto de vista da mudança social.

Sobre esse aspecto, vale lembrar ainda que, no município pesquisado era constante a citação, entre todos os segmentos entrevistados, de práticas desenvolvidas por prefeitos e secretários de Saúde (de gestões anteriores) que visavam impor limitações ao conselho, como a supressão de recursos para transporte e outros itens.

Os representantes de usuários entrevistados apresentavam contradição em seu discurso sobre seu nível de representatividade. Apesar de todos reconhecerem que a maior parte da população desconhece o CMS, apesar de não desenvolverem uma prática sistemática de informação sobre as decisões e os temas tratados, nem sobre o andamento de reivindicações, consideravam que o problema da representatividade só seria expresso ou concretizado quando acontecessem tentativas de ocupação da porcentagem de representações destinadas aos usuários (50%) por parte de pessoas que são funcionários públicos ou privados da Saúde.

Nas entrevistas em grupo foi possível observar a relação entre os conselheiros. Dessa observação podem ser destacados alguns pontos, como certa tensão entre conselheiros, representantes de usuários, mas com diferentes inserções sociais. Essa tensão revelava-se, principalmente, em razão de diferentes e assimétricas capacidades argumentativas, pelas diferenças acentuadas de condições e estilos de vida e mesmo de ocupação profissional.

Apesar de pessoas de classe média não frequentarem, usualmente, esses canais de democracia local ou gestão participativa, sobretudo pelo fato de não se valerem de serviços públicos – quando isso acontece, principalmente em cidades menores –, têm maior capacidade de ocupar espaço nas reuniões do conselho, o que provoca um aumento na tensão preexistente entre representantes dos usuários, da gestão e, finalmente, dos funcionários.

Assim, como espaço de discussão política, o CMS apresenta diferentes níveis de tensão. A tensão entre os sistemas público e privado de Saúde, apesar de sua importância, raramente é mencionada. Por outro lado, o conselho, espelhando a lastimável e escandalosa desigualdade da sociedade brasileira, coloca os diferentes segmentos – gestores, funcionários e usuários – em situação de antagonismo. Para os usuários, a participação é entendida como forma de fiscalização e de reivindicação de direitos, historicamente comprometidos ou recusados; para os técnicos, a tomada de decisão compartilhada com os usuários é problemática. Mais do que um espaço solidário e criativo, tem-se um espaço de conflito não assumido ou insuficientemente trabalhado.

Para todos os segmentos entrevistados, a participação colocou-se como componente do sistema de saúde; se para os técnicos e gestores ela é definida como um recurso administrativo ou um princípio ético e constitutivo do SUS, para os usuários aparece como um dos poucos canais para encaminhamento de seus problemas, um dos poucos espaços de discussão e de reivindicação. Porém, como caracterizar esse espaço público?

Retomando a proposta de Habermas (1987), a sociedade seria constituída pela esfera da vida e pela esfera do sistema. Na primeira desenrolar-se-iam a vida cotidiana, a arte, a subjetividade, os afetos, as relações pessoais e íntimas; na segunda estariam colocados o mercado, o Estado, a ciência. Na primeira, predominaria a ação comunicativa, em que as decisões seriam tomadas pela troca de argumentos, baseados em valores e posições consensuais; na segunda, predominaria a ação instrumental, baseada na lógica econômica, no conhecimento científico e na tecnologia. Na sociedade contemporânea, a esfera do sistema estaria "colonizando" o mundo da vida. Na modernidade, os movimentos sociais teriam sido os atores que teriam impedido a total colonização dessa esfera, por intermédio da criação de um espaço público no qual indivíduos linguisticamente competentes argumentavam em situação de igualdade pela tomada de decisões baseadas em lógicas plurais.

No Brasil, a experiência dos conselhos e dos movimentos de saúde, nas últimas décadas do século passado, pode ser entendida segundo essa interpretação. Além da criação de uma política de saúde, nesses espaços foram criadas propostas mais próximas do mundo da vida: saúde de minorias, equidade, humanização do atendimento e outras iniciativas parecem basear-se, principalmente, na lógica comunicativa. Diante da complexidade crescente da sociedade contemporânea, em que o poder e a capacidade de participar da tomada de decisões está cada vez mais dependente do acesso às informações, é urgente que os CMS consigam desenvolver uma prática e um método de diálogo que traduza e integre as diferentes linguagens e representações. De maneira geral e, guardadas todas as limitações e dificuldades, esse tem sido o caminho percorrido, ainda que lentamente. Na avaliação de um funcionário do serviço de saúde, com "o CMS a situação já é ruim, imagine sem...!".

CONSIDERAÇÕES FINAIS

A elaboração e a implantação do SUS significou uma ruptura com o caráter das políticas socais autofinanciadas de períodos anteriores, como foram o Sistema Financeiro de Habitação, o saneamento básico e a atenção médica. Essa ruptura só foi possível graças à intensa mobilização dos atores sociais na área da Saúde, que souberam elaborar uma crítica e propor uma nova orientação sobre o setor para outras instâncias da sociedade, conseguindo um nível significativo de transformações de caráter legal, administrativo e de assistência.

Essa crítica baseava-se na identificação do grave quadro nosológico da época ao modelo de desenvolvimento econômico e social; na apresentação da irracio–nalidade de um sistema que oferecia serviços em excesso em determinadas regiões, faltando oferta em outras, financiamento insuficiente, falta de integração entre diferentes setores da assistência, assim como competências dos diferentes níveis, gerando baixa cobertura, falta de uma política de recursos humanos que agisse sobre a qualidade do setor, centralização excessiva e falta de participação da comunidade.

Dessa discussão crítica, o movimento pela reforma sanitária conseguiu uma reorientação no modelo, conforme o que se segue:

- elaboração de um conceito ampliado, pelo qual o nível de saúde de uma população é definido por condicionantes culturais, socais, econômicos e ambientais, e pelo acesso aos serviços de promoção, proteção e recuperação da saúde;
- estabelecimento da saúde como direito universal do cidadão;
- responsabilização do poder público pelo setor; e
- criação do Sistema Único de Saúde (SUS), de caráter público e universal (Almeida, 2000).

REFERÊNCIAS BIBLIOGRÁFICAS

1. Almeida ES, Chioro A, Zioni F. Políticas públicas e organização do sistema de saúde: antecedentes, reforma sanitária e o SUS. In: Westphal MF, Almeida ES (org.). Gestão de serviços de saúde: descentralização/municipalização do SUS. São Paulo: Cortez, 2002.
2. Bobbio N. Dicionário de política. Brasilia: Universidade de Brasília, 1994.
3. Barros MED. A política de saúde pós-IX CNS [mimeografado]. In: CONASEMS. A saúde que queremos. Aracaju, 1992.
4. Brasil. Constituição da República Federativa do Brasil de 1988. Brasilia: Senado Federal, 1988.
5. Brasil. Ministério da Saúde. Secretaria de Gestão Estratégica e Participativa. Decreto nº 7.508 de 28 de junho de 2011: regulamentação da Lei 8080/90 / Ministério da Saúde. Secretaria de Gestão Estratégica e Participativa.Brasília: Ministério da Saúde, 2011.
6. Carvalho G. Regulamentação de Lei 8080: um decreto com 20 anos de atraso.
7. Correia MVC. Que controle social? Os conselhos de saúde como instrumentos. Rio de Janeiro: Fiocruz, 2000. p.54.
8. Costa S. Esfera pública, redescoberta da sociedade civil e movimentos sociais no Brasil: uma abordagem tentativa. Novos Estudos CEBRAP. n.18. São Paulo, 1994.
9. Gohn MG. Conselhos gestores e participação política. São Paulo: Cortez, 2001.
10. Habermas J. A nova in-transparência. Novos Estudos CEBRAP. n.18. São Paulo, 1987.
11. Hobsbawm E. A era dos extremos, o breve século XX – 1914-1991. São Paulo: Companhia das Letras, 1995.
12. Marshall TH. Cidadania, classe social, status. Rio de Janeiro: Zahar Editores,1967.
13. Minayo MCS. Sobre a complexidade de implantação do SUS. In: Silva SF. Municipalização da saúde e poder local: sujeitos, atores e políticas. São Paulo: Hucitec/Cortez, 2001.
14. Souza C. Políticas Públicas: uma revisão da literatura. Porto Alegre: Sociologias 2006; 8(16):20-45.
15. Touraine A. Un nouveau paradigme – pour comprendre le monde d'aujourd'hui. Paris: Fayard, 2005.

Avaliação de Serviços e Programas de Saúde para a Tomada de Decisão

7

Oswaldo Yoshimi Tanaka
Cristina M. Meira de Melo

APRESENTAÇÃO

A avaliação, em qualquer de suas formas, está muito próxima do método científico e de suas tradições, mas usa tais recursos de modo subordinado. Ela é, antes de qualquer outra coisa, uma atividade técnico-política, uma função desenvolvida dentro de um sistema social concreto, num contexto específico.

Ainda que se reconheça a ampliação e o interesse sobre a avaliação no campo da saúde, é necessário assumir que esta ainda não está institucionalizada, principalmente em relação aos serviços e aos programas de saúde.

Mesmo considerando o valor intrínseco que a avaliação tem no processo de gestão em saúde, é importante delimitar o foco da discussão revisada que se fará neste capítulo. Discute-se aqui a avaliação como um instrumento de gestão, dirigida para todos aqueles que, nos serviços ou nos programas de saúde, tomam decisões. Ressalte-se que consideramos que a tomada de decisão não é exclusiva dos que ocupam a função gerencial, sendo exercida também pelos profissionais que executam ações e produzem serviços de saúde. Nessa situação o avaliador tem uma preocupação consistente e lida com uma audiência previamente definida, interessada nos resultados da avaliação. Sendo assim esse processo tem um caráter político acentuado em situação de recursos escassos, como é frequente no setor saúde e no contexto brasileiro. Mas a avaliação não é uma resposta aos problemas e/ou às preocupações que mobilizam sua realização, e sim um modo de contribuir com a compreensão de um determinado fenômeno, num determinado contexto.

No entanto, a avaliação, qualquer que seja sua forma ou propósito, pode assumir diferentes características, como demonstra a Tabela 7.1.

Tabela 7.1 – Descrição comparativa entre diferentes propósitos da avaliação

	Pesquisa avaliativa	Avaliação para tomada de decisão	Avaliação para a gestão
Objetivo	Conhecimento	Tomada de decisão	Aprimoramento
Enfoque	Impacto	Caracterização/ Compreensão	Caracterização/ Quantificação
Metodologia dominante	Quantitativa/ Experimental e Quase Experimental Qualitativa	Qualitativa/ Quantitativa/ Situacional	Qualitativa/ Quantitativa/ Situacional

Fonte: Adaptado de Novaes, HMD Mortalidade neonatal e avaliação da qualidade da atenção ao parto e ao recém-nascido no Município de São Paulo. Tese de Livre-docência. Faculdade de Medicina da USP, 1999.

Aqui, assume-se como definição que a avaliação é um processo técnico-administrativo e político de julgamento do valor ou do mérito de algo, para subsidiar a tomada de decisão no cotidiano, o que significa produzir informações capazes de apoiar uma intervenção de forma oportuna, visando a ajustar a direcionalidade e a velocidade da intervenção.

No processo de avaliar produzem-se informações que permitem medir, no sentido de produzir uma análise com referência a um padrão ou parâmetro determinado, comparar o que se faz com outras ações similares ou esperadas, manifestar demandas de operações e estratégias para a execução e emitir um juízo de valor. É na emissão do juízo de valor que o avaliador se posiciona e, ao se posicionar, pode influir ou direcionar a tomada de decisão. Isto é ainda mais importante no processo de avaliação para a tomada de decisão para a gestão porque, nesse processo, o avaliador pode ser um avaliador interno, envolvido diretamente com o objeto da avaliação e um dos atores que participam do processo de tomada de decisão, ou pode ser alguém externo ao programa ou ao serviço avaliado. Nesse momento emerge um problema na condução da avaliação: uma possível ingerência do avaliador sobre o conteúdo do julgamento de valor emitido.

No caso da avaliação com um avaliador interno, este, dada sua posição ao mesmo tempo de avaliador e de participante do jogo decisório, pode exercer um papel hegemônico na avaliação, direcionando a decisão tomada a partir de uma perspectiva individual. Para evitar ou reduzir a ingerência do avaliador interno na emissão do juízo de valor e, consequentemente, na tomada de decisão, é preciso que os parâmetros assumidos sejam validados internamente por todos os avaliadores e por todos os interessados na avaliação. Isto significa que a avaliação é compreendida como um processo técnico-político, permeado pelas relações de poder estabelecidas entre os atores da avaliação e outros atores participantes ou interessados nesse processo e em seus resultados (Figueiro e col., 2010).

Na mediação dos interesses dos avaliadores que também estão envolvidos no processo decisório, deve-se levar em conta na validação dos parâmetros o que aponta Contandriopoulos (2006), quando defende a construção coletiva do julgamento final da avaliação para que esta seja considerada pertinente e crível. Para afastar as possíveis distorções no processo de avaliação, principalmente quando esta é conduzida por avaliadores internos, o processo de avaliação deve ser participativo, democrático e não hierarquizado (Contandriopoulos, 2006, p. 709). Esse princípio permite criar alianças em torno de interesses sobre a avaliação, facilitando que seus resultados subsidiem o processo de tomada de decisão, sem que essa seja resultante da hegemonia de algum dos avaliadores que ocupam uma posição hierárquica no serviço avaliado (Silva e Brandão, 2011).

Um desafio constante é superar a falsa dicotomia que separa o ator que avalia daquele que é avaliado, o que nem sempre é adequado à avaliação para a tomada de decisão no cotidiano do trabalho em saúde. Esses papéis são mesclados, dado que os envolvidos no programa ou no serviço também serão seus avaliadores. E esse aspecto não impede que a avaliação seja válida. Para assegurar a validade da avaliação, os pressupostos estabelecidos por Contandriopoulos (2006) sobre a credibilidade, a fundamentação teórica e a pertinência da avaliação indicam uma forma de superar essa falsa dicotomia. Outros critérios, já experimentados na prática dos autores, são:

- A obtenção de informações precisas que asseguram uma reflexão também precisa em relação ao julgamento de valor.
- A credibilidade da informação junto aos interessados.
- A viabilidade da avaliação, que deve ser realista e prudente.
- A pertinência da avaliação que, por seu caráter também político, deve ser desenvolvida com rigorosa base ética.
- E por fim a utilidade da avaliação. Esse é um dos aspectos difíceis de ser alcançado no setor saúde, devido, sobretudo ao contexto político. A não institucionalização da avaliação é, seguramente, um dos fatores restritivos a seu uso nos programas e nos serviços de saúde.

Ao discutir a avaliação como instrumento de gestão no contexto de programas e serviços de saúde, é preciso definir quem toma decisões. Sem a identificação de quem participa do processo decisório, a avaliação se torna apenas um diagnóstico de uma dada situação, e não contribuirá para a modificação da situação avaliada. Compreende-se que, independentemente de sua inserção e posição hierárquica no programa ou no serviço de saúde, todas as pessoas têm capacidade para tomar decisões e efetivamente tomam, em algum momento de seu processo de trabalho. O exercício dessa capacidade é em parte determinado pelas relações de poder existentes e explicitadas no contexto local e pelas características da organização do processo de trabalho no modelo de gestão da organização de saúde onde se insere o serviço ou o programa avaliado (Tanaka e Melo, 2004).

A avaliação como lastro da tomada de decisão ainda não está institucionalizada no âmbito das organizações de saúde no Brasil. Nesse caso é preciso atentar para o papel exercido pela análise do contexto para a avaliação. A análise serve de referência para o julgamento de valor na avaliação, tornando-o mais abrangente e menos direcionado pela subjetividade dos avaliadores (Worthen, Sanders, Fitzpatrick, 2004).

Considerando que essa discussão tem como foco a avaliação como instrumento de gestão, torna-se importante conceituar o que se entende por tomada de decisão. O sujeito social apto a tomar decisão é aquele que tem a capacidade de mobilizar recursos de qualquer natureza, seja financeiro, de capacidades e tempo das pessoas, ou recurso material na organização de saúde para mobilizar e implementar o serviço ou o programa para a consecução dos resultados pretendidos (Tanaka e Melo, 2004).

Além disso, quem toma a decisão deveria ter também a capacidade de sustentá-la, o que se destaca como uma capacidade política importante para que os resultados da avaliação possam subsidiar novas intervenções. Deve-se considerar que o formato do processo decisório deve envolver o conjunto de atores que tomam decisões nos programas e nos serviços avaliados, o que significa adotar um modelo participativo e democrático.

Nesse sentido, o julgamento de valor resultante da avaliação deverá ter uma audiência claramente identificada, pois esta atua como sustentadora (*stakeholder*) não só do processo de avaliação, bem como das decisões que serão modificadas ou mantidas a partir de tais resultados.

Esse é um aspecto importante da avaliação como um instrumento de gestão, pois o que a distingue de um mero diagnóstico é seu uso para a mobilização de recursos para manter ou modificar um serviço ou programa de saúde (Patton, 2002).

O mais importante para incorporar a avaliação no cotidiano da gestão é admitir que, ainda que sejam pertinentes as diferentes classificações da avaliação a partir da procedência do avaliador (Scriven, 1996), ou das características normativas como proposto por Donabedian (1990), ou mesmo o momento em que se faz a avaliação, se antes, durante ou depois da execução do serviço ou programa, concorda-se com Vieira da Silva (2005, p.20) quando diz que

> (...) cada avaliação é um caso particular que requer criatividade por parte do investigador/avaliador na formulação da melhor estratégia, na seleção da abordagem, na definição de níveis e atributos, bem como na seleção de critérios, indicadores e padrões.

Construindo o processo avaliativo

A avaliação para a tomada de decisão tem como propósitos, conforme Weiss (1997) e Novaes (2000), corrigir o funcionamento do serviço ou programa; decidir sobre a continuidade ou fim do serviço/programa; escolher a melhor alternativa disponível e definir sobre a alocação de recursos financeiros. Ao avaliar, deve-se partir da identificação de uma situação circunscrita, identificada como problema, a partir da definição de seu propósito. Isso significa que a avaliação deve ser compreendida como um instrumento ou uma ferramenta da gestão para enfrentar e resolver um problema do serviço ou do programa de saúde.

Portanto, a condição primordial para o desencadeamento do processo de avaliação depende da definição prévia de seu propósito, foco e objeto. A partir deles formulam-se as perguntas avaliativas, pois parte-se do pressuposto de que o problema identificado, que demanda a avaliação no campo da saúde, tem uma complexidade que exige o uso de duas abordagens: a quantitativa e a qualitativa. Assume-se assim, portanto, que a avaliação parte de pelo menos duas perguntas avaliativas.

Se a pergunta não está claramente direcionada ao problema, esta deve ser aprimorada. A pertinência e a objetividade da pergunta avaliativa ficam explícitas a partir do momento em que o avaliador se questiona: Para que necessito desta resposta? Se não ficar clara a pertinência da pergunta e, portanto, do problema identificado que gerou a necessidade de avaliação, esse exercício deve ser repetido em busca da pergunta pertinente. Dessa maneira é possível uma formulação explícita da pergunta avaliativa que deverá ser respondida pela avaliação e, consequentemente, assegurar parcialmente que a resposta encontrada possa ser útil à tomada de decisão. A Figura 7.1 indica como é possível, de modo pragmático, validar a pergunta avaliativa respondendo a uma sequência de indagações que busca esgotar dissensos entre a audiência e os avaliadores sobre o que a justifica e a oportunidade da avaliação. Ela indica também que, em alguns casos, o sujeito e a audiência da avaliação são os mesmos.

O refinamento da pergunta avaliativa deve ser feito levando-se em consideração a hipótese de relação existente entre as variáveis formuladas de maneira subjetiva pelo avaliador, mas que estariam especificamente relacionadas ao problema que se deseja solucionar, partindo dos resultados. Esse aprimoramento também facilitaria a explicitação das variáveis que servem de guia para a escolha dos indicadores a serem usados na avaliação.

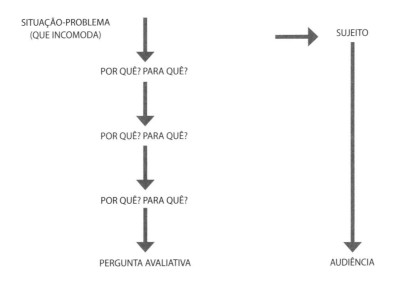

Figura 7.1 – *Esquema para a validação da pergunta avaliativa*

A formulação da pergunta avaliativa também deve estar relacionada com a análise do contexto em que o serviço ou o programa de saúde se insere. Entende-se como contexto todas as variáveis possíveis de serem analisadas no entorno político e institucional do serviço ou do programa, ou que possa influenciar, ou possa sofrer influência da tomada de decisão.

Para uma síntese de como fazer a análise de contexto sugere-se considerar as variáveis explicitadas na Tabela 7.2.

Tabela 7.2 – Descrição de variáveis para usar na análise do contexto

Variáveis político-institucionais	Informações sobre as mudanças existentes no contexto de atuação do programa ou serviço de saúde avaliado.
Variáveis organizativas	Informações sobre a estrutura do programa/serviço ou da organização onde se insere. Identificar os mecanismos organizativos adotados, além das características da distribuição do poder local.
Variáveis tecnológicas	Informações sobre o conhecimento e o emprego de tecnologias importantes para o desenvolvimento do programa/serviço.
Variáveis sociais	Relações estabelecidas (interna e externamente) entre atores relevantes para o desenvolvimento das atividades e das ações previstas pelo programa/serviço.
Variáveis individuais	Características das pessoas (valores, atitudes, capacidades, motivação etc.) que são atores relevantes para o processo de operacionalização e de sustentabilidade do programa/serviço.

Fonte: Adaptado de Universidade Federal da Bahia/Grupo de Pesquisa Descentralização e Gestão de Políticas Públicas/Escola de Administração/Escola de Enfermagem/Grupo de Pesquisa Gerir (2006).

A mobilização de recursos, sobretudo em organizações de cunho social, como as da saúde, está diretamente relacionada com o momento vivido pelas audiências político-institucionais. Portanto, para que a avaliação efetivamente resulte na tomada de decisão há necessidade de identificar a oportunidade de produzir respostas que possam desencadear uma mobilização de recursos disponíveis, ou que a audiência (que detém o poder) esteja disposta a envidar esforços para tanto. Nesse processo, um fator importante é o tempo, que interfere na possibilidade de que a resposta à pergunta avaliativa seja disponibilizada. Essa variável será determinante para a definição do desenho e a escolha dos indicadores a serem adotados, porque em parte é dela que depende a oportunidade de se fazer uma avaliação para a tomada de decisão.

A condição imprescindível para iniciar a avaliação é ter a pergunta avaliativa clara e adequada, preferentemente identificada com a audiência. Outro ponto de discussão importante é quanto ao uso de uma abordagem quantitativa ou qualitativa. De início, afirma-se que há dificuldades próprias quanto à adoção de uma ou outra abordagem. Os autores deste capítulo estão convencidos de que é preciso propagar a necessidade da utilização combinada de tais abordagens, daí a indicação de que toda avaliação deve partir de pelo menos duas perguntas.

No entanto, ambas as abordagens são usadas na avaliação no setor saúde. Como argumentado em outros textos (Tanaka e Melo, 2001; 2004), a complexidade dos serviços de saúde tem indicado a adoção de uma abordagem mista, pois permite avaliar diferentes aspectos do fenômeno/problema e, portanto, tentar abranger a própria complexidade dos aspectos que se devem avaliar. O uso de um *mix* de abordagens permite parcialmente superar as contraposições teóricas entre subjetividade e objetividade na avaliação, o que é pouco controlável no campo da produção dos serviços de saúde (Creswell, 2010).

A Figura 7.2 indica que o uso de um *mix* de abordagens, desde que coerente com as perguntas avaliativas, permite que se inicie a avaliação a partir de seus aspectos quantitativos e usando-se os dados já disponíveis. Esse primeiro passo na utilização de indicadores quantitativos permitirá o estabelecimento de relações que impulsionarão a necessidade de responder a outras perguntas avaliativas de natureza qualitativa, para que se aprofunde a compreensão sobre o significado do fenômeno que se avalia.

É importante realçar que ambas as abordagens têm vantagens e desvantagens, e que a adoção de uma ou de outra, ou de ambas, depende, como sempre, da pergunta avaliativa, do para quê avaliar e do conhecimento e da capacidade dos avaliadores.

A abordagem quantitativa é a mais adotada na avaliação em saúde, pelo fato de que são maiores a identidade e a facilidade de compreensão e de diálogo entre os distintos sujeitos envolvidos no processo de atenção à saúde, e, principalmente, das

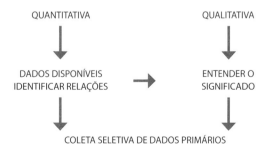

FIGURA 7.2 – *Esquema para a validação da pergunta avaliativa*
Fonte: Tanaka & Melo, 2004.

audiências das avaliações, com os resultados expressos por números. Nos serviços de saúde, sejam públicos ou privados, o uso da abordagem quantitativa é também facilitado pela maior disponibilidade e transparência das informações numéricas. No caso do SUS, há bancos de dados constituídos durante os últimos vinte anos que estão disponíveis *on-line* e podem ser úteis. A facilidade para a obtenção de dados quantitativos também permite a busca da representatividade das relações que se revelam através dos números.

A abordagem qualitativa ganha cada vez mais espaço na avaliação de programas e serviços de saúde, pelo potencial que tem para aprofundar a compreensão do significado das relações identificadas na prestação dos serviços e ações, sobretudo quanto aos resultados produzidos. Isso decorre do fato de que o conhecimento disponível tem determinado a incorporação pelos serviços e programas de saúde de um conceito expandido de saúde e de doença. Isso tem exigido a adoção de um enfoque interdisciplinar na execução dos serviços e dos programas, o que demanda a busca de identificação, explicação e interpretação de comportamentos e práticas cotidianas que não podem ser avaliadas apenas com o uso da abordagem quantitativa.

A abordagem quanti-qualitativa, por conseguinte, permite buscar a representatividade do que é operado pelos serviços e programas de saúde, bem como entender o significado dos fenômenos avaliados e de suas relações.

Para se iniciar o processo é importante que se tenha pelo menos um referencial teórico para desenhar e usar na avaliação. A maioria dos avaliadores em saúde tem adotado o referencial sistêmico de Avedis Donabedian, que define como componentes a estrutura, o processo e os resultados. No entanto, a ancoragem teórica para analisar os resultados e mesmo para definir os componentes da avaliação está predeterminada pelo propósito da avaliação.

Na avaliação do serviço ou do programa de saúde, é preciso atentar para a interação que ocorre entre o usuário, os prestadores dos serviços e a tecnologia disponível. Nesse sentido, o produto ou o resultado do serviço/programa é também a modificação ocorrida no usuário e não apenas a produção das atividades ou a cobertura alcançada (Guba & Lincoln, 1989).

Entendendo o serviço/programa de saúde como um sistema aberto, será obrigatório incorporar na avaliação as variáveis do contexto, englobando as características demográficas, sociais e culturais que deverão ser levadas em conta como direcionadoras das atividades desenvolvidas.

A adequação do propósito e do foco da avaliação ao perfil sociodemográfico da população beneficiada pelo programa/serviço de saúde visa a avaliar a produção em saúde e não apenas avaliar o alcance de maior produção ou produtividade. Assim a avaliação deve buscar o melhor resultado produzido pelo serviço ou programa de saúde e não apenas revelar a maior eficiência da oferta.

Com a análise, a comparação e a emissão de juízo de valor, podem-se avaliar os resultados alcançados, tendo em vista a população-alvo e a população realmente beneficiada (cobertura real).

Mas por onde começar a avaliação? Isso depende do que se quer avaliar: se os produtos do serviço/programa; se os efeitos provocados por eles, ou se o impacto causado pelos resultados.

Assim, a lógica que direciona a escolha da abordagem, dos dados a serem coletados e do tipo de análise depende do que se quer avaliar e das perguntas e dos objetivos da avaliação.

A partir dessas escolhas, podem-se definir os indicadores da avaliação, como indicado na tabela 7.3.

Tabela 7.3 – Orientação para a definição dos indicadores da avaliação

O que se quer avaliar	O que se deve medir	Foco do indicador	Tipo de pergunta avaliativa
Produto	Esforço, bens e serviços produzidos	Implementação de atividades	Por que funciona ou não funciona o serviço/programa? Para quem funciona o serviço/programa e em que circunstâncias? Como o serviço/programa é implementado?
Efeito	Eficácia, acesso aos resultados, uso e satisfação dos beneficiados	Uso de resultados e produtos	Os beneficiários estão satisfeitos com os resultados do serviço/programa? Qual a relação existente entre o que é observado e os resultados esperados?
Impacto	Eficácia e resultado dos efeitos produzidos	Uso de efeitos e mudanças	Como o serviço/programa afeta os beneficiários? Os resultados alcançados são compatíveis com os resultados esperados?

Fonte: Adaptado de Pnud, 2002, p. 82.

AS ETAPAS DO PROCESSO DE AVALIAÇÃO

O passo inicial do planejamento da avaliação deverá definir:

- propósito da avaliação;
- agregação dos interessados pela avaliação;
- definição do orçamento ou dos recursos institucionais (que depende da extensão da coleta de informações; do tempo disponível para fazer a avaliação; do alcance da avaliação);
- qual o efeito/alcance esperado pela avaliação;
- organização dos documentos pertinentes e disponíveis;

- constituição da equipe de avaliadores (pessoas interessadas; que tenham conhecimento da situação a avaliar; que dominem recursos importantes para a avaliação ou sobre o programa/serviço avaliado);
- coleta e análise de dados;
- preparo de informes e a divulgação dos resultados.

Partindo dessas definições e arranjos preliminares, o planejamento da avaliação propriamente dita deve incluir:

- a pergunta avaliativa com a definição do que será avaliado;
- clareza do porquê e para quê avaliar;
- definição dos objetivos;
- produtos esperados com a avaliação;
- metodologia;
- coordenação.

Uma recomendação, dada a partir da experiência dos autores, é a de se começar com perguntas avaliativas que possam ser respondidas com as informações disponíveis. Isso remete à definição de indicadores a usar ou, se for o caso, a depender do tempo e de outros recursos disponíveis, da adoção de indicadores aproximados.

A escolha depende do foco da avaliação. Por exemplo, se recai sobre a eficiência do programa/serviço de saúde, é óbvio que se valerá de indicadores quantitativos. Já uma avaliação com foco na sustentabilidade (que busca avaliar atitudes e comportamentos) do programa, por exemplo, deverá usar indicadores qualitativos.

O indicador é uma variável identificada pelo avaliador que tenha em si o maior poder de síntese, isto é, a maior capacidade possível de descrever e permitir a análise do fenômeno, ou das relações deste com os outros eventos do serviço ou do programa de saúde. Para tornar a avaliação factível e viável no tempo previsto, recomenda-se a escolha de três a cinco indicadores para responder a cada uma das perguntas avaliativas. Algumas delas podem facilitar a seleção dos indicadores (Pnud, 2002):

- O sentido do indicador é claro?
- Os dados estão facilmente disponíveis?
- A coleta e a análise das informações são possíveis de ser feitas pela equipe de avaliadores ou requerem apoio externo?
- O indicador é representativo para os resultados previstos?
- O indicador se refere a algo tangível ou que pode ser observado?
- É difícil de ser valorado qualitativamente, mas é importante?

A comparação entre os resultados dos indicadores e os parâmetros, com base no contexto local, é o que permite a emissão do juízo de valor. Para tanto, os parâmetros de comparação deverão estar definidos antes mesmo da coleta dos dados, de maneira a deixar clara a intencionalidade da tomada de decisão. É o parâmetro que permite comparar os resultados obtidos e assegura a distinção essencial entre a avaliação e a mera análise da situação. Se a definição do parâmetro se dá depois do uso dos indicadores, isso constitui apenas uma análise em que se procura entender o que foi observado através dos indicadores.

No caso da abordagem qualitativa, a etapa de comparação se constitui na interpretação do significado das informações coletadas com os informantes-chave.

Em qualquer das opções, seja pela abordagem qualitativa ou quantitativa, a escolha dos parâmetros deve ser pertinente ao contexto do programa/serviço e também devem ser selecionados ou definidos de forma participativa pelos interessados na avaliação. A definição do parâmetro deve se basear no conhecimento existente, no contexto global em que se insere o serviço ou o programa, e orientado pela amplitude do recurso a ser mobilizado para a tomada de decisão. A escolha prévia do parâmetro direcionará o detalhamento necessário para a construção do indicador, pois permitirá que a seleção de indicadores tenha a abrangência necessária para a emissão do juízo de valor.

A emissão do juízo de valor sempre será permeada pela subjetividade do avaliador. Não se deve buscar anular nem esconder essa subjetividade, mas torná-la a mais explícita possível. Isso pode ser obtido mediante a explicitação dos parâmetros empregados para comparação e das inferências feitas a partir da análise dos dados quantitativos coletados (Scriven, 1996).

As etapas de medir, comparar e emitir juízo de valor são desenvolvidas de forma cíclica. Em cada um dos ciclos se faz uma aproximação parcial para produzir uma resposta para a pergunta avaliativa. Dessa maneira, cada ciclo do processo de avaliação possibilitará a emissão de um juízo de valor que permitirá a tomada de decisão visando à modificação, ao redirecionamento ou à manutenção do componente do serviço ou do programa de saúde definido como um problema.

Avaliação como instrumento de gestão *versus* pesquisa avaliativa

A avaliação é, ao mesmo tempo, campo de aplicação e de produção de conhecimentos. A diferença essencial é dada pelo tipo de conhecimento que é usado pela avaliação ou que ela é capaz de produzir. Nem sempre esse conhecimento pode ser definido como científico. No entanto, nem por isso a avaliação perde sua relevância. Por outro lado, a pesquisa busca explicação ou conclusões e a avaliação leva à decisão. Por isso a avaliação procura descrever um componente ou aspecto específico do fenômeno e seu contexto único em relação a uma ou mais escalas de valores e/ou critérios.

A avaliação, como instrumento de gestão, tem por finalidade propiciar um processo de decisão oportuno no tempo, com confiabilidade e abrangência de informações, segundo os objetivos das distintas audiências. Consequentemente, deve ser feita por demanda de uma audiência composta de sujeitos capazes de decidir sobre a manutenção ou a modificação de um programa ou de um serviço de saúde, mesmo que esta seja feita por avaliadores externos.

Tanto a avaliação como instrumento de gestão quanto a pesquisa avaliativa se distinguem de outras formas de produção do conhecimento porque emitem um julgamento de valor (Novaes, 2000).

Na pesquisa, esse julgamento é obtido pela adoção rigorosa do método científico. Na avaliação como instrumento de gestão, o modelo lógico adotado pode ser mais flexível e, sobretudo, mais ágil no tempo, compromisso esse que não é preocupação quando da operacionalização da pesquisa.

Dado que a avaliação emerge como atividade de especialistas e é fortemente comprometida com o método científico, essa tradição ainda persiste. O compromisso da pesquisa avaliativa é, por princípio, com a produção de um conhecimento validado pelo método científico, que pode ou não ser usado para a tomada de decisão. Já a avaliação como instrumento de gestão se compromete com a produção de um conhecimento que subsidie a tomada de decisão. Portanto, ela tem um compromisso claro com o uso de seus resultados, que se pressupõe devem contribuir para a decisão de manter ou modificar o que está sendo feito no serviço ou no programa de saúde. Assim, um dos elementos fundamentais para distinguir a pesquisa avaliativa da avaliação para a tomada de decisão é o compromisso prévio com a audiência e o uso dos resultados. Em seu desenvolvimento se aplicam passos sistemáticos, planejados e dirigidos para a identificação de informações que possam consubstanciar um juízo de mérito ou valor sobre algo que se quer avaliar (Aguilar & Ander-Egg, 1992).

Assim, a tabela 7.4 destaca os diferentes propósitos das avaliações.

Portanto, a principal diferença entre a avaliação como instrumento de gestão e a pesquisa avaliativa está no uso de seus resultados, o que dependerá de quem é a audiência da avaliação.

No entanto há outra classificação para a avaliação: a pesquisa avaliativa interessada. Segundo Draibe (2001), essa modalidade de pesquisa guarda relação com as duas classificações explicitadas acima porque se constitui em uma pesquisa com o uso dos rigores do método e, ao mesmo tempo, tem possibilidade de aplicação de seus resultados para subsidiar a decisão sobre aquilo que se avalia.

Desse modo a pesquisa avaliativa depara um aspecto que é característico da avaliação como instrumento de gestão: a governabilidade sobre a decisão. Isso implica também considerar que a pesquisa avaliativa deve ter um interesse e um compromisso quanto ao uso des seus resultados, o que é um enfoque ainda novo. Tal enfoque inclui a definição prévia de qual é o compromisso do avaliador e qual é a capacidade da audiência para mobilizar recursos, isto é, para influenciar a tomada de decisões.

Tabela 7.4 – Propósitos das avaliações

Avaliação para a tomada de decisão	Propósito	Avaliação para o aprendizado organizacional	Propósito
Ações corretivas no funcionamento do programa	Identificar que mudanças precisam ser feitas no programa/serviço	Sobre a história do programa/serviço	Ter o registro histórico ou documental de um programa
Continuidade do programa	Descobrir em que medida um programa está atingindo seus objetivos	Gerar *feedback* sobre o programa/ serviço	Gerar *feedback* para os responsáveis sobre o programa/serviço, permitindo a reflexão sobre a prática
Teste de novas ideias	Descobrir o sucesso de um novo programa/ serviço ou de um de seus componentes	Dar ênfase aos objetivos do programa	Reforçar os objetivos a serem alcançados pelo programa/serviço
Escolha da melhor alternativa disponível	Descobrir qual a melhor opção a seguir entre as alternativas disponíveis	*Accountability* e controle social sobre os programas	Gerar relatórios de informação sobre o funcionamento do programa para uso público
Financiamento do programa	Decidir se o programa deve continuar a ser financiado	Entender modos de intervenção social	Adquirir conhecimento sobre os tipos de atividades que buscam mudar as condições sociais e o comportamento humano

Fonte: Weiss, Carol (1997), *apud* Unicamp/Nepp (1999, p. 55).

Este capítulo permite identificar como iniciar o processo de avaliação para a tomada de decisão. Este texto se destina àqueles envolvidos ao mesmo tempo com a operacionalização de serviços e programas e com sua avaliação. Desse modo, os autores assumem que a avaliação não é uma tarefa apenas para especialistas, mas deve ser assumida no cotidiano da gestão e da operação dos serviços, dos programas e das ações de saúde.

REFERÊNCIAS BIBLIOGRÁFICAS

1. Aguilar MJ, Ander-Egg E. Avaliação de serviços e programas sociais. Petrópolis: Vozes, 1995.
2. Contandriopoulos AP. Avaliando a institucionalização da avaliação. Ciência & Saúde Coletiva 2006; 11(3):705-711.
3. Creswell, JW. Projeto de pesquisa: métodos qualitativos, quantitativos e misto. São Paulo: Artmed, 2010.
4. Donabedian A. The seven pillars of quality. Arch Pathol Lab Méd 1990; 114:1115-8.
5. Draibe S. Avaliação de programas. In: Barreira MCRN; Brant MCC (org.). Tendências e perspectivas na avaliação de políticas sociais. São Paulo: IEE/PUC; 2001. p.165-81.
6. Figueiro, AC e col. Avaliação em saúde: conceitos básicos para a pratica nas instituições. In: Samico, I e col. Avaliação em saúde: bases conceituais e operacionais, Rio de Janeiro: Medbook, 2010.
7. Guba E, Lincoln Y. Fourth generation evaluation. Newbury Park, CA: Sage Publications, 1989.
8. Novaes, HMD. Avaliação de programas, serviços e tecnologias em saúde. Rev. Saúde Pública 2000: 34(5): 547-49.
9. Patton MQ. Qualitative research and evaluation methods. Thousand Oaks, CA: Sage Publications, 2002.
10. Scriven M. Types of evaluator and types of evaluation. Newbury Park , CA: Sage Publications, 1996.
11. Silva, RR, Brandão, DB. Nas rodas da avaliação educadora In: Campos, RO & Furtado, JP. Desafios da avaliação de programas e serviços de saúde. Campinas: Ed. Unicamp, 2011.
12. Universidade Federal da Bahia. Grupo de Pesquisa Descentralização e Gestão de Políticas Públicas/Npga. Escola de Administração. Avaliação da Gestão dos Cursos de Educação Profissional Integrada ao Ensino Médio. Guia do Avaliador. Salvador, 2006. 17p.
13. Programa de las Naciones Unidas para el Desarollo. Oficina de Evaluación del PNUD. Manual de Seguimiento y Evaluación de Resultados. New York: PNUD, 2002.
14. Tanaka OY, Melo C. Reflexões sobre a avaliação em serviços de saúde e a adoção das abordagens qualitativa e quantitativa In: Bosi MLM; Mercado FJ. Pesquisa qualitativa de serviços de saúde. Petrópolis: Vozes, 2004, p.122-33.
15. Tanaka OY, Melo C. Avaliação de programas de saúde do adolescente. Um modo de fazer. São Paulo: Edusp, 2001.
16. Universidade Estadual de Campinas/Núcleo de Estudos de Políticas Públicas/Nepp. Programa de Apoio à Gestão Social no Brasil. Projeto: Desenho e Implantação de Estratégia de Avaliação. Campinas, 1999.
17. Vieira da Silva LM. Conceitos, abordagens e estratégias para avaliação em saúde. In: Hartz ZMA e Vieira da Silva LM (org.). Avaliação em saúde. Dos modelos teóricos à prática na avaliação de programas e sistema de saúde. Salvador: EDUFBA; Rio de Janeiro: Fiocruz; 2005. p.15-41.
18. Weiss, CH. How can theory-based evaluation make greater headway? Evaluation Review 1997; 21(4): 501-24.
19. Worthen BR, Sanders JR, Fitzpatrick, JL. Avaliação de programas: concepções e práticas. São Paulo: Gente, 2004. p. 301-39.

A Economia e a Saúde Pública   8

Áquilas Mendes
Rosa Maria Marques

INTRODUÇÃO

Há algo estranho na premissa de que a discussão sobre a Saúde Pública representa a rejeição das questões econômicas, principalmente a do desenvolvimento econômico. Podia-se esperar, entre outras coisas, que um período de duas décadas e meia de crescimento econômico medíocre no Brasil – com uma taxa média anual do PIB de apenas 2,3% entre 1980 e 2006 – devesse oferecer mais espaço, em relação a qualquer época, para o principal sentido de uma sociedade, em particular a brasileira: valorizar o desenvolvimento do país.

É trivial no campo de estudo da Economia que a definição de desenvolvimento se refere ao crescimento econômico – medido pela ampliação da capacidade produtiva – acompanhado da melhoria no padrão de vida da população e de alterações significativas na estrutura da Economia (Sandroni, 2001). Dessa forma, deve-se pensar no tratamento simultâneo dos problemas econômicos e sociais, de forma a conciliar os objetivos e as metas para superá-los nas distintas fases do processo de desenvolvimento do país. O tratamento integrado entre a política econômica e a política social permite que o país aposte no desenvolvimento social como condição necessária ao desenvolvimento econômico, propiciando, por exemplo, um lugar de destaque à Saúde Pública na agenda das macrodecisões do Brasil.

Nessa perspectiva, é possível reconhecer que o desenvolvimento econômico deve promover a inclusão social e diminuir o nível de desigualdade, não se restringindo às políticas de geração de emprego e renda, ainda que estas sejam essenciais. A rigor, é necessário que sejam implementadas políticas que, de um lado, comecem a alterar o nível de concentração de renda e do patrimônio no país, e, de outro, garantam um determinado nível de renda para todos. Segundo adverte Furtado (2002), em seu último livro, "para participar da distribuição de renda, a população necessita estar habilitada por um título de propriedade ou pela inserção qualificada no sistema

147

produtivo" (p. 16). De forma contundente, para esse autor isso seria possível por meio de uma reforma patrimonial.

No tocante à renda, essa precisa ser entendida como um direito derivado do conceito de cidadania, portanto, garantida pela Constituição brasileira. Na realidade, essa renda faz parte dos direitos "básicos" de qualquer cidadão brasileiro, tal como é estabelecido, por exemplo, no artigo 196 da Constituição, em que a saúde é um direito de todos e um dever do Estado.

A garantia desse mecanismo de distribuição de renda indireta – Saúde Pública para todos – além de reafirmar a necessidade de viabilizar o sistema de proteção social atualmente existente, reconhece a complexidade da realidade brasileira, marcada por uma herança histórica de concentração de renda e de ausência de direitos sociais. São necessários cerca de R$ 32,5 bilhões, por meio da aprovação da regulamentação da Emenda Constitucional 29, para melhorar o padrão de gasto público em saúde.* Contudo, mesmo que um programa mais ambicioso (que se preocupe em garantir uma qualidade de vida mais elevada e digna) envolvesse uma quantidade de recursos mais significativa, essa deveria ser a prioridade em termos de política social, pois só dessa maneira pode-se dizer que a sociedade brasileira estaria verdadeiramente comprometida com o desenvolvimento do país. Crescer sem distribuir a renda é não só reproduzir o passado de desigualdades sociais, como aprofundá-lo. Essas sempre foram as palavras do mestre Furtado, deixando a ideia-síntese: "o desenvolvimento verdadeiro só existe quando a população em seu conjunto é beneficiada" (Furtado, 2002, p. 21).

Para a sustentação desse projeto de desenvolvimento, no entanto, seria necessário que o Estado brasileiro recuperasse sua capacidade de intervenção, o que exigiria dos governos das décadas de 1990 e 2000 a aceitação da centralidade da questão social na política macroeconômica. Dessa forma, nas decisões das políticas, deveriam ser privilegiados os objetivos sociais, em detrimento de outros exclusivamente econômicos, como a manutenção do superávit primário, com reduções dos gastos sociais, em geral, e da saúde, por meio do Sistema Único de Saúde (SUS), em particular.

É da compreensão geral que, ao longo desses anos, pós-Plano Real, os governos federais priorizaram a adoção de políticas econômicas imediatistas, evitando assim que se construísse um espaço público com valorização de projetos de desenvolvimento econômico e social.

A própria história de construção do SUS ao longo dos últimos anos, após a vigência da Constituição cidadã de 1988, é um exemplo disso. Como se sabe, o tema mais recorrente na agenda de problemas do sistema de saúde e mais presente no cotidiano da gestão das ações e dos serviços públicos foi o esquema de financiamento do sistema, fragilizado sobretudo pelos arautos das políticas econômicas

---

*. Para efeito de aplicação em ações e serviços de saúde, conforme o Projeto de Regulamentação da EC 29 no Senado (PLS/2007 – Tião Viana). Dado extraído dos relatórios da Comissão de Orçamento e Finanças do Conselho Nacional de Saúde, ver parte 3 deste texto.

neoliberais. A ausência de preocupação com o financiamento do SUS, nesse período, evidencia o distanciamento do campo da economia brasileira em relação aos rumos do desenvolvimento no país. Por sua vez, a luta pela retomada dos princípios do SUS estaria associada àquela de um desenvolvimento com distribuição de renda e riqueza.

Este texto tem como objetivo reconstruir o processo de institucionalização do financiamento do SUS, ao longo de sua existência, e destacar as tensões havidas com a política econômica dos governos recentes, indicando que se pode estar assistindo ao abandono do conceito de saúde tal como concebido na Constituição Federal e, por consequência, de suas bases de financiamento, o que coloca em pauta qualquer tipo de sistema de proteção social que não aquele inspirado na universalidade e na ampliação dos direitos sociais. Dito de outra forma, um sistema que não se orienta pelos trilhos do desenvolvimento econômico e social.

O texto está estruturado em três partes. A primeira trata dos vinte anos de trajetória de institucionalização do SUS – reconhecido como uma política pública de saúde universal, ancorada nos princípios da seguridade social, consolidados na Constituição de 1988. Isso porque a verdadeira dimensão do problemático financiamento do SUS só é compreendida se for analisada como parte integrante de um processo que tem início quase imediatamente após a promulgação da Constituição cidadã e contra ela. A segunda parte, de maneira breve, esclarece os pilares da política econômica do governo no período 2001-2006. A terceira parte descreve brevemente os resultados dessa política na economia e discute como seus fundamentos se concretizam em proposições que têm como objetivo modificar a vinculação de receitas para a Seguridade Social e o amplo consenso construído em relação ao financiamento do SUS.

A TENSA TRAJETÓRIA DE INSTITUCIONALIZAÇÃO DO FINANCIAMENTO DO SUS*

Em relação às políticas sociais, a Constituição de 1988 significou uma inflexão no tratamento até então concedido pelo Estado. Os constituintes, ao terem clareza da necessidade de se construir caminhos seguros em relação ao resgate da imensa dívida social brasileira herdada do regime militar, procuraram instituir na Constituição direitos básicos e universais de cidadania, assegurando o direito à saúde pública, definindo o campo da assistência social, regulamentando o seguro-desemprego e avançando na cobertura da Previdência Social. Essas conquistas foram incorporadas em artigos específicos, referentes à Seguridade Social, consolidando a solidariedade entre a Saúde, a Previdência e a Assistência Social.

Como resposta às exigências do volume de recursos necessários a esse tipo de proteção social, ampliados no conceito de Seguridade Social, e também para tornar o financiamento menos dependente das variações cíclicas da economia (principal-

---

*. Esta parte do texto apoia-se em Mendes e Marques (2006).

mente do emprego junto ao mercado formal de trabalho), os constituintes definiram que seus recursos teriam como base várias fontes. Merecem destaques:

- a folha de salários, referente às contribuições de empregados e empregadores;
- o faturamento, trazendo para seu interior o Fundo de Investimento Social (Finsocial)* e o Programa de Integração Social e de Formação do Patrimônio do Servidor Público (PIS/Pasep);
- o lucro líquido das empresas, como uma contribuição nova introduzida na Constituição, denominada Contribuição sobre o Lucro Líquido (CLL); e
- a receita de concursos e prognósticos (loterias).

Além dessas fontes, a Seguridade Social contaria com recursos de impostos da União, dos estados e dos municípios. Ao mesmo tempo, os constituintes preocuparam-se em definir que esses recursos fossem exclusivos da proteção social, porém nenhum governo que se seguiu à Constituição de 1988 cumpriu tal determinação.

É importante lembrar que também houve a preocupação em definir que o rateamento dos recursos da Seguridade Social não poderia ser distinto de seu conceito de proteção, significando que, em seu interior, não teria sentido a vinculação de recursos. Esperava-se que a cada ano, quando da discussão do orçamento, fosse definida a distribuição do conjunto de receitas previstas para as diferentes áreas. A única vinculação prevista ficou para os recursos do PIS/Pasep porque dizem respeito ao programa seguro-desemprego e ao pagamento do abono PIS/Pasep, sendo que 40% de sua arrecadação são destinados a empréstimos feitos pelo BNDES às empresas.

Após vinte anos de promulgação da Constituição de 1988, não foram poucas as tensões ocorridas no interior da Seguridade Social. Para alguns, os embates havidos na implementação da Seguridade Social deixaram clara a impossibilidade de sua existência administrativa – uma vez que a legislação ordinária separou as três áreas – e financeira, uma vez que na prática ocorreu uma progressiva especialização das fontes.

Mesmo diante das várias tensões provocadas pelos constrangimentos econômicos, o modelo de Seguridade Social criado demonstrou capacidade de resistência nas conjunturas mais problemáticas. A maior resistência foi dada pelo movimento pela universalização da saúde, em seu percurso de construção do SUS.

A questão financeira da área da Saúde tem sido condicionada pelo tratamento concedido à Previdência no interior da Seguridade Social, de um lado, e, de outro, à política de austeridade fiscal implementada pelo governo federal nas políticas sociais, decorrente de seu objetivo de promover o equilíbrio orçamentário com elevados superávits primários.

Em que pese os constituintes terem definido que os recursos da Seguridade Social não poderiam ser alocados para outros fins que não aqueles da Previdência, da Saúde

---

*. Em 1991, o Finsocial foi substituído pela Contribuição para o Financiamento da Seguridade Social (Cofins).

e da Assistência, e que, ao mesmo tempo, não haveria vinculação das fontes aos diferentes ramos,* entre 1989 e 2006 isso foi sistematicamente desconsiderado.

A primeira tensão ocorrera já em 1989, quando o então Finsocial contribuiu como fonte de recursos importante para a despesa de encargos previdenciários da União, a qual não integra a Seguridade Social. Esse desvio de finalidade repetiu-se em 1990. No fim desse ano, com a aprovação da Lei Orgânica da Saúde (LOS), o governo federal não aplica e desconsidera no período posterior o disposto no art. 55 do Ato das Disposições Transitórias da Constituição, que assegurava pelo menos 30% do total dos recursos da Seguridade Social para a Saúde, com exceção da arrecadação do PIS/Pasep, de uso exclusivo do Fundo de Amparo ao Trabalhador (FAT). A participação das contribuições sociais foi sendo reduzida sistematicamente nos dois anos seguintes à LOS.

O segundo embate ocorreu em 1993, quando o Executivo federal desrespeitou a Lei de Diretrizes Orçamentárias (LDO), que determinava o repasse para a Saúde de 15,5% da arrecadação das contribuições de empregados e empregadores, obrigando o Ministério da Saúde a solicitar empréstimos ao FAT. A partir desse ano, essas contribuições tornaram-se fonte exclusiva da área da Previdência, medida na qual se legaliza posteriormente na reforma previdenciária do governo Fernando Henrique Cardoso. Um terceiro e significativo conflito no financiamento do SUS e da Seguridade Social ocorreu em 1994, com a criação do Fundo Social de Emergência (posteriormente denominado Fundo de Estabilização Fiscal e atualmente Desvinculação das Receitas da União – DRU), quando foi definido, entre outros aspectos, que 20% da arrecadação das contribuições sociais seriam desvinculadas de sua finalidade e estariam disponíveis para uso do governo federal.

Nesse quadro de deterioração da situação financeira da Previdência, em que a baixa arrecadação das contribuições sociais era reflexo do não crescimento da economia, com altas taxas de desemprego e o crescimento do mercado informal do trabalho, a Previdência incorporou como fonte de recursos os demais recursos que integram a Seguridade Social, além de já usar, de forma exclusiva, as contribuições sobre a folha de salários. Desse modo, o constrangimento financeiro assumido pela Saúde não encontrava paralelo em sua história recente.

Como forma de encontrar fontes alternativas de recursos, o Conselho Nacional de Saúde e a Comissão de Seguridade Social da Câmara buscaram soluções transitórias por meio da criação, em 1994, do Imposto Provisório sobre a Movimentação Financeira (IPMF). Na realidade, essa solução veio a vigorar a partir de 1997, sob a denominação Contribuição Provisória sobre a Movimentação Financeira (CPMF). Nesse ano, a participação da CPMF foi de R$ 6,7 bilhões, correspondendo a 27,8% do total das fontes do financiamento da Saúde. Em 1998, essa participação passou para 37% e, em 1999, significou 22,6%. Nesse último ano, essa redução foi proveniente da ausência de arrecadação durante alguns meses. Nos anos seguintes, sua participação

---

*. Com exceção do PIS/Pasep, que é destinado ao Fundo de Amparo do Trabalhador (FAT).

em relação ao total das fontes de financiamento recuperou-se, correspondendo a 31,5%, em 2000, e passando para 29,3%, em 2005 (Mendes & Marques, 2006).

O novo volume de recursos da CPMF não significou o esperado, uma vez que Cofins e Contribuição sobre o Lucro Líquido das empresas (pessoa jurídica) foram reduzidas, especialmente em 1997, e passaram a ser transferidas crescentemente para a área previdenciária. Além disso, parte dos recursos da CPMF foi destinada a atividades alheias à Saúde, pela desvinculação do Fundo de Estabilização Fiscal (FEF) – de 1998 a 1999 –, isto é, o antigo Fundo Social de Emergência (FSE) – de 1994 a 1997 – e da atual Desvinculação das Receitas da União (DRU), a partir de 2000.

Entre 1993 e 2005, as contribuições sociais, de longe, constituíram a principal fonte de financiamento da Saúde, muito embora a presença de recursos fiscais seja significativa em alguns anos, sobretudo quando dificuldades de continuidade da CPMF se apresentavam (1999).* Em 2005, 90,1% dos recursos tiveram origem nas contribuições sociais. Desde a criação da CPMF, as contribuições sociais correspondem a uma participação superior a 70%.**

Ao longo dessa trajetória, trata-se de reconhecer o avanço da Previdência, como também o uso do mecanismo da desvinculação de parte dos recursos da Seguridade Social.

Nota-se, nos anos que se seguiram a 1995, a expansão dos problemas financeiros da área da Saúde. Três questões explicitam a fragilidade do esquema de financiamento do SUS. Em primeiro lugar, nota-se que a contrapartida federal nesse financiamento foi reduzida, entre 1995 e 2005, de US$ 85,7 para US$ 77,4 *per capita* (Santos, 2007). Em segundo, verifica-se um sistemático crescimento da irregularidade no fluxo de execução orçamentária do MS, especialmente a partir da segunda metade dos anos 1990. Por fim, destaca-se um aumento significativo do saldo a pagar da rubrica Restos a Pagar do Ministério da Saúde, em particular entre 2001 e 2004, passando de R$ 9,2 milhões para R$ 1,8 bilhão (dados da Comissão de Orçamento e Finanças do Conselho Nacional de Saúde).

Embora o país atravessasse um período de retração econômica, com reflexos negativos no mercado de trabalho, essa situação não provocou impacto negativo nas contas da Seguridade Social ao longo dos anos 2000. Logo após o penoso quadro financeiro da década de 1990, caso fosse respeitado pelo governo federal o conceito de Seguridade Social definido na Constituição de 1988 e não fosse usado o mecanismo de desvinculação dos 20% do antigo Fundo de Estabilização Fiscal e atual DRU, o orçamento da Seguridade contaria com superávits de R$ 26,64 bilhões (2000), R$ 31,46 bilhões (2001), R$ 32,96 bilhões (2002), R$ 31,73 bilhões (2003), R$ 42,53 bilhões (2004) e R$ 56,9 bilhões (2005), todos em valores correntes. Esses

---

*. A CPMF, como fonte exclusiva para a Saúde, vigorou até o fim de 1998. Após embates no Legislativo, foi prorrogada, sem que continuasse como uma contribuição exclusiva da Saúde. Já em prorrogações subsequentes, a CPMF teve sua alíquota acrescida, participando do financiamento das despesas da Previdência a partir de 1999, e do Fundo de Combate à Pobreza, a partir de 2001.

**. Ministério da Saúde, ver Mendes (2005).

recursos excedentes, segundo a Associação Nacional dos Fiscais da Previdência, foram alocados no pagamento de gastos fiscais ou contabilizados diretamente no cálculo do superávit primário (Anfip, 2006).

Esse resultado positivo não alterou a posição do governo federal, que durante todos esses anos manteve acesa a ideia de defesa do déficit da Previdência, desconsiderando assim sua vinculação ao orçamento da Seguridade Social. Interessante observar que essa atitude contribuiu para a aprovação de reformas na Previdência (Marques & Mendes, 2005).

A situação de incerteza e indefinição dos recursos financeiros para a área da Saúde levou à busca de uma solução mais definitiva, qual seja: a vinculação dos recursos orçamentários das três esferas de poder. A história de construção de uma medida de consenso no âmbito da vinculação de recursos levou sete anos tramitando pelo Congresso, até a aprovação da Emenda Constitucional n. 29 (EC 29), em agosto de 2000.

A primeira Proposta de Emenda Constitucional (PEC 169) foi formulada em 1993, quando o Ministério da Saúde solicitou o primeiro empréstimo ao FAT. Depois disso, várias outras propostas de vinculação foram elaboradas e discutidas no Congresso Nacional, mas nenhuma delas sustentava a ideia original de vinculação tanto no âmbito das contribuições sociais (30%) quanto no do orçamento de cada nível de governo. A última proposta de vinculação dos recursos para a saúde restringiu-se aos recursos orçamentários da União, dos estados e dos municípios, materializando-se na EC 29.*

A Emenda Constitucional 29 estabeleceu que estados e municípios devem alocar, no primeiro ano, pelo menos, 7% dessas receitas, sendo que esse percentual deve crescer anualmente até atingir, para os estados, 12%, no mínimo, em 2004 e, para os municípios, 15% no mínimo. Em relação à União, a EC 29 determina que, para o primeiro ano, deveria ser aplicado o aporte de pelo menos 5% em relação ao orçamento empenhado do período anterior; para os seguintes, o valor apurado no ano anterior é corrigido pela variação do PIB nominal. Cabe ressaltar que à União, a EC 29 não explicita a origem dos recursos, e em relação à Seguridade Social foi omissa, como se não houvesse disputa por seus recursos, como mencionado anteriormente.

Pode-se perceber, portanto, que essas tensões por recursos foram presentes antes e após o estabelecimento da EC 29. Como mencionado anteriormente, a luta do SUS por recursos já vem de longo período, podendo seu primeiro conflito ser situado em 1993. Para os objetivos deste texto, no entanto, o importante é assinalar aquelas situações em que os constrangimentos econômicos, em especial os derivados do esforço da lógica da política econômica dos governos após o Plano Real, refletiram-se em ações que resultariam em menor disponibilidade de recursos para a Saúde Pública. Reconhecer o sentido das reformas econômicas e sociais implantadas nesse período, particularmente no governo 2001-2006, torna-se fundamental para evidenciar as

---

*. Para o conhecimento das propostas de vinculação de recursos para o financiamento da Saúde, ver Marques e Mendes (1999).

fragilidades do esquema de financiamento das políticas sociais, com destaque para a área da Saúde Pública. O próximo item contém a análise desse objetivo.

A POLÍTICA ECONÔMICA RESTRITIVA

Desde o início do período governamental 2001-2006, ficou claro que, em matéria de política econômica, no lugar de implementar uma transição para um novo modelo, defendido durante a campanha eleitoral, não só foi mantida a política macroeconômica do governo anterior como esta foi aprofundada, o que fica evidente com a manutenção do compromisso de promover superávit fiscal primário, o que é tratado mais a seguir.

De forma geral, a política macroeconômica foi fundamentada no regime de metas de inflação; no aumento do superávit primário; e na manutenção do regime de câmbio flutuante. No regime de metas de inflação, o nível de inflação constitui o principal objetivo a ser alcançado, de forma que todas as demais variáveis econômicas a ela devem se subordinar. Na prática, quando os diretores do Banco Central (Bacen) consideravam que havia uma tendência de a inflação superar a meta fixada, elevava-se a taxa básica de juros – taxa Selic, definida pelo Comitê de Política Monetária do Bacen – para assegurar o controle da demanda agregada. Esse objetivo explica a razão para os ciclos de aumento e de diminuição da taxa de juros experimentados nos últimos quatro anos. No início do governo, diante da tendência altista dos preços, a taxa de juros foi elevada para 25,5% em janeiro e 26,5% em fevereiro de 2003. Ainda que tenha havido reduções após esse primeiro ano do governo, de forma que, em dezembro de 2006, a taxa básica de juros chegou a 12,49%, pode-se dizer que a taxa continua extremamente alta, em termos do padrão internacional.

A questão do superávit primário constitui mecanismo-chave da política econômica neoliberal adotada. Trata-se de medida de esforço fiscal que visa ao pagamento do serviço da dívida, decidida no governo anterior no momento da negociação com o Fundo Monetário Internacional (FMI). O superávit fiscal foi aumentado para 4,25% do Produto Interno Bruto (PIB), por livre iniciativa do governo, no ano de 2003.* Durante o governo anterior, esse esforço girou em torno de 3,5% do PIB e o acordado com o FMI havia sido de 3,75%. Para os anos seguintes, embora a meta não tenha sido formalmente ampliada, o superávit primário foi de cerca de 4,6% do PIB em 2004 e de 4,8% em 2005.

É interessante notar que, apesar desse esforço, a dívida mobiliária federal (títulos públicos fora do Bacen) continuou a crescer: de R$ 623 bilhões em 2002, para R$ 980 bilhões em 2005. Já a dívida líquida do setor público, de 55,5% do PIB em dezembro de 2002, se reduziu para 51,5% em dezembro de 2005 e, no fim de 2006, correspondia a 50,0% do PIB. Essa queda deveu-se especialmente à revalorização

---

*. Esse aumento foi anunciado em 28 de fevereiro, mediante a Carta de Intenção enviada ao FMI. Para sua efetivação, o governo promoveu cortes no orçamento da União de R$ 14,1 bilhões, o que reduziu a disponibilidade dos ministérios da área social em 12,44%.

do real, que contribuiu tanto para reduzir a dívida externa pública quanto para diminuir a parcela da dívida interna corrigida pela variação cambial. Além disso, os resultados decorrentes da redução do gasto público foram em parte anulados pela elevação do peso da conta juros, provocada pelo aumento e/ou pela manutenção de alta taxa básica de juros. Diante disso, os juros nominais devidos pelo setor público, que eram de 8,5% do PIB em 2002, e já eram enormes, aumentaram para 9,3% do PIB em 2003, mas corresponderam, em 2005, a 8,12%. A diferença entre esses percentuais e os do superávit primário resultaram em "rolagem" de parte dos juros devidos.

A rigor, ao atrelar os juros básicos à meta inflacionária, o governo impediu que sua política fiscal restritiva fosse eficaz. A combinação do esforço fiscal com as elevadas taxas de juros resultou em baixo crescimento econômico, aumento das rendas dos detentores de riqueza financeira e contínua pressão sobre os gastos sociais, em geral, e o da Saúde Pública em particular, como se verá adiante.

A manutenção do regime de câmbio flutuante, por sua vez, resultou em extrema valorização do real, sem que as compras de dólar feitas pelo Bacen tenham conseguido alterar essa situação. Assim, à parte os primeiros meses do governo, o câmbio registrou quedas contínuas.

Resultados da política macroeconômica na Economia e na Saúde

Ao longo do período de 2001-2006, a evolução do PIB seguiu sua trajetória anterior, evidenciando a dificuldade da economia brasileira em obter crescimento de forma continuada, segundo a lógica da política macroeconômica implementada: houve expansão de apenas 1,15% em 2003; 5,71% em 2004; 2,94% em 2005; e de 3,70% em 2006.

O pequeno crescimento do PIB durante esses anos teve como principal causa a expansão das exportações que, apesar da valorização do real, aumentaram significativamente. Em 2005, por exemplo, o setor agropecuário cresceu apenas 0,8%; a indústria, 2,5%; e os serviços, 2%. Do lado da despesa, o consumo das famílias cresceu 3,1%; a formação bruta do capital fixo, 1,6%; as importações, 9,5%; e o consumo do governo, 1,6%. O setor de exportações cresceu consideráveis 11,6%. Por sua vez, aumentou-se a dependência do país com relação ao desempenho do resto do mundo, principalmente da China, demandante de *commodities*.

Segundo Carneiro et al. (2006), o aumento da participação relativa de produtos com baixo valor adicionado na pauta de exportação configura uma certa "reprimarização" dessa mesma pauta. Os produtos básicos que representavam, em 2000, 22,8% do total do valor das exportações, tiveram sua participação elevada para 29,3% no ano de 2005. Em oposição a esse crescimento, a contribuição dos produtos semimanufaturados e dos manufaturados se reduziu, passando, em um mesmo período, de 15,4% para 13,5%, e de 59% para 55,1%, respectivamente. Acrescente-se a esse movimento (de intensificação da participação dos produtos básicos no total das exportações) o fato de que parte dos manufaturados apresenta baixa ou média intensidade tecnológica, o que dá um sentido mais amplo ao emprego do termo "reprimarização".

O fraco desempenho econômico ocorrido no período de 2001-2006 repercutiu no comportamento do rendimento médio habitual real do trabalhador brasileiro. Para se ter uma ideia, em 2005, esse rendimento, embora tivesse crescido 2% em relação ao ano anterior, não atingiu os trabalhadores com carteira assinada, grupo que sofreu redução de 0,8%, sendo que, em 2004, ele havia aumentado 0,3% e, em 2003, havia diminuído 4,9%. Nesse ano, a taxa média de desemprego continuou a decrescer, registrando 9,8%.

À redução do rendimento médio real habitual dos ocupados soma-se o processo de concentração nas faixas de renda mais baixas. Considerando o rendimento principal dos ocupados com dez anos ou mais, constata-se que, em 2004, 89,9% recebiam até cinco salários mínimos. Em 2002, esse percentual era de 87,6% (IBGE – Banco de dados – Sidra).

Outro elemento importante que deve ser indicado, e que tem reflexo sobre a Seguridade Social, diz respeito ao grau de precarização das relações de trabalho. Em 2005, segundo a Pesquisa Nacional de Amostra por Domicílios (Pnad), feita pelo IBGE, 52,8% dos ocupados com dez anos ou mais no trabalho principal não contribuíam para nenhum instituto de previdência.

De forma significativa, um aspecto destacável entre a relação da política macroeconômica e a Seguridade Social foi a continuidade da vigência da Desvinculação das Receitas da União (DRU) para 2007. Em 2004, o volume de recursos assim desviados da Seguridade Social totalizou R$ 24,9 bilhões, o que correspondeu a 77,5% do gasto feito pelo governo federal em Saúde nesse ano. Em 2005, foram R$ 32,129 bilhões, isto é, 93% do gasto em ações e serviços de saúde, efetuado pelo Ministério da Saúde (Anfip, 2005). Não se deve esquecer que os recursos desvinculados pela DRU contribuem diretamente para a formação do superávit primário.

Em relação à Saúde Pública, é importante destacar as situações nas quais os constrangimentos econômicos resultantes da política macroeconômica do governo, em especial os derivados do esforço de realização do superávit primário, refletiram-se em ações que resultariam em menor disponibilidade de recursos para essa área. As três situações a seguir descritas e analisadas referem-se, no entanto, praticamente ao âmbito federal, muito embora eventos semelhantes tenham ocorrido nas demais esferas de governo. Na realidade, a sociedade brasileira tem presenciado uma situação em que a área social, especialmente a da Saúde Pública, ao manter-se refém das metas e das orientações da política macroeconômica, sofre avanços sobre seus recursos, que podem estar prejudicando o desenvolvimento econômico e social.

O DESCUMPRIMENTO DO CONCEITO DE AÇÕES E SERVIÇOS DE SAÚDE NA UNIÃO, NOS ESTADOS E NOS MUNICÍPIOS

Em todos os anos do período 2001-2006, a equipe econômica tentou introduzir itens de despesa que não são considerados gastos em saúde no orçamento do Ministério da Saúde. Entre esses itens figuraram, dentre outros, o pagamento de juros e a despesa com a aposentadoria dos ex-funcionários desse Ministério. Embora essas tentativas estivessem apoiadas por toda a área econômica do governo, não se consolidaram, pois as entidades da área da Saúde – o Fórum da Reforma Sanitária (Abrasco, Cebes, Abres, Rede Unida e Ampasa), o Conselho Nacional de Saúde e a Frente Parlamentar da Saúde – rapidamente se mobilizaram e fizeram o governo recuar.

O mesmo não se conseguiu evitar no caso dos Estados. Alguns deles, para cumprirem o disposto na Emenda Constitucional 29, incluíram indevidamente como despesas em ações e serviços de Saúde os gastos com inativos da área dessa com empresas de saneamento, habitação urbana, recursos hídricos, merenda escolar, alimentação de presos e hospitais de clientela fechada (como hospitais de servidores estaduais). Esses registros indevidos ocorreram apesar de anteriormente terem sido estabelecidos parâmetros que definiam quais ações e serviços poderiam ser considerados gastos do SUS. Esses parâmetros foram acordados entre o Ministério da Saúde, os Estados e seus Tribunais de Contas.*

Em alguns municípios o mesmo ocorreu, sendo o gasto com inativos da área da saúde entendido como despesa com saúde, e o percentual de 15%, estabelecido na EC 29 como o mínimo a ser aplicado, exatamente o percentual a ser usado, mesmo que as necessidades exigissem gastos maiores.

TENTATIVAS DE REDUÇÃO DO ORÇAMENTO DO MINISTÉRIO DA SAÚDE

A Lei de Diretrizes Orçamentárias (LDO) para o orçamento de 2004 previa que os encargos previdenciários da União (EPU), o serviço da dívida e os recursos alocados no Fundo de Combate e Erradicação da Pobreza fossem contabilizados como gastos SUS do Ministério da Saúde. Contudo, a forte reação contrária do Conselho Nacional de Saúde e da Frente Parlamentar da Saúde determinou que o Poder Executivo enviasse mensagem ao Congresso Nacional estabelecendo que, para efeito das ações em Saúde, seriam deduzidos o EPU e o serviço da dívida. Em relação ao Fundo da Pobreza, a mensagem era omissa. Essa omissão resultaria na redução de R$ 3.571 milhões no orçamento SUS do Ministério da Saúde.

Apesar de diversos e intensos debates terem ocorrido entre entidades vinculadas ao SUS e o Ministério do Planejamento, nada foi modificado sobre essa questão. Só após o parecer do Ministério Público Federal, contrariando a decisão presidencial e solicitando ao presidente que retirasse o veto ao dispositivo que esclarecia que os recursos do Fundo de Combate à Erradicação da Pobreza não poderiam ser contabilizados como gastos em Saúde, sob pena de o orçamento aprovado vir a ser considerado inconstitucional, o governo recuou. Foi assim que a Lei n. 10.777, de 25 de novembro de 2003, passou a contemplar, no parágrafo segundo do art. 59, que o EPU, o serviço da dívida e as despesas do MS com o Fundo de Combate e Erradicação da Pobreza não fossem considerados ações e serviços públicos de Saúde.

---

*. 2003, homologados pelo Ministro da Saúde.

Da mesma forma, o projeto de Lei de Diretrizes Orçamentárias (LDO) para o orçamento de 2006, encaminhado pelo governo federal à Câmara, previa que as despesas com assistência médica hospitalar dos militares e seus dependentes (sistema fechado) fossem consideradas no cálculo de ações e serviços de Saúde. Caso essa despesa fosse considerada, os recursos destinados para o Ministério da Saúde seriam diminuídos em cerca de R$ 500 milhões. Diante da declaração pública do MS, repudiando essa interpretação, e da mobilização das entidades da Saúde, o governo federal foi obrigado a recuar, reformulando sua proposta.

Os recursos vinculados da EC 29: matéria de preocupação da área econômica

Em fins de 2003, o governo federal encaminhou documento referente ao novo acordo com o FMI,* comunicando sua intenção de preparar um estudo sobre as implicações das vinculações constitucionais das despesas sociais – saúde e educação – sobre as receitas dos orçamentos da União, dos estados ou dos municípios. A justificativa apoiava-se na ideia de que a flexibilização da alocação dos recursos públicos poderia assegurar uma trajetória de crescimento ao país (Ministério da Fazenda, 2004, p. 3). No âmbito do SUS, a intenção do governo era tirar do MS a obrigação de gastar, em relação ao ano anterior, valor igual acrescido da variação nominal do PIB; dos estados, 12% de sua receita de impostos, compreendidas as transferências constitucionais; e, dos municípios, 15%, tal como define a EC 29.

Em 2001, pensava-se que, finalmente, não havia obstáculos para que saísse a regulamentação do financiamento do SUS – EC 29, por meio da aprovação do PLP 01/2003. Afinal, os temas tratados por ela haviam sido objeto de longa discussão entre representantes dos conselhos municipais e estaduais, do Conselho Nacional de Saúde, o Ministério da Saúde, os Tribunais de Contas dos estados e dos municípios. Entre os principais itens do projeto de regulamentação da EC 29, destacam-se dois:

1. A modificação da base de cálculo para a vinculação dos recursos da União, passando do valor apurado no ano anterior corrigido pela variação do PIB nominal para 10%, no mínimo, da sua Receita Corrente Bruta. Em valores do Orçamento Federal 2007, tal base corresponde a R$ 65,8 bilhões, cerca de R$ 20 bilhões a mais do valor alocado para o Ministério da Saúde, nesse ano – R$ 45,8 bilhões. Todavia, após o contingenciamento de R$ 5,9 bilhões, feito por decisão do governo federal em março de 2007, os recursos disponíveis para o Ministério da Saúde foram reduzidos a R$ 39,9 bilhões, bastante abaixo do valor mínimo a ser aplicado. Espera-se que, com a aprovação da regulamentação da EC 29, os gastos com ações e serviços de Saúde passem da atual faixa de US$ 150/200 *per capita* para a de US$ 250/300, ainda insuficiente para a viabilização do SUS, mas apontando, com os demais avanços constantes na

---

*. O documento referente ao novo acordo com o FMI é dirigido a seu diretor-executivo, Köhler (Ministério da Fazenda, 2004).

regulamentação, para novo patamar de esperanças, confiabilidades e pactuações de otimização dos gastos entre as três esferas de governo e delas com a sociedade.

2. O PLP 01/2003 trata da definição das despesas que devem ser consideradas ações e serviços de Saúde e daquelas que não se enquadram nesse conceito. A forma de onerar do SUS vem se agravando a partir de outros setores dos governos federal e estaduais, à custa da inclusão nos Fundos de Saúde de gastos como o Bolsa-Família na União, e saneamento, alimentação, planos privados de servidores, pagamento de inativos e outros, nos estados. Segundo Santos (2007), referem-se às famigeradas "caronas".

O resultado das discussões sobre o projeto de regulamentação da EC 29, entre as entidades da área da Saúde Pública era, portanto, expressão de um grande consenso, visto como absolutamente necessário para garantir o financiamento e o comprometimento das diferentes esferas de governo na construção do SUS. É por isso que, durante o ano de 2001, para encerrar os encaminhamentos pró-regulamentação da EC 29, foram feitos, em Brasília, mais dois seminários, promovidos pela Câmara Técnica do Sistema de Informações sobre Orçamentos Públicos em Saúde (SIOPS) e pela Comissão para Elaboração de Proposta de Lei Complementar (PLC) do Ministério da Saúde, onde foi intensa a discussão das entidades presentes.*

Contudo, para surpresa de muitos, a regulamentação da EC 29 não se constituiu prioridade do governo. Mesmo assim, em abril de 2006, fruto da ação da Frente Parlamentar da Saúde, passou a integrar a pauta do Congresso, estando à espera de sua votação.

A não prioridade da matéria expressa, na verdade, o conflito existente entre a área da Saúde e a área econômica do governo. A primeira, compromissada com a trajetória histórica do SUS e a possibilidade de assegurar o desenvolvimento social e econômico, e, por isso, preocupada em garantir seu financiamento e em definir as ações e serviços de Saúde Pública; e a segunda, restringida por uma política econômica imediatista fundada em metas de inflação e na geração de superávits primários. Nessa situação, a regulamentação das vinculações previstas na EC 29 é vista como um retrocesso, pois impõe despesas mínimas e comprometimentos mínimos de receitas, que estariam contrariando o esforço de geração de superávit. Ao mesmo tempo, no entender da equipe econômica, isso limitaria o poder discricionário do governo, o qual não poderia alocar os recursos de acordo com seus interesses mais imediatos. Dessa forma, o gasto mínimo definido e a vinculação mínima de recursos estariam respondendo a interesses que independeriam do governo de ocasião, expressando compromissos de longo prazo.

---

*. Conasems; Procuradoria-Geral da República; Banco do Brasil; representante da Associação dos Membros dos Tribunais de Contas; Conselho Federal de Contabilidade; assessoria do deputado Roberto Gouveia – PT/MG; assessoria do deputado Guilherme Menezes – PT/Bahia; IBGE/Depto. Contas Nacionais; técnicos do Siops; Secretaria Gestão Participativa/MS; STN; técnicos do Departamento de Economia da Saúde/MS; assessoria da bancada do PT na Câmara Federal.

CONSIDERAÇÕES FINAIS

Diante da predominância de políticas econômicas neoliberais pelos governos em relação à adoção de um projeto de desenvolvimento econômico e social, a trajetória do financiamento da Seguridade Social, em geral, e do SUS, em particular, tem sido consideravelmente complicada. Não foi à toa que o tema do financiamento foi destaque na agenda de problemas no âmbito da Saúde Pública ao longo dos anos 1990 e 2000. Nota-se que, ao mesmo tempo que se implanta o SUS, com base nos princípios de um sistema público e universal, não se percebe melhoria na situação econômica, agravando a crise fiscal e financeira do Estado e levando os governos federal e estadual a limitar o aporte de recursos para a Seguridade Social e para a Saúde.

O entrave para o financiamento da Saúde Pública é que mesmo com a vigência da Emenda Constitucional 29 assiste-se ao descumprimento da aplicação dos recursos da União e de grande parte dos estados, aprofundando seu frágil esquema. Tanto as manobras do governo em incluir itens que não se associam ao conceito de saúde universal com as atividades do Ministério da Saúde, bem como a recorrente tentativa de propor a desvinculação dos recursos destinados às ações e aos serviços públicos de Saúde, indicam que não há muita disposição em aumentar sua participação no gasto com saúde, nem em definir fontes exclusivas para seus custeios e tampouco em firmar o compromisso com o desenvolvimento econômico e social, investindo em saúde.

As possibilidades de valorização do financiamento do SUS podem ser alcançadas por outros percursos. É claro que a opção do projeto do governo federal deveria ser em outra direção. Isso porque os novos compromissos deveriam estar condicionados à busca do crescimento econômico e de um projeto de desenvolvimento econômico e social, o que implicaria a ruptura da lógica da política econômica adotada ao longo dos anos 1990 e 2000. Uma possibilidade concreta desse projeto seria buscar a construção de consensos em relação às políticas e às instituições responsáveis pelas políticas universalistas, assegurando o modelo de desenvolvimento econômico com ampliação dos direitos sociais.

No tocante à Seguridade como um todo, qualquer intenção de aumentar o percentual das contribuições na composição da DRU – mais do que significar mais um passo no sentido da destruição da ideia de um orçamento para a Seguridade – pode resultar em sua inviabilidade e/ou na perda de sentido material. Em relação ao SUS, a batalha incessante dos últimos anos pela defesa de níveis mínimos de recursos que, a bem da verdade, não começou com o último governo,[*] pode se converter em crescente descompromisso dos diferentes níveis de governo com a Saúde Pública. Espera-se que o pacto entre as diferentes esferas de governo, as entidades da área da Saúde Pública e a sociedade brasileira, que gerou a proposta da EC 29 e sua necessária regulamentação, se sobreponha ao efeito de demonstração dado pela União, e

---

[*]. Para detalhes dessa batalha, ver Marques e Mendes, 2006.

que esse mesmo pacto consiga trilhar o caminho para o desenvolvimento econômico com valorização dos direitos sociais, tão almejados há décadas por todos.

REFERÊNCIAS BIBLIOGRÁFICAS

1. ANFIP. Análise da seguridade social em 2005 [homepage na internet]. Brasília: Associação Nacional dos Fiscais da Previdência, 2006 [acesso em 4 de maio de 2006]. Disponível em: <http://www.anfip.org.br>.
2. Carneiro R (org.), et al. A supremacia dos mercados e a política econômica do governo Lula. São Paulo: Editora Unesp, 2006.
3. Furtado C. Em busca de novo modelo; reflexões sobre a crise contemporânea. São Paulo: Paz e Terra, 2002.
4. Marques R, Mendes A. Financiamento: a doença crônica da saúde pública brasileira. In: Ugá M, et al (org). Anais do V Encontro Nacional de Economia da Saúde. Salvador: Abres, 1999. p. 213-37.
5. Marques R, Mendes A. Os dilemas do financiamento do SUS no interior da seguridade social. Economia e Sociedade 2005;14(1):159-75.
6. Marques R, Mendes A. Democracia y universalidad: discutiendo las condiciones de aplicar tales conceptos a las acciones y servicios de salud pública de Brasil. In: Bienestar y política social. Ciudad de México: Universidad Ibero Americana, 2006;2(1).
7. Mendes A. Financiamento, gasto e gestão do SUS: a gestão descentralizada semiplena e plena do sistema municipal no Estado de São Paulo (1995-2001) [tese de doutorado]. Campinas: Instituto de Economia da Universidade Estadual de Campinas, 2005. p. 422.
8. Mendes A, Marques RM. Sobre a economia da saúde: campos de avanço e sua contribuição para a gestão da saúde pública no Brasil. In: Campos GWS, et al. (org). Tratado de saúde coletiva. São Paulo/Rio de Janeiro: Hucitec/Fiocruz, 2006.
9. Ministério da Fazenda. Carta de intenção referente ao novo acordo [homepage na internet]. Brasília: MF, 2008 [acesso em dezembro de 2004]. Disponível em: <http://www.fazenda.gov.br>.
10. Sandroni P. Novíssimo dicionário de economia. São Paulo: Best Seller, 2001.
11. Santos NR. Regulamentação do financiamento do SUS (da EC n.29): por que debater e aprovar já [mimeo]. Campinas, 2007.

Promoção de Saúde: uma Nova Agenda para a Saúde

9

Marcia Faria Westphal

INTRODUÇÃO: A EMERGÊNCIA DA PROMOÇÃO DA SAÚDE COMO NOVA FORMA DE PENSAR E TRABALHAR A QUESTÃO DA SAÚDE

Desde Esculápio e suas filhas Panacéa e Hygea, passando por Hipócrates, Galeano e outros autores ilustres como Chadwick, Vilhame e Virchow, a relação entre saúde e condições de vida tem sido constatada e explicitada (Restrepo et al., 2001).

Especialmente no fim do século XVIII e na primeira metade do XIX, o processo de urbanização e industrialização na Europa provocou a deterioração das condições de vida e de trabalho nas cidades, fazendo-se acompanhar de um aumento da ocorrência de epidemias. Os curadores e os médicos, envolvidos com o intenso movimento social que emergiu nesse período, ao relacionarem as doenças com o ambiente, também faziam uma ligação com as relações sociais que as produziam (Rosen, 1994).

Na modernidade, o mundo ocidental construiu e viveu um grande avanço científico. Na área da Saúde, esse avanço repercutiu tanto do ponto de vista da medicina clínica como, principalmente, após a "Revolução Pasteuriana", na microbiologia, na patologia, na fisiologia, na parasitologia e na medicina preventiva (Andrade e Barreto, 2002). As doenças passaram, então, a ser compreendidas como a relação entre o agente etiológico, alterações fisiopatológicas e um conjunto de sinais e sintomas. A explicação microbiológica para a causa das enfermidades forneceu à medicina a condição de interferir no curso das doenças transmissíveis, que eram o principal problema de Saúde Pública (Nunes, 1995). O doente e seu ambiente passaram para um plano secundário e estabeleceu-se uma relação de causa e efeito entre germe e doença. A preocupação principal do médico tornou-se a doença e não o paciente (Rosen, 1994).

Embora continuasse existindo o conflito entre aqueles que propunham prioritariamente causas e intervenções gerais – por exemplo, sobre a fome e a miséria – e os que buscavam prioritariamente causas e intervenções específicas relacionadas a esse paradigma biologicista, o aumento das possibilidades de diagnóstico e tratamento fez que, hegemonicamente, a organização do setor saúde de todos os países voltasse sua atenção à doença. Hospitais até hoje têm sido considerados o centro da assistência, e no imaginário coletivo o discurso sobre saúde tem se limitado a reflexões a respeito de doenças com progressiva especialização e incorporação indiscriminada da tecnologia (Malo & Lemos, 2002).

Entre os que defenderam causas e intervenções gerais é importante citar Sigerist, historiador da medicina, quando, em 1945, definiu quatro funções desta: promoção da saúde, prevenção da doença, restauração do doente e reabilitação, empregando pela primeira vez o termo "promoção da saúde" (Terris, 1996).

Outros pensadores importantes, que propuseram um referencial mais amplo para a orientação das ações de saúde, foram Leavell e Clark, cujas ideias estão no livro *Medicina preventiva* (1976). Para esses autores a prevenção definida como "ação antecipada, baseada no conhecimento da história natural a fim de tornar improvável o progresso posterior da doença" apresenta-se em três fases: primária, secundária e terciária, conforme pode ser visto na tabela 9.1. Promoção da Saúde, nesse referencial, é do nível da prevenção primária, feita no período de pré-patogênese, que pressupõe ações educativas normativas voltadas para sujeitos, famílias e grupos, a serem realizadas antes que qualquer sinal de doença tenha aparecido e assumindo a conotação de um conjunto de medidas, a maioria delas de caráter coletivo, destinadas a "desenvolver uma saúde ótima" (Leavell & Clark, 1976).

Tabela 9.1 – Níveis de aplicação de medidas preventivas na história natural da doença

Promoção da saúde	Proteção específica	Diagnóstico e tratamento precoce	Limitação da invalidez	Reabilitação
Prevenção primária		Prevenção secundária		Prevenção terciária

Fonte: Leavell & Clark (1976).

O modelo explicativo e as ações propostas por Leavell e Clark significaram um grande avanço na década de 1960, uma vez que passaram a analisar as doenças em uma perspectiva multicausal e processual. Reconhece-se hoje, no pensamento e no discurso da maioria dos profissionais e pesquisadores da área de Saúde esse conceito da promoção da saúde que é bastante restrito e normativo (Leavell & Clark, 1976).

Importantes mudanças na teoria e na prática da Saúde Pública continuaram ocorrendo, ao mesmo tempo que transcorreram muitas transformações históricas mais gerais na sociedade. Desde a década de 1970 até hoje, mudanças vem ocorrendo na estrutura da população e na expectativa de vida, em decorrência do avanço da biologia, da descoberta das causas de doenças até então desconhecidas e de novas terapêuticas. Tudo isso contribuiu para o aumento dos níveis de urbanização. A globalização mundial crescente e as características da nova fase de desenvolvimento do capitalismo evidenciam diferenças sociais intra e interpaíses. Os ricos tornam-se cada vez mais ricos e as desigualdades geradas por um modelo social e econômico excludente aumentaram os níveis de pobreza, bem como as carências relativas às necessidades básicas.

No campo da Saúde Pública, torna-se cada vez mais evidente a incapacidade do modelo baseado no conhecimento biológico, no parque tecnológico médico, no risco e na atenção individual, dar conta dos problemas de saúde que continuam atingindo os indivíduos e as coletividades. A Conferência Internacional de Alma-Ata e as propostas de reorientação da atenção primária à Saúde tiveram uma grande influência e repercussão fortalecendo mudanças que vinham ocorrendo em diferentes países do mundo, indicando a necessidade de um enfoque mais integral às intervenções de Saúde Pública.

No Brasil, inspirados pelo paradigma da medicina social, uma nova corrente de pensamento em Saúde Pública gestada desde princípios da década de 1970, vários profissionais da saúde constituíram um Movimento Sanitário que conseguiu impulsionar mudanças progressivas na antiga estruturação do sistema nacional de saúde, a partir do estabelecimento de novo ideário para as discussões dos problemas de saúde, relacionando-os aos processos sociais. Esse movimento iniciou um processo de Reforma Sanitária defendendo a participação social, a equidade de acesso aos serviços de saúde, a universalização e a integralidade das ações de saúde, com base na concepção de saúde como resultado das condições de alimentação, habitação, educação, renda, meio ambiente, trabalho, transporte e liberdade. Em consequência disso, na Constituição brasileira de 1988 institui-se o Sistema Único de Saúde (SUS), que assume o direito à saúde como obrigação do Estado. A concepção de saúde que informa esse sistema é que esta seria resultante de condições de vida dignas e de acesso universal e igualitário às ações e aos serviços de promoção, proteção e recuperação da saúde (Berlinguer et al. 1988; Laurell, 1982; Campos,1992; Brasil, 1988).

Ao mesmo tempo, com base no mesmo ideário, na Europa Ocidental e no Canadá foi se configurando um processo denominado "Nova Promoção da Saúde" (Buss, 2000), com avanços mais lentos na América Latina e no Caribe. O aprofundamento do debate do SUS e suas novas estratégias de atuação abrem espaço para a discussão das estratégias da promoção da saúde no Brasil, uma vez que esta reintroduz a visão de que saúde não é o análogo inverso da doença, mas um conceito construído socialmente. É referenciada por um conceito positivo de saúde, que se propõe a identificar e a reforçar potencialidades dos indivíduos e das comunidades, e pelo paradigma da produção social e não natural da saúde, para atender às necessidades da população através de uma ação integrada, sobre os determinantes sociais do estado de saúde, sobre o estado de saúde em si. Está relacionada a um conjunto de valores, demanda uma ação coordenada entre diferentes setores sociais, ações do Estado em suas políticas intersetoriais, da sociedade civil e do Sistema de Saúde propriamente dito, para colaborar no enfrentamento da múltipla causalidade do processo saúde e doença. Insere-se em todos os níveis de ação e atenção do Sistema de Saúde, nas ações preventivas e de cura e sempre promovendo a saúde em um sentido positivo e amplo.

Considerando as conferências internacionais de promoção de saúde que vêm ocorrendo desde 1986, e as cartas e/ou declarações delas resultantes, podemos recuperar a concepção que vem informando essa área de conhecimentos, sua natureza política e de práticas relacionadas a processos de saúde vistos da perspectiva macroestrutural, histórica e relacionados às mudanças ambientais e sociais que têm perpassado o mundo nestes últimos vinte anos.

PROMOÇÃO DA SAÚDE NA PERSPECTIVA SOCIOAMBIENTAL E PARTICIPATIVA: CONTRIBUIÇÃO DAS CONFERÊNCIAS INTERNACIONAIS

O termo "promoção da saúde", relacionado com autonomia e emancipação, começou a ser mais e mais empregado por profissionais de saúde insatisfeitos com as abordagens verticais e normativas, planejadas e implementadas sem a participação dos diferentes atores envolvidos. Alguns desses profissionais foram responsáveis pela organização do Congresso Canadense de Saúde Pública, em 1984, denominado "Para além da assistência à saúde". Nesse evento, cujo objetivo era avaliar os progressos em termos de saúde da população canadense, realizado após dez anos da publicação do "Informe Lalonde", foram firmados os princípios de uma nova proposta de promoção da saúde, orientada pela participação social no processo de tomada de decisão sobre as ações de saúde, pela sustentabilidade ambiental e por objetivos de busca da equidade, por meio de ações intersetoriais (Promoção da Saúde, 2002).

O moderno conceito de promoção da saúde, assim como o desenvolvimento de novas práticas coerentes com suas bases político-ideológicas, vem acontecendo nos últimos vinte anos, após a realização da I Conferência Internacional de Promoção da Saúde, em 1986. As discussões iniciais ocorreram nos países desenvolvidos, especialmente no Canadá e nos países da Europa Ocidental e, mais recentemente, vêm sendo acolhidas na América Latina e em alguns países em desenvolvimento de outros continentes, como um ideário que pode colaborar na recuperação do sentido ético da vida e da saúde.

Foi na I Conferência Internacional de Promoção da Saúde, conforme mencionado, que os profissionais reunidos em Ottawa, em 1986, propuseram mudanças conceituais semelhantes às que foram inscritas na Constituição brasileira (Promoção da Saúde, 2002).

O conceito de promoção da saúde, que reforçou a importância da ação política, da ação sobre as condições ambientais e as mudanças nos estilos de vida, tornou-se referência para o movimento da "nova Saúde Pública". A promoção da saúde foi conceituada na Conferência de Ottawa como "um processo através do qual a população se capacita e busca os meios para conseguir controlar os fatores que favorecem seu bem-estar e o da comunidade ou que a podem estar pondo em risco, tornando-a vulnerável ao adoecimento e prejudicando sua qualidade de vida". Outra tradução do mesmo conceito amplia um pouco seu âmbito de atuação: "Processo de capacitação de indivíduos e coletividades para identificarem os fatores e as condições determinantes da saúde e exercerem controle sobre eles, de modo a garantir a melhoria das condições de vida e saúde da população" (Promoção de Saúde, 2002). Nessa visão, saúde deixa de ser um objetivo a ser alcançado, tornando--se um recurso para o desenvolvimento da vida (Pilon, 1992; Russel, 1995).

A *capacitação das coletividades* para identificar os determinantes sociais da saúde e se organizar para modificá-los, referida na Carta de Ottawa, tinha um caráter de processo de ampliação de poder e formação para a mobilização de indivíduos, grupos e comunidades. As coletividades fortalecidas e empoderadas deveriam se organizar para exigir do governo e de toda a sociedade condições para a paz, a educação, renda, habitação, o acesso à alimentação, um ambiente sustentável, orientadas por critérios de equidade e justiça social. Segundo os autores da Carta,

> (...) saúde é o maior recurso para o desenvolvimento social, econômico e pessoal, assim como uma dimensão importante da qualidade de vida (...) Fatores econômicos, políticos, sociais, culturais, ambientais, comportamentais e biológicos podem tanto favorecer como prejudicar a saúde das populações

e, portanto, devem ser considerados na definição de problemas e potencialidades a serem objeto e objetivo de ações de promoção da saúde (Carta de Ottawa, 1988 in: Promoção da Saúde, 2002).

Comparando as propostas defendidas a partir da Conferência de Ottawa e reforçadas nas Conferências e o marco legal do SUS, verificamos que elas ampliam a responsabilidade do setor saúde, atribuindo-lhe outros campos de ação orientados para a promoção da saúde: 1) a defesa de políticas públicas saudáveis; 2) a articulação para criar ambientes de apoio à promoção da saúde – cidades, escolas, ambientes de trabalho, praças, parques ecológicos e outros; 3) o fortalecimento da ação comunitária; 4) o apoio ao desenvolvimento de habilidades e atitudes; e 5) a reorientação da gestão dos serviços de Saúde (Promoção da Saúde, 2002).

Os princípios definidos na Carta de Ottawa – a equidade, a participação social, a intersetorialidade e a sustentabilidade têm orientado o desenvolvimento da "nova Saúde Pública" e da promoção da saúde no Brasil, apesar da dificuldade em enfrentar as forças hegemônicas, decorrentes da fragmentação das ações biologizantes, que se opõem a elas. Ainda, a definição e o seguimento desses princípios fazem que o movimento da promoção da saúde encontre no Brasil um contexto dual. De um lado, o desenvolvimento conceitual da promoção da saúde que se aproxima do pensamento da Saúde Pública no país e, de outro, um contexto de desenvolvimento social do país, com profundas desigualdades, apesar dos dados recentes que apontam uma diminuição da pobreza (Promoção da Saúde, 2002; Pnud, 2010).

Em um balanço histórico da promoção da saúde pode-se afirmar que a Carta de Ottawa reforçou as propostas de atenção primária a saúde de Alma-Ata, assim como as teorias de determinação social defendidas na América Latina na década de 1980. Vinte anos depois, seus princípios e áreas de ação aprofundados por aportes de seis conferências mundiais posteriores, culminando com a Carta de Nairóbi em 2010, se mantêm vigentes, e vibrantes orientados ao trabalho de saúde com outros setores e para a construção da cidadania.

Outras Conferências Internacionais realizadas nos últimos vinte anos geraram declarações e cartas que sintetizam suas conclusões e recomendações. Com base na concepção de saúde definida na Carta de Ottawa, firmaram-se compromissos para a implementação da promoção de saúde, que ultrapassam o setor e exigem parcerias com outros setores do governo e da sociedade. Fazia-se necessário, portanto, convocar outras forças sociais para participar desse movimento de ampliação da promoção da saúde. Era necessário fortalecer a capacidade de convocação do setor saúde para mobilizar recursos na direção da produção social da saúde e na responsabilização sobre ela.

A Conferência de Adelaide, ocorrida na Austrália, em 1988, cumpriu seu objetivo de demonstrar o papel da advocacia e do desenvolvimento de políticas públicas saudáveis, pelos diferentes setores do governo e da sociedade, para o enfrentamento dos problemas de saúde, gerados no âmbito da sociedade.

Em 1991, quando ocorreu a Conferência de Sundsvall, na Suécia, versando sobre o tema "ambientes favoráveis à saúde", o império soviético, protótipo das sociedades socialistas, já havia começado sua decadência e já vinha se instalando um novo projeto de sociedade em torno do avanço neoliberal e da globalização da economia. Essa Conferência teve o grande mérito de colocar o tema "ambiente" na agenda da saúde. O ambientalismo, movimento organizado em reação aos problemas ambientais emergentes, aos desastres e às crises ambientais, vinha tomando o espaço do socialismo como uma utopia a mobilizar todos os segmentos da sociedade. Na Conferência Internacional realizada no Brasil no ano seguinte, 1992, a ECO 92, foram reforçados: a importância da construção de ambientes de apoio à promoção da saúde; a necessidade de políticas públicas saudáveis na área ambiental e, principalmente, o respeito à sustentabilidade ambiental nos processos de desenvolvimento.

A Conferência de Jacarta realizada no período de 21 a 25 de junho de 1997, na Indonésia, objetivou a discussão do tema "Novos protagonistas para uma nova era: orientando a Promoção da Saúde no século XXI". Nesse momento, a globalização da economia, com a modernização tecnológica, em especial no campo da comunicação, já caminhava a passos largos, constituindo-se no ápice do processo de internacionalização do mundo capitalista. A ideologia hegemônica, com valores diferentes de outros períodos da história, dá sustentação à nova fase do capitalismo e, portanto, à economia de mercado global, interferindo na dinâmica da vida e do trabalho.

Para que a referida Conferência obtivesse resultados que permitissem uma aproximação da problemática, definiu-se uma pauta que procurou discutir tais questões envolvendo profissionais de marketing e empresários do setor privado, na tentativa de lidar com a diversidade e ampliar o envolvimento de um maior número de setores. Buscou-se estabelecer parcerias e alianças para a resolução dos problemas, a partir da discussão conjunta destes e de sua causalidade, sem desconsiderar o conflito de interesses e desenvolvendo técnicas de negociação para a tomada de decisão. A Declaração de Jacarta estabeleceu cinco prioridades para a promoção da saúde até o século XXI, com o intuito de enfrentar o novo tempo com novos conhecimentos e novas estratégias. As prioridades estabelecidas foram: 1) promover a responsabilidade social pela saúde; 2) aumentar a capacidade da comunidade e o poder dos indivíduos para controlar as ações que possam interferir nos determinantes da saúde; 3) expandir e consolidar alianças para a saúde; 4) aumentar as investigações para o desenvolvimento da saúde; e 5) assegurar a infraestrutura para a promoção da saúde (Andrade & Barreto, 2002).

Na V Conferência de Promoção da Saúde, ocorrida no México, em 2000, voltada para o tema "Das ideias às ações", a comissão organizadora procurou envidar esforços para que os compromissos assumidos durante as Conferências anteriores e ainda não implementados se tornassem objetivos e metas dos governos-membros da ONU. Uma nova metodologia de trabalho foi adotada tendo como componentes programáticos: um seminário de cinco dias com um programa técnico e outro do qual participaram representantes dos ministros da Saúde dos Estados-membros da ONU, para trabalharem na elaboração de um programa ministerial e, posteriormente, os grupos se reuniram em espaços conjuntos. Os ministros assinaram a Declaração Presidencial, afirmando reconhecer a contribuição das Estratégias de Promoção da Saúde para a manutenção das ações de saúde em nível local, nacional e internacional, e comprometendo-se a elaborar Planos Nacionais de Ação para monitorar o progresso da incorporação das Estratégias de Promoção da Saúde na política nacional e local. Os técnicos rediscutiram os assuntos relacionados às prioridades estabelecidas na reunião ministerial, reafirmando também a importância da promoção da saúde, da focalização dos determinantes da saúde e a necessidade de se construir um mundo com mais equidade (Promoção da Saúde, 2002).

Dezenove anos depois da I Conferência Internacional de Promoção de Saúde, foi realizada a VI Conferência Global de Promoção da Saúde, em Bancoc, sobre "Políticas e parcerias para a saúde: procurando interferir nos determinantes sociais da saúde", em agosto de 2005. Nesse momento, o mundo já estava vivendo intensamente a globalização e, sendo esse um dos temas da conferência, mobilizou discussões intensas e polêmicas especialmente em relação à globalização saudável e amigável. No quadro de perversidade em que a globalização vem sendo avaliada, como ampliadora de desigualdades e conflitos sociais, essa proposição foi muito difícil de ser aceita. Como contrapontos foram apresentados argumentos mostrando as potencialidades que o fenômeno encerra e que devem ser valorizados pelos atores da promoção da saúde como elementos facilitadores da defesa dos direitos e de políticas públicas saudáveis e equânimes: 1) a revolução tecnológica da informação, que possibilita e amplia o acesso e as trocas de informações com muita rapidez; e 2) a universalização dos novos movimentos sociais, como o feminista, o ecológico e o racial, entre outros, o que facilita e fortalece esses movimentos e, portanto, a promoção da saúde e a melhoria da qualidade de vida. Várias estratégias foram discutidas para garantir a sustentabilidade ambiental e as ações de promoção da saúde, sendo que a busca e o estabelecimento de parcerias foram valorizados como importantes componentes, incluindo o setor privado, apesar das contradições que esse tipo de ação encerra (http://portal.saude.gov.br?portal/arquivos/pdf/declaracoesecarta_portugues.pdf acessado em 19/08/2011; Westphal, 2006).

A VII Conferência Internacional de Promoção da Saúde – "Um chamado para a ação", ocorrida em Nairóbi, no Quênia, em outubro de 2009, identificou as estratégias-chave e os compromissos necessários para programar e desenvolver ações de promoção da saúde. As discussões giraram novamente em torno das situações de risco e das potencialidades que tanto as populações dos países em desenvolvimento como dos países desenvolvidos enfrentam e que podem comprometer seu futuro e desenvolvimento econômico-social. O chamado para ação reitera a urgência de decisões a respeito de ações de promoção de saúde sobre os determinantes sociais da saúde a serem assumidas pelos governos e por outros tomadores de decisão. Nesse sentido, os participantes da Conferência elencaram responsabilidades relacionadas a ações necessárias a serem assumidas urgentemente pelos governos e pelos tomadores de decisão: fortalecer as lideranças, tomar a promoção da saúde como política transversal, empoderar comunidades e indivíduos, fortalecer os processos participativos e construir e aplicar conhecimentos em torno da busca de evidências da efetividade da promoção da saúde (http://portal.saude.gov.br?portal/arquivos/pdf/declaracoesecarta_portugues.pdf acesso: em 19 ago. 2011).

A partir da análise das sete Conferências Globais de Promoção da Saúde, organizadas pela OMS, vê-se que, gradativamente, foram sendo reforçados e difundidos princípios básicos da promoção da saúde como a equidade, a participação social e a intersetorialidade, que exigem o fortalecimento da saúde pública em torno do compromisso de "saúde para todos" (Westphal, 2006). Observa-se que os princípios definidos na Carta de Ottawa, aprofundados e atualizados ao longo desses mais de vinte anos, estão orientando políticas e ações de muitos profissionais envolvidos na área de Promoção da Saúde, apesar da dificuldade no enfrentamento das forças hegemônicas, envolvidas em propostas neoliberais e de privatização.

INSTITUCIONALIZAÇÃO DA PROMOÇÃO DA SAÚDE NO BRASIL

Desde meados da década de 1980, vários acontecimentos no âmbito nacional contribuíram para que a Promoção da Saúde fosse incorporada como uma nova filosofia e prática nas políticas de saúde.

No Brasil, no início do processo de redemocratização do país, grupos de sanitaristas progressistas, insatisfeitos com os avanços alcançados com as mudanças propostas pelas correntes preventivistas e influenciados por profissionais que estiveram engajados em ações relacionadas à pedagogia problematizadora e aos movimentos populares e socialistas da América Latina, intensificaram a discussão em busca de novos paradigmas para nortear as programações de saúde e educação, e procuraram dar uma nova dimensão às políticas públicas do setor saúde, focalizando os determinantes sócio-históricos do processo saúde-doença (Westphal, 1992).

Desde a institucionalização do SUS por sua inserção na Constituição Federal, e sua regulamentação, através das leis 8.080 e 8.142, vários progressos foram feitos e o principal deles foi a descentralização das decisões de Saúde, favorecendo o desenvolvimento de um Movimento Municipalista de saúde liderado pelos secretários municipais de Saúde, fortalecendo a participação e o controle social da população nas questões de Saúde e ampliando conceitos e práticas de Saúde na direção da Promoção da Saúde (Brasil, 1990).

Em 1995, o Conselho Nacional de Secretários Municipais de Saúde (Conasems) se reuniu no Congresso dos Secretários Municipais de Saúde das Américas, em Fortaleza, Ceará. A Carta de Fortaleza, elaborada no encerramento, nos termos que foi redigida, expressou publicamente o interesse da sociedade representativa dos secretários municipais de Saúde, nas propostas da Promoção da Saúde. Mencionaram na Carta as experiências canadenses de Cidades Saudáveis, chamando a atenção que seria possível "transferir progressivamente a ênfase que o Sistema vinha dando à doença para a produção social da qualidade de vida, em que o principal ator deveria ser o cidadão referido ao seu ecossistema", e que a municipalização da Saúde poderia se fortalecer a partir de uma experiência integradora, participativa e criativa buscando a construção de "Cidades Saudáveis" (Westphal e col., 2004).

A partir desse momento, várias propostas de projeto como Cidades Saudáveis começaram a ser incentivadas pela Organização Pan-Americana de Saúde (OPAS) e por alguns técnicos canadenses e postas em prática em vários estados do país: Paraná, São Paulo, Rio Grande do Sul, Minas Gerais, Alagoas e outros, com apoio de importantes segmentos da sociedade, especialmente o Conasems. Também a realização do I Fórum Brasileiro de Cidades Saudáveis no Ceará, em agosto de 1998, foi um apoio a essas iniciativas, chegando mesmo a ser lançada a proposta da Rede Brasileira de Municípios Saudáveis (Westphal, Motta e Bogus, 1998).

Com um objetivo semelhante foi formado, no início de 1998, na Faculdade de Saúde Pública da USP, um grupo interestadual e intersetorial para promover estudos, programas experimentais e intercâmbio de experiências entre cidades que vinham desenvolvendo projetos municipais. Esse grupo originou o Centro de Estudos, Pesquisas e Documentação em Cidades Saudáveis (Cepedoc, Cidades Saudáveis).

Em 1998, o Ministério da Saúde passou por uma reformulação estrutural, sendo as ações de Promoção da Saúde pela primeira vez oficialmente inseridas na estrutura, alocadas na recém-criada Secretaria de Políticas de Saúde, que tinha departamentos correspondentes a áreas de formulação, de gestão de políticas e de avaliação de políticas de saúde. Nesse momento e nessa localização na estrutura, foi elaborado um programa – "Assistência Preparatória: O novo modelo de atenção e a Promoção da Saúde" – por meio do qual se firmou uma cooperação internacional do Ministério da Saúde com o Programa das Nações Unidas para o Desenvolvimento (PNUD) com a ajuda da Agência Brasileira de Cooperação (ABC) para o financiamento do programa (Nilson e Westphal, 1998).

Havia um grande estranhamento e muita resistência dos profissionais de saúde, em especial dos mais ligados ao Movimento Sanitário e à Saúde Coletiva, que confundiam a Promoção da Saúde com a proposta funcionalista de Leavell & Clark, apresentada no início deste capítulo ou com a proposta comportamentalista, preocupada em mudar estilos de vida da população (Buss, 2003; Carvalho, 2005).

A inserção na Secretaria de Políticas colaborou positivamente para a divulgação e o esclarecimento de propostas e para a articulação de ações de Promoção da Saúde a outras políticas e programas de saúde, ampliando a oportunidade de seus princípios, valores e estratégias serem inseridos na formulação das políticas e dos programas e na sua avaliação. Nesse período faziam parte da Secretaria de Políticas algumas instâncias importantes de negociação de pactos entre as esferas de governo com relação à saúde: Comissão Intergestora Tripartite, Conselho Nacional de Saúde, Conselho de Secretários Estaduais de Saúde e Conselho Nacional de Secretários Municipais de Saúde, além de instâncias de participação de associações profissionais e científicas, que abriram espaço para o esclarecimento do significado da promoção da saúde, especialmente sua inserção nas ações do SUS.

Dois anos depois, quando muitas experiências e debates haviam sido feitos em muitas oportunidades, pela primeira vez foi elaborado um documento básico que propunha a criação de uma Política Nacional de Promoção da Saúde. Esse documento teve o mérito de refletir todo o processo que foi sendo construído e articulado entre os diversos atores envolvidos com o tema no país, na última década (Brasil, 2002).

Outro evento importante da história da Promoção da Saúde no Brasil ocorreu em novembro de 2002, com a realização, em São Paulo, da III Conferência Latino-Americana de Promoção da Saúde e Educação em Saúde, iniciativa conjunta da União Internacional de Promoção da Saúde e Educação em Saúde, do Ministério da Saúde, da OPAS e da USP, que contou com 1.500 participantes que apresentaram seiscentos trabalhos, registrados em *Anais*, a maior parte de participantes brasileiros. A grande participação no evento foi uma evidência de que a Promoção da Saúde já havia formado uma massa crítica significativa no país (Westphal e col., 2004).

A CONSOLIDAÇÃO DA PROMOÇÃO DA SAÚDE COMO POLÍTICA NACIONAL DE PROMOÇÃO DA SAÚDE (PNPS)

A elaboração da Política Nacional de Promoção da Saúde constituiu-se em um processo repleto de avanços, estagnações e impasses. Entramos nos anos 2000 sem a definição do principal compromisso assumido no Projeto de Cooperação Internacional: a existência de uma política nacional que abrisse espaço para a criação de um novo modelo de atenção.

Em janeiro de 2003 teve início um novo governo no país e novamente a estrutura do Ministério da Saúde foi reformulada. Os novos dirigentes, muitos deles do movimento de Saúde Coletiva, mostraram-se resistentes à Promoção da Saúde, mas, como havia um compromisso internacional de colocar em ação "um novo modelo de atenção na perspectiva da Promoção da Saúde", resolveram transversalizá-la, como uma filosofia de atenção, realocando-a na Secretaria Executiva do Ministério da Saúde (Castro et al., 2010).

O grupo ligado à Promoção da Saúde, constituído por professores de universidades e gestores de programas de alguns estados, continuou se reunindo, mobilizados pela recente Conferência Latino-Americana e com a liderança do Grupo de Trabalho da Associação Brasileira de Saúde Coletiva em Promoção da Saúde e Desenvolvimento Local Sustentável (GT – PSDLIS), a maior e mais forte entidade de classe, responsável por estudar e oferecer diretrizes ao governo sobre saúde (Carvalho, Westphal, Lima, 2007).

Várias oficinas envolveram diversos participantes, precedendo ou durante outros eventos, como o Fórum Social Mundial, Congressos da Abrasco, sendo produzidas importantes contribuições para a construção conceitual do campo, a compreensão das práticas orientadas pela estratégia de Promoção da Saúde, e para a construção de uma base programática mais consistente e operacional (Carvalho, Westphal, Lima, 2007).

Por força das pressões do grupo de professores e profissionais ligados ao GT de Promoção da Saúde e Desenvolvimento Local Integrado e Sustentado da Abrasco, o Ministério da Saúde não abandonou o tema, promovendo reuniões que focalizaram basicamente a Promoção da Saúde na Atenção à Saúde (Carvalho, Westphal, Lima, 2007).

Gradativamente, a promoção da saúde começou a ser inserida e fortaleceu-se no fazer cotidiano das equipes de saúde, notadamente no âmbito do Programa de Agentes Comunitários de Saúde e da Estratégia de Saúde da Família (PACS/PSF), constituindo um caminho importante para o seu desenvolvimento no país (Castro e cols., 2010).

Discussões frequentes para a definição da Política Nacional de Promoção da Saúde, o Seminário de Avaliação da Efetividade da Promoção da Saúde realizado no Rio de Janeiro em abril de 2005, sob os auspícios da UIPES-ORLA (União Internacional de Promoção de Saúde e Educação em Saúde – Oficina Regional Latino--Americana), sub-região Brasil, e várias entidades parceiras, inclusive a Abrasco, foram aos poucos promovendo a aproximação entre as diferentes instituições envolvidas com a promoção da saúde (Castro e cols., 2010).

Entendeu-se que a construção da Política Nacional de Promoção da Saúde implicava um processo amplo de discussão com todas as áreas do Ministério da Saúde, os gestores locais do SUS, universidades e outros. Nessa aproximação ocorreu um intenso processo de escuta dos diferentes atores sociais envolvidos na conjugação da clínica e da promoção da saúde. Um livro foi escrito reunindo os relatos e a discussão das ações de Promoção da Saúde existentes em vários municípios e/ou vinculadas às universidades, representando o desenvolvimento da Promoção da Saúde na realidade brasileira, que serviu de subsidio à elaboração de um novo documento da política. Entre agosto de 2003 e dezembro de 2004, consolida-se a perspectiva de que uma Política Nacional de Promoção da Saúde seria mais efetiva e capaz de operar de modo real no SUS, à medida que se fizesse um dispositivo integrador da agenda dos vários segmentos sanitários. O evento ao qual o livro se refere demonstra essa intenção sendo transformada em realidade: o envolvimento das demais áreas técnicas do Ministério da Saúde em uma articulação em rede de gestores-multiplicadores e o suporte das universidades (Castro e Malo, 2006).

O acúmulo de conhecimento efetivado no período e a primeira versão da Política Nacional de Promoção da Saúde transferiram-se, no fim de 2004, com as mudanças na gestão do Ministério da Saúde, para a Coordenação Geral de Doenças e Agravos Não Transmissíveis (CGDANT), na Secretaria de Vigilância em Saúde (SVS) (Castro e cols., 2010).

A CGDANT, dando continuidade à construção da Política Nacional, empreendeu uma revisão dos documentos ministeriais e de governo a fim de fortalecer o caráter integrador e intersetorial do texto da Política, com ênfase no próprio Plano Nacional de Saúde 2004/2007 e nos materiais das áreas de meio ambiente, educação, esporte e cidades (Castro e cols., 2010).

Concomitantemente, trabalhou pela ratificação da perspectiva transversal da Promoção da Saúde de maneira que o Ministério da Saúde publicou a Portaria nº 1.190 GAB/MS, em 14 de julho de 2005, instituindo o Comitê Gestor da Política Nacional. Ao Comitê Gestor, formado por diferentes secretarias e órgãos do MS, atribuiu-se: consolidar a proposta da Política Nacional de Promoção da Saúde; coordenar sua implantação e a articulação com demais setores governamentais e não governamentais; incentivar estados e municípios a elaborar Políticas de Promoção da Saúde; articular e integrar ações de Promoção da Saúde no SUS; monitorar e avaliar as estratégias da Política Nacional e seu impacto (Brasil, 2005).

Em 30 de março de 2006, foi publicada a Política Nacional de Promoção da Saúde, através da Portaria 687 MS/GM. Se, por meio da Portaria GM nº 687/2006, publicava-se a intenção de reconhecer e operacionalizar a Promoção da Saúde, com a inclusão da Promoção da Saúde entre as prioridades e diretrizes do Pacto pela Vida, em Defesa do SUS e de Gestão (Portaria GM nº 399/2006), ratificava-se o compromisso do SUS com a Política e a concordância entre os princípios e as diretrizes de ambos (Brasil, 2006).

No primeiro momento, o compromisso dos gestores vinculou-se à elaboração de políticas locais de Promoção da Saúde e/ou da inclusão do tema nos Planos Estaduais e Municipais de Saúde e passou a investir em ações vinculadas a práticas corporais/atividade física, alimentação saudável e controle do tabagismo, uma vez que para a consecução dos objetivos da PNPS, de acordo com suas diretrizes expressas na política, foram identificadas como ações específicas de promoção da saúde: alimentação saudável; práticas corporais e/ou atividades físicas; prevenção e controle do tabagismo; redução da morbimortalidade por uso abusivo de álcool e outras drogas; redução da morbimortalidade por acidentes de trânsito; prevenção da violência; e estímulo à cultura de paz e à promoção do desenvolvimento sustentável (Portaria nº 91, de 10 de janeiro de 2007). A Promoção da Saúde era, então, um marcador para a qualidade da gestão, pois não tinha estabelecido indicadores mensuráveis para seu acompanhamento (Castro e cols., 2010).

A partir da aprovação da Política Nacional e da instalação do seu Comitê Gestor (Portaria GAB/SVS nº 23, 18/05/2006) a equipe de Promoção da Saúde do Ministério da Saúde trabalhou pela garantia de recursos financeiros para colocar em ação a Política, incluindo, pela primeira vez, a Promoção da Saúde como Programa Orçamentário no Plano Plurianual (PPA) 2008-2011 do Ministério da Saúde. No mesmo ano, o Ministério promove a descentralização de recursos financeiros para ações de Promoção da Saúde, repassando aproximadamente R$ 5 milhões para as capitais do país (Castro e cols., 2010).

Presente no Pacto pela Vida, incluída no orçamento do Ministério da Saúde e com o Comitê Gestor funcionando sistematicamente, a Política de Promoção da Saúde foi rediscutida, ainda em 2006, no I Seminário Nacional, promovido pelo SUS/CGDANT, envolvendo quatrocentas pessoas de diversas localidade do país. Talvez um dos efeitos mais expressivos do I Seminário tenha sido a reconfiguração do Comitê Gestor, que passou a incluir representantes da Secretaria Executiva do Ministério da Saúde e dos gestores estaduais e municipais de saúde (Portaria GM/MS nº 1.409, 13 de junho de 2007), e o compromisso da CGDANT de organizar processos de formação para os profissionais e gestores do SUS (Brasil, 2006; Castro & cols., 2010).

A Promoção da Saúde continuou crescendo no MS-SUS, envolvendo muitos municípios brasileiros, a maioria deles contemplados com verbas do próprio Ministério para o desenvolvimento de projetos, e hoje já se constituiu a Rede Brasileira de Promoção da Saúde. Os Projetos de Violência hoje se agrupam na Rede Brasileira de Municípios pela Paz, ambas as redes coordenadas pela CGDANT da Secretaria de Vigilância à Saúde, com o apoio de vários centros colaboradores ligados às universidades do país. Mais dois Seminários Nacionais ocorreram nesse período, realizados pelo MS. Dois Seminários de Evidências da Efetividade da Promoção da Saúde, coordenados pela representação regional da União Internacional de Promoção e Educação em Saúde, várias universidades e o GT PSDLIS da Abrasco, ocorreram em maio de 2009 e maio de 2011 e chamaram atenção para a necessidade de qualificar os profissionais para a avaliação em Promoção de Saúde, a fim de que esses pudessem analisar sua prática e fazer avançar seus conhecimentos e práticas sobre o tema. Todos os Seminários tiveram ampla participação nacional, demonstrando que a promoção da saúde já era uma realidade no país (Anais do I Seminário da Política Nacional de Promoção da Saúde; Boletim Técnico Senac, 2009).

Nova mudança de governo ocorreu e a expectativa era que a Promoção da Saúde se estabilizasse e continuasse sendo inserida como componente importante dos programas de saúde, inclusive os de controle de doenças (Boletim Técnico do $SENAC_{JCR}$, v. 35, 2009; Carvalho, Westphal, Lima, 2007).

SAÚDE E QUALIDADE DE VIDA COMO RESULTADO DAS AÇÕES DE PROMOÇÃO DA SAÚDE E A DETERMINAÇÃO SOCIAL DO PROCESSO SAÚDE-DOENÇA

Nutbeam, professor inglês, especialista em avaliação em Promoção da Saúde, preparou e apresentou na Conferência da Jacarta um desenho relacionando aos diferentes níveis de ação de Promoção da Saúde, os resultados intermediários e os resultados finais e depois publicou texto semelhante, em uma revista internacional da área. Os resultados finais esperados de um processo de Promoção da Saúde, conforme definido na Carta de Ottawa, foram apontados por ele como melhoria nos indicadores de morbidade e mortalidade e na qualidade de vida da população. Apresentamos na Figura 9.1 o esquema desse autor, para comprovar que, desde as primeiras Conferências, os principais autores da área reforçam que a melhoria na qualidade de vida é um resultado esperado de diferentes processos de promoção da saúde, impulsionados por vários modos de ação (Nutbeam, 1998).

Segundo Barros, as primeiras tentativas de conceituar o termo "qualidade de vida" surgem a partir de 384 a.C., quando Aristóteles se refere à associação entre felicidade e bem-estar. O discurso da relação entre saúde e qualidade de vida, tendo como termo de referência as condições de vida, existe desde o nascimento da medicina social nos séculos XVIII e XIX, a partir do resultado de pesquisas feitas na época, que deram subsídio a políticas públicas, em especial as relacionadas à saúde do trabalhador, que desde sempre são explorados pelos donos do capital (Barros, 2011).

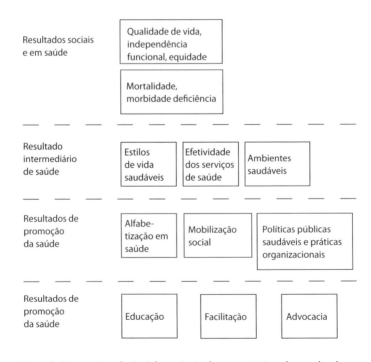

Figura 9.1 – *Ações de Promoção da Saúde e níveis de expectativa de resultados.*

Vários grupos do setor saúde e fora dele continuam se dedicando a conceituar qualidade de vida partindo de revisões da literatura ou de premissas desenvolvidas por teóricos nacionais e/ou internacionais e tendo como referência as questões do nosso tempo, relacionadas aos padrões de comportamento e aos valores que permeiam essa nova fase do capitalismo, ao papel do trabalho e do capital, e ainda do dinheiro, do poder e sua relação com a felicidade.

Na Carta de Ottawa são estabelecidos como condições e requisitos para a saúde e a qualidade de vida de indivíduos e comunidades que eles tenham paz, acesso a educação de qualidade, moradia com condições adequadas de tamanho e conforto térmico, acesso à alimentação de qualidade e na quantidade necessária para o atendimento das necessidades nutricionais, e políticas agrárias que permitam a produção de alimentos para o abastecimento, renda adequada para preencher os requisitos anteriores, um ecossistema estável, tudo isto mediado por princípios de justiça social e equidade. Serão essas condições suficientes para que os cidadãos se sintam vivendo uma vida de qualidade? (Promoção da Saúde, 2002).

Muitos pesquisadores ligados à área de saúde, como Uchoa e cols., afirmam que estudos das relações entre saúde e qualidade de vida têm identificado uma tensão entre condições objetivamente definidas (estado de saúde, serviços e recursos disponíveis, bens e redes sociais de apoio) e o universo das representações (avaliação do estado de saúde, da satisfação com os serviços, dos recursos, dos bens materiais e das redes sociais de apoio). A integração entre essas duas dimensões da existência – objetiva e subjetiva – tem sido difícil de concretizar, pois a maioria dos pesquisadores supervaloriza os aspectos objetivos ao mesmo tempo que considera, mas manifesta desinteresse, pela percepção dos "pacientes" (Uchoa e cols. 2002).

A OMS reconhece a importância da subjetividade de cada indivíduo na definição de sua qualidade de vida, ao defini-la como "a percepção do indivíduo de sua posição na vida, no contexto da cultura e dos sistemas de valores nos quais vive e em relação aos seus objetivos, expectativas, padrões e preocupações" e recomenda sua inserção nos estudos sobre saúde e qualidade de vida (OMS,1994).

Concordando com a concepção da OMS (1994), Minayo, Hartz e Buss (2000, p. 8) conceituaram qualidade de vida como "um conceito polissêmico, com a marca da relatividade" e "uma noção eminentemente humana, que tem sido aproximada ao grau de satisfação encontrada na vida familiar, amorosa, social e ambiental e à própria estática existencial" e também indicaram a integração de condições objetivas e subjetivas para avaliá-la.

Vários autores, em especial ligados às Ciências Sociais e à Filosofia, também vêm discutindo formas de conceituar qualidade de vida (Dubos, 1970; Andrews & Witney, 1976; Berliguer, 1983; Coimbra, 2002; Roche, 1990; Crocker, 1993; Herculano, 1998; Minayo, Hartz e Buss, 2000; Buss, 2000; Uchoa et al., 2002; Barcellos et al., 2002; Confalonieri, et al., 2002; Dantas, 2003; Bittencourt, 2004; Belasco, 2006; Campos, 2008; Power, 2008; Barros, 2011). A leitura dos textos sobre a determinação da qualidade de vida reiterou a existência dessa tensão constante entre o fato de a qualidade de vida estar relacionada a *fatores objetivos*, como as condições materiais necessárias a uma sobrevivência em condições de atendimento das necessidades básicas e acesso ao mercado de bem-estar, entre outros. Chamou atenção também para *fatores subjetivos,* como a necessidade de se relacionar com outras pessoas, formar identidades sociais de sentir-se integrado socialmente e em harmonia com a natureza. Ao analisarmos as discussões e os trabalhos conduzidos por pesquisadores sobre qualidade de vida verificamos que o conceito se ampliou muito, mas são muitos ainda os estudiosos que vinculam qualidade de vida ao conceito de saúde como ausência de doença.

A relação entre indicadores objetivos de bem-estar e satisfação subjetiva é uma das preocupações do livro *Felicidade* do economista Gianetti, um dos mais sofisticados e produtivos intelectuais brasileiros. Inspirado na prática de pensadores dos séculos XVII e XVIII, o economista adota o formato de diálogo para investigar o que deu certo no projeto iluminista, que acreditava no elo direto entre progresso e felicidade (Gianetti, 2002).

Segundo Gianetti, essa promessa fundamental do Iluminismo, de que o avanço da tecnologia levaria inexoravelmente a sociedade e seus indivíduos à felicidade, não se cumpriu. No livro o autor faz um resumo das teses mais instigantes discutidas por filósofos sociais nos últimos dois séculos a respeito das relações entre a produção material e a sensação de bem-estar entre os homens. São interessantes as referências a estudos recentes de economistas de países desenvolvidos que cruzam indicadores de renda e consumo com dados de pesquisas de opinião feitas para aferir o sentimento de satisfação de entrevistados com sua própria vida (Gianetti, 2002).

Gianetti afirma em seu livro que, apesar de todas as limitações metodológicas dos estudos sobre felicidade, com os quais dialoga, os resultados que apresentam não deixam de constituir uma boa demonstração de que alguns dos principais problemas da condição humana dificilmente se resolvem por meio de soluções materiais. Ele chama atenção para o fato de que os países ricos fracassaram na conquista do bem-estar, porque seus projetos de desenvolvimento foram pautados, preferencialmente, na exploração radical da natureza e no ganho econômico. Ainda, segundo o autor, a dimensão econômica de busca do bem-estar prende as pessoas a um círculo chamado por ele "corrida armamentista do consumo". Em vez de colher os frutos espirituais de suas conquistas materiais, o sujeito que já tem o necessário passa a se preocupar com sua renda relativa e a se comparar com os outros (Gianetti, 2002).

A referência a esse livro é importante para iniciar a discussão sobre o significado da qualidade de vida para os sujeitos que estão vivendo neste momento em que se valoriza muito o dinheiro e o poder. Gianetti indaga: será que dinheiro traz realmente felicidade? Silva, correspondente do jornal *Valor Econômico,* afirma que os estudos de economistas têm demonstrado que ultrapassada a barreira dos U$ 10 mil anuais *per capita,* acréscimos adicionais de renda não mais se traduzem em ganhos de bem-estar subjetivos. Segundo esse jornalista, no Brasil, onde a renda *per capita* anual é bem mais baixa do que esse valor, a melhora da situação econômica do país teria, em tese, algum impacto sobre a felicidade objetiva da população (Silva, 2002).

A discussão que faremos neste capítulo estará se referindo à questão da qualidade de vida e sua relação com condições objetivas de vida e com a subjetividade dos sujeitos individuais e coletivos.

Qualidade de vida e consumo

Essa discussão apresentada por Gianetti nos ajuda a interpretar o que está acontecendo com os indivíduos que vivem e trabalham neste mundo globalizado, encantados com as inovações produzidas pela indústria da comunicação, que vem interferindo na forma de nos relacionarmos com a família, com os amigos e especialmente com o trabalho. O conceito de qualidade de vida hegemônico neste momento está a um passo de adquirir "significado planetário" e é o que se configura como *padrão de consumo* (Minayo, Hartz e Buss, 2000).

"Conforto, prazer, boa mesa, moda, utilidades domésticas, viagens, carros, televisão, telefone, computador... entre outras comodidades e riquezas..." são bens e valores do mundo ocidental, urbanizado, rico. Muitas pessoas se mobilizam para adquirir esses bens de consumo relacionados, muitas vezes, a um custo muito alto, considerando-os essenciais para sua existência. Esse movimento orienta, também, o estabelecimento da "conexão perversa" com a economia global. Certos segmentos da população, em especial aqueles à margem desse padrão de consumo, veem nesse modo de "conexão perversa" uma alternativa de inclusão e envolvem-se em negócios ilegais para conseguir os recursos necessários para comprar os bens de consumo que possam fazê-los se sentir poderosos e respeitáveis e, portanto, com qualidade de vida (Castells, 1996; Minayo, Hartz e Buss, 2000).

O consumo, "mola mestra" do desenvolvimento do capital, vem gerando em relação à saúde e ao bem-estar um movimento muito importante, porém uma faca de dois gumes para a Promoção da Saúde: a "Revolução do Bem-Estar". Kickbush vem alertando, em artigos publicados em revistas internacionais e em discursos em importantes conferências internacionais de Saúde Pública, que o entendimento da Promoção da Saúde como a adoção de estilos de vida saudáveis está conduzindo à privatização dessa área de políticas e práticas. Fica muito mais fácil para quem tem poder de compra tomar remédios para emagrecer ou usar um aparelho para eliminar a gordura do abdômen, por exemplo, ou ainda pagar uma lipoaspiração para tirar a gordura da região abdominal, em vez de se convencer que deve se alimentar com produtos naturais e com os nutrientes de que precisa, em diferentes momentos do dia, na hora adequada (Kickbush, 2003).

Há uma explosão de informações sobre saúde e bem-estar e produtos que possibilitam sua obtenção, gerando uma dificuldade de demarcar a linha divisória entre produtos da indústria de alimentos e suplementos dietéticos e produtos farmacêuticos. A pressão é muito forte junto aos consumidores que recebem quantidades imensas de informação em formato eletrônico: "*websites*, programas de rádio e televisão ou combinados"; em formato impresso: revistas especializadas, *newsletters*, livros; revistas científicas em espaço de editoriais, de temas especiais para assuntos de saúde e bem-estar. Essas informações são dirigidas preferencialmente a consumidores especiais do mercado de bem-estar: aqueles que estão em seus anos mais produtivos; que têm renda suficiente para despender em produtos que dão bem-estar; mulheres que querem melhorar a aparência; mulheres na menopausa consumidoras potenciais de alimentos à base de soja; os que acham que os problemas se resolvem com medicação, alimentação à base de energéticos, exercícios físicos e os trabalhadores (Kickbush, 2003).

Em relação a estes últimos, as companhias estão oferecendo programas de bem-estar para reduzir custos, mascarar os efeitos negativos da organização do trabalho na saúde dos trabalhadores, impedir a reflexão, a mobilização e o desenvolvimento da autonomia. Oferecem meditação, atividade física, lazer e outras mercadorias em vez de informações para a reflexão.

As empresas que trabalham para o público que busca e se beneficia dos produtos que constituem o mercado de bem-estar têm crescido bastante no país e na mesma proporção o faturamento das franquias, como lojas que vendem alimentos industrializados, clínicas de tratamento naturais, SPAs e outras. Todos querem comprar sua saúde e qualidade de vida. A grande maioria da população, entretanto, está excluída desse mercado, pois não tem renda suficiente para consumir os produtos oferecidos e estes se tornam objeto de desejo frustrado, produzindo mais tensão social (Kickbush, 2003).

Será que essa Revolução do Bem-Estar só tem efeitos negativos?

Analisando a questão verificamos que ela também significa oportunidades, pois amplia os recursos de comunicação à disposição da Promoção da Saúde; aproxima as ações de Promoção da Saúde do universo vocabular e cultural contemporâneo, mas é necessário ficar atento para fazer que essa Revolução do Bem-Estar produza realmente saúde e qualidade de vida e não mais iniquidades de acesso da população que tem menos recursos.

Apesar de o conceito de qualidade de vida como padrão de consumo ser eticamente enganoso e colaborar para manter alienada a população, e, ainda, considerando o argumento do relativismo cultural e de todo o aporte da discussão que a literatura nos traz, é quase impossível deixarmos de reconhecer a importância de estarmos atentos para ouvir e compreender o significado da qualidade de vida relacionado aos desejos de consumo de uma população. O trabalho conjunto pela melhoria das condições de saúde, pelo respeito à relação entre os homens e destes com a natureza e pelo desenvolvimento de valores de solidariedade só se inicia a partir do entendimento do significado das demandas da população que vive em um determinado território.

Outra discussão também atual e com potencial para questionar o conceito de qualidade de vida relacionado a certo padrão de consumo é o Índice de Desenvolvimento Humano (IDH), da autoria de Nussbaum e Sen, e o conceito subjacente a ele. Esses autores, influenciados pela ética de Aristóteles e pelos conceitos de Marx, elaboraram uma concepção da "existência e do florescimento humano" e, a partir disso, propuseram a forma usada até 2009, de desenvolvimento do Índice. Na perspectiva ética do desenvolvimento por eles adotada, define-se qualidade de vida a partir de dois conceitos: "capacidade", que representa as possíveis combinações de potencialidades e situações que uma pessoa está apta a "ser" ou "fazer", e "funcionalidade" – que representa as várias coisas que ela pode de fato fazer. Para os autores, a qualidade de vida pode ser avaliada em termos de "capacitação para alcançar funcionalidades elementares – alimentar-se, ter abrigo, saúde – e as que envolvem autorrespeito e integração social – tomar parte na vida da comunidade" (Crocker, 1993; Pnud, 2010).

Essa capacitação dependerá de muitos fatores e condições, inclusive da personalidade do indivíduo, mas, principalmente, de acordos sociais dos quais todos os segmentos populacionais participem, enfrentando o conflito de interesses e negociando soluções em que todos ganhem um pouco. Com esse enfoque, Nussbaum e Sen privilegiam a análise política e social das privações, valorizando as oportunidades reais que as pessoas têm a seu favor. Nessa perspectiva, "qualidade de vida não deve ser entendida como um conjunto de bens, conforto e serviços, mas, através destes, das oportunidades efetivas que as pessoas dispõem para ser e realizar [ações concretas pela qualidade de vida] no passado e no presente... e no futuro" (Crocker, 1993; Pnud, 2010; Herculano, 1998).

Reforçando essa abordagem, recorremos às palavras de Morin, citadas por Toron, que já em 1997 nos advertia para os perigos que corremos, nesta nova fase do capitalismo, convivendo em uma sociedade estruturada sob o modelo concorrencial, regida pelas leis de mercado, onde só se reconhecem os custos e só se valoriza o consumidor:

> (...) estamos passando por um desencanto necessário. Temos que viver em um mundo desiludido. Mas o mundo desiludido não é o mundo chão e prosaico dos interesses egoístas: é o mundo que se livrou da estupidez das soluções definitivas, do futuro radioso, do progresso indefinido e infinito: é o mundo estranho, terrível, patético, alucinante em que estamos, em que podemos e devemos arriscar nossas forças de amor, mas não nos falsos messias. (Morin, *apud* Toron, 1997)

Essa ideologia e sua prática diária têm gerado a exclusão de sujeitos. Muitos deles querem o sucesso a qualquer preço ou têm desejos reprimidos de usufruir dos bens oferecidos pela produção industrial e tecnológica e ainda necessidades afetivas profundas que muitas vezes não conseguem satisfazer, prejudicando seu bem-estar, o que se reflete em sua saúde e qualidade de vida.

Concluímos dessa discussão que qualidade de vida envolve desde aspectos ligados à possibilidade de ter acesso a bens fundamentais à sobrevivência, como também situações ligadas à vida associativa e nela à solidariedade. Mais do que isso, envolve o que esperamos fazer para nós mesmos, como a realização do nosso projeto de vida. Os aspectos objetivos relacionados à qualidade de vida estão muito relacionados ao que tem sido definido como determinantes sociais da saúde e o desejo de felicidade, de bem-estar, necessidade de aprovação social, de relacionamento, realização dos projetos de vida e outras necessidades subjetivas que foram aqui desvendadas, são outras questões importantes, que devem ser consideradas no diagnóstico de necessidades que deve preceder os programas de Promoção da Saúde.

Qualidade de vida e os determinantes sociais

O processo de produção da saúde e do adoecimento tem sido objeto de reflexão e análise de forma constante na história da humanidade. Ao longo dos séculos, estabeleceram-se diferentes referenciais explicativos para a relação saúde/doença, suas causas e consequências na vida cotidiana de sujeitos e coletividades.

Já apresentamos, discutimos e optamos por uma concepção de qualidade de vida orientadora das ações de Promoção de Saúde.

Os debates sobre o conceito de determinantes sociais da saúde iniciaram-se nos anos de 1970 e 1980, ou seja, são contemporâneos do desenvolvimento da Promoção da Saúde e compartilhavam com ela o entendimento de que as intervenções curativas e orientadas para o risco de adoecer eram insuficientes para a produção da saúde e da qualidade de vida em uma sociedade. Mais recentemente, pesquisadores ligados à questão ambiental e às questões dos territórios onde as pessoas vivem e trabalham têm conduzido estudos mostrando a importância da ação nos determinantes ambientais nas condições de vida e saúde e indicando a necessidade de incluí-los nos programas de Promoção da Saúde, dedicados a criar ambientes de apoio à Promoção da Saúde, ou melhor, criar entornos saudáveis (Barcellos et al., 2002; Confalonieri et al., 2002).

Nos últimos anos, o foco nos determinantes sociais de saúde ganhou ainda maior relevância com a criação, em 2005, pela OMS da Comissão sobre Determinantes Sociais da Saúde, com o objetivo de ratificar a importância dos determinantes sociais na situação de saúde da população e a defesa radical da redução e/ou extinção das iniquidades em saúde (Carvalho & Buss, 2008).

Seguindo essa tendência e mantendo coerência com o processo de desenvolvimento do Movimento da Reforma Sanitária, o Brasil criou, em 2006, a Comissão Nacional sobre Determinantes Sociais da Saúde (CNDSS), composta de 16 lideranças sociais de diversos campos do saber (CNDSS, 2008; Carvalho & Buss, 2008).

Após amplo trabalho de revisão do conhecimento produzido sobre os determinantes sociais da saúde, a CNDSS adotou como modelo para sua análise e esquema para a construção de recomendações de intervenção, nos diferentes níveis de determinação, o esquema explicativo de Dahlgreen e Whitehead, que pode ser visto na Figura 9.2, com inserções feitas por Buss e Carvalho relacionadas a níveis de intervenção (CNDSS, 2008; Carvalho, Buss, 2008).

Não faremos aqui uma discussão dos diferentes modelos, mas apresentaremos alguns argumentos dizendo por que, do nosso ponto de vista, o modelo explicativo dessas autoras pode colaborar nos diagnósticos que precedem a realização de programas de Promoção da Saúde e sua elaboração e condução.

O modelo desenvolvido por Dahlgren e Whitehead (1991) organiza as circunstâncias que constroem nosso modo de viver e nosso processo saúde-doença em diferentes camadas, reunindo aspectos individuais, sociais e macroestruturais. O esquema permite-nos visualizar didaticamente uma série de "partes" integrantes de nossa vida e analisar as relações estreitas e indissociáveis que elas têm. É importante lembrar que assim como cada modo de viver é uma composição de circunstâncias, também cada um dos territórios é a expressão singular da articulação dos determinantes sociais da saúde (Buss; Pellegrini Filho, 2007).

Na divisão didática proposta por Dahlgren e Whitehead (1991, *apud* Carvalho e Buss, 2008), os determinantes sociais estão organizados por níveis de abrangência em distintas camadas: a mais próxima refere-se aos aspectos individuais e a mais distante, aos macrodeterminantes. Como se pode ver, na base da Figura 9.2 estão as características individuais de idade, sexo e fatores genéticos que marcam nosso potencial e nossas limitações para manter a saúde ou o adoecer (Carvalho & Buss, 2008).

Segundo a CNDSS, as estratégias de intervenção para a promoção da equidade em saúde precisam incidir sobre os diferentes níveis em que Dahlgren e Whitehead organizaram os determinantes sociais da saúde. Num sentido abrangente, a produção da saúde aconteceria pela organização de um contínuo de ações capazes de transformar positivamente os elementos que constroem os nossos modos de viver, de um nível de governabilidade mais próximo ao sujeito até aquele mais distante, que corresponde às políticas macroeconômicas, culturais e ambientais estruturantes da sociedade, em princípio, fora do alcance dos sujeitos comuns (CNDSS, 2008; Whitehead,1990).

Ao diagrama de Dahlgren e Whitehead foram acrescentados os níveis de intervenção sobre as condições identificadas nas diferentes camadas. Nas mais próximas – condições individuais, estilos de vida, redes sociais – são mais fáceis para os profissionais de saúde delinear intervenções capazes de interferir em problemas relacionados a essas camadas. Estratégias de Promoção da Saúde relacionadas aos campos de ação de desenvolvimento de habilidades, criação de entornos saudáveis ou ainda reorientação dos serviços de saúde devem fazer parte de um plano de ação dirigido às camadas proximais. Como as condições identificadas que interferem nos problemas não são únicas e estão relacionadas a diferentes setores da vida dos indivíduos e das comunidades, a intersetorialidade é uma condição imprescindível para avançarmos com as ações de Promoção da Saúde, dirigidas à melhoria não só dos indicadores de morbidade e mortalidade, como à qualidade de vida da população.

A participação da população, os processos de informação e de comunicação, as mobilizações e a advocacia por políticas públicas saudáveis e a ação em vários níveis

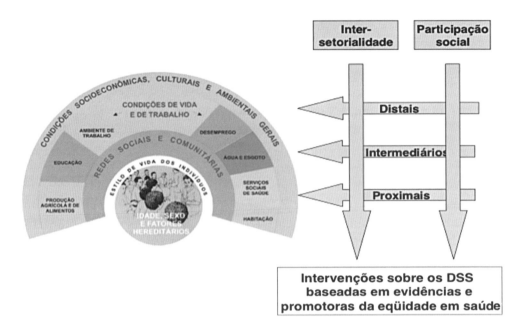

FIGURA 9.2 – *Modelo adaptado de Dahlgren e Whitehead. In: Cavalho & Buss, 2008.*

são essenciais para que nossas ações de Promoção da Saúde tenham o resultado desejado (Nutbeam, 1998).

No nível proximal estão nossas escolhas, hábitos e redes de relações. Nesse nível as intervenções envolvem políticas e estratégias que favoreçam escolhas saudáveis, reflexão sobre os estilos de vida e as condições que interferem em sua manutenção ou os facilitadores de mudanças para a redução dos riscos à saúde e à criação e/ou ao fortalecimento de laços de solidariedade e confiança. Assim, realizam-se programas educativos, projetos de comunicação social, ações de ampliação do acesso a escolhas saudáveis (alimentação saudável, espaços públicos para a prática de atividades físicas, e outros), construção de espaços coletivos de diálogo e incentivo a organizações de redes sociais sempre em uma perspectiva participante e problematizadora (Carvalho & Buss, 2008).

No nível intermediário estão as condições de vida e trabalho que partilhamos numa determinada organização da sociedade. Nesse nível as intervenções implicam a formulação e a implementação de políticas que melhorem as condições de vida, assegurando acesso à água potável, saneamento básico, moradia adequada, ambientes e condições de trabalho apropriadas, serviços de saúde e de educação de qualidade. Novamente aqui programas educativos na perspectiva participante e problematizadora, a formação de redes para o fortalecimento de mobilizações e ações de advocacia em saúde, tanto de diferentes setores do governo quanto da sociedade civil, que são ações que podem ser realizadas para que haja alguma possibilidade de avanço em direção a objetivos de transformação social (Carvalho & Buss, 2008).

No nível distal identificamos as políticas estruturantes de nossa sociedade. Ações políticas são necessárias nesse nível, mas, se o *empowerment* e o desenvolvimento da autonomia já tiverem sido iniciados no nível proximal e nas ações no nível intermediário, será mais fácil profissionais e população realizarem ações de coalizão para intervir nas políticas macroeconômicas, de mercado de trabalho, de proteção ambiental, de promoção de uma cultura de paz e solidariedade objetivando o desenvolvimento social sustentável, de forma a atender à integralidade dos sujeitos e promover maior equidade e não só o desenvolvimento econômico (Carvalho & Buss, 2008).

O desafio é aprender a olhar o sujeito e/ou a comunidade em sua integralidade, e não simplificarmos nosso objetivo nos preocupando só com mudanças no estilo de vida. Precisamos procurar as causas do adoecimento ou do aborrecimento, mesmo quando parecer que esse está fora do nosso alcance direto. É necessário não nos prendermos exclusivamente a tarefas e protocolos cotidianos e automáticos para dar conta da missão reservada aos que se envolveram na causa da Promoção da Saúde. A articulação em redes, a ajuda das redes sociais eletrônicas a nossa disposição são facilidades que temos hoje e que não relacionamos a nosso trabalho com Promoção da Saúde.

Analisando em conjunto as discussões feitas sobre qualidade de vida e agora sobre os determinantes sociais da saúde, estaremos combinando a análise dos problemas e das potencialidades a partir de vários níveis de determinação da saúde, e também ligando-as às questões subjetivas das necessidades dos sujeitos e das comunidades, já amplamente discutidas quando analisamos a concepção de qualidade de vida.

UMA NOVA AGENDA PARA A SAÚDE

A Promoção da Saúde baseada em um marco teórico acordado por vários atores da Saúde Pública, que estiveram presentes na Conferência de Ottawa, Canadá, em 1986, semelhante ao estabelecido na Constituição brasileira para o SUS, em 1988, e depois ratificado nas seis Conferências Internacionais de Promoção da Saúde, não poderia cumprir seus objetivos de melhorar a saúde e a qualidade de vida adotando apenas uma estratégia.

O enfrentamento da multicausalidade do processo saúde-doença, das iniquidades em Saúde, tendo em vista a melhoria da saúde e da qualidade de vida na perspectiva socioambiental, não é uma tarefa fácil. Exige a ação conjunta e integrada de vários tipos de estratégias e vários modos de ação, em vários lócus onde a vida acontece. A implementação de uma agenda desse tipo não é factível sem a participação de representantes de diversos setores, instituições e organizações governamentais e não governamentais e principalmente dos cidadãos. É necessário criar alianças estratégicas com instituições através de projetos concretos e do envolvimento de profissionais de diferentes áreas do conhecimento.

Pensando nisso é que a OMS, no documento "Evaluation: recommendations for policy makers", estabeleceu critérios para caracterizar os programas, as políticas e as atividades planejadas e executadas, como de Promoção da Saúde, a partir de sete princípios desse campo de conhecimento e práticas: concepção holística; intersetorialidade; *empowerment*; participação social; equidade; ações multiestratégicas; e sustentabilidade (WHO, 1998).

ESTRATÉGIAS

A nova agenda da Promoção da Saúde amplia seu campo de ação incluindo entre as estratégias formuladas durante a Conferência de Ottawa e confirmadas nas subsequentes: 1) políticas públicas saudáveis; 2) a criação de entornos saudáveis ou de ambientes de apoio à Promoção da Saúde; 3) o fortalecimento da ação comunitária; 4) o desenvolvimento de habilidades pessoais; e 5) a reorientação dos serviços de saúde. Logo que começamos a pensar na escolha de estratégias, verificamos que há uma superposição entre elas, o que significa que a operacionalização de uma requer, em geral, a combinação com outras (Restrepo, 2001).

Aprofundando o entendimento desses campos, temos de importante a acrescentar em relação a:

Elaboração e implementação de políticas públicas saudáveis

As políticas públicas saudáveis podem ser estabelecidas por qualquer setor da sociedade, uma vez que os determinantes sociais da saúde originam-se e se relacionam com diversos setores. O setor saúde, tradicionalmente, formula políticas específicas relacionadas com a organização da atenção de saúde para a população. As PPSs, para serem reconhecidas como do campo da Promoção da Saúde, precisam demonstrar potencial para produzir saúde socialmente. São exemplos de políticas saudáveis o Estatuto da Criança e do Adolescente (ECA), o Estatuto da Cidade, a Política Nacional de Trânsito e, a Política Nacional de Promoção da Saúde do Ministério da Saúde. Todas atendem a esse critério. A função delas é minimizar as desigualdades mediante ações sobre os determinantes dos problemas de saúde, nos múltiplos setores onde esses se localizam, e interferir nos mecanismos através dos quais a cultura hegemônica gera e mantém comportamentos positivos e negativos à saúde, como a propaganda de cigarros que induz ao uso do tabaco, a propaganda de bebidas alcoólicas, a propaganda de alimentos, todas sedutoras e produtoras de fatores de risco de doenças: obesidade, e tabagismo/alcoolismo, entre outras. Cabe às políticas públicas saudáveis, também, favorecer intervenções nos outros determinantes sociais da saúde, como os econômicos. A distribuição desigual da renda favorece as iniquidades em relação ao acesso à educação, à habitação de qualidade, ao trabalho e outros. A adoção e a consolidação das PPSs, ao longo de um processo, podem favorecer a sustentabilidade dos programas de Promoção da Saúde.

Segundo Restrepo & Malaga (2001), os mecanismos para ativar os processos de construção ou formulação de PPS são vários e derivam do trabalho político em Saúde Pública. Entre eles são muito importantes os mecanismos de defesa (*advocacy*), os lobbies para chamar atenção dos governantes para os problemas e trabalhar por causas de interesse comum. Por outro lado, a advocacia é um importante mecanismo de incentivo à participação cidadã e ao diálogo entre a sociedade e o governo, em especial os governos locais, em razão de problemas identificados que requerem uma ação política intersetorial mais intensa.

O processo de construção de PPS requer ainda a aplicação de instrumentos técnicos de informação, educação e comunicação social necessários para levar os problemas prioritários aos que tomam decisões políticas. A criação de uma consciência social sobre as iniquidades que perpassam as relações e seus condicionantes é uma estratégia fundamental para essa abordagem política da Promoção da Saúde.

Criação de entornos saudáveis ou espaços saudáveis que apoiem a Promoção da Saúde

São esforços dos técnicos com a população, que vive e trabalha em espaços públicos e privados, para tornar os espaços de vida mais saudáveis e mais amigáveis – habitações, unidades de saúde, escolas, praças, igrejas, bairros e outros. Segundo Restrepo (2001), eles são importantes não só para proteger a saúde, como também para potencializar e aumentar o nível da qualidade de vida. Os programas relacionados a esse campo de ação só se sustentam quando se institucionalizam através de políticas públicas saudáveis, como um projeto de cidades saudáveis em um município, institucionalizado pela Câmara dos Vereadores, através de uma lei municipal (Restrepo, 2001).

Como a saúde é produzida socialmente e nós convivemos em diferentes espaços, é desejável que as pessoas que participem dos processos de Promoção da Saúde revejam as condições ambientais físicas, o ambiente social e relacional e a condição de vida nos entornos das escolas, das unidades de saúde, dos hospitais, dos locais de trabalho, dos espaços de lazer, das praças e muitas vezes do município como um todo, e se mobilizem tornando os entornos em objetos da Promoção da Saúde. Redes de escolas promotoras de saúde, de municípios saudáveis, de locais de trabalho saudáveis, de habitações saudáveis estão sendo organizadas no Brasil e na América Latina, mas ainda não existem em número significativo e muitas vezes ainda não têm coesão interna que lhes permita fazer a diferença nas condições de vida e de saúde. Essa estratégia não é comum às tradicionais de Saúde Pública, especialmente na perspectiva emancipatória e dos direitos. As intervenções para criar entornos saudáveis podem enfocar vários aspectos, entre os quais as relações sociais e o desenvolvimento cultural. Os projetos têm potencial para ser muito criativos, uma vez que atraem muitas pessoas motivadas pelas situações difíceis em que vivem. Muitas vezes as intervenções dessa área estiveram relacionadas a questões ambientais, dadas as carências ainda existentes nos países em desenvolvimento de saneamento básico, habitação e outros. Em outros países se referem à conservação de parques, áreas verdes, reurbanização de centros urbanos, readequação de espaços públicos para recreação e esportes, e criação de ciclovias, entre outros.

Reforço da ação comunitária

Envolve a participação social, de atores do Estado e da sociedade civil na elaboração e no controle de ações, iniciativas e programas de Promoção da Saúde. Tem como função dar espaço para o *empowerment* dos indivíduos e dos grupos e, gradativamente, oferecer possibilidades para que os diferentes atores participem dos processos decisórios dos mais simples aos mais complexos e desenvolvam sua autonomia de sujeitos individuais e coletivos. Para isso, por exemplo, os profissionais encarregados do desenvolvimento de projetos de Promoção da Saúde devem criar espaços para a discussão de questões públicas e de grupos específicos; identificar as mobilizações e as redes sociais nas comunidades e promover a integração entre elas e os projetos, mediante parcerias e alianças.

Prioriza o fortalecimento das organizações comunitárias, abrindo espaço para a capacitação dos setores marginalizados do processo de tomada de decisões, para se fortalecerem e formarem grupos de pressão para a abertura do aparato estatal ao controle do cidadão e para o fomento das discussões sobre reforma política.

O processo supõe a *participação da população* através de representação dos grupos organizados e da sociedade civil como um todo, que são os que vivem e sentem os problemas no seu dia a dia de trabalho e no cotidiano das comunidades em que vivem. Muitas vezes as soluções racionalmente decididas pelos técnicos não são adequadas à realidade da população. Se a discussão for aberta, as soluções serão mais reais e efetivas e a sociedade será a protagonista de sua própria mudança. Nesses processos, as Sociedades Amigos de Bairros, as organizações não governamentais, os sindicatos de trabalhadores, as associações setoriais poderão dar grande contribuição aos técnicos, explicitando seu conhecimento empírico, ao mesmo tempo que a população poderá compartilhar os avanços do conhecimento científico, visualizando aspectos técnicos dos problemas em questão.

Do processo devem participar cidadãos que representem os diferentes grupos de poder e de interesse, para que os planos, programas, iniciativas e ações possam atender às necessidades de diferentes grupos, atingir os diferentes setores sociais, ser exequíveis e ter sustentabilidade. Condição importante para que o processo democrático ocorra é que os objetivos fundamentais dos projetos sejam, inicialmente, definidos em conjunto.

Desenvolvimento de habilidades pessoais

Este componente da agenda é o mais aceito e compreendido pelos profissionais de saúde porque se relaciona a estratégias educativas, área tradicional do setor saúde. Ações de informação e comunicação precisam ser viabilizadas para que as pessoas se capacitem a participar e a desenvolver habilidades individuais, para a adoção de estilos de vida saudáveis. De acordo com Nutbeam (1998), o conceito de estilo de vida compreende não só comportamentos reconhecidos como saudáveis – exercício físico, alimentação saudável, ausência de consumo de tabaco, álcool e drogas –, mas também outras atitudes e práticas, como tolerância, solidariedade, respeito às diferenças e aos direitos humanos e participação, entre outras que incidem na vida coletiva (Nutbeam, 1998).

Do ponto de vista prático essa área de ação também não pode se considerar isolada das anteriores, pois as políticas públicas saudáveis favorecem mudanças positivas; os ambientes onde as pessoas vivem estão intimamente envolvidos na definição ou na priorização de alguns estilos de vida. Exemplos importantes são o consumo de álcool e drogas, que pode ou não ser valorizado no ambiente onde vivem os jovens, na escola, nas festas, nas ruas. Não se pode querer que um jovem se interesse por deixar de fumar quando essa prática o valoriza junto aos outros jovens, colegas de escola. Optar por estilos de vida saudáveis requer entornos que valorizem esses padrões de comportamentos saudáveis. O fato de uma criança levar alimentos saudáveis à escola pode ser motivo de "bullying", pressupondo que a maioria leva alimentos à base de carboidratos e açúcares. Se os pais forçarem e não forem investigar na escola a tensão que a criança apresenta em relação ao momento de alimentação, será difícil descobrir, por exemplo, porque ela não quer mais ir à escola. Se o efeito ambiente não for considerado, a questão da culpabilização da vítima será a prática mais comum entre os profissionais de saúde encarregados de mudar estilos de vida de outrem. Políticas públicas antitabagismo, que enfrentem a indústria do tabaco com suas artimanhas, uma política de segurança alimentar que envolva o setor de produção de alimentos demonstra a interligação entre os diferentes campos de ação da Promoção da Saúde, no caso as PPSs e a criação de ambientes saudáveis.

Reorientação dos Serviços de Saúde

Este campo de ação é muito importante, pois grande parte das pessoas que trabalham na área de Promoção da Saúde tem sua área de atividade nos Serviços de Saúde. Quando falamos em reorientar os Serviços de Saúde estamos pensando em duas questões: na humanização do cuidado e na relação das unidades de Saúde e seus funcionários com os problemas que existem nos territórios adstritos às unidades de Saúde, aos hospitais regionais, aos centros de atenção psicossociais e outros semelhantes que afetam a saúde da coletividade. Os Serviços de Saúde têm a responsabilidade de melhorar a saúde da população que vive e trabalha no território adstrito às unidades onde se localizam. Para isso precisam identificar os problemas e sua causalidade e elaborar programas com a população local, com outros setores de governo e da sociedade civil local, para seu enfrentamento (Westphal, 1997).

Os movimentos de Reforma dos Sistemas de Saúde, como a Reforma Sanitária brasileira, como já foi dito, têm colaborado muito para iniciar o processo de reorientação dos Serviços de Saúde, especialmente nos locais onde têm se desenvolvido.

COMO ORGANIZAR OS PROCESSOS

A interação dos cinco campos de ação, com os princípios orientadores indicados pela OMS, ajudam a pensar como conduzir um processo complexo como este de Promoção da Saúde, em uma sociedade complexa como essa em que vivemos. Temos ainda os modos de ação que os profissionais da área devem escolher e adotar para estimular os processos de Promoção da Saúde, rumo a seus objetivos amplos e complexos: 1) a educação participante e problematizadora, que oferece oportunidades de aprendizado; 2) facilitação através da comunicação social falada, escrita, via TV ou websites; 3) mobilização – conjunto de ações coordenadas para gerar uma resposta social mais efetiva, ampliar recursos sociais e materiais para a promoção da saúde; 4) redes sociais – espaços criados para a solidariedade troca de experiências e, a discussão de problemas comuns; e 5) a advocacia – ação tomada pelos indivíduos e/ou por coletividades em sua defesa para vencer barreiras estruturais e institucionais à obtenção de objetivos de saúde e qualidade de vida. São necessários dados e organização para buscar caminhos que possam fortalecer as ações de Promoção da Saúde.

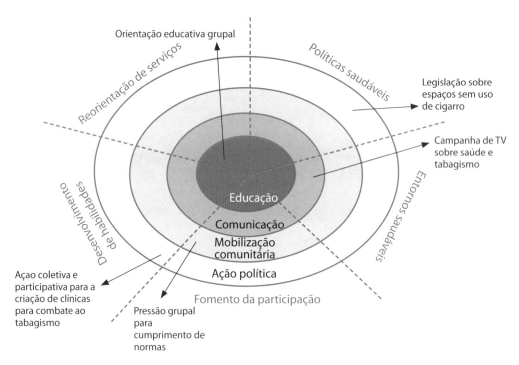

Figura 9.3 – *Matriz de ação em Promoção de Saúde – Tabagismo.*

Fonte: Wallertein, N, Sobera, MG, Bonilla, MLG Participação e *empowerment*: metodologias para a Promoção da Saúde. Seção: Promoção da Saúde abordagem integral, Organização Pan-Americana de Saúde, 2008.

A interação entre as estratégias e os modos de ação da Promoção da Saúde foi representada por Wallerstein, conforme aparece na Figura 9.3, como exemplo das escolhas de estratégias e modos de ação (Wallerstein apud OPAS/OMS, 2008).

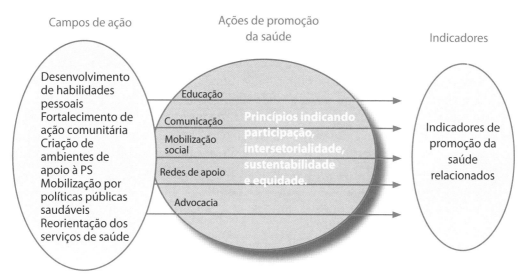

Figura 9.4 – *Matriz de ação da Promoção da Saúde.*

Na Figura 9.4, a seguir, apresentamos as estratégias referentes aos cinco campos de ação da Promoção da Saúde, os modos de ação e os princípios da Promoção da Saúde tentando mostrar graficamente a interação entre eles.

Os elementos da Figura e suas interligações são a imagem idealizada do que os projetos deverão dar conta para estarem realmente colocando em prática o referencial da Promoção da Saúde na perspectiva socioambiental.

O processo deverá começar com um diagnóstico do que ocorre em um território maior ou menor, ou em uma instituição. A identificação de apoios e recursos é o primeiro passo para o diagnóstico administrativo de um programa de Promoção da Saúde.

Se o planejamento das ações e do monitoramento e a avaliação de sua implementação pudessem ser feitos de forma participativa estariam seguindo, desde o início, um princípio fundamental da Promoção da Saúde – a participação social – e abrindo espaço para o desenvolvimento da autonomia dos indivíduos e dos grupos envolvidos. As oportunidades de *empowerment* desses indivíduos e grupos estariam na ordem direta da possibilidade de compartilhar decisões, entre profissionais e a população envolvida, durante o processo de diagnóstico e planejamento das ações.

O envolvimento de diferentes setores do governo e da sociedade civil nessas atividades de diagnóstico e avaliação seria a intersetorialidade em ação desde o início. Mais olhares significam diagnósticos melhores e mais amplos, ampliação da democracia, maior sinergia na escolha de estratégias de ação, mais proximidade entre os desejos dos técnicos e da população envolvida, e fortalecimento dos processos de atuação.

CONCLUSÃO

Como pudemos ver, desde o início do capítulo, a definição de uma agenda de ação para a Promoção da Saúde globalmente, em um país de dimensões continentais como o Brasil, nos estados ou em um município específico, é um processo dinâmico e que está em construção, e a contribuição das diferentes experiências em curso no país tem sido fundamental para a consolidação dessa área de conhecimento e práticas – universidades, ministérios, secretarias estaduais e municipais ligadas ao setor saúde e outros setores, organizações não governamentais, organizações sociais, o setor produtivo. Todos têm contribuído, conforme sua aproximação maior ou menor, com o referencial socioambiental da Promoção da Saúde.

A construção de uma agenda de ação em Promoção da Saúde é uma processo dinâmico e deve continuar aprimorando-se com a contribuição de experiências concretas em diferentes contextos.

A frase de Uchoa e cols. (2002) sintetiza suas reflexões sobre experiências de trabalho em que procuraram interferir em condições e qualidade de vida e as contradições vividas por profissionais ao tentar trabalhar com os grupos populacionais de forma participativa. Achamos que Uchoa aborda questões muito próximas das identificadas por nós ao analisar os processos e resultados de Promoção da Saúde que objetivam a melhoria da qualidade de vida passando pelos determinantes sociais da saúde.

Disseram Uchoa e cols. (2002):

> (…) em todos os exemplos ... na experiência profissional no campo da saúde de grupos e populações específicas, é possível identificar como questão de fundo a presença de uma dicotomia profunda entre o saber técnico de base científica e os saberes, práticas e necessidades efetivas dessas populações. Para superarmos este dilema, é necessário contextualizarmos os problemas de saúde no entorno social, cultural e ambiental e dar valor e voz aos conhecimentos. Entretanto há o risco de prolongarmos essa dicotomia por meio de posições populistas que fazem apologia do senso comum. Outro risco é o do excessivo relativismo, que particulariza as análises e vem imobilizar qualquer possibilidade de transformação da realidade. Para enfrentar tais riscos, devemos trabalhar com as realidades complexas desses grupos populacionais, de forma criativa e sem idealizações, utilizando referenciais teóricos que possibilitem atingir elementos centrais e, ao mesmo tempo, operacionalizar alternativas de transformação. (...) a fragmentação do conhecimento científico apresenta-se na dicotomia entre as abordagens objetivas do estado de saúde e a relação deste com determinados fatores de risco, e as abordagens subjetivas, que aprofundam qualitativamente questões

como representações sociais, universo dos significados e as relações de poder. (...) em termos políticos institucionais a fragmentação apresenta-se nas próprias estratégias de intervenção do setor saúde para o desenvolvimento de ações de promoção e prevenção (...) Como objetivo último das políticas e práticas do setor saúde, o sujeito é ao mesmo tempo receptáculo e agente de todas essas influências socioambientais... Apesar dos seus limites, a questão da qualidade de vida traz à tona a questão fundamental do sujeito e suas implicações éticas, como liberdade e o direito de escolha (...) Num mundo econômico e tecnificado, soluções técnicas são impostas... aos vários grupos populacionais atingidos por situações específicas de saúde: medicamentos, agrotóxicos... para que fiquem mais saudáveis... Mas quem define, como define e com que interesses, o impacto destas alternativas sobre a qualidade de vida das pessoas?

O autor traz para a discussão da qualidade de vida a questão da fragmentação se contrapondo à questão da integração na implementação de programas que estão implicados nessa nova agenda da saúde: a Promoção da Saúde. Esta, com seus princípios, campos e modos de ação, específicos e amplos, compete com práticas científicas e institucionais racionalistas da sociedade moderna, deixando em dificuldade os profissionais que querem colocá-la em pauta. No fim de seu discurso faz algumas recomendações que serão úteis na revisão da agenda atual da Promoção da Saúde no Brasil, em especial para o enfrentamento da vertente comportamental dessa área de conhecimentos e práticas, que privilegia ações sobre os estilos de vida. Chama atenção para o fato de os profissionais fazerem mais ações pontuais, emergenciais, de alívio imediato dos problemas mais aparentes e urgentes, dado que a grande maioria dos inseridos na execução dos programas de saúde no nível local ainda tem uma percepção limitada dos problemas que se propõe a resolver e consequentemente da resolução destes.

Nessa discussão sobre agenda para a saúde é importante técnicos e população tentem encontrar respostas para a seguinte questão: quais as inovações necessárias para encaminhar a questão da fragmentação da sociedade? Quais seriam as novas alternativas de práticas institucionais a serem experimentadas que possam dar conta dessa fragmentação? Quais políticas públicas seriam necessárias, atuando em que direção, com que objetivos?

Tais questões serão a preocupação de todos os inseridos no campo da Promoção da Saúde: todos os profissionais, de diferentes áreas do conhecimento, que se preocupam em realizar ações de Promoção da Saúde que apoiem a transformação da sociedade em que vivemos. Cabe aos profissionais comprometidos com essa área de conhecimento e práticas encontrar brechas, neste Estado de características cada vez mais neoliberais, que permitam que os programas realizados afetem a vida das pessoas de forma mais ampla, para que elas se empoderem, desenvolvam sua autonomia e cidadania, e se organizem para afetar os determinantes individuais e sociais que interferem em sua saúde e qualidade de vida.

REFERÊNCIAS BIBLIOGRÁFICAS

1. Anais do I Seminário sobre a Política Nacional de Promoção da Saúde. Disponível em: http://portal.saude.gov.br/portal/arquivos/pdf/anais_1_seminario_politica_nacional_promocao_saude.pdf

2. Andrade. LOM & Barreto ICHC. Promoção da Saúde e Cidades Municípios Saudáveis: propostas de articulação entre saúde e ambiente. In: Minayo, MCS & Miranda, AC (org.) Saúde e Ambiente Sustentável: estreitando nós. Editora Fiocruz, 2002, 344 pp.

3. Andrews FM, Withey SB. Social Indicators of Well-being. American's perception of life quality. New York: Plenum Press, 1976.

4. Barcellos CC; Sabrosa PC; Peiter P; Rojas LI. Organização espacial, saúde e qualidade de vida: Análise espacial e uso de indicadores na avaliação de situações de saúde IESUS, 11(3): 129-38, 2002

5. Barros DG Potencialidades do "WHOQOL-BREF" para a identificação das esferas de Promoção da Saúde: opinião de especialistas, São Paulo, 2011 [Monografia de Mestrado apresentada à Escola de Enfermagem da USP].

6. Belasco AGS, Sesso RC. Qualidade de vida: princípios, focos de estudo e intervenções. In: Diniz DP, Schor N, (coordenadores). Guia de qualidade de vida. Barueri: Manole; 2006. p.1-10.

7. Berlinguer G. O capital como fator patogênico In: Berlinguer G. Medicina e política. São Paulo: CETESB/Hucitec, 1983.

8. Berlinguer G et al. Reforma sanitária: Itália e Brasil, São Paulo, Hucitec-CEBES, 1988.

9. Bittencourt ZZLC, Alves Filho G, Mazzali M, Santos NR. Qualidade de vida em transplantados renais: importância do enxerto funcionante. Rev. Saúde Pública 38(5):732-4, 2004.

10. Brasil, Ministério da Saúde. Política Nacional de Promoção da Saúde – documento para discussão. Brasília, 2002.

11. Brasil, Ministério da Saúde. Política Nacional de Promoção da Saúde – Portaria 687 MS/GM, de 30 de março de 2006, Brasília, 2006. (www.saúde.org.br)

12. Brasil, Ministério da Saúde. Portaria nº 399, de 22 de fevereiro de 2006. Divulga o Pacto Pela Saúde 2006 – Consolidação do SUS e Aprova as Diretrizes Operacionais do Referido Pacto. Brasília, 2006. Disponível em: http://portal.saude.gov.br/portal/saude/profissional/area. cfm?id_area=1021

13. Brasil, Ministério da Saúde. Portaria nº. 699, de 30 de março de 2006. Regulamenta as Diretrizes Operacionais dos Pactos Pela Vida e de Gestão e seus desdobramentos para o processo de gestão do SUS, bem como a transição e monitoramentos dos Pactos, unificando os processos de pactuação de indicadores. Brasília, 2006. Disponível em: http://portal.saude. gov.br/portal/saude/profissional/area.cfm?id_area=1021

14. Brasil. Constituição da República Federativa do Brasil de 1988. Brasília: Senado Federal, 1988.

15. Brasil. Leis etc. n. 8.080, de 19 de setembro e 1990: *dispõe sobre as condições para a promoção, proteção e recuperação da saúde, organização e o funcionamento dos serviços correspondentes e dá outras providências.* Diário Oficial da União, Sec. I, Brasília, 19 de set. 1990. p. 18055-9.

16. Brasil. Leis etc. n. 8.142, de 28 de dezembro de 1990; dispõe sobre a participação da comunidade na gestão do Sistema Único de Saúde (SUS) e sobre as transferências governamentais de recursos financeiros na área da saúde e dá outras providências. Diário Oficial da União, Sec. I, Brasília, 31 de dez. de 1990. p. 25694. BRASIL. Ministério da Saúde. Portaria 1190, GAP/MS 14 de Julho de 2005. Cria o Conselho Gestor da PNPS, 2005.

17. Buss PM, Pellegrini Filho, A. A saúde e seus determinantes sociais. Physis, Rio de Janeiro, nº 17, v.1, p.77-93, abr. 2007.

18. Buss PM (2000) Promoção da saúde e qualidade de vida. In: Ciência e Saúde Coletiva, Rio de Janeiro, 5(1): p.163-77, 2000.
19. Buss PM Uma introdução ao conceito de Promoção da Saúde. In: Czeresnia D & Freitas CMF (org.). Promoção da Saúde, conceitos, reflexões, tendências. Rio de Janeiro: Fiocruz, 176pp., 2003.
20. Campos MO, Neto JFR Qualidade de vida: um instrumento para a promoção da saúde. Rev. Baiana de Saúde Pública 32(2):232-40, 2008.
21. Campos GWS Reforma da reforma: repensando a saúde. São Paulo, HUCITEC, 1992.
22. Carvalho AI et Buss PM. Determinantes sociais na saúde, na doença e na intervenção. In: Giovanella L (org.) Políticas e Sistema de Saúde no Brasil. RJ: Editora Fiocruz, 2008, p.141-66.
23. Carvalho AIC, Westphal MF, Lima VLGP. Health promotion in Brazil. Promotion & Education, v. SUPP, p. 7-12, 2007.
24. Carvalho S.R. Saúde coletiva e promoção da saúde: sujeito e mudança. São Paulo: Hucitec, 2005.
25. Castells M. Fluxos, redes e identidades: uma teoria crítica da sociedade informacional. In: Castells M et al. (org.). Novas perspectivas críticas em educação. Tradução de Acuña J. Porto Alegre: Artes Médicas, 1996.
26. Castro AM & Malo MS SUS: ressignificando a promoção da Saúde. São Paulo, Hucitec: OPAS, 2003, 222p.
27. Castro AM et al Curso de extensão para gestores e profissionais do SUS em Promoção da Saúde. Brasília, Ministério da Saúde, SVS, DASS, CGDNT & Universidade de Brasília, 2010.
28. CNDSS. Comissão Nacional sobre Determinantes Sociais da Saúde. As causas sociais das iniquidades em saúde no Brasil. Relatório Final. 2008. Disponível em: http://www.cndss.fiocruz.br/pdf/home/relatorio.pdf.
29. Coimbra JAA. O outro lado do meio ambiente: uma incursão humanista na questão ambiental. Campinas: Millenium, 2002. 560p.
30. Confalonieri UEC, Chame M, Najar A, Chaves SAM, Krug T, Nobre C, Miguez JDG, Cortezão J, Hacon S. Mudanças globais e desenvolvimento: importância para a saúde IESUS, 11(3):139-54, julho /setembro 2002.
31. Conferência Nacional de Saúde, 8a. Brasília, 1986. Anais. Brasília: Centro de documentação do Ministério da Saúde, 1987.
32. Crocker D. Qualidade de vida e desenvolvimento: o enfoque normativo de Sen e Nussbaum. CEDEC. Qualidade de vida. Lua Nova 31: 99-134, 1993.
33. Dantas, RA, Savada MO, Malerbo MB. Pesquisas sobre qualidade de vida: revisão da produção científica nas universidades públicas do Estado de São Paulo. Rev. Latino-am. Enferm, 11(4):532-38, 2003.
34. Dubos RF. Health and disease. New York: Ed Time Inc., 1965.
35. Gianetti E. Felicidade. São Paulo: Cia das Letras, 2002, 232p.
36. Herculano SC. A qualidade de vida e seus indicadores. Ambiente e sociedade; 1(2):77-99. 1998.
37. Kickbusch I Twenty-first century health promotion: the public health revolution meets the wellness revolution Health Promotion International 1 (4):275-278, 2003.
38. Laurell AC. La salud-enfermedad como proceso social. *Revista Latino americana de Salud* México 2: 7-25, 1982.
39. Leavell HR, Clark EG. Medicina preventiva. São Paulo: McGraw Hill do Brasil, 1976.
40. Malo MS & Lemos MS. Promoção da Saúde: um novo paradigma. Boletim da Abrasco 85:10-11, 2002.

41. Minayo MC, Hartz ZA, Buss PM. Qualidade de vida e saúde. Ciência e Saúde Coletiva 2000; 5(1):7-18.
42. Nilson EAF & Westphal MF. Country report of Brazil: priorities and major health promotion efforts in 1998-1999. In: World Health Organization. Megacountry Health Promotion Network, Geneva, Switzerland, 1998. Annex E: Countries Reports.
43. Nunes ED. A questão da interdisciplinaridade no estudo da saúde coletiva e o papel das ciências sociais. In: Canesqui, AM (org.) Dilemas e desafios das ciências sociais em saúde coletiva, pp. 95-114. São Paulo: Hucitec-Abrasco, 1995.
44. Nutbeam D. Evaluating health promotion – progress, problems and solutions. Health Promot. Int. 13(1): 27-44, 1998.
45. Organização Mundial de Saúde – Grupo WHOQOL Brasil [homepage na internet]. Rio Grande do Sul [citado 1994, acesso em agosto, 2011]. Disponível em http://www.ufrgs.br/psiq/whoqol84.html.
46. Pilon AF. Qualidade de vida e formas de relacionamento homem – mundo. Revista Brasileira de Saúde Escolar, 2(3/4):117-25, 1992.
47. PNUD Relatório do desenvolvimento humano 2010: A verdadeira riqueza das nações: vias para o desenvolvimento humano (síntese). Tradução para o português: IPAD Instituto Português de Apoio ao Desenvolvimento. Edição do 20º aniversário, disponível em http://www.pnud.org.br/notícias/ impressão.php?id01=3596.
48. Power M. Qualidade de vida: visão geral do projeto WHOQOL. In: Flech MPA. Avaliação de qualidade de vida: guia para profissionais da saúde. Porto Alegre: Artmed; 2008. p. 48-59.
49. Promoção da Saúde: Carta de Ottawa, Declaração de Adelaide, Sundsval e Santa Fé de Bogotá. Tradução de Fonseca LE. Brasília: Ministério da Saúde, 2002. (originais publicados pela Organização Mundial de Saúde).
50. Restrepo HH & Malaga H. Promoción de la salud: como construir vida saludable. Editorial Médica Panamericana. Colombia: I Edicion, 2001.
51. Restrepo HH. Agenda para la acción em Promoción de la Salud In: Restrepo, HH & Malaga, H. Promoción de la salud: como construir vida saludable. Editorial Médica Panamericana. Colombia: I Edicion, 2001. Roche AK. La dimensión cultural de la cualidad de vida. El médio ambiente y el desarrollo. In: Contribuciones. Buenos Aires: CIEDLA 1990; (3).
52. Rosen G. Uma história da saúde pública. São Paulo: Unesp/Hucitec/Abrasco, 1994.
53. Russel AJ. What is health? People talking. The Journal (34):43-7, 1995.
54. Santos JLF, Westphal MF. Práticas emergentes de um novo paradigma de saúde: o papel da universidade. Estudos Avançados 13(5):71-88, 1999.
55. Silva CEL Filosofia e felicidade ao alcance do leitor In: Folha de São Paulo, nº 5 [Sinapse]- 26 de novembro de 2002. p.15
56. Terris M. Concepts of Health Promotion: dualities in Public Health theory. Em: Health Promotion: an anthology. Washington: PAHO, 1996.
57. Toron AZ. Preço e qualidade de vida: a cigarra tinha razão? Revista USP. São Paulo (34): 152-155, junho/agosto de 1997.
58. Uchoa E, Rozemberg B, Porto MFS. Entre a fragmentação e a integração: saúde e qualidade de vida de grupos populacionais específicos. IESUS 11(2):115-28, 2002.
59. Wallertein N, Sobera MG & Bonilla MLG Participação e empoderamento: metodologias para a Promoção da Saúde. Seção: Promoção da Saúde abordagem integral, Organização Pan Americana de Saúde, 2008.
60. Westphal MF Participação popular e políticas municipais de saúde: Cotia e Vargem Grande Paulista. São Paulo, 1992 [tese de livre-docência apresentada à Faculdade de Saúde Pública da Universidade de São Paulo].

61. Westphal MF, Motta RMM, Bogus CM. Contribuição para formação de uma rede brasileira de Municípios Saudáveis. Jornal do Conasems, agosto de 1998.
62. Westphal MF, Ziglio E. Políticas públicas e investimentos: a intersetorialidade. In: Fundação Faria Lima – CEPAM. O município no século XXI: cenários e perspectivas. São Paulo, 1999. p.111-21.
63. Westphal MF. O movimento cidades/municípios saudáveis: um compromisso com a qualidade de vida. Rev Ciência e Saúde Coletiva 5(1): 39-52, 2000.
64. Westphal MF, Bogus CM, Mendes R, Akerman M e Lemos, MS. A Promoción de Salud en Brasil In: Arroyo, HV. La promoción de la salud em América Latina: modelos, estructuras y visión crítica. 1ª ed., Universidad de Puerto Rico, 2004.
65. Westphal MF. Promoção da Saúde e prevenção de doenças. In: Campos G WS; Minayo MCS; Akerman M. Drumond M; Carvalho YM. Tratado de saúde coletiva. São Paulo: Hucitec/Ed. Fiocruz, p. 635-67, 2006.
66. Westphal,MF. Promoção da Saúde e qualidade de vida. In: Fernandez, JCA; Mendes R. Promoção da Saúde e gestão local. Cidade: Hucitec; CEPEDOC Cidades saudáveis, 2007.
67. Whitehead M. The concepts and principles of equity and health. Copenhagen: WHO. Regional Office for Europe, 1990 (discussion paper EUR/ICP/RPD 414).
68. World Health Organization. Health promotion evaluation: recommendations to police makers. Copenhagen: European Working Group on Health Promotion Evaluation, 1998.
69. World Health Organization. Discussion document on the concept and principles. In: Health Promotion concepts and principles, a selection of papers presented at working group on concepts and principles. Copenhagen: Regional Office for Europe, 1984. p.20-3.

A Educação e a Comunicação para a Promoção da Saúde

10

Maria Cecília Focesi Pelicioni
Andréa Focesi Pelicioni
Renata Ferraz de Toledo

A Promoção da Saúde é definida como o processo que permite às pessoas adquirir maior controle sobre sua própria saúde, sobre os determinantes da saúde e, ao mesmo tempo, melhorá-la. Essa perspectiva, segundo Terris (1996), no Relatório da Organização Pan-Americana da Saúde (OPS) n. 557, deriva de um conceito que a define como a magnitude em que um indivíduo ou grupo pode, de um lado, realizar suas aspirações e satisfazer suas necessidades e, de outro, mudar seu entorno ou enfrentar os problemas existentes. Para tanto, a saúde é considerada uma dimensão essencial à qualidade de vida, um recurso aplicável à vida cotidiana e não um objetivo a ser alcançado. É um conceito positivo que se apoia em recursos sociais e pessoais.

Retomando um pouco da história da Promoção da Saúde, verifica-se que na década de 1970 a medicina moderna caminhava a passos largos para o uso da mais alta tecnologia. Nesse período, foram se aperfeiçoando os transplantes de órgãos, os medicamentos, principalmente os antibióticos, e o custo da atenção à saúde tornava-se cada vez maior. Contudo, o acesso da população a todos esses avanços era relativamente pequeno, não apenas nos países economicamente menos desenvolvidos, mas também em países como o Canadá, onde essas questões tornaram-se objeto de investigação.

Depois de algumas pesquisas a respeito dos problemas gerados no âmbito da Saúde Pública, os canadenses divulgaram, a partir de 1974, os resultados de um estudo denominado "Relatório Lalonde" em que se propunha a introdução de um novo conceito de Campo da Saúde, segundo o qual todas as causas de doença e morte seriam decorrentes de quatro fatores interligados: 1) as características biofísicas do indivíduo; 2) o estilo de vida ou comportamento; 3) a poluição e agravos ambientais; e 4) a inadequação e a incompetência dos serviços de saúde; fatores que, apesar da situação vigente, eram desconsiderados.

Essas ideias indicavam a necessidade de uma nova concepção de Saúde Pública, diferente do modelo biomédico até então prevalente. Considerando o ser humano um ser integral, percebia-se a urgência de se promover mudanças no ambiente e no comportamento humano visando à promoção da saúde física e mental dos indivíduos, a partir de sua realidade socioeconômica e cultural.

A Promoção da Saúde, considerada por alguns o "novo paradigma da saúde pública" ou a "nova cultura da saúde" emergia, portanto, trazendo novos valores. Apresentava uma visão de saúde menos fragmentada, saindo do antigo modelo de assistência à saúde para um enfoque holístico, envolvendo uma combinação de ações relacionadas aos indivíduos, à comunidade e ao governo, que deveriam ser planejadas para que se obtivesse impactos positivos nos estilos e nas condições de vida intervenientes nos níveis de saúde e da qualidade de vida.

No âmbito da Educação, a Promoção da Saúde trazia entre seus objetivos a capacitação da população para torná-la apta a atuar na melhoria de sua qualidade de vida e saúde, com maior participação no controle desse processo e por meio de opções conscientes, sabendo identificar aspirações, satisfazer necessidades e modificar favoravelmente o meio ambiente.

A I Conferência Internacional de Promoção da Saúde, realizada pela Organização Mundial da Saúde (OMS), em Ottawa, Canadá, em 1986, gerou um documento intitulado "Carta de Ottawa", no qual foram estabelecidos cinco campos de ação prioritários: 1) a construção e a implementação de políticas públicas saudáveis; 2) o desenvolvimento de habilidades individuais; 3) o reforço da ação comunitária; 4) a reorientação dos serviços de saúde; e 5) a criação de ambientes favoráveis à saúde. Esse evento é considerado a pedra angular do desenvolvimento do novo paradigma da Saúde Pública em nível mundial. As propostas aí geradas foram aprofundadas em conferências nacionais e internacionais posteriores.

Catford (2007), ao fazer uma análise retrospectiva dos últimos vinte anos, afirma que o principal ganho da I Conferência Internacional foi a legitimação do ideário da Promoção da Saúde e elucidar seus conceitos básicos, chamar a atenção para as condições e os recursos necessários, bem como identificar ações e estratégias para materializar a política da "Saúde para Todos" preconizada pela OMS desde Alma-Ata, em 1978, na antiga União Soviética. A Carta de Ottawa, produto do evento, identificou pré-requisitos para a saúde, entre os quais figuram a paz, ecossistemas estáveis (referindo-se a uma possível situação de equilíbrio do ambiente natural e o uso sustentável dos recursos, embora se saiba das constantes transformações a que o meio ambiente está sujeito, sejam elas naturais ou provocadas), justiça social e equidade, e recursos como educação, alimentação e renda. Quanto à criação de oportunidades para melhorar a saúde, colocou-se em relevo o papel das organizações, sistemas e comunidades, bem como os comportamentos individuais e o desenvolvimento de capacidades.

Ao analisar os fatores que influenciam a saúde, Donato e Rosemburg (2003) afirmam que o processo saúde-doença não depende apenas dos indivíduos, mas das relações que determinam as condições de vida das sociedades. Além disso, observavam que, entre as diferentes formas de organização social, há maneiras diversas de se compreender o que seja saúde ou um estado saudável.

Neste trabalho, saúde é concebida como resultante das condições de vida, e sua promoção irá depender, então, do controle de seus determinantes sociais e condicionantes.

Determinantes Sociais da Saúde (DSS) são características socioeconômicas, culturais e ambientais de uma sociedade que influenciam as condições de vida e o trabalho de todos os seus integrantes. Educação, habitação, saneamento, ambiente de trabalho e serviços de saúde, e também a trama de redes sociais e comunitárias são exemplos de determinantes sociais. Os estilos de vida individuais (fumar, adotar alimentação saudável, praticar exercícios físicos) estão, em parte, também condicionados por determinantes sociais da saúde como renda, padrões culturais e mensagens publicitárias, entre outros (Determinantes Sociais da Saúde, 2007).

O conceito de Promoção da Saúde encontra-se vinculado às intervenções voltadas aos determinantes que podem ser agrupadas em eliminação da pobreza, reconhecimento dos direitos econômicos e sociais da população, justiça social e suporte ambiental. Além disso, a Promoção da Saúde se constitui como produção conceitual, metodológica e instrumental, cujos pilares de sustentação são a complexidade do conceito de saúde, a discussão acerca da qualidade de vida, o pressuposto de que a solução dos problemas está no potencial de mobilização e participação efetiva da sociedade (o *empowerment* ou empoderamento), o princípio da autonomia dos indivíduos e das comunidades, e a valorização do planejamento e do poder local (Pedrosa, 2006).

Wallerstein (1992) define *empowerment* como um processo de ação social que promove a participação das pessoas, das organizações e das comunidades com o objetivo de aumentar o controle individual e comunitário, de modo a obter eficácia política, melhora da qualidade de vida comunitária e justiça social.

Algumas questões, portanto, são fundamentais para a Promoção da Saúde e devem ser sempre levadas em conta:

a) afeta toda a população no contexto de sua vida diária, não apenas as pessoas que correm o risco de sofrer determinadas doenças ou agravos;
b) pretende influir sobre os determinantes da saúde;
c) adota enfoques distintos e combina métodos de ação de modo complementar;
d) orienta-se especificamente para obter a participação efetiva da população; e
e) atribui aos profissionais de saúde um papel de grande importância em sua defesa e efetivação, o que pressupõe que devam ser devidamente preparados com essa nova visão de Saúde Pública em suas instituições formadoras.

Iniciativas baseadas nas ideias discutidas nas conferências da promoção da saúde foram sendo colocadas em prática, concomitantemente e em nível local. Entre elas, podem-se citar o Movimento de Cidades Saudáveis e as Escolas Promotoras de Saúde, que atendem ao princípio de criar ambientes saudáveis (Pelicioni, 2000).

O Movimento de Cidades Saudáveis constituiu-se em uma importante iniciativa da OMS para o desenvolvimento e a melhoria das condições de saúde e de qualidade de vida urbana, e implica planejamento sistemático, continuado e intersetorial com a participação ativa da população. Mendes (1996) cita no livro *Uma agenda para a saúde* que esse movimento procura instituir uma nova ordem de governo na cidade, a gestão social informada pela prática da vigilância da saúde, em que a saúde como qualidade de vida torna-se objeto de todas as políticas públicas.

De acordo com Westphal (1997), o termo "Cidade Saudável" vem sendo empregado para expressar uma filosofia de ação baseada em uma concepção ampla de saúde que incorpora, além dos aspectos biológicos que interferem no processo saúde-doença, outros determinantes sociais, econômicos e ambientais que ampliam o conceito para além da consideração simples de saúde como ausência de doença.

Esse movimento tem revolucionado a gestão pública de saúde e meio ambiente, e tem sido implementado em várias cidades brasileiras. A abordagem de contextos ou ambientes saudáveis pode assumir a abrangência de uma comunidade saudável, um entorno saudável, escolas saudáveis, hospitais saudáveis, prisões saudáveis. Assim, o conceito de "saudável", proposto pela Promoção da Saúde, se adapta a diferentes níveis e escalas.

O movimento Município/Cidade Saudável não pode prescindir das instituições educativas, reconhecidos espaços de mobilização da comunidade para atingir seus objetivos. A Promoção da Saúde no âmbito escolar parte de uma visão integral, multidisciplinar do ser humano, que considera as pessoas em seu contexto familiar, comunitário e social.

A Escola Saudável ou Escola Promotora da Saúde deve ser entendida como um espaço vital, gerador de autonomia, participação crítica e criatividade, no qual os escolares têm a oportunidade de desenvolver suas potencialidades físicas, psíquicas, cognitivas e sociais a partir do desenvolvimento de ações pedagógicas de prevenção de agravos, promoção da saúde e conservação do meio ambiente. Tem entre seus objetivos formar futuras gerações com conhecimentos, habilidades e destrezas necessárias para cuidar de sua saúde, da saúde de sua família e da saúde da comunidade, assim como para criar e manter ambientes de estudo e de convivência saudáveis (Pelicioni, 2000).

Acredita-se que na Escola Promotora da Saúde, a saúde da comunidade escolar possa ser promovida com uma combinação de Educação em Saúde, Comunicação e um conjunto de outras ações que a escola realize para proteger e promover a saúde daqueles que nela se encontram. As atividades se orientam para a formação de jovens com espírito crítico, capazes de refletir sobre os valores, a situação social e os modos de vida que favoreçam a saúde e o desenvolvimento humano, e mantenham a integridade do meio ambiente.

Desde o início, entre os fatores que foram considerados estratégicos para a implementação da Promoção da Saúde, podem ser citados: o acesso à saúde, a redução das iniquidades sociais, o desenvolvimento de ambientes favoráveis à saúde, o reforço de redes e apoios sociais, a promoção de comportamentos positivos para a saúde e de estratégias de enfrentamento adequadas e, finalmente, o aumento dos conhecimentos e a difusão das informações, isto é, a *Educação* e a *Comunicação* em Saúde.

Há que se esclarecer que desigualdade e iniquidade são conceitos diferentes. Desigualdades na situação de saúde de pessoas e grupos sempre existiram e existirão. As pessoas e os grupos são diferentes e têm necessidades diferentes. O que não são aceitáveis e devem ser combatidas são as iniquidades em saúde, ou seja, aquelas diferenças que, além de sistemáticas e relevantes, são também injustas, evitáveis e desnecessárias (Determinantes Sociais da Saúde, 2007).

A equidade em saúde pode ser discutida a partir de duas perspectivas: as condições de saúde socialmente determinadas e o acesso e o uso dos serviços de saúde. Quanto ao primeiro aspecto, analisa-se a distribuição de riscos de adoecimento e morte entre os grupos sociais, independentemente das variações biológicas existentes e dos estilos de vida adotados. Em relação à segunda abordagem, são analisadas as possibilidades de uso dos serviços de saúde de diferentes graus de complexidade por indivíduos que tenham as mesmas necessidades (Escorel, 2001).

Pode-se dizer, portanto, que a Promoção da Saúde é uma estratégia que pretende enfrentar os desafios de reduzir as iniquidades, incrementar a prevenção e fortalecer a capacidade das pessoas para identificar e resolver seus problemas, individual e coletivamente.

A Política Nacional de Promoção da Saúde promulgada no Brasil, em 2006, tem entre seus objetivos "promover a qualidade de vida, reduzir a vulnerabilidade e os riscos à saúde relacionados a seus determinantes e condicionantes, como: modos de viver, condições de trabalho, habitação, ambiente, educação, lazer, cultura, acesso a bens e serviços essenciais" (Brasil, 2006a, p. 13). Também em 2006, foi aprovada a Política Nacional de Atenção Básica, que estabelece a Promoção da Saúde como fundamental nas ações de responsabilidade da Atenção Básica, com destaque especial à Estratégia de Saúde da Família (ESF) que, por meio de suas equipes e territórios de abrangência, deve promover intervenções educativas para os indivíduos e suas famílias, no âmbito dos cuidados individuais, coletivos e para com o ambiente do entorno (Brasil, 2006b).

Escorel (2001) recomenda que as políticas de saúde tenham a equidade como princípio e objetivo, e articulem parâmetros epidemiológicos e socioeconômicos de modo a possibilitar a caracterização e a priorização de grupos sociais em estado de vulnerabilidade. Contudo, a autora é contrária a políticas e programas focalizados nas pessoas em situação de pobreza que tendam a perpetuar essa condição e a consolidar o estigma e a discriminação que os grupos vulneráveis já sofrem. Ela ressalta que essa priorização não pode sobrepujar a universalidade do direito à saúde.

Em relação ao Sistema Único de Saúde (SUS), Pasche e Hennington (2006, p. 38) afirmam que, de um lado, a promoção da saúde pode ser entendida, embora não se restrinja a isso, como uma estratégia importante para o desenvolvimento do SUS, que, por sua vez, se apresenta como uma política pública universal, reconhecendo, portanto, o direito à saúde, o que exige, da mesma maneira, a construção de uma rede de atenção de cuidados progressivos bem organizada e capaz de ofertar práticas integrais. (...) Sem dúvida, a promoção da saúde tem tido grande importância na construção do SUS, uma vez que chama atenção e reclama a ampliação das práticas sanitárias, a diversificação e a qualificação do leque de ofertas, assim como, também, trata da necessidade de estabelecer processos de intervenção marcados pela intersetorialidade e pela interdisciplinaridade.

Promover a Saúde não é apenas responsabilidade dos profissionais ou dos serviços de saúde, nem pertence a seu domínio exclusivo. Dessa forma, é preciso mudar a maneira de pensar e de agir, compartilhando tarefas, trabalhando em equipe multiprofissional, respeitando os diferentes saberes, transformando espaços e tornando as pessoas cada vez mais conscientes e saudáveis. Isso significa equipar e tornar as pessoas capazes de conservar e/ou melhorar sua saúde.

A Promoção da Saúde tem de ser viabilizada pela Educação em Saúde, processo político de formação para a cidadania ativa, para a ação transformadora da realidade social e a busca da melhoria da qualidade de vida. Deve preparar, por meio do processo educativo, cada indivíduo para assumir o controle e a responsabilidade sobre sua saúde e sobre a saúde da comunidade, preparar para o *empowerment*, para a participação, para a tomada de decisões, para o controle social, para exigir direitos, para atuar sobre os fatores determinantes e condicionantes da sua saúde e qualidade de vida.

Para Pereira Lima et al. (2000), há uma significativa intersecção entre a Promoção da Saúde e a Educação em Saúde: ambas objetivam o bem-estar global por meio do aumento do nível de saúde da população e da redução das iniquidades. Na Promoção da Saúde, faz-se necessária a construção de uma cultura em saúde e o *empowerment* da população. O papel da Educação diz respeito ao fortalecimento da ação individual e coletiva como a principal estratégia metodológica para o *empowerment* da comunidade, além do desenvolvimento de habilidades individuais para possibilitar a participação efetiva, qualificada e ética na vida social e, portanto, a cidadania ativa, bem como a luta por direitos sociais e contra as barreiras econômicas e políticas. Assim, a Educação é considerada um fator fundamental na geração de mudanças políticas, econômicas e sociais, essenciais para que se alcance saúde para todos.

O *empowerment* dos excluídos permite o exercício do poder de um grupo social e possibilita a melhoria de suas condições de vida. A ausência do *empowerment*, portanto, leva à exclusão social caracterizada pelas dificuldades de sobrevivência em condições de vida dignas.

Para a concretude das estratégias de Promoção da Saúde formalizadas desde a I Conferência Internacional de Promoção da Saúde, considera-se a Educação em Saúde um conjunto de práticas pedagógicas participativas, construtivistas e transversais a vários campos de atuação, desenvolvidas por diversos atores sociais, na maioria das vezes com o objetivo de sensibilizá-los para a adesão a projetos relativos às estratégias propostas (Pedrosa, 2006).

Terris (1996) refere que a Carta de Ottawa rechaça o enfoque tradicional da Educação em Saúde, em que se atribui às pessoas um papel passivo, como se fossem meras receptoras de programas educativos desenvolvidos por profissionais de saúde e especialistas em técnicas de comunicação. Ao contrário, a Promoção da Saúde coloca entre seus fundamentos a participação ativa da população, o que requer uma Educação em Saúde crítica, formadora, que possibilite que as pessoas identifiquem e façam opções que propiciem a melhoria de sua qualidade de vida, e que exerçam controle sobre o meio ambiente e sobre os fatores intervenientes em sua própria saúde.

Para que a participação da população seja efetiva, é preciso que esteja consciente e corretamente informada sobre os fatores que interferem em sua vida, na vida de sua família, na vida de toda a sociedade, na vida do planeta. Favorecer a participação da população permite ajudar as pessoas a assumir o controle desses fatores.

É pela Educação, portanto, que essas pessoas serão preparadas. Educação é uma prática social e socializadora, orientada para a formação integral das pessoas. É um processo de construção do conhecimento, de desenvolvimento da consciência crítica e da capacidade de intervenção, com vistas à transformação da realidade, mas deve atingir igualmente a população em geral, suas lideranças, os gestores públicos, os políticos, os legisladores e os movimentos sociais organizados.

Freire (1993) destaca a importância da Educação ao afirmar que,

> (…) como processo de conhecimentos, formação política, capacitação científica e técnica, a educação é prática indispensável aos seres humanos e deles específica na História como movimento, como luta. A história como possibilidade não prescinde da controvérsia dos conflitos, que em si mesmos já engendrariam a necessidade da educação. (p.14)

A Educação e, particularmente, a Educação em Saúde, são processos intencionais, planejados, sistematizados, pautados por valores sociais e pela ética. Nesse sentido, Pereira Lima et al. (2000) afirmam que

> (…) educar significa humanizar, que é auxiliar as mudanças pessoais para o desenvolvimento de qualidades humanas específicas e para o crescimento social/pessoal. Particularmente, é um processo de formação que envolve a aquisição de conhecimento e o desenvolvimento de habilidades, interesses, atitudes e o potencial para a ação em um contexto social. Ela implica a ampliação da consciência crítica e de mudanças comportamentais. A educação se beneficia da instrução, mas a instrução não significa necessariamente educação. A educação ocorre formal ou informalmente na vida social, em um processo multidirecional de grande complexidade. Ela é experimentada de maneira distinta pelos indivíduos e populações, reflete valores sociais, históricos, contextos socioculturais e políticos, ideologias, condições de vida e práticas pedagógicas. (...) A educação em saúde deve se preocupar com a vida cotidiana dos cidadãos, levando múltiplos aspectos em conta: aqueles que envolvem o cuidado com o corpo e a mente, a consciência do direito a desfrutar os bens coletivos produzidos pela sociedade e a luta para fazer que esses direitos sejam efetivos. (p. 8-9)

A Educação se inicia na família, continua nas diversas instituições, como na escola, na igreja e em outros grupos sociais dos quais as pessoas participam, além de receber contribuição da mídia no reforço de ideias.

À medida que se conhecem melhor as relações entre os comportamentos individuais, as condições do meio ambiente e sua relação com os riscos para a saúde, aumenta também a contribuição potencial da Educação para a melhoria da saúde pública (Nutbeam, Smith e Catford, 1996).

Para Ramos e Choque (2007), a Educação pode influenciar a saúde direta e indiretamente. Explicam os autores:

> (...) Diretamente, por meio do desenvolvimento da inteligência, das habilidades cognitivas, do incremento de conhecimentos, hábitos e atitudes para solucionar problemas, possibilitando às pessoas capacidades para atuar com eficiência, eficácia e satisfação sobre algum aspecto de sua realidade individual, social, natural ou simbólica, permitindo a generalização de comportamentos e estilos de vida saudáveis. Indiretamente, quando atua através de outros determinantes sociais da saúde, posto que aumenta a segurança do trabalho, permite um melhor aproveitamento dos recursos que possibilitam construir um entorno mais adequado, um hábitat que outorgue maior proteção. Além disso, gera condições para que surja maior consciência dos direitos cidadãos e um melhor conhecimento da legislação, assim como dos recursos de proteção que empoderam as mulheres, proporcionam maior equidade entre os gêneros, entre outros. (p.9)

O termo "Educação em Saúde" tem sido empregado com diferentes significados, muitas vezes de forma bastante simplificada, por exemplo, quando se limita às situações de aprendizagem voltadas à mudança de comportamentos individuais. Para Nutbeam, Smith e Catford (1996),

> (...) esse tipo de visão deixa de lado outras formas de intervenção que se dirigem a melhorar o estado de saúde mediante, por exemplo, a provisão de serviços de detecção sistemática ou profilática, o controle do meio ambiente, a legislação ou o desenvolvimento de políticas dentro das organizações. Esta outra gama mais ampla de intervenções costuma ser chamada de promoção da saúde. Na prática, sem embargo, essas distinções têm menos significado e muitos consideram que os dois enfoques [educação e promoção da saúde] são interdependentes. A promoção da saúde exige a participação de uma população conhecedora do processo que possibilita a mudança das condições que determinam a saúde. Em circunstâncias normais, a educação em saúde é uma ferramenta imprescindível nesse processo. (p.184)

A visão que se tem da Educação em Saúde, a ideologia que está por trás de sua prática, muitas vezes é autoritária e velada por um discurso democrático. A teoria tradicional ou a teoria problematizadora da Educação usada nos programas de saúde voltados à população vai influir diretamente na escolha dos objetivos, da metodologia e, principalmente, nos resultados a serem alcançados.

Para Freire (2006), a prática educativa é sempre diretiva. Contudo, faz o seguinte alerta:

> (...) no momento, porém, em que a diretividade do educador ou educadora interfere na capacidade criadora, formuladora, indagadora do educando, de forma restritiva, então, a diretividade necessária se converte em manipulação, em autoritarismo. (...) Meu

> dever ético, enquanto um dos sujeitos de uma prática impossivelmente neutra – a educativa – é exprimir o meu respeito às diferenças de ideias e de posições. Meu respeito até mesmo às posições antagônicas às minhas, que combato com seriedade e paixão. Dizer, porém, cavilosamente, que elas não existem, não é científico nem ético (p. 79). (...) O que não é lícito fazer é esconder verdades, negar informações, impor princípios, castrar a liberdade do educando ou puni-lo, não importa como, porque não aceite por várias razões o meu discurso, [ou] porque recuse a minha utopia. Isto sim me faria tombar incoerentemente no sectarismo destrutor que tenho criticado. (p. 84)

Para se mudar determinado estado de coisas ou influir no comportamento das pessoas, entretanto, não basta dar informações: é preciso garantir que a comunicação ocorra. Contudo, cabe ressaltar que a informação é essencial para o exercício da cidadania, e que sua ausência ou manipulação pode concorrer para que o exercício do poder seja feito contrariamente aos interesses da maior parte da população.

Da mesma forma, é necessário desenvolver a responsabilidade social das pessoas que atuam nos meios de comunicação e que podem funcionar como grupos formadores da opinião pública, formadores de atitudes e como grupos de pressão junto aos órgãos públicos.

Donato e Rosemburg (2003) acreditam que

> (...) a educação é uma prática necessariamente transformadora, na qual os indivíduos e/ou o grupo constituem-se como sujeitos numa relação de troca. Isso significa, mais ou menos, que ninguém aprende de forma isolada. A relação deve se dar entre o educador e o educando, entre o educando e o conhecimento (cultura) e também entre o educando e os demais educandos. Nesse sentido, o educando se faz sujeito na medida em que compartilha com outros seus pontos de vista, seus saberes, seus anseios, seus temores. Enfim, compartilha tudo aquilo que podemos chamar de experiência historicamente constituída. (p. 20)

Assim, a ação educativa deve ser de comunicação se quiser atingir o ser humano, não como ser abstrato, mas como um ser concreto inserido em uma realidade histórica. Não se pode subestimar o poder de reflexão do ser humano, sua capacidade de assumir o papel de quem procura conhecer, de sujeito dessa procura.

Conversani (2004) considera que a Educação em Saúde tem se caracterizado por uma indefinição de processos e de propósitos, pois muitas vezes o agir pedagógico é destituído de clareza de seu papel sociopolítico.

Ressalta a autora que a Educação em Saúde

> (...) é um conjunto estruturado de práticas pedagógicas articuladas às práticas de saúde. (...) Quando nos propomos a desenvolver uma nova alternativa de produção de conhecimento na área da educação em saúde, com maneiras mais participativas de abordar a população, estamos entrando em um plano em que os métodos de ensino tradicionais são insuficientes. Ao interagirmos com pessoas, estamos lidando com

afetos, percepções, interesses, limites, vivências e leituras da realidade bem distintas e, às vezes, distantes do que estamos acostumados. Assim, torna-se necessário ampliar os "canais" de percepção e comunicação para possibilitar uma compreensão que se aproxime um pouco mais dessas distintas realidades, tornando essa relação pedagógica mais eficaz, prazerosa, humana e transformadora. (p. 4-5)

A ação educativa envolve o processo ensino-aprendizagem, que é mediado pela comunicação. Comunicar significa estabelecer o entendimento, compartilhar ideias e/ou sentimentos, trocar informações entre fonte (ou emissor) e receptor da mensagem. Pode-se dizer que ocorre a aprendizagem quando há a recepção da mensagem, sua compreensão e posterior aproveitamento e incorporação ao universo conceitual e/ou comportamental do indivíduo. A recepção, portanto, é essencial ao processo de comunicação educativa (Santos, 2005). Entretanto, o simples fato de a mensagem ter chegado ao receptor não garante que seja compreendida. Para que o processo comunicativo realmente aconteça, é fundamental levar em consideração a participação do destinatário da mensagem na interpretação de seu significado.

A comunicação é, portanto, o processo de produzir significados, o que é conseguido por meio de trocas simbólicas entre indivíduos e grupos. O uso de técnicas de comunicação tem como objetivo estimular, sensibilizar e envolver o maior número de pessoas possível. Esses significados têm de ser compreendidos e decodificados da mesma maneira por todos os participantes de um mesmo grupo.

É por meio do processo educativo formador que pessoas motivadas vão incorporando significados à sua vida e vão passando a agir, levando em conta esses valores.

Ao receber e capturar cada mensagem, ou seja, cada informação, a pessoa vai processando, recriando seu significado e emitindo sua resposta de acordo com sua história de vida, sua maneira de ser, seus sonhos, suas experiências, suas crenças, enfim, suas representações sociais.

A Teoria das Representações Sociais, forjada por Moscovici e divulgada na Europa por meio de seu estudo *La Psychanalyse: Son Image et son Public*, em 1961, pode ajudar a compreender como os significados são produzidos socialmente. As representações são produzidas nos processos de interação social – comunicação, trabalho e cultura, entre outros –, o que as tornam expressões de uma dada sociedade, bem como formas de mediação social, pois será por meio delas que os sujeitos irão compreender o mundo, a vida, a sociedade e se relacionar com eles.

Para se formar uma representação de determinado conhecimento ou experiência, dever-se-á vinculá-los a um sistema de valores, de noções e práticas que confere aos indivíduos as formas de se orientarem no meio social e material, e de o dominarem. É necessário também que os membros da sociedade em questão a reconheçam como veículo para suas trocas e como código passível de ser usado para identificar os componentes de seu mundo e de sua história.

A formação das representações sociais caracteriza-se por dois processos: a *objetivação* e a *ancoragem*, de modo que se transforme o não familiar em familiar.

No processo de objetivação (ou objetificação, para alguns autores) a partir de um conceito ou significado se constrói uma imagem. Já no processo de ancoragem, ocorre o inverso, atribui-se um significado a determinado objeto, a uma dada situação; trata-se, portanto, de interpretar, categorizar, nomear.

A dificuldade de comunicação está, muitas vezes, na dificuldade em compreender esse processo de atribuição de significados, em buscar compreender o outro e se fazer entender, em exercitar uma linguagem dialógica. Na prática, verifica-se que a formação que muitos profissionais de saúde tiveram estimula uma postura hegemônica e faz que esses se coloquem acima das pessoas com quem estão se relacionando, sejam seus pares na equipe multiprofissional ou usuários do serviço que está sendo oferecido e que, na maioria das vezes, acabam permanecendo em silêncio, sem se manifestar, já que suas representações sociais têm sido desconsideradas.

Como dizia muito bem Paulo Freire (1975), "a educação é comunicação, é diálogo, na medida em que não é transferência de saber, mas um encontro de sujeitos interlocutores que buscam a significação dos significados" (p. 50).

Em outras palavras, fica claro que os conhecimentos das pessoas são diferentes e complementares, e não superiores uns dos outros. Pelo fato de a educação ser essencialmente dialógica, caberá ao educador criar condições para que a educação se efetive por meio de uma comunicação eficiente, que permita a reflexão e a problematização da realidade vivenciada.

Para Pereira Lima et al. (2000), há um objetivo comum na Comunicação Social em Saúde e na Educação em Saúde, qual seja, promover a saúde, apesar dos modos distintos e complementares de alcançá-lo. Na Comunicação Social em Saúde pretende-se produzir significados e transmitir mensagens educacionais no âmbito da saúde; já a Educação em Saúde "se direciona ao significado do conteúdo e sua base ética; assim, deve procurar por alternativas, estimular a crítica e aprofundar a reflexão" (p. 10).

A linguagem a ser empregada deve ser clara, objetiva e deve conter significados comuns ao educador (no caso, o profissional de saúde) e ao educando (qualquer indivíduo, usuário dos serviços de saúde em geral) possibilitando a ambos a organização de um pensamento correto e a oportunidade de refletir criticamente sobre o problema apresentado.

Para o profissional da saúde, a comunicação dialógica permitirá estabelecer relações de confiança que contribuam para identificar causas, fazer um diagnóstico preciso, discutir soluções que se coadunem melhor com o estilo de vida de cada pessoa.

Para o usuário, permitirá compreender melhor seu problema, as causas e as consequências, o prognóstico e a conduta a ser seguida. Dará subsídios para lutar contra qualquer doença que venha a ser instalada, gerando sentimentos de segurança por estar sendo apoiado.

Somente compreendendo os fatos, refletindo sobre eles e tomando decisões conscientes é que as pessoas mudarão os comportamentos esperados, farão exames preventivos, tomarão remédios corretamente, deixarão de comer excessivamente, farão exercícios físicos, seguirão uma dieta adequada, procurarão ajuda psicológica ou psiquiátrica, buscarão atenção odontológica, manterão os ambientes saudáveis. Isso é Promoção da Saúde!

É preciso discutir também outra questão que vai além das mudanças do comportamento individual, que depende da formação de atitudes, de valorizar, considerar aquela ação importante para sua vida e estar motivado para realizá-la. Trata-se da acessibilidade aos serviços.

Frequentemente, as questões são abordadas como se tudo dependesse apenas de opção pessoal – comer bem, ir ao dentista, fazer psicoterapia –, quando se sabe que não é bem assim; o custo é alto e o poder aquisitivo da maioria é pequeno. As decisões dependem muito mais da possibilidade de acesso aos serviços, da existência de uma infraestrutura e de um sistema não apenas de saúde, mas socioeconômico, além de vontade política dos gestores públicos. Dependem de um sistema de saúde mais igualitário e mais justo, que possibilite que as diferenças desnecessárias desapareçam a partir do atendimento às necessidades humanas básicas em busca da utópica equidade, eterno sonho dos excluídos.

Resumindo, de acordo com a Carta de Ottawa, a Promoção da Saúde exige uma participação ativa da população. Sabe-se, porém, que esta só será viabilizada por meio da Educação em Saúde, como processo político de formação para a cidadania ativa, preparando-se os indivíduos e/ou grupos para assumirem o controle e a responsabilidade sobre sua própria saúde. Da mesma forma, essa ação educativa deverá ser de comunicação, de diálogo, se quiser atingir o ser humano inserido em sua realidade histórica, pois só motivado e capacitado é que ele poderá incorporar novos significados e novos valores para melhorar sua qualidade de vida.

REFERÊNCIAS BIBLIOGRÁFICAS

1. Brasil. Ministério da Saúde. Política nacional de Promoção à Saúde [homepage na internet]. Brasília: MS, 2006a [acesso em 5 de junho de 2007. Disponível em: <http://portal.saude.gov.br/portal/arquivos/pdf/portaria687_2006_anexo1.pdf>.
2. Brasil. Ministério da Saúde. Secretaria de Atenção à Saúde, Departamento de Atenção Básica. Política Nacional de Atenção Básica. Brasília/DF, 2006b.
3. Catford J. Ottawa 1986: the fulcrum of global health development. Promotion & Education, Supplement 2007;(2):6-7.
4. Conversani DTN. Uma reflexão crítica sobre a educação em saúde. Boletim do Instituto de Saúde, 2004;34:4-5.
5. Donato AF, Rosemburg CP. Algumas ideias sobre a relação Educação e Comunicação no âmbito da Saúde. Saúde Soc., São Paulo, 2003;12(2):18-25.
6. Determinantes Sociais da Saúde [homepage na internet. Acesso em 5 de junho de 2007. Disponível em: < http://www.determinantes.fiocruz.br/chamada_home.htm>.
7. Escorel S. Os dilemas da equidade em saúde: aspectos conceituais [homepage na internet]. Brasília: OPAS, 2001 [acesso em 5 de junho de 2007. Disponível em: < http://www.opas.org.br/observatorio/arquivos/sala256.pdf>.
8. Freire P. Extensão ou comunicação? Rio de Janeiro: Paz e Terra, 1975.
9. Freire P. Política e educação. São Paulo: Cortez, 1993.

10. Freire P. Pedagogia da esperança: um reencontro com a pedagogia do oprimido. 13. ed. São Paulo: Paz e Terra, 2006.

11. Mendes EV. Uma agenda para a saúde. 2.ed. São Paulo: Hucitec, 1996.

12. Nutbeam D, Smith C, Catford J. Evaluation in health education: a review of progress, possibilities and problems. In: Pan-American Health Organization. Health Promotion: an Anthology. Scientific Publication 557. Washington: Paho-Who, 1996. p.165-74.

13. Pasche DF, Hennington EA. O SUS e a Promoção da Saúde. In: Castro A, Malo M. SUS: ressignificando a promoção da saúde. São Paulo: Hucitec/OPAS, 2006. p.19-40.

14. Pedrosa JIS. Promoção da Saúde e Educação em Saúde. In: Castro A, Malo M. SUS: ressignificando a promoção da saúde. São Paulo: Hucitec/OPAS, 2006. p.77-95.

15. Pelicioni MCF. Educação em saúde e educação ambiental: estratégias de construção da escola promotora da saúde [tese de livre-docência]. São Paulo: Faculdade de Saúde Pública da Universidade de São Paulo, 2000.

16. Pereira Lima VLG, Pelicioni MCF, Campos NZR, L'abbate S. Health promotion, health education and social communication on health: specificities, interfaces, intersections. International Journal of Health Promotion and Education. Quarterly trimestriel 2000. vol. VII – 4.

17. Ramos M, Choque R. La educación como determinante social de la salud en el Perú. Lima, Perú: Ministerio de Salud; Organización Panamericana de la Salud, 2007.

18. Santos SO. Princípios e técnicas de comunicação. In: Philippi Jr A, Pelicioni MCF (eds.). Educação ambiental e sustentabilidade. Barueri: Manole, 2005.

19. Terris M. Conceptos de la promoción de la salud: dualidades de la teoria de la salud publica. In: Organización Panamericana de la Salud. Promoción de la salud: una antología. Publicación Científica 557. Washington: OPS/OMS, 1996. p.37-44.

20. Wallerstein N. Powerlessness, empowerment, and health: implications for Health Promotion Programs. American Journal of Health Promotion 1992; 6(6):197-205.

21. Westphal MF. Municípios saudáveis: aspectos conceituais. Saúde Soc 1997;6(2):9-18.

Nutrição e Alimentação em Saúde Pública

11

Ana Maria Cervato-Mancuso
Ana Maria Dianezi Gambardella
Deborah Helena Markowicz Bastos
Dirce Maria Lobo Marchioni
Elizabeth Aparecida Ferraz da Silva Torres
Maria de Fátima Nunes Marucci
Maria Elisabeth Machado Pinto e Silva
Maria Helena D'Aquino Benício
Patrícia Constante Jaime
Regina Mara Fisberg

DESENVOLVIMENTO DA NUTRIÇÃO EM SAÚDE PÚBLICA

No início do século XX, com a Primeira Guerra Mundial, os Estados Unidos começaram a se preocupar com a população que sofrera as consequências da Guerra, entre elas a fome, devido à falta de alimentos, conduzindo à desnutrição. Foi criada, então, a Associação Americana de Dietética (*American Dietetic Association*), em 20 de outubro de 1917, em Cleveland, Ohio, por 58 dietistas, concretizando, dessa maneira, o surgimento de uma nova profissão. Esses profissionais organizavam programas de educação e assistência alimentar para combater a desnutrição por meio do desenvolvimento de inúmeras atividades com a população, com o objetivo de promover a saúde (Asbran, 1991).

Inicia-se, assim, a prática do cuidado com a alimentação, de forma direcionada à população. Nessa mesma ocasião (1919-1920), o prof. Geraldo Horácio de Paula Souza fez seu curso de doutorado em Higiene e Saúde Pública, na Universidade Johns Hopkins, em Baltimore, Estados Unidos, e teve oportunidade de trabalhar, em Boston, com o prof. Francis G. Benedict, o qual, com o químico Wilbur Olin Water, desenvolveu vários estudos com calorimetria permitindo fazer o cálculo do consumo de oxigênio, e, portanto, do quociente respiratório. Esses estudos foram importantes porque possibilitaram o cálculo das necessidades energéticas das pessoas. Além disso, o prof. Paula Souza visitou inúmeras regiões americanas, observando atividades desenvolvidas em instituições, bem como atividades sanitárias, e volta ao Brasil para assumir a Cadeira de Higiene da Faculdade de Medicina, origem da Escola de Higiene e Saúde Pública (Cavalcanti, 1996).

Um decreto do interventor Adhemar de Barros, de 1938, determina que a Escola de Higiene e Saúde Pública se integre à recém-criada Universidade de São Paulo, mas subordinada à cadeira de Higiene da FMUSP, onde Paula Souza era catedrático. Em 1939, começou a funcionar na escola, por solicitação de Paula Souza, o Centro de Estudos sobre Alimentação, estabelecido por decreto do Governo do estado. Nesse período, são realizados estudos relacionados à alimentação e à nutrição com o auxílio de educadores sanitários (Paula Souza et al., 1935). Poucos meses depois, o Decreto Estadual nº 10.617, de 24 de outubro de 1939, instituiu o curso destinado à formação de nutricionistas. Diferentemente do prof. Escudero, que fundou, em 1933, a Escola Municipal de Dietistas em Buenos Aires (Argentina), o prof. Paula Souza deu ao curso a designação então usada nos Estados Unidos para os profissionais de Nutrição que atuavam em Saúde Pública: Curso de Nutricionista

O termo "nutricionista" foi introduzido pela dra. Mary Swartz Rose, dietista e professora do Teachers College da Columbia University, para designar os profissionais que trabalhavam em Saúde Pública e, segundo Peck (1974), eram denominados: dietista social, ou profissional de nutrição ou dietista de serviço social.

A criação do primeiro Curso de Graduação de Nutricionistas do país deve ser compreendida por sua importância em um contexto histórico. Em outras palavras, a criação desse curso está profundamente relacionada às condições sociais, políticas e econômicas vigentes na época. Os cursos de Nutrição e o interesse por pesquisas em alimentação e nutrição tiveram vigor extraordinário a partir de meados do século XX, por ocasião da Segunda Guerra Mundial exatamente por causa dessa relação.

O Brasil, no fim dos anos 1930, mergulhou numa política nunca antes vista, com o Estado Novo implantado por Getúlio Vargas, um escancarado regime ditatorial. Para a sustentação e a manutenção do Estado Novo, era necessário o aval social, ou seja, conseguir o apoio de todos os setores da sociedade brasileira. Nesse contexto, foram criadas "políticas públicas", marcadas por substancial assistencialismo. É desse período, por exemplo, a instituição do salário mínimo (Decreto-Lei n. 2.162 de 1º de maio de 1940) que, à época, era um valor insuficiente para cobrir os gastos do trabalhador e de sua família. Para contornar esse problema, o Estado Novo criou o Serviço de Alimentação da Previdência Social (SAPS), com a incumbência de preparar e oferecer refeições aos trabalhadores.

São Paulo, marcadamente a cidade, tinha grande número de indústrias que ofereciam alimentação adequada ao dispêndio energético dos trabalhadores. Em 1946, um grupo de empresários paulistanos resolveu criar o Serviço Social da Indústria (Sesi) (www.sesisp.org) que, entre outras funções, estabelecia o fornecimento de refeições no próprio local de trabalho, a orientação em economia doméstica, a educação ao trabalhador e sua família, e o serviço ambulatorial e médico. Com relação a esses dois últimos, deve-se destacar o incentivo dado pelo prof. Geraldo Horácio de Paula Souza, da Faculdade de Higiene e Saúde Pública da USP, que instituiu, em 1947, a Divisão de Assistência Social do Sesi/SP, da qual foi seu primeiro diretor, e o qual contava também com uma equipe de enfermeiros, médicos, educadoras sanitárias e assistentes sociais.

O Curso de Nutricionistas da Faculdade de Saúde Pública da USP foi submetido a várias e profundas transformações ao longo de sua existência, seja no que diz respeito a seu projeto pedagógico, seja ao número de vagas oferecidas, ao período de funcionamento e ao corpo docente. No período inicial de seu funcionamento, esse curso se destinava a educadoras sanitárias e aos graduados dos cursos de farmácia, física, química, ciências naturais e enfermagem. Pode-se considerar que as educadoras sanitárias foram as precursoras dos nutricionistas no Brasil, uma vez que, entre suas atribuições, exigia-se "muita ilustração e conhecimentos gerais", além de conhecimento especializado em alimentação e epidemiologia (Reis, 1937). Foi só em 1946, quando o curso foi regulamentado, que a matrícula foi estendida aos concluintes do ensino médio, na época denominado ensino secundário.

O curso de nutricionistas oferecia aos alunos a oportunidade de desenvolver trabalhos de nutrição em Saúde Pública em comunidades mais distantes da cidade de São Paulo. Assim, os graduandos participaram da coleta de dados para diversos estudos publicados por docentes do Departamento de Nutrição, bem como para a conclusão de dissertações de mestrado (Mazzilli, 1973; Miguel & Bon, 1974; Mazzilli, 1975; Monteiro, 1977; Roncada et al., 1981).

O curso serviu de modelo para duas importantes conferências da Organização Mundial da Saúde (OMS) e da Organização Pan-Americana de Saúde (OPAS) sobre treinamento de nutricionistas para a América Latina. Uma foi em Caracas, em 1966, e outra foi em São Paulo, em 1973 (Cinquentenário..., 1989). Com a regulamentação da profissão de nutricionista, em 1967, por lei federal, o curso ministrado antes dessa regulamentação foi reconhecido pelo Conselho Estadual de Educação, em 1969, e, em 1971, o vestibular foi integrado aos demais cursos de Ciências Biológicas da USP.

Vários trabalhos foram desenvolvidos pelo Departamento de Nutrição com a participação dos corpos docente e discente. Entre esses, destaca-se o programa Centro de Educação e Alimentação do Pré-Escolar (Ceape), concebido pelo prof. Yaro Ribeiro Gandra, chefe do Departamento de Nutrição, e um dos últimos catedráticos da USP (Gandra, 1981).

A criação do Ceape, em 1973, teve por base os estudos feitos pelo Departamento de Nutrição em diferentes comunidades, onde foi constatado o precário atendimento destinado a crianças em fase pré-escolar. Esse programa visava

> (...) oferecer atendimento nutricional e sociopsicomotor, com baixo custo e grande abrangência, a crianças de dois a seis anos, usando, ao máximo, recursos comunitários, inclusive com a participação consciente das mães, e promover, eficazmente, o desenvolvimento integral dessas crianças, avaliado por processos específicos de desempenho, compatíveis com as condições locais. (Fernandes & Gandra, 1981)

O Ceape contava com a colaboração das Secretarias de Educação dos municípios do estado de São Paulo. Posteriormente, em 1977, o programa foi adotado e implantado em toda a rede municipal de escolas de 1º grau de São Paulo. Mais tarde, outros estados (Pernambuco e Rio Grande do Sul) e o Distrito Federal implantaram o programa com diferentes denominações, porém com a mesma filosofia (Gandra, 1981).

Em 1983, a denominação de Curso de Nutricionistas foi alterada para Curso de Nutrição, de acordo com a Resolução n. 8, de 20/05/1983, do Conselho Federal de Educação. O curso visava capacitar os alunos a desenvolver competências e habilidades para atuar no setor produtivo, de transformação e de serviços. No entanto, deveria considerar as características específicas de cada região do país no desenvolvimento das ações. Os primeiros graduados, à época do Estado Novo, atuaram nas áreas de nutrição em Saúde Pública (unidades de alimentação e nutrição) e de nutrição clínica. No entanto, conforme foi conhecida a função do nutricionista na sociedade, ocorreram alterações nos requisitos acadêmicos do curso. Até o fim da década de 1980, as pesquisas desenvolvidas pelo Departamento de Nutrição foram dirigidas ao diagnóstico e à avaliação de programas relacionados à desnutrição infantil. Com o passar do tempo, ocorreram alterações nas características da população. Devido, sobretudo, ao uso da pílula anticoncepcional, houve diminuição das taxas de fecundidade e maior controle da natalidade. Também ocorreram avanços científicos e tecnológicos (novas vacinas, novos medicamentos, melhores técnicas diagnósticas, possibilitando precocidade nos diagnósticos, e subsequente tratamento), refletindo maior expectativa de vida.

Essa situação promoveu a transição demográfica, na qual houve aumento proporcional das pessoas com idade mais avançada, especialmente de mulheres, e redução proporcional da população mais jovem, constatando-se alterações no perfil da população em relação à idade e ao sexo, e também alterações no perfil de morbimortalidade, caracterizando a transição epidemiológica.

Se, antes, as doenças mais prevalentes eram relacionadas à deficiência da alimentação, como a desnutrição protéico-energética, a hipovitaminose A e o bócio endêmico, ou então, às infecções (tuberculose, sarampo, varicela) e ao parasitismo (teníase, amebíase, esquistossomose, ancilostomose), nos anos 1990 a maior prevalência passou a ser de doenças e agravos crônicos não transmissíveis (câncer, hipertensão arterial, osteoporose, diabete melitus, obesidade e doenças cardíacas, entre outras), ou seja, aquelas relacionadas ao excesso ou à inadequação de ingestão alimentar (Monteiro, 2001). Dessas doenças, a obesidade tem atingido todos os grupos etários da população, como crianças, adolescentes, adultos e idosos, tornando-se alvo de diferentes estudos conduzidos por docentes do Departamento de Nutrição (Gambardella, 1995; Marucci, 1992).

Também contribuíram para a transição epidemiológica os processos de urbanização e de industrialização de alimentos; a mudança do estilo de vida, predominando o sedentarismo, em detrimento da prática de exercícios físicos, de forma regular e persistente; e a ingestão inadequada de alimentos, tanto em quantidade quanto em qualidade. Esses fatos levaram à transição nutricional, ou seja, mudança de maior prevalência de subnutrição para maior prevalência de obesidade. Embora ainda sejam verificadas áreas com alta prevalência de subnutrição, as doenças crônicas não transmissíveis estão muito relacionadas à alimentação e assumiram grande importância na área de Nutrição em Saúde Pública.

Acompanhando essa evolução, os docentes do Departamento de Nutrição redirecionaram suas pesquisas para as novas questões de Saúde Pública e o curso de Nutrição também vem se adequando a essa nova realidade.

PROMOÇÃO DE ESTILOS DE VIDA E ALIMENTAÇÃO SAUDÁVEIS

O quadro descrito é heterogêneo no país, ocasionando dupla carga de doenças, condicionado às condições socioeconômicas e de acesso a serviços, em diversas regiões brasileiras (Barreto & Carmo, 2000).

Estreitamente ligada à transição demográfica, a transição nutricional diz respeito a mudanças na dieta, nos padrões de atividade física e de composição corporal (Popkin, 2004; Popkin & Gordon-Laser, 2004). Essas mudanças se manifestam tanto em termos quantitativos como qualitativos. Sociedades modernas têm convergido para dietas com elevada quantidade de alimentos processados, ricos em gordura saturada, em sódio e/ou açúcares refinados, porém com baixa quantidade de alimentos naturais, de frutas, verduras e legumes, ricos em fibras, associada a um estilo de vida caracterizado por reduzidos níveis de atividade física (Popkin & Gordon-Laser, 2004).

O Brasil, consoante com esse fenômeno global, vem, rapidamente, substituindo o problema da escassez pelo excesso de consumo alimentar. A prevalência de desnutrição tem diminuído em todos os grupos etários e estratos econômicos, enquanto a de obesidade em adultos ocorre, igualmente, em todos os estratos, porém com proporções mais elevadas em famílias de baixa renda (Monteiro et al., 2000). Monteiro et al. (2004), analisando três inquéritos de base populacional conduzidos no Brasil, evidenciaram mudanças na magnitude relativa de desnutrição e de excesso de peso em mulheres. Em 1975, havia quase dois casos de desnutrição para cada caso de obesidade, ao passo que, em 1997, havia mais de dois casos de obesidade para cada caso de desnutrição. Além disso, os autores verificaram que as mulheres com renda mais baixa eram significativamente mais suscetíveis que as de renda mais alta, tanto para obesidade quanto para desnutrição (Monteiro et al., 2004). Apesar da diminuição sistemática da prevalência de desnutrição em todas as idades, regiões e estratos econômicos, as deficiências nutricionais ainda são importantes no país, particularmente nas crianças dos estratos de renda mais baixa e nas regiões Norte e Nordeste (Brasil, 2006).

MUDANÇAS NOS PADRÕES DE ALIMENTAÇÃO

O sistema alimentar e a alimentação do brasileiro apresentaram mudanças nos últimos cinquenta anos que vêm se acelerando com a política internacional de livre mercado, um dos aspectos da globalização (Rayner, 2007).

Tradicionalmente, para a maior parte da população brasileira, a alimentação era composta, basicamente, por cereais e derivados (arroz, milho, trigo, fubá, pães, massas), leguminosas (feijões), tubérculos (batatas) e raízes (principalmente mandioca), pouca carne ou pequena quantidade de alimentos de origem animal. Além disso, a alimentação recebeu influência das culturas dos povos que imigraram para o Brasil e da disponibilidade de alimentos, devido à produção típica da região, como produção leiteira em Minas Gerais e de carne bovina em Goiás e no Sul.

No Brasil, na ausência de inquéritos recentes sobre consumo alimentar com métodos que permitam a estimativa individual de ingestão de alimentos, usam-se dados das Pesquisas de Orçamento Familiar (POF) feitas regularmente pelo Instituto Brasileiro de Geografia e Estatística (IBGE), e de estudos localizados. As POFs se baseiam na estimativa das despesas com aquisição de alimentos para consumo no domicílio e os preços praticados nos mercado, e foram conduzidas em 1974-75, 1987-88, 1995-96 e 2002-03. Apesar de esses dados não permitirem avaliações sobre a ingestão alimentar individual, a distribuição intrafamiliar e a quantidade de alimentos consumidos fora do domicílio, possibilitam a análise de tendências temporais dos padrões de alimentação (IBGE, 2004).

A análise da evolução da participação relativa de alimentos no total de calorias, determinada pela aquisição alimentar, no período compreendido entre 1974 e 2003, para as regiões metropolitanas de Brasília e Goiânia, permite verificar que houve redução de 5% no consumo de cereais e derivados, destacando-se o decréscimo no consumo de arroz (23%), e o aumento no consumo de biscoitos (400%); redução no consumo de feijão (31%) e de tubérculos, raízes e derivados (32%); e aumento de cerca de 50% das carnes (23% para a bovina e 100% para frango). Destaca-se, ainda, aumento expressivo, de 300%, na participação de embutidos, e de 400% de refrigerantes na dieta desses brasileiros, além de aumento de 36% na participação de leite e derivados e manutenção de baixa representatividade de frutas, legumes e verduras, entre 3% e 4% da energia total da alimentação, quando deveria ser de 12%, segundo as recomendações do Guia Alimentar para a População Brasileira (IBGE, 2004; Brasil, 2006; Levy-Costa et al., 2005).

A análise da POF de 2002-03, quando consideradas as classes de renda, as distintas regiões geográficas e as zonas urbanas e rurais, evidenciou um padrão diversificado de consumo alimentar no país, especialmente dependente do estrato socioeconômico. No estrato mais elevado de renda, a participação relativa do grupo de leite e derivados foi três vezes maior do que no estrato de renda mais baixo; de carnes, 1,5 vez maior, e de frutas, quase 6 vezes maior (IBGE, 2004). Usando técnicas estatísticas para redução de dados, foram identificados dois padrões de aquisição de alimentos. O primeiro, chamdo "dual", foi caracterizado por laticínios, frutas, suco de frutas, legumes, carne processada, mas também por refrigerantes, doces, pão de margarina. Em contraste, o segundo padrão, chamado "tradicional", caracterizou-se por arroz, feijão, farinha-de-mandioca, leite e açúcar. O padrão "dual" fo associado com o maior nível de renda familiar, escolaridade e idade média nos estratos estudados (Manchioni et al., 2011).

Outra fonte de dados foi um estudo de base populacional, em diferentes capitais do Brasil, conduzido pelo Instituto Nacional de Câncer, do Ministério da Saúde (INCA/MS), em 2002-2003, sobre comportamentos de risco para as DCNTs. A pesquisa incluiu perguntas sobre a frequência de consumo de frutas, legumes e verduras. Foram observadas prevalências de 43% para o consumo diário de frutas e de 46% para legumes e verduras, segundo ajuste por idade. Os maiores consumos de frutas foram observados nas capitais do Nordeste, por mulheres. Quanto ao consumo diário de legumes e verduras, as maiores frequências ocorreram nas Regiões Sul e Sudeste, novamente entre as mulheres. Considerando o consumo adequado de frutas, legumes e verduras, ou seja, frequência de consumo igual ou superior a cinco vezes ao dia, a prevalência ajustada por idade foi de 4,3% no país como um todo, variando de 1,9%, no Norte, a 5,1%, no Sudeste (Jardim, 2007).

Em São Paulo, o Inquérito de Saúde de base populacional, ISA-SP, avaliando a qualidade da dieta, por meio do Índice de Qualidade da Dieta, considerando grupos de alimentos e nutrientes, constatou que apenas 5% dos indivíduos apresentaram dieta saudável; 74%, dieta parcialmente adequada; e 21%, dieta inadequada. Os componentes do índice com menores médias de contribuição foram verduras e legumes, frutas e leite e derivados. A qualidade da dieta esteve associada positivamente à renda, à escolaridade, ao estado nutricional e ao hábito de não fumar (Fisberg, et al., 2006).

É comum observar nas análises das dietas o baixo consumo de verduras e frutas, mas pode ser modificado em qualquer fase da vida, quando estimulado adequadamente. A forma de oferecimento, a consistência, a cor, a combinação com alimentos preferidos e o uso de estímulos dos cinco sentidos são estratégias tanto lúdicas como de sensibilização. A compreensão dos fatores que influenciam o comportamento alimentar pode auxiliar nas estratégias de mudanças na atitude como os religiosos, preferenciais, sensibilidade aos gostos básicos que podem resultar na recusa do alimento e, consequentemente, seu consumo (Coelho & Pinto e Silva, 2011)

MODOS DE VIDA SAUDÁVEL

Em vista dos resultados divulgados em diversos países, em relação ao aumento da morbidade por DANTs, associada à obesidade, ao sedentarismo e à dieta, em 2002, a OMS propôs a Estratégia Global sobre Dieta, Atividade Física e Saúde (WHO, 2004). Seus principais objetivos são: 1) reduzir os fatores de risco para essas doenças, associados a padrões alimentares inadequados e à inatividade física, por meio de ações de Saúde Pública e medidas de promoção à saúde e prevenção de doenças; 2) aumentar a conscientização e a compreensão das influências da dieta e da atividade física para a saúde e o impacto positivo de medidas preventivas; 3) encorajar o desenvolvimento, o fortalecimento e a implementação de políticas e planos de ação no nível global, regional, nacional e comunitário, visando a melhoria da dieta e o aumento da atividade física que sejam sustentáveis, abrangentes e que envolvam todos os setores, incluindo a sociedade civil, o setor privado e a mídia; 4) monitorar informações científicas e influências importantes na dieta e na atividade física; apoiar pesquisas em diversas áreas relevantes, incluindo a avaliação de intervenções; e fortalecer os recursos humanos, necessários nesse domínio para melhorar e manter o estado de saúde.

Durante a 57ª Assembleia Mundial de Saúde, a OMS endossou o referido documento e convidou os países-membros a desenvolver, implementar e avaliar as ações recomendadas. O Brasil começou suas ações com o Plano Nacional para Promoção da Alimentação Adequada e Peso Saudável, do Ministério da Saúde, com o objetivo de prevenir o sobrepeso e a obesidade. Para atingir esse objetivo, o plano inclui legislação, informação e desenvolvimento de recursos humanos (Brasil, 1999).

Em 2001, o Ministério da Saúde criou o Agita Brasil para envolver a população em atividades físicas, bem como aumentar o conhecimento sobre os benefícios dessa prática, sua importância para a saúde, em especial na prevenção das DCNTs. Com base na experiência brasileira, a OMS tem promovido anualmente o Agita Mundo para estimular a prática regular de atividade física em todas as idades, domínios (trabalho, lazer e locomoção) e lugares (escola, casa, trabalho).

Outras medidas foram tomadas, como a elaboração do Guia Alimentar para a População Brasileira; leis federais que regulamentam a rotulagem dos alimentos, visando auxiliar os consumidores; leis estaduais e municipais restringindo a comercialização de alimentos com alto teor de gorduras e de açúcares nas cantinas escolares; entre outras ações em nível regional.

Numa concepção mais abrangente, os modos de vida saudável são considerados em duas dimensões: uma que se propõe a estimular as práticas saudáveis, como o incentivo ao aleitamento materno, à alimentação saudável e à atividade física; e outra, com a inibição de hábitos prejudiciais a saúde, como o fumo e o consumo de bebida alcoólica.

Em relação ao incentivo do aleitamento materno, desde a década de 1980 várias estratégias foram implementadas para sua promoção, e os resultados podem ser observados em pesquisas nacionais, feitas entre 1975 e 1999, em que a duração mediana do aleitamento materno aumentou em 300%. No entanto, o tempo mediano de aleitamento materno exclusivo ainda é considerado insuficiente, revelando a importância da implementação de ações mais efetivas (Brasil, 2001).

O Brasil, por meio de suas políticas públicas, visa intermediar os interesses do setor produtivo privado e a sociedade, com o objetivo de garantir acesso à escolha de alimentação saudável tanto em nível individual uma familiar. Uma alimentação saudável deve ser variada, conter vários tipos de alimentos que fornecem diferentes nutrientes, colorida, garantindo a inclusão de legumes, verduras e frutas, e segura do ponto de vista microbiológico (Brasil, s.d.).

Em relação ao consumo de bebida alcoólica, o governo estabeleceu controle da propaganda, proibição da venda aos menores de dezoito anos, punição para os indivíduos que dirigem alcoolizados e ações educativas.

O Programa Nacional de Controle do Tabagismo, implementado há quinze anos, favoreceu a redução da proporção de fumantes de 32%, em 1989, para 19%, em 2003 (Brasil, 2006).

Apesar dos avanços na implementação de estratégias para promoção da saúde da população brasileira, é necessário que se tornem mais efetivas, em especial para indivíduos de menor renda e escolaridade, uma vez que a principal característica da nossa sociedade é a profunda desigualdade econômica e social, com consequente impacto nos perfis de saúde-doença da população.

POLÍTICAS PÚBLICAS DE ALIMENTAÇÃO E NUTRIÇÃO NO BRASIL

As políticas públicas de alimentação e nutrição, no Brasil, começaram a ser desenvolvidas a partir da década de 1930. Ao longo desse período, que não chega a cem anos, o Brasil modificou-se intensamente e apresentou maior complexidade, que se expressa nas características epidemiológicas e nutricionais heterogêneas de sua população, conforme previamente comentado. Sendo assim, as políticas atuais de alimentação e nutrição no país têm o desafio de alavancar ações para a superação das carências aos excessos nutricionais, resultante dos processos de transição demográfica, epidemiológica e nutricional (Monteiro et al., 2004).

Em uma análise histórica, é possível observar que a área da saúde tomou para si a responsabilidade de delinear e implementar políticas públicas de alimentação e nutrição no Brasil (Silva, 1995; Schmitz et al., 1997). Entretanto, a responsabilidade de assegurar à população o direito à alimentação adequada, suficiente e segura – reconhecendo-a como direito humano inalienável – é tarefa que se insere no contexto da segurança alimentar e nutricional e deve ser compartilhada por outros setores governamentais e pela sociedade.

A Política Nacional de Alimentação e Nutrição (Pnan), do Ministério da Saúde, homologada em 1999, é parte integrante da Política Nacional de Saúde, estabelecendo diretrizes para a adequação de programas, projetos, planos de intervenção relacionados à alimentação e nutrição no setor saúde e nas áreas afins. A Pnan tem como diretrizes a promoção de práticas alimentares saudáveis e a prevenção e o controle dos distúrbios nutricionais e das doenças associadas à alimentação e à nutrição, o monitoramento da situação alimentar e nutricional, a garantia da qualidade dos alimentos, disponíveis para consumo no país, o desenvolvimento de pesquisas e de recursos humanos, bem como o estímulo às ações intersetoriais, que propiciem o acesso universal aos alimentos (Brasil, 2006).

O enfoque da alimentação no curso da vida é essencial para compreender como as intervenções nutricionais cada vez mais confluem em uma agenda única, que tem o desafio de enfrentar uma dupla carga de doenças (Brasil, 2005). Evidências apresentadas nas duas últimas décadas indicam que, tanto a restrição do crescimento intrauterino quanto o ganho excessivo de peso nos primeiros anos de vida podem ter efeitos importantes sobre as condições de saúde do adulto (Barker, 2002). Assim, a nutrição adequada de gestantes e crianças deve ser entendida e enfatizada como elemento estratégico de ação com vistas à promoção da saúde também na idade adulta, permitindo vida longa, produtiva e saudável. Nesse sentido, a Pnan recomenda que as crianças sejam amamentadas, exclusivamente, com leite materno até os seis meses de idade e, após essa idade, deverá ser dada alimentação complementar apropriada, mantendo-se, entretanto, a amamentação até, pelo menos, dois anos (Brasil, 2002).

Considerando as ações de promoção de alimentação e nutrição que ultrapassam o setor saúde, é preciso destacar três grandes programas públicos: o Programa Nacional de Alimentação Escolar, o Programa de Alimentação do Trabalhador e o Bolsa Família.

O Bolsa Família é um grande programa federal, de transferência direta de renda com condicionalidades, direcionado à população de baixa renda. Foi implantado em 2003, a partir da unificação dos Programas Bolsa Alimentação e Bolsa Escola; tem como objetivos promover a segurança alimentar e nutricional, combater a pobreza e outras formas de privação das famílias e promover o acesso a serviços públicos, em particular aos programas de assistência à saúde e nutrição de crianças menores de seis anos, gestantes e nutrizes.

O Programa de Alimentação do Trabalhador (PAT) foi instituído em 1976 com o objetivo de garantir a alimentação adequada aos trabalhadores brasileiros de baixa renda, visando a produtividade, a prevenção de doenças ocupacionais e a qualidade de vida. A estruturação do programa cabe ao governo federal, às empresas e aos trabalhadores, que, por meio de comissão tripartite, acompanham e avaliam a sua execução, tendo como unidade gestora o Ministério do Trabalho e Emprego. Em decorrência das transformações no processo produtivo e no perfil de saúde e nutrição da população, outras demandas vêm surgindo no campo da segurança alimentar e nutricional e da promoção de saúde dos trabalhadores brasileiros, o que determina a reorientação recente da concepção do programa, tendo a promoção e a proteção à saúde do trabalhador como ações básicas (Brasil, 2007a).

Sob a coordenação do Fundo Nacional de Desenvolvimento da Educação e do Ministério da Educação, o Programa Nacional de Alimentação Escolar (Pnae) visa, por meio da distribuição de refeições durante o intervalo das atividades escolares, a formação de bons hábitos alimentares, a suplementação alimentar e a melhora da condição nutricional e da capacidade de aprendizagem dos estudantes. Assegurado pela Constituição Brasileira de 1988, o Pnae tem caráter universal e atende todos os alunos matriculados na rede pública de educação infantil e de ensino fundamental (Brasil, 2007b).

A partir de 2006, o Pnae passa a incluir em suas diretrizes a inserção da educação alimentar e nutricional no processo ensino-aprendizagem, a promoção de ações educativas transversais ao currículo escolar, e apoio ao desenvolvimento sustentável. Entretanto, a Alimentação Escolar é pouco reconhecida como atividade pedagógica pelos gestores escolares, apesar de existente em toda a rede municipal, e nem sempre se encontra integrada ao currículo escolar. Ainda assim, desencadeia estratégias de educação nutricional, em detrimento da visão exclusivamente de oferta de alimentos. Em estudo conduzido por Iuliano e col. (2009), verificaram-se diferentes estratégias educativas nas escolas estudadas em município do Sudeste do país. Destacaram-se *Orientações informais do professor durante a Alimentação Escolar e as Aulas*, presentes em todas as escolas, tratando de temas como *Hábitos alimentares* e *Saúde*, sendo o *Cardápio* o principal recurso. A escola com maior variedade de estratégias contou com a comunidade escolar para viabilizar a *Horta*, base de seu projeto pedagógico. Também foi observada alteração na distribuição da alimentação escolar do município para o formato de autosserviço. Nota-se uma variação muito grande de iniciativas entre as escolas, porém as atividades de educação nutricional mais frequentes, na forma de "Aula" e "Orientações informais durante a Alimentação", foram estratégias pouco participativas e críticas, baseadas na transmissão de informações.

Finalmente, com a adoção da promoção da Segurança Alimentar e Nutricional (SAN), como tema central na agenda das políticas sociais na última década – não limitando o conceito de SAN ao abastecimento e à qualidade apropriada de alimentos, nas incorporando, também, o acesso universal aos alimentos e a seus aspectos nutricionais – houve revigoramento no cenário e o fortalecimento das políticas públicas de alimentação e nutrição no Brasil.

QUALIDADE E SEGURANÇA ALIMENTAR

No início do século passado, a segurança alimentar estava ligada à preocupação com as dificuldades de alimentar a população, em caso de guerras ou dificuldades econômicas. Essa terminologia surgiu a partir da Segunda Guerra Mundial, quando mais da metade da Europa estava devastada e sem condições de produzir seu próprio alimento (Belik, 2003a). Assim, estabeleceram-se políticas continentais para que as garantias de acesso à alimentação fossem mantidas em quaisquer situações, até mesmo em outros conflitos daquele porte (Galeazzi, 1996).

A fundação da Organização das Nações Unidas para Agricultura e Alimentação (FAO), criada em 1945, teve por objetivo a melhoria dos níveis de segurança alimentar e nutricional e melhorar a produtividade agrícola, bem como as condições da população rural, além de gerir os recursos naturais de forma sustentável. O Dia Mundial da Alimentação é celebrado na data de criação da FAO (16 de outubro). Essa organização reforça a agricultura e o desenvolvimento sustentável como estratégia, a longo prazo, para aumentar a produção e a segurança alimentar, ao mesmo tempo que preserva e ordena os recursos naturais. Em suma, a FAO busca atender às necessidades de alimentos das gerações presentes e futuras, propiciando desenvolvimento tecnicamente apropriado, economicamente viável e socialmente aceitável que não degrade o meio ambiente (Oliveira, 1997).

Nos anos 1970, com a crise de escassez, associada a uma política de manutenção de estoques de alimentos, a segurança alimentar enfocava a produção de alimentos. Na década de 1980, superada a crise dos alimentos, concluiu-se que os problemas da fome e da subnutrição estavam relacionados a questões de demanda e acesso, e não só de produção. Assim, no fim daquela década e no início da de 1990, o conceito de SAN foi ampliado, incluindo oferta adequada e estável de alimentos e principalmente garantia de acesso, além de questões referentes à qualidade sanitária, biológica, nutricional e cultural dos alimentos (Valente, 1997). Nessa mesma época, começou a surgir, também inserida no conceito de segurança alimentar, a questão da equidade, da justiça, do uso adequado e sustentável dos recursos naturais e do meio ambiente. O direito à alimentação passava a se inserir no contexto do direito à vida. O conceito de segurança alimentar ampliou-se, englobando as esferas da produção agrícola e do abastecimento, as dimensões do acesso aos alimentos, das carências nutricionais e da qualidade dos alimentos. Começava-se, então, a se falar sobre Segurança Alimentar e Nutricional (Valente, 1997).

A FAO e a OMS têm uma história longa de lastro científico junto ao Codex Alimentarius e aos países-membros. Desde 2003, ambas as organizações têm atuado como consultores, elaborando guias e normas que constituem diretrizes a serem adotadas internacionalmente na melhoria da qualidade e da quantidade. O processo de consultoria segue diversas etapas, incluindo reunião de planejamento, fórum eletrônico e oficina, tornando o processo aberto e transparente, considerando as opiniões de todas as partes interessadas. A partir desse processo, dois aspectos-chave foram identificados: a necessidade urgente de realçar a participação dos peritos dos países, usando as discussões e as reuniões para gerar e fornecer conhecimento, e a importância de considerarem dados provenientes dos diferentes países, informando-os sobre todas as deliberações. Como consequência, a FAO e a OMS realizaram uma reunião em dezembro 2005, em Belgrado, para tratar dessas necessidades, da qual resultou em documento que destaca os mecanismos ali identificados, e convida os governos, a indústria e a academia, em níveis nacional e regional, a gerarem dados científicos de seus países, facilitando assim sua entrada no conselho científico internacional da FAO/OMS.

A segurança alimentar e nutricional é definida pela Lei Orgânica de Segurança Alimentar e Nutricional (Losan), de 2006, como a "realização do direito de todos ao acesso regular e permanente a alimentos de qualidade, em quantidade suficiente, sem comprometer o acesso a outras necessidades essenciais, tendo como base práticas alimentares promotoras de saúde, que respeitem a diversidade". A principal novidade da lei é a criação do Sistema Nacional de Segurança Alimentar e Nutricional (Sisan), cuja missão é "formular e implementar políticas e planos de segurança alimentar e nutricional, estimular a integração dos esforços entre governo e sociedade civil, bem como promover o acompanhamento, o monitoramento e a avaliação da segurança alimentar e nutricional no país". Ou seja, coordenar as ações relacionadas à garantia de acesso da população a uma boa alimentação.[12] Todo país deve ser soberano para garantir sua segurança alimentar, respeitando as características culturais de cada povo, manifestas no ato de se alimentar. É responsabilidade dos Estados Nacionais assegurarem esse direito e devem fazê-lo em obrigatória articulação com a sociedade civil, cada parte cumprindo suas atribuições específicas (Valente, 2002).

A Losan estabelece como obrigação do Estado brasileiro a garantia, a proteção, a fiscalização e a avaliação da realização do direito humano à alimentação por meio de políticas de promoção da segurança alimentar e nutricional. A segurança alimentar e nutricional é interpretada, pela nova lei, como a realização do direito de todos ao acesso regular e permanente a alimentos de qualidade, em quantidade suficiente, sem comprometer o acesso a outras necessidades essenciais, tendo como base práticas alimentares promotoras de saúde, que respeitem a diversidade cultural e sejam ambiental, cultural, econômica e socialmente sustentáveis (Losan, 2006).

A segurança alimentar e nutricional abrange, portanto:

a) a ampliação das condições de acesso aos alimentos por meio da produção, em especial da agricultura tradicional e familiar, do processamento, da industrialização, da comercialização, incluindo acordos internacionais, do abastecimento e da distribuição dos alimentos, incluindo-se a água, bem como da geração de emprego e da redistribuição da renda;

b) a conservação da biodiversidade e o uso sustentável dos recursos;

c) a promoção da saúde, da nutrição e da alimentação da população, incluindo grupos populacionais específicos e populações em situação de vulnerabilidade social;

d) a garantia da qualidade biológica, sanitária, nutricional e tecnológica dos alimentos, bem como seu aproveitamento, estimulando práticas alimentares e estilos de vida saudáveis que respeitem a diversidade étnica e racial e cultural da população; e

e) a produção de conhecimento e o acesso à informação.

É importante destacar que a segurança alimentar e nutricional está condicionada por fatores ligados à oferta e à demanda de alimentos na sociedade. Em relação à oferta, pressupõe a garantia de alimentos disponíveis por atividades sustentáveis que respeitem a cultura alimentar, que sejam física e economicamente acessíveis à população e propiciem opções saudáveis de alimentação. Isso requer o uso criterioso dos recursos naturais da sociedade, o emprego de tecnologias e a execução de políticas governamentais que estimulem a produção e a comercialização de alimentos saudáveis, não dispendiosos e compatíveis com a cultura alimentar local (Monteiro, 2004). No Brasil, não há problemas de oferta de alimentos, mas, no inicio deste século, 46 milhões de indivíduos viviam em situação de risco, pois sua renda era insuficiente para que pudessem se alimentar nas quantidades recomendadas e com a qualidade e a regularidade necessárias (Belik, 2003a). Em relação à demanda, pressupõe a garantia de que todos os indivíduos saberão identificar e adotarão opções saudáveis de alimentação, o que requer níveis mínimos de renda da população e acesso a conhecimentos básicos sobre a relação entre alimentação e saúde, composição nutricional dos alimentos e recomendações dietéticas (Monteiro, 2004).

Atualmente, a indústria de alimentos tem dois aliados importantes para sua ampliação: o avanço da tecnologia e o marketing nutricional. O primeiro assegura os padrões de segurança, ou seja, o microbiológico, a vida de prateleira e a cadeia de distribuição, de acordo com as normas preconizadas pela Vigilância Sanitária, desde sua confecção até a chegada ao consumidor. O marketing, por sua vez, colabora no atendimento das expectativas da população e na divulgação de novos produtos ou daqueles para fins especiais; é uma área em crescimento. Novas diretrizes têm proporcionado esclarecimentos aos consumidores diante das recentes descobertas da importância dos alimentos na dieta para a saúde, suas particularidades para cada grupo etário e para o nível de atividade física. O acesso aos alimentos e às preparações depende do grau de divulgação e do apelo emocional. Há um componente psicológico no processo de compra, influenciado por quem anuncia, quem produz, pela fidelidade à marca por parte do consumidor e pela estratégia de distribuição para as redes de supermercados. Não raramente o marketing nutricional pode gerar dúvidas no consumidor, e é imprescindível que o poder público coloque, ao alcance deste consumidor, ferramentas para que ele possa fazer escolhas saudáveis, como é o caso da rotulagem nutricional obrigatória para produtos industrializados e/ou embalados longe da vista do consumidor.

De fato, o rótulo dos alimentos permite ao consumidor o acesso às informações nutricionais e aos parâmetros indicativos de qualidade e segurança de seu consumo, ao mesmo tempo que atende às exigências da legislação e impulsiona investimentos, por parte da indústria, na melhoria do perfil nutricional dos produtos cuja composição declarada pode influenciar o consumidor quanto à sua aquisição (Lobanco et al., 2009).

A rotulagem nutricional de alimentos tornou-se obrigatória no Brasil em 1999, com a criação da Agência Nacional de Vigilância Sanitária (Anvisa). As resoluções da diretoria colegiada (RDC) nº 259/02 e a nº 360/03 são, atualmente, as principais resoluções referentes à rotulagem de alimentos industrializados no Brasil (Brasil 2002, 2003). A RDC 259/02 trata da definição e do estabelecimento de medidas e porções, estabelecendo, inclusive, a medida caseira e sua relação com a porção correspondente em gramas ou mililitros e detalhando os utensílios geralmente usados, suas capacidades e dimensões aproximadas. A RDC 360/03 estabelece, entre outras especificações, a declaração obrigatória, nos rótulos de alimentos industrializados, do valor energético, do teor de carboidratos, proteínas, gorduras totais, gorduras saturadas, gorduras *trans*, fibra alimentar e sódio. Permite critério de arredondamento e admite uma variabilidade de 20% na informação nutricional, autorizando a obtenção dos dados de nutrientes por meio de análises físico-químicas ou através de cálculos teóricos baseados na fórmula do produto, obtidos de valores de tabelas de composição de alimentos ou fornecidos pelos fabricantes das matérias-primas. Apesar dos avanços da legislação brasileira nesse sentido, observa-se que ainda ocorrem situações de não conformidade entre os dados informados nos rótulos dos alimentos e sua composição "real", obtida em laboratório, o que certamente constitui um importante viés para a estimação dos dados provenientes do consumo e compromete a identificação de associações entre fatores dietéticos e fisiopatológicos envolvidos com a obesidade e com doenças crônicas não transmissíveis (Lobanco et al., 2009). Subgrupos de indivíduos que têm restrições alimentares, alergias, intolerâncias ou erros inatos do metabolismo carecem de informações suficientes e adequadas, e o acesso a produtos diferenciados, na maioria das vezes, não é factível.

A legislação brasileira a esse respeito é considerada bastante rígida quando comparada com a de outros países. O registro de um alimento como funcional, por exemplo, só pode ser feito após a comprovação das propriedades funcionais ou salu-

tores com base no consumo previsto ou recomendado pelo fabricante, na finalidade, condições de uso e valor nutricional, quando for o caso, ou na(s) evidência(s) científica(s): composição química ou caracterização molecular, quando for o caso, e ou formulação do produto; ensaios bioquímicos; ensaios nutricionais e/ou fisiológicos e/ou toxicológicos em animais de experimentação; estudos epidemiológicos; ensaios clínicos; evidências abrangentes da literatura científica, de organismos internacionais de saúde e legislação internacionalmente reconhecidos sob propriedades e características do produto e comprovação de uso tradicional, observado na população, sem associação de danos à saúde (Moraes e Cola, 2006; Brasil 1999a, 1999b).

É fato que o acesso aos alimentos depende, em grande parte, do poder aquisitivo das pessoas. Uma parcela substancial da população brasileira tem rendimentos tão baixos que a coloca em situação de insegurança alimentar (Hoffmann, 1995). São considerados pobres aqueles que não suprem permanentemente necessidades humanas elementares como alimentação, abrigo, vestuário, educação e cuidados de saúde. Definições operacionais da pobreza levam em conta a renda das famílias e uma linha de pobreza, baseada no custo estimado para aquisição de itens que supram as necessidades básicas. Assim, são consideradas pobres as famílias cuja renda é inferior à linha da pobreza, de 0,25 salários mínimos (Monteiro, 2003). O Projeto Fome Zero, em 2001, estimou que havia mais de 46 milhões de pessoas pobres no Brasil, estando 10 milhões nas grandes cidades (Belik, 2003). Na área urbana da região Sudeste, estimou-se que 8,6% da população sobreviva abaixo da linha da pobreza.

Parte considerável da população brasileira, vivendo abaixo da linha da pobreza, reside em favelas. Esses locais constituem o ecossistema urbano mais adverso, em termos das condições de vida da população e, por extensão lógica, em termos de saúde e nutrição (Batista Filho, 2003). Em situação de pobreza, a família terá menores condições de suprir as necessidades básicas a seus membros, inclusive em relação à alimentação oferecida, gerando problemas quanto à situação de segurança alimentar e nutricional vivenciada (Isller, 1996).

Segundo a Pesquisa Nacional por Amostra de Domicílios, feita pelo IBGE em 2004, cerca de 72 milhões de pessoas (40% da população) convivem com algum grau de insegurança alimentar. Destes, 14 milhões (7,7% da população) vivem em insegurança alimentar grave, isto é, passaram fome ou convivem com esse problema. Esse cenário revela a importância de debates para a elaboração de propostas que objetivem reduzir a desigualdade social, garantir o acesso ao alimento e à nutrição, e preservar o meio ambiente como forma de assegurar o desenvolvimento sustentável.

A criação do Sistema Nacional de Segurança Alimentar e Nutricional (Sisan) tem como base as seguintes diretrizes:

a) promoção da intersetorialidade de políticas, programas e ações governamentais e não governamentais;
b) descentralização das ações e articulação, em regime de colaboração, entre as esferas de governo;

c) monitoramento da situação alimentar e nutricional visando o planejamento das políticas e dos planos nas diferentes esferas de governo;

d) conjugação de medidas diretas e imediatas de garantia de acesso à alimentação adequada, com ações que ampliem a capacidade de subsistência autônoma da população;

e) articulação entre orçamento e gestão; e

f) estímulo ao desenvolvimento de pesquisas e à capacitação de recursos humanos.

Os sujeitos envolvidos em ações voltadas para a segurança alimentar e nutricional atuam de acordo com seu entendimento do conceito, em que a conexão com a SAN associa-se, muitas vezes, à *vocação* específica de cada organização, ou à dimensão da SAN com a qual se trabalha, às vezes numa dessas dimensões, ou num espaço territorial mais delimitado. Cada organização conecta-se então a partir de uma dimensão específica da SAN, onde há pontos de sintonia, e essa adesão requalifica e amplia as inter-relações do setor específico (Cervato-Mancuso e col., 2011).

Isso pode ser verificado no trabalho de Assao e cols. (2007) que analisaram a percepção e as práticas sobre a SAN e verificaram que há congruência entre as mesmas. Esses autores verificaram que, na atividade intersetorial envolvendo a sociedade civil organizada, técnicos do setor público e instituições de ensino superior têm diferentes vertentes dos conceitos, em geral, conceitos fragmentados, mas coerentes com as atividades que estavam realizando. Essas observações indicam claramente a necessidade da capacitação dos recursos humanos em diferentes setores, incluindo o da saúde, para as ações integradas relacionadas à realização do direito à alimentação adequada.

Atualmente, a epidemia da obesidade e as elevadas prevalências de DANTs são preocupações importantes em Saúde Pública, e acometem cada vez mais indivíduos de todos os estratos sociais (Domene, 2003). Inquéritos nutricionais, feitos nas últimas três décadas, revelaram que a tendência secular da desnutrição é de decréscimo. Entretanto, estudos demonstraram a ocorrência de situações paradoxais, em que se observa, simultaneamente, déficit ponderal ou excesso de peso, em moradores de bolsões de pobreza de Campinas (Domene et al., 1999) e em famílias das favelas do município de São Paulo (Sawaya, 1997).

Hábitos alimentares e de estilo de vida começam a se formar na infância, e geralmente são muito arraigados, necessitando de prazos mais longos para mudar. O uso de canais específicos para alcançar a comunidade, de forma contínua e dentro da realidade de sua rotina, passa a ser necessário; encontrar os meios e as organizações comunitárias mais eficazes para que as informações possam ser assimiladas e ações, implementadas, passa a ser um desafio (Heimendinger, 1993). Cada canal tem um público definido, com características específicas e, por isso, as ações e os materiais devem ser desenvolvidos contemplando esses aspectos. Além disso, muitas vezes, num mesmo canal há dois tipos de público-alvo: os que tomam as decisões e os clientes propriamente ditos (profissionais de saúde e pacientes, professores e alunos etc.). Antes de o programa ser implantado, é importante sensibilizar o primeiro grupo para a realização da intervenção.

Ao desenvolver um programa, é necessário levar em consideração que fatores pessoais e o meio ambiente interagem. Quando alimentos saudáveis não estão disponíveis, as pessoas não podem assumir, na prática, novos comportamentos. Sendo assim, apenas informar a população não é suficiente; fazem-se necessárias a aceitação e a adequação social. É preciso que alimentos saudáveis sejam facilmente encontrados e voltados para diferentes culturas e acessíveis a diferentes níveis socioeconômicos. Para isso, além da escolha individual e familiar, é preciso que a sociedade propicie diferentes opções alimentares saudáveis, seja em feiras, mercados, supermercados e no comércio de alimentos em geral, seja por meio de alimentos prontos, oferecidos em merendas escolares, cantinas, refeitórios, lanchonetes e restaurantes.

Para que as tendências dietéticas atuais sejam revertidas, é importante que ocorram mudanças no suprimento de alimentos, de modo a aumentar a disponibilidade de alimentos saudáveis para consumo pela população em supermercados, feiras, escolas, refeitórios, restaurantes, seja por mudanças tecnológicas, seja da legislação.

REFERÊNCIAS BIBLIOGRÁFICAS

1. American Cancer Society. Guidelines on diet, nutrition and cancer prevention: reducing the risk of cancer with healthy food choices and physical activity. Washington: American Cancer Society dietary guidelines advisory committee, 1996.
2. Asbran. Associação Brasileira de Nutrição. Histórico do nutricionista no Brasil: 1939 a 1989. Atheneu: São Paulo, 1991. 442p.
3. Assao TY, Codeiro AA, Costa C, Cervato AM. Práticas e percepções acerca da Segurança Alimentar e Nutricional entre representantes das instituições integrantes de um Centro de Referência localizado na região do Butantã, município de São Paulo. Saúde e Sociedade 2007;16:112-116.
4. Banco Mundial. Brasil: um novo desafio à saúde do adulto. Washington: Banco Mundial, 1991.
5. Barker DJ, Eriksson J, Forsen T, Osmond C. Fetal origins of adult disease: strength of effects and biological basis. Int J Epidemiol 2002;31:1235-9.
6. Barreto ML, Carmo EH. Mudanças em padrões de morbimortalidade: conceitos e métodos. In: Monteiro CA (org.). Velhos e novos males da saúde no Brasil: a evolução no país e suas doenças. 2.ed. São Paulo: Hucitec/NUPENS, 2000.
7. Batista Filho M, Silva DO, Sousa H. Desnutrição em crianças de áreas faveladas. Rio de Janeiro: Manguinhos. Caderno de Saúde Pública, 1992;8(1):69-76.
8. Belik W. Perspectivas para segurança alimentar e nutricional no Brasil. Rev Saúde e Sociedade 2003a;12(1):12-20.
9. Belik W. Segurança alimentar: a contribuição das universidades. São Paulo: Instituto Ethos, 2003b. p.49.
10. Bianca Assunção Iuliano, B.A, Cervato-Mancuso, A.M., Gambardella, A.M.D. Educação nutricional em escolas de ensino fundamental do município de Guarulhos-SP. O Mundo da Saúde, São Paulo: 2009;33(3):264-272.
11. Brasil. Ministério da Educação. Fundo Nacional de Desenvolvimento da Educação. Alimentação Escolar [homepage na internet]. Brasília: ME, 2004. Disponível em: <http://www.fnde.gov.br>.

12. Brasil. Ministério da Saúde ANVISA. Agência Nacional de Vigilância Sanitária. Resolução RDC n. 259, de 20 de dezembro de 2002. Regulamento técnico para rotulagem de alimentos embalados, 2002.

13. Brasil. Ministério da Saúde ANVISA. Agência Nacional de Vigilância Sanitária. Resolução RDC n. 360, de 23 de dezembro de 2003. Regulamento técnico sobre rotulagem nutricional de alimentos embalados, 2003.

14. Brasil. Ministério da Saúde. A iniciativa de incentivo ao consumo de frutas, legumes e verduras no Brasil: documento base [homepage na internet]. Brasília: MS, 2005 [acesso em 6 de junho de 2004. Disponível em: < http://www.opas.org.br/observatorio/arquivos/sala256.pdf>.

15. Brasil. Ministério da Saúde. Agência Nacional de Vigilância Sanitária. Resolução n. 18, de 30 de abril de 1999. Regulamento técnico que estabelece as diretrizes básicas para análise e comprovação de propriedades funcionais e ou de saúde alegadas em rotulagem de alimentos. Brasília, 1999c.

16. Brasil. Ministério da Saúde. Agência Nacional de Vigilância Sanitária. Resolução n. 19, de 30 de abril de 1999. Regulamento técnico de procedimentos para registro de alimento com alegação de propriedades funcionais e ou de saúde em sua rotulagem. Brasília, 1999d.

17. Brasil. Ministério da Saúde. As cartas da promoção da saúde. Brasília: MS, 2002. 56p. Série B. (Textos básicos em Saúde).

18. Brasil. Ministério da Saúde. Pesquisa de prevalência do aleitamento materno nas capitais brasileiras e no Distrito Federal. Brasília: MS, 2001.

19. Brasil. Ministério da Saúde. Secretaria de Atenção à Saúde. Departamento de Atenção Básica. Coordenação-Geral da Política de Alimentação e Nutrição. Guia alimentar para a população brasileira: promovendo a alimentação saudável. Brasília: MS, 2006. Série A. Normas e manuais técnicos.

20. Brasil. Ministério da Saúde. Secretaria de Atenção à Saúde. Departamento de Atenção Básica. Política Nacional de Alimentação e Nutrição. Brasília: MS, 2006.

21. Brasil. Ministério da Saúde. Secretaria de Políticas de Saúde. Coordenação-Geral da Política de Alimentação e Nutrição. Coordenação de Saúde da Criança. Guia alimentar para crianças brasileiras menores de dois anos. Brasília: MS, 2002.

22. Brasil. Ministério do Desenvolvimento Social. Programa Bolsa Família [homepage na internet]. Brasília: Ministério do Desenvolvimento Social e Combate à Fome, 2008 [acesso em 10 de junho de 2007a. Disponível em: <http://www.opas.org.br/observatorio/arquivos/sala256.pdf>.

23. Brasil. Ministério do Trabalho e do Emprego. Departamento de Segurança e Saúde no Trabalho. Secretaria de Inspeção do Trabalho. Programa de Alimentação do Trabalhador [homepage na internet]. Brasília: Acessilbilidade Brasil, 1997 [acesso em 9 de junho de 2007b. Disponível em: <http://www.opas.org.br/observatorio/arquivos/sala256.pdf>.

24. Cavalcanti MLF. Curso de Nutrição da Faculdade de Saúde Pública da Universidade de São Paulo: evolução histórica e principais eventos: 1939/1994. São Paulo, 1996.

25. Cervato-Mancuso AM, Vieira VL, Costa C. Alimentação como um direito humano e as políticas sociais atuais. In: Cervato-Mancuso AM, Diez-Garcia RW. Mudanças alimentares e educação nutricional 2011

26. Cinquentenário do curso de Nutrição da Faculdade de Saúde Pública da Universidade de São Paulo. Rev. Saúde Pública [online]. 1989, vol.23, n.4, pp. 361-361.

27. CNBB. Conferência Nacional dos Bispos do Brasil. Construindo caminhos para a Segurança Alimentar na comunidade: uma estratégia de planejamento participativo. Curitiba: CNBB, 2000. p.21-6.

28. Coelho HDS, Pinto e Silva MEM. Aspectos sensoriais da alimentação em programas de educação nutricional. In: Diez-Garcia, RW, Cervato-Mancuso, AM (org.). Mudanças alimentares e educação nutricional. Ed. Guanabara Koogan, 2011: 207-214.

29. Decreto nº 10.617, de 24 de outubro de 1939.

30. Domene SMA, Zabotto CB, Meneguello R, Galeazzi MAM, Taddei JAAC. Perfil nutricional de crianças e suas mães em bolsões de pobreza do município de Campinas. Rev Nutr 1999;12(2):183-9.

31. Domene SMA. Indicadores nutricionais e políticas públicas. Estud Av 2003;17(48):131-5.

32. Fernandes J, Gandra YR. Avaliação de um roteiro simplificado de observação de pré-escolar em programas Centro de Educação e Alimentação do Pré-Escolar. Rev Saúde Pública 1981;15:116-25.

33. Fisberg RM, Morimoto JM, Barros MBA, Carandina L, Goldbaum M, Latorre MRDO,et al. Dietary quality and associated factors among adults living in the State of São Paulo, Brazil. J Am Diet Ass 2006;106:2067-72.

34. Food and Agriculture Organization. Report of the World Food Summit. Rome: Food Agriculture Organization, 1997.

35. Galeazzi MAM. Segurança alimentar e cidadania: as contribuições das universidades paulistas. Campinas: Mercado de Letras; 1996. A segurança alimentar e os problemas estruturais de acesso; p.133-56.

36. Gambardella AMD. Adolescentes, estudantes de período noturno: como se alimentam e gastam suas energias [Tese de doutorado]. São Paulo: Faculdade de Saúde Pública da USP, 1995.

37. Gandra YR. CEAPE: solução alternativa de atendimento integral ao pré-escolar. Rev. Saúde Pública 1981;15:9-15.

38. Heimendinger J. Community nutrition intervention strategies for cancer risk reduction. Cancer 1993;72(3):1019-23.

39. Hoffmann R. Pobreza, insegurança alimentar e desnutrição no Brasil. Estudos avançados 1995;9(24):159-72.

40. Ishii M, Szarfarc S, Mazzilli RN, Wilson D, Marucci MFN, Pinto e Silva MEM et al. Identificação e análise crítica da alimentação habitual da população de baixa renda do Estado de São Paulo. In: Simpósio Brasileiro de Alimentação e Nutrição (7º SIBAN), 1984, Niterói. Anais do Congresso, 1984. p.34.

41. Issler RMS, Giugliani IRJ, Kreutz GT, Meneses CF et al. Poverty levels and children's health status: study of risk factors in an urban population of low socioeconomic level. Rev Saúde Pública 1996;30(6):506-11.

42. Jardim B. Consumo de frutas e vegetais em capitais brasileiras selecionadas. [Dissertaçao de mestrado]. Rio de Janeiro: Escola Nacional de Saúde Pública, Fundação Oswaldo Cruz, 2007.

43. Legislação e benefícios à saúde. Revista Eletrônica de Farmácia v.3 (2), 99-112, 2006

44. Levy-Costa RB, Sichieri R, Pontes NS, Monteiro CA. Disponibilidade domiciliar de alimentos no Brasil: distribuição e evolução (1974-2003). Rev Saúde Publica 2005; 39(4):530-40.

45. Manchioni DM, Claro RM, Levy RB, Monteiro CA. Patterns of food acquisition in Brazilian house holds and associated factors: a population-based survey. Public Health Nutr. 2011, apr. 13:1-7.

46. Lobanco CM, Vedovato GM, Cano C, Bastos DHM. Reliability of food labels from products marketed in the city of São Paulo, Southeastern Brazil. Rev. Saúde Pública, jun 2009, v.43, nº 3, p.499-505.

47. Marucci MFN. Aspectos nutricionais e hábitos alimentares de idosos matriculados em ambulatório geriátrico [Tese de doutorado]. São Paulo: Faculdade de Saúde Pública da USP, 1992.
48. Mazzilli RN. Algumas considerações sobre o consumo de alimentos em Icapara e Pontal do Ribeira, São Paulo, Brasil. Rev Saúde Pública 1975;9:49-55.
49. Mazzilli RN. Estudo para avaliar a alimentação do pré-escolar através de médias do consumo familiar [Dissertação de mestrado]. São Paulo: Faculdade de Saúde Pública da USP, 1973.
50. Miguel M, Bon AMX. Resultados do inquérito alimentar nas cidades de Apiaí, Ribeira e Barra do Chapéu. Rev Saúde Pública 1974;8:75-80.
51. Mondine L, Monteiro CA. Mudanças no padrão de alimentação da população urbana brasileira: 1962-1988. Rev Saúde Pública 1994;28(6):433-9.
52. Monteiro CA, Conde WL, Popkin BM. The burden of disease from undernutrition and overnutrition in countries undergoing rapid nutrition transition: a view from Brazil. Am J Public Health 2004;94(3):433-4.
53. Monteiro CA, Mondini L, Souza ALM, Popkin BM. Da desnutrição para a obesidade: a transição nutricional no Brasil. In: Monteiro CA (org.). Velhos e novos males da saúde no Brasil: a evolução no país e suas doenças. 2.ed. São Paulo: Hucitec/Nupens, 2000.
54. Monteiro CA, Moura EC, Conde WL, Popkin BM. Socioeconomic status and obesity in adult populations of developing countries: a review. Bull World Health Organ 2004b; 82(12):940-6.
55. Monteiro CA. A epidemiologia da desnutrição protéico-calórica em núcleos rurais do Vale do Ribeira. Dissertação de mestrado apresentada à Faculdade de Medicina da USP, 1977.
56. Monteiro CA. Segurança Alimentar e Nutricional no Brasil. In: Ministério da Saúde. Saúde no Brasil: contribuições para a agenda de prioridades de pesquisa. Brasília: Ministério da Saúde, 2004. p.255-73.
57. Monteiro CA. Velhos e novos males da saúde no Brasil: a evolução do país e de suas doenças. 2.ed. São Paulo: Hucitec, 2001.
58. Moraes FP, Colla LM. Alimentos funcionais e nutracêuticos: definições,
59. Oliveira SP. Changes in food consumption in Brazil. Arch Latinoamericanos Nutr 1997; 47(Supl.1):22-4.
60. Omran AR. The epidemiologic transition: a theory of epidemiology of population change. Milbank Mem Fund 1971;49:509-38.
61. Patarra NL. Mudanças na dinâmica demográfica. In: Monteiro CA (org.). Velhos e novos males da saúde no Brasil: a evolução do país e suas doenças. São Paulo: Hucitec/Nupens/USP, 1995.
62. Paula Souza GH, Ulhôa C, Carvalho PE. Inquérito sobre alimentação popular em um bairro de São Paulo. Rev Arquivo Mun São Paulo 1935;17:121-56.
63. Peck EB. The public health nutritionist/dietitian: an historical perspective. Amer Diet Ass 1974;64(6):642-8.
64. Popkin BM, Gordon-Larsen P. The nutrition transition: worldwide obesity dynamics and their determinants. Int J Obes Relat Metab Disord 2004;28(Suppl)3:S2-9.
65. Popkin BM. The nutrition transition in low-income countries: an emerging crisis. Nutr Rev 1994;52:285-98.
66. Popkin BM. The nutrition transition: an overview of world patterns of change. Nutr Rev 2004; 62(7 Pt 2):S140-3.
67. Rayner G, Hawkes C, Lang T, Bello W. Trade liberalization and the diet transition: a public health response. Health Promot Int 2006;21(Suppl 1):67-74.

68. Reis JDB. Análise dos programas para o concurso de educadoras sanitárias de parques infantis. Rev Arquivo Mun de São Paulo 1937;32:35-64.
69. Roncada MJ, Wilson D, Mazzilli RN, Gandra YR. Hipovitaminose A em comunidades do Estado de São Paulo, Brasil. Rev Saúde Pública 1981;15:338-49.
70. Sawaya AL. Transição: desnutrição energético-proteica e obesidade. In: Sawaya AL (org.). Desnutrição urbana no Brasil em um período de transição. São Paulo: Cortez, 1997. p.35-40.
71. Schmitz BAS, Heyde MEDVD, Cintra IP, Franceschini SCC, Taddei JAAC, Sigulem DM. Políticas e programas governamentais de alimentação e nutrição no Brasil e sua involução. Cadernos de Nutrição 1997;13:39-54.
72. Silva AC. De Vargas a Itamar: políticas e programas de alimentação e nutrição. Estudos Avançados 1995;9(23):87-107.
73. Silva JG. Segurança Alimentar: uma agenda republicana. Estud Av 2003;17(48):45-51.
74. Valente FLS. Direito humano à alimentação: desafios e conquistas. São Paulo: Cortez, 2002.
75. Valente FLS. Do combate à fome à segurança alimentar e nutricional: o direito à alimentação adequada. Rev Nutr PUCCAMP 1997;10(1):20-36.
76. Valente FLS. Oficina de trabalho sobre a inserção de componentes de segurança alimentar e nutricional nas políticas governamentais [relatório preliminar]. Brasília: FAO/Secretaria Executiva da Comunidade Solidária, 1995.
77. WHO. World Health Organization. Fifty-seven world health assembly. Global strategy on diet, physical activity and health. WHO: Geneva, 2004.

Ética na Saúde Pública 12

Paulo Antonio de Carvalho Fortes
Elma Lourdes Campos Pavone Zoboli

BIOÉTICA EM INTERFACE COM A SAÚDE PÚBLICA

Para tornar viável a convivência, a sociedade e/ou os grupos têm traçado, ao longo da história da humanidade, diferentes balizamentos; a ética é um deles. A palavra ética provém do grego *ethos*, que significa, originalmente, morada, lugar onde vivemos, mas depois passou a representar o caráter, o modo de ser" que uma pessoa ou grupo vai adquirindo ao longo de sua existência. Refere-se aos costumes, à conduta de vida e às regras de comportamento, ou ainda, ao modo de ser ou ao caráter adquirido como resultado de se pôr em prática determinados costumes ou hábitos considerados bons. Circunscreve-se, assim, ao agir humano, aos comportamentos cotidianos e às opções existenciais.

A ética da saúde ocupa lugar de destaque no conjunto das reflexões éticas, pois se preocupa com questões relacionadas à manutenção e à qualidade de vida das pessoas. Assim, ela pode ser vista como profundamente enraizada no terreno dos direitos humanos, já que o direito à vida é o primeiro deles. Nas palavras de Alkire e Chen (2004), inserir a saúde no âmbito dos direitos humanos levanta questões relativas aos deveres e às obrigações individuais e institucionais para com a melhoria da qualidade de vida e da saúde dos seres humanos, pelo simples fato de serem humanos e, portanto, fins merecedores de dignidade. Dessa forma, como destaca Leopoldo e Silva (1998), a ética na saúde exige um "compromisso com a realização histórica de valores que encarnem nas condições determinadas de situações sociais e políticas diferenciadas o direito de que todo ser humano deveria primordialmente usufruir" (p. 35).

No seio do movimento social de afirmação e construção dos direitos humanos que marcou a década de 1970, na saúde se instaurou a bioética como alternativa secular, inter, multi, transdisciplinar, prospectiva, global, multicultural, inter-religiosa e sistemática para abordar, num contexto pluralista e com base no diálogo inclusivo, os temas de ética dessa área. Dessa maneira, as antigas concepções éticas verticais, autoritárias, com deveres e princípios absolutos, foram pouco a pouco perdendo sua força e sendo substituídas por orientações de caráter mais horizontal e democrático, com responsabilidades recíprocas e multilaterais dos diversos atores sociais envolvidos.

Literalmente, o termo "bioética" significa ética da vida. O vocábulo *bios*, de raiz grega, designa as ciências da vida, como Ecologia, Biologia e Medicina, entre outras, e *ethos*, também de origem grega, refere-se aos valores implicados nos fatos e nos conflitos da vida. Ao se juntar esses vocábulos em um único termo, não só se criou uma nova palavra, mas também se provocou uma transformação na maneira de fazer ciência e ética, aproximando-se esses dois campos do conhecimento humano. Cobra-se, dos que estão voltados para o desenvolvimento científico, sua responsabilidade social e ética com a consideração das consequências de ordem moral das pesquisas e dos avanços tecnológicos almejados e/ou conquistados. Dos que se dedicam à ética são exigidas discussões e reflexões mais próximas da realidade e capazes de dar conta da dinamicidade e da velocidade com que as novidades advindas da tecnociência se incorporam à vida das pessoas e às práticas profissionais, sem perder de vista os dilemas e os conflitos das situações que persistem ao longo dos anos, como a epidemiologia das desigualdades sociais e a interface com os perfis de saúde e doença.

Ao cunhar o neologismo "bioética", o oncologista norte-americano Van Ressenlaer Potter, da Universidade de Wisconsin, pretendia alertar para a urgência de se equilibrar a orientação científica da biologia com os valores humanos, com vistas a garantir uma ponte para o futuro da humanidade. Mais do que focar direitos individuais, enfatizava responsabilidades pessoais, defendendo a busca de uma sabedoria capaz de examiná-las para promover a saúde, a sobrevivência humana e a justiça social. Por sabedoria, entendia o discernimento de como usar o conhecimento para o bem social (Whitehouse, 2003).

Em meio às polêmicas que cercam a paternidade da bioética, os estudiosos do assunto também creditam ao pesquisador André Hellengers, do Instituto Kennedy de Bioética, em Washington (D.C.), a intuição pioneira. Holandês de nascimento, esse obstetra, fisiologista fetal e demógrafo usou o termo pela primeira vez para designar, em um contexto institucional, uma área de pesquisa ou campo de aprendizagem, quando fundou o *The Joseph and Rose Kennedy Institute for the Study of Human Reproduction and Bioethics*. Seu trabalho à frente do Instituto Kennedy contribuiu fortemente para imprimir à bioética o significado que lhe é mais corrente, relacionando-a à ética da Medicina e das Ciências Biomédicas.

Assim, nos anos 1970, o termo "bioética" entrou no vocabulário cotidiano da saúde, e a atenção voltou-se mais para as questões de caráter individual da relação clínica entre os profissionais da área, em especial médicos e enfermos, enfocando primordialmente as situações-limites, como eutanásia, reprodução assistida, manipulação genética e aborto, entre outros (Pessini & Barchifontaine, 2000).

Neste momento, parece haver um distanciamento, uma quase incompatibilidade entre Bioética e Saúde Pública, pois, como assinala Kass (2004), esta se preocupa com as iniquidades sociais e econômicas e suas expressões no perfil de saúde das populações desde o século XIX, ao passo que aquela, em suas primeiras décadas, esteve mais visivelmente preocupada com o bem do indivíduo. Além disso, como afirma a autora, a excessiva ênfase e prioridade dada à autonomia e ao direito individual de recusa, em especial nas produções da bioética norte-americana desse período, mostra-se um argumento insuficiente e, por que não dizer às vezes inadequado, para os profissionais de Saúde Pública que procuravam um balizamento ético para seus trabalhos e ações de base comunitária ou populacional.

A partir dos anos 1980, a Bioética começa a ampliar seu foco, situando a relação clínica no contexto de um sistema de saúde e incorporando a reflexão das questões relativas à estrutura, à gestão e a seu financiamento. Nesse período, a difusão da Bioética em direção aos países do hemisfério sul, especialmente a América Latina, onde convivem ilhas de excelência tecnológica com a extrema pobreza da maioria das populações, torna-se imperativa a inclusão dos problemas da coletividade na agenda das discussões, com temas como o acesso aos serviços de saúde, a alocação de recursos, as questões demográficas e populacionais, e a responsabilidade social e coletiva. Tanto é assim que o Programa Regional de Bioética para a América Latina e o Caribe, desde seu estabelecimento pela Organização Pan-Americana da Saúde (OPAS), em 1994, define entre as prioridades temáticas para a região a ética em Saúde Pública (Pessini & Barchifontaine, 2000).

No fim da década de 1990, ampliando sua abrangência e de volta às aspirações iniciais de Potter ao propor o neologismo, inicia-se a chamada Bioética da Saúde da População, entrando em cena com mais vigor os direitos humanos e as ciências sociais e humanas. Confere-se, dessa maneira, maior destaque às questões da equidade e da alocação de recursos.

Caracterizam esse momento da Bioética:

- a perda do lugar central que vem sendo ocupado pela medicina de alta tecnologia, com desvio do enfoque central das questões relativas ao avanço biotecnológico em direção aos determinantes da saúde, entre os quais figura o acesso aos serviços e à tecnologia neles incorporada;
- a ênfase igualmente colocada na saúde e nos seus cuidados, com a preocupação voltada não apenas para quem tem acesso a determinados serviços sanitários, mas também para quem adoece ou não, e quão equitativa mostra-se essa relação;
- a preocupação com as questões demográficas;
- a priorização dos excluídos nos países em desenvolvimento;
- a necessidade de um novo marco conceitual que, se apropriando de conceitos e teorias de outros campos do conhecimento humano, dê conta das demandas de reflexão geradas por essa Bioética da Saúde das Populações (Pessini & Barchifontaine, 2000).

A agenda do VI Congresso Mundial de Bioética, promovido pela International Association of Bioethics (IAB) em Brasília em 2002, pode ser considerada uma marca significativa da aproximação entre esses dois campos de conhecimento: Saúde Pública e bioética. Sob o tema "Bioética: poder e injustiça", discutiram-se questões bem presentes na produção e nos estudos em Saúde Pública e coletiva, como vulnerabilidade individual e das nações, cidadania e participação popular, direitos humanos e saúde, alocação de recursos, exploração e prioridades na pesquisa em saúde, gênero e etnia, entre outros. É claro que isso não levou à exclusão das questões e dos dilemas concernentes às biotecnologias e a demais situações limites, e isso nem deveria ocorrer, já que a vida e a saúde das pessoas dão-se na completude dessas realidades díspares, e a Bioética propõe-se como uma abordagem prospectiva e global.

É óbvio que não se pode fazer equivaler Saúde Pública e Bioética, sob o risco de se incorrer na mesma falácia da confusão usual entre Bioética e Ética Médica. Embora seja grande a interface da Saúde Pública com a Bioética, havendo por vezes até mesmo uma confluência entre ambas, elas são campos distintos de conhecimento multidisciplinar, teórico e prático. Como sugere Kass (2004), a Bioética pode contribuir para a ética da Saúde Pública, por exemplo, com argumentações acerca de se há e por que há um imperativo ético em reduzir injustiças globais e promover a saúde global, ou ainda, com articulações e definições de padrões para estruturas justas nas questões de relevância para a Saúde Pública. Como argumenta a autora, a Bioética tem um compromisso com a justiça social desde sua gênese, com Potter, e diversos modelos e abordagens para essas questões precisam ser testados em comunidades reais e considerando a diversidade cultural e os arranjos políticos em jogo.

A ÉTICA E AS POLÍTICAS PÚBLICAS DE SAÚDE

As políticas públicas de saúde são resultantes das condições econômicas e sociais de um país, assim como das ideologias dominantes e dos valores ético-sociais prevalentes em um dado momento histórico. Têm como objetivos, entre outros, proporcionar um ótimo nível de saúde às pessoas, protegê-las dos riscos de adoecer e satisfazer às necessidades de saúde.

Sabe-se que os níveis de saúde de uma população não são de exclusividade das políticas de saúde, pois para eles contribuem fatores biológicos/genéticos, condições do meio ambiente, incluindo o trabalho, assim como os estilos de vida saudáveis e não saudáveis adotados pelas pessoas. Todavia, principalmente em países em desenvolvimento, como o Brasil, constituem-se em fator social de grande relevância quando se pensa em justiça social, equidade e inclusão social.

No cotidiano da implementação das políticas públicas de saúde, boa parte das vezes as decisões são motivadas por valores e princípios morais, apesar de isso não ser claramente percebido ou revelado. Com isso, não se quer desconsiderar a importância e a presença de interesses político-partidários, corporativos, econômicos e as preferências pessoais de administradores e técnicos no processo de tomada decisória, porém é preciso ressaltar que mesmo as decisões de caráter político, para serem eficazes, têm de levar em conta os valores morais prevalentes na sociedade (Fortes, 2000).

Se não há como fugir de fazer escolhas, quais fundamentos éticos devem orientá-las na elaboração e na implementação das políticas públicas?

Parece ser consensual que devam ser fundadas no princípio ético da justiça distributiva. Contudo, se é certo que o conceito de justiça distributiva se faz importante para as justificativas das políticas econômicas e sociais em vigor nos Estados contemporâneos, também é certo que, decorrente do pluralismo moral existente a partir do século XVII, torna-se difícil delinear um único caminho para se definir o que deve ser considerado "justo" (Fortes, 2002).

Foi bastante disseminado nas últimas décadas o pensamento ético liberal que entende que são as leis do livre mercado as garantidoras de uma sociedade justa, adequando as necessidades individuais e coletivas à demanda de serviços. Essa orientação não considera que é injusta a existência de desigualdades sociais, se o princípio da liberdade individual estiver garantido.

Diferentemente, as teorias éticas que propugnam pela equidade entendem que a sociedade organizada e o Estado, mediante a implementação de políticas públicas, devem intervir para garantir a justiça distributiva e minimizar os efeitos das loterias biológica e social. Justas, então, são as políticas de saúde orientadas pelas necessidades individuais e coletivas, aceitando a premissa da existência de diferenças e desigualdades entre as pessoas.

Tal interpretação do princípio da justiça requer que a sociedade organizada e o Estado forneçam meios para atender às necessidades individuais e coletivas, porém não se advoga que os recursos sejam distribuídos igualmente entre todos. Ao contrário, compreendendo a existência de desigualdades e diferenças, os recursos devem ser proporcionados de acordo com as diferentes necessidades. Contrapõe-se à aceitação acrítica de que todas as desigualdades sociais são inevitáveis ou toleráveis, compreendendo que podem ser minimizadas por meio de medidas práticas fundamentadas na equidade e na responsabilidade social.

Entretanto, é certo que uma sociedade, em um determinado momento histórico, pode não apresentar condições para dar conta da integralidade das necessidades de todas as pessoas, pois aquelas se modificam e se sofisticam, tanto que países com situação econômica mais privilegiada que a do Brasil também não dispõem de recursos suficientes para tanto.

Assim, pode-se partir do pensamento formulado pelo médico e bioeticista espanhol Diego Garcia (1990): a cada pessoa conforme suas necessidades, até o limite que permitam os bens disponíveis. A seguir, baseado no princípio da equidade, da maneira como foi exposto pelo filósofo norte-americano John Rawls (1975), as políticas públicas deveriam priorizar as camadas sociais ou as pessoas mais desfavorecidas. Essa afirmação não significa que se restrinja a política à ação focalizadora do modo proposto nas últimas décadas por organismos internacionais, incentivando os países latino-americanos a reduzirem a responsabilidade estatal no financiamento dos serviços de saúde. Enseja, sim, que a prioridade das políticas seja a melhoria da situação sanitária das populações e dos grupos humanos mais desfavorecidos.

Cabe ressalvar que a responsabilidade ética das políticas públicas de saúde não se esgota no tempo presente. Ações ou omissões do presente, o uso desmesurado de procedimentos tecnológicos e as transformações ambientais danosas podem comprometer as futuras gerações. Portanto, as políticas públicas de saúde devem se orientar para a concretização dos princípios expostos no art. 3º de nossa Carta Constitucional, que afirma serem objetivos fundamentais da República Federativa do Brasil:

a) construir uma sociedade livre, justa e solidária;
b) garantir o desenvolvimento nacional;
c) erradicar a pobreza e a marginalização e reduzir as desigualdades sociais e regionais; e
d) promover o bem de todos, sem preconceitos de origem, raça, sexo, cor, idade e quaisquer outras formas de discriminação.

OS FUNDAMENTOS ÉTICOS DAS AÇÕES COLETIVAS DE SAÚDE

O objetivo da Saúde Pública é o processo saúde-doença, que visa promover, proteger e restaurar a saúde dos indivíduos e da coletividade, e obter um ambiente saudável, por meio de ações e serviços resultantes de esforços organizados. Portanto, entre os fundamentos éticos que norteiam as ações coletivas de saúde estão os princípios da beneficência, da não maleficência, do respeito à autonomia individual, assim como o princípio da justiça distributiva e da equidade, discutidos anteriormente neste capítulo.

Segundo Lecorps e Paturet (1999), as ações de Saúde Pública se exercem em condições em que não haja possibilidade de uma intervenção eficaz por parte da ação individual, seja pela falta ou pelo controle de informações necessárias que não dominam, seja pela carência de possibilidade de intervenção sobre os fatores coletivos que produzem os riscos de adoecer.

Visando proteger a coletividade, muitas vezes as ações de Saúde Pública restringem liberdades e direitos individuais. É o caso, por exemplo, de parte das atividades de Vigilância Sanitária. Esta se caracteriza como ação de saúde eminentemente preventiva, atuando sobre fatores de riscos associados a produtos, insumos e serviços relacionados à saúde, ao meio ambiente, ao ambiente do trabalho, assim como à circulação internacional de transportes, cargas e pessoas (Costa, 1998).

As medidas de vigilância sanitária, tendo caráter antecipatório, devem ser orientadas para resultar em benefícios ou, ao menos, para evitar prejuízos às pessoas e à coletividade. Restringem ou condicionam as liberdades ou a propriedade individual, ajustando-as aos interesses da coletividade, em nome da supremacia do interesse público sobre o individual. A intervenção dessas ações de Saúde Pública nas relações entre produtores, fornecedores, consumidores e cidadãos pode ser eticamente justificada pelos princípios de beneficência (fazer o bem) e de não maleficência (não causar mal, não prejudicar), para evitar danos a outros, sobrepondo-se a outros princípios éticos, como o da autonomia individual.

Quando um agente sanitário interdita um estabelecimento comercial ou industrial em nome da proteção da saúde da coletividade, por exemplo, ele está restringindo o direito de propriedade, que é fundamentado no princípio da autonomia da pessoa de querer ou não querer ter um determinado bem.

Em igual sentido pode-se lembrar das medidas de notificação compulsória de doenças transmissíveis, instrumento importante da Vigilância Epidemiológica. Em nome dos interesses da coletividade, os profissionais de saúde podem romper o princípio ético da privacidade das informações pessoais, que se refere ao processo de comunicação de informações interpessoais no qual se espera que o receptor não as divulgue para terceiros. Consiste no conjunto de informações sobre uma pessoa que ela pode decidir manter sob seu exclusivo controle, ou repassá-las, decidindo quanto e a quem, quando, onde e em que condições. Mas, no interesse de preservar o bem-estar da coletividade, a ética, nesses casos, valida a não manutenção do sigilo para evitar a disseminação de doenças ou agravos à saúde, facilitando o descobrimento de novos casos e as medidas profiláticas aos suscetíveis (Sacardo & Fortes, 2000).

Também situações de restrição da liberdade de locomoção no caso de doenças infectocontagiosas, como a meningite meningocócica que obriga o indivíduo infectado a permanecer em condições de isolamento, baseiam-se nos interesses do coletivo, contrariando o direito pessoal.

O fundamento ético para essas atividades pode ser encontrado no pensamento do filósofo inglês John Stuart Mill (1806-1873), autor do clássico *On Liberty*, para quem o único fim para o qual a sociedade poderia interferir na liberdade de qualquer um de seus membros seria o de prevenir danos a outros indivíduos ou à própria coletividade.

É, ainda, nesse sentido, que se compreende a validade ética das medidas de vacinação compulsória para crianças previstas nas normas sanitárias e no Estatuto da Criança e do Adolescente (Lei n. 8.069/90). Sabe-se que os objetivos da vacinação compulsória não se esgotam na proteção individual não pretendem apenas proteger as crianças e os adolescentes, mas visam o bem-estar coletivo, pois a imunização individual diminui a frequência de pessoas suscetíveis, controlando e impedindo a disseminação das doenças. Contudo, como medida impositiva, envolve uma questão ética, pois restringe a autonomia dos pais ou dos responsáveis, mesmo quando divirjam do uso de vacinas.

O princípio ético do respeito à autonomia afirma que é a pessoa que escolhe livremente entre as alternativas que lhe são apresentadas e decide o que é o "bom", o "adequado" para ela de acordo com seus valores, expectativas, necessidades, prioridades e crenças pessoais. Em decorrência de ser racional e livre, a pessoa autônoma é responsável pelas consequências de suas atitudes e atos. Respeitar a autonomia é reconhecer que cada pessoa pode tomar decisões seguindo seu próprio plano de vida e ação, embasado em crenças, aspirações e valores próprios, mesmo que suas decisões contrariem as mais prevalentes na sociedade.

As medidas de Saúde Pública adotam, frequentemente, uma orientação ética do tipo utilitarista, que tem como expoentes, entre outros, os pensadores anglo-saxões Jeremy Bentham e John Stuart Mill. O utilitarismo tem como princípio ético fundamental a utilidade social. Esse princípio afirma que as ações são eticamente corretas quando tendem a promover a maior soma de prazer (felicidade, bem-estar) de todos aqueles cujos interesses estão em jogo (Crisp, 1997; Mill, 2000).

Seu paradigma é alcançar o "maior bem-estar para o maior número possível de pessoas", ou seja, a maximização do bem-estar.

Apesar das dificuldades de se conceituar o que é "bem-estar", isso pode significar que, quando são defrontadas duas ou mais opções, dever-se-ia pesar cada uma delas e escolher aquela que trouxesse mais benefícios e na qual fossem eliminados, evitados ou minimizados o dano, o sofrimento, a dor, ou seja, tudo que for considerado em oposição ao "bem", à "felicidade" do maior número de pessoas envolvidas (Crisp, 1997).

Trazendo-se a reflexão do princípio utilitarista para as decisões em Saúde Pública, observa-se que muitos critérios adotados pelos planejadores do setor saúde são consoantes com o princípio da utilidade social, entendendo como o correto, o justo, a ação que resulte em mais saúde para o maior número de pessoas. Isso pode ser exemplificado pela afirmação do bioeticista espanhol Diego Gracia (1990), quando enfatiza:

> Dentro do âmbito sanitário, os limitados recursos com que se conta devem destinar-se às atividades que com um menor custo produzam um maior benefício em saúde. Por exemplo, se há de se escolher entre uma campanha de vacinação ou a realização de um transplante cardíaco, não há dúvida de que a relação custo-benefício exige conceder prioridade ao primeiro programa, por mais que este resulte como consequência no prejuízo e até na morte de algumas pessoas. (p.582)

A visão utilitarista, presente no campo da Saúde Pública, embasa a aceitação de riscos causados por procedimentos como as campanhas de imunização em massa. Os riscos potenciais das vacinas usadas, mesmo as mais frequentes, como a antipoliomielite (Sabin) ou a tetravalente, são conhecidos pelos profissionais e administradores do sistema público de saúde. Porém, os riscos de causarem efeitos colaterais individuais são cotejados com os benefícios para a coletividade, advindos da eficácia dos procedimentos. Ou seja, o que preside a decisão das políticas públicas, nesse caso, é o princípio da utilidade social, a maximização dos benefícios.

Essas considerações também são válidas para o caso da fluoretação das águas para consumo humano. Medida sabidamente eficaz em evitar cárie dentária, conforme Kalamatianos e Narvai (2003), a fluoretação das águas de abastecimento público, apesar de efetiva, segura, equânime e barata contra a cárie dentária, pode provocar fluorese dentária em algumas pessoas. Todavia, a Saúde Pública, em nome do bem da coletividade, em não dispondo tecnicamente de meios para se separar águas com flúor e águas sem flúor de acordo com as opções individuais, impõe a primeira a todos, ponderando os benefícios para muitos e os riscos de danos para alguns.

Assim, apesar da existência de riscos de danos não excluir eticamente um determinado procedimento, o que deverá ser feito é a implementação de ações no intuito de minimizá-los e de estabelecer medidas de recuperação e reabilitação da saúde, em caso da ocorrência de efeito indesejável. Por exemplo, desde os anos 1980, a França indeniza os pais responsáveis por sequelas causadas por vacinações compulsórias.

Contudo, é preciso ressaltar que a Saúde Pública também adota medidas que não objetivam o cálculo maximizador de benefícios. São medidas que independem da magnitude dos beneficiários, mas adotadas pela noção ética do dever. Como exemplo, podem-se citar as medidas para diminuição da mortalidade materna. Seria possível alegar que o número de mulheres que morrem em decorrência da gestação não é alto. Porém, a Saúde Pública, em virtude dos conhecimentos existentes sobre as causas e os desencadeantes dos riscos de morte materna, e da existência de tecnologia disponível para minimizá-la, passa a ter o dever ético de evitar que uma só mulher venha a morrer de problemas evitáveis no período gestacional. O mesmo raciocínio vale para a lógica de erradicação, via imunização, tomada com relação a algumas moléstias infectocontagiosas, para as quais há tecnologia preventiva disponível, como poliomielite, sarampo, rubéola etc.

No entanto, nem sempre as medidas de Saúde Pública trazem obrigações individuais orientadas pelo predomínio do interesse da coletividade. Há, em nosso cotidiano, ações públicas de caráter obrigatório que podem contrariar a liberdade pessoal de decidir e que não se fundamentam no princípio da não maleficência da coletividade, e, sim, na existência de benefícios diretos para o bem-estar ou a saúde das pessoas que deverão ser submetidas a elas.

Tal é o caso do uso obrigatório de cinto de segurança em veículos e de capacete para condutores de motocicletas. Essas medidas coercitivas da decisão individual são tomadas com o intuito de proteger diretamente as pessoas envolvidas. Podem ser consideradas paternalistas. Paternalismo é, aqui entendido como uma ação de caráter beneficente tomada contrariamente aos desejos de uma ou mais pessoas capazes de decidirem autonomamente. Essa orientação contraria o pensamento de Stuart Mill, anteriormente exposto, de que não seria moralmente justificado que se impusessem a indivíduos autônomos restrições às suas ações em nome de supostos benefícios para si, benefícios julgados segundo uma ótica externa.

Assim, tendo como objetivo a proteção das pessoas individualmente e/ou da coletividade, e, em havendo orientações diversificadas, as ações de Saúde Pública sempre necessitam ser analisadas quanto aos princípios éticos que as fundamentam.

ÉTICA E PESQUISA EM SAÚDE PÚBLICA

Um dos campos mais candentes da Bioética é a ética em pesquisa. Desenvolvida a partir das preocupações e dos abusos na experimentação clínica, urge voltar as atenções para a pesquisa em Saúde Pública, enfocar se os requerimentos para esse tipo de pesquisa diferem ou não dos definidos para os demais, e elaborar guias de ação compatíveis com suas especificidades.

A primeira dificuldade que surge ao abordar essa questão é distinguir e demarcar os limites entre a pesquisa em Saúde Pública e a prática nessa área. Seria estudo o trabalho de cobertura vacinal que o serviço de vigilância epidemiológica de determinado município desenvolve com o objetivo de acompanhar essa atividade em seu território? E os estudos descritivos que esse mesmo serviço pode desenvolver para seguir o comportamento de determinado agravo, por exemplo, a série histórica de uma doença de notificação compulsória, são apenas estatísticas oficiais ou são pesquisas? Não são esses tipos de estudo publicados nos periódicos ou nos anais dos congressos de Epidemiologia ou de Saúde Pública ou coletiva? Seria o critério de publicação o definidor do que é pesquisa? Isso parece difícil, já que a publicação dos resultados é uma das últimas etapas de uma pesquisa, e é bem sabido que, apesar da vontade e do empenho de muitos pesquisadores, muitas pesquisas não chegam a ser publicadas e não perdem seu caráter por essa razão. O contrário também é verdadeiro: um relato de experiência não adquire *status* de pesquisa apenas porque foi publicado em algum periódico.

As diretrizes éticas para revisão de estudos epidemiológicos do CIOMS (*Council for International Organizations of Medical Sciences*) alerta que, em Epidemiologia, a prática e a pesquisa se sobrepõem. Tanto é assim que alguns autores, como Coughlin e Beauchamp (1996), chegam a afirmar que todo estudo em Epidemiologia que envolva sujeitos humanos deveria ter um protocolo escrito a ser aprovado por um comitê de ética em pesquisa. Essa posição precisa ser tomada com certa cautela, pois poderia tornar inviável e onerar o desenvolvimento dessas atividades em algumas ocasiões. Além do mais, em situações de surtos, epidemias ou agravos inusitados requer-se ação imediata.

Entretanto, em meio a toda essa polêmica, parece consensual que as pesquisas em Saúde Pública têm de considerar, especialmente, os seguintes aspectos éticos: os benefícios para a população em geral ou em estudo; a distribuição de riscos e de benefícios para a população e o grau de restrição dos direitos individuais que será necessário para alcançar o benefício previsto. Assim, merecem destaque, entre outros: o balanço risco-benefício, o processo de consentimento livre e esclarecido dos sujeitos de pesquisa, a privacidade e a confidencialidade das informações manuseadas e obtidas, o conflito de interesses, a divulgação de resultados, a formação e o uso de banco de dados e/ou de materiais biológicos.

O fato de muitas pesquisas em Saúde Pública basearem-se, primordialmente, na observação e requererem intervenções como questionários e exames de rotina que, aparentemente, não são tão invasivas ou de risco quanto os procedimentos para um ensaio clínico não pode levar à falácia de crer que esse tipo de pesquisa não oferece nenhum risco para os sujeitos participantes e/ou para a população envolvida. A invasão da privacidade individual pode ocorrer, por exemplo, quando se indaga a alguém particularidades de sua vida sexual, se já foi vítima de violência doméstica, se foi exposto a riscos ou praticou atos considerados ilegais no Brasil, como o uso de drogas ilícitas e aborto provocado. O prejuízo aos grupos populacionais ocorre pelas possíveis discriminações decorrentes da divulgação dos resultados do estudo; basta lembrar o exemplo da Aids. Assim, os pesquisadores sempre têm de buscar minimizar desconfortos, perturbações, inconveniências e riscos que podem ser causados aos sujeitos, procurando locais tão privativos quanto possível para a aplicação dos questionários e assegurando a liberdade de a pessoa se retirar ou se recusar a responder a perguntas que lhe causarem constrangimento. Isso sem mencionar o preparo não só técnico, como ético, dos entrevistadores e os cuidados com a forma de divulgação dos resultados para evitar estigmas e discriminações.

Mesmo que as pesquisas envolvam o uso de dados secundários, constantes em prontuários, fichas de investigação epidemiológica, atestados de óbito e declarações de nascido vivo, entre outros, os profissionais têm de estar conscientes de que com esses dados vai uma promessa de não causar danos às pessoas, pois as informações contidas em tais documentos foram obtidas por meio de uma relação marcada pela confiança, na prática clínica ou na atenção à saúde da coletividade.

As pesquisas que visarem o diagnóstico de agravos têm de prever a assistência necessária aos sujeitos, ou seja, é eticamente inconcebível recrutar pessoas para programas de *screenings* sem lhes assegurar acompanhamento e/ou tratamento das anormalidades que venham a ser detectadas. Os protocolos que propuserem a identificação de sintomáticos respiratórios para tuberculose ou a verificação dos índices de cárie dentária, por exemplo, devem contar com um serviço para onde encaminhar os positivos para o atendimento necessário. Nesse sentido, os estudos genéticos merecem especial atenção, pois para muitas doenças é possível a identificação do gene ligado à possível manifestação fenotípica do agravo, mas não há tratamento ou prevenção.

Com relação ao retorno dos resultados aos sujeitos, quanto investir de recursos para encontrá-los e notificá-los dos achados? Tome-se como exemplo a questão do retorno dos resultados aos sobreviventes de um estudo de coorte retrospectivo para avaliar mortalidade em exposição ocupacional. Usualmente, esse tipo de estudo envolve o emprego de registros sem nenhum contato direto do pesquisador com os sujeitos. O respeito pela autonomia das pessoas requer a notificação individual dos sobreviventes, não bastando as publicações da totalidade dos dados, que também são de extrema importância por provocarem alterações nas políticas públicas. Entretanto, é mister ponderar beneficência e não maleficência, pois para muitas doenças não há métodos preventivos disponíveis. Por outro lado, a justiça requer que os prejudicados pela exposição tóxica possam requisitar reparação, indenização. Assim sendo, não promover informação representaria cumplicidade na negação de um direito.

Cabe também ser lembrado que algumas pesquisas em Saúde Pública seriam inviáveis se não houvesse como justificar a não obtenção do termo de consentimento livre e esclarecido por escrito, por exemplo, no acesso a dados de prontuários ou materiais biológicos armazenados. Entretanto, essa é uma situação de exceção e não a regra, na qual não se dispensa a autorização da instituição guardiã da informação ou do material, nem a aprovação do projeto por comitê de ética em pesquisa. O pesquisador deve deixar claro por que se configura a excepcionalidade em relação ao termo de consentimento.

A obrigação de não causar danos é precípua na divulgação dos resultados, que deve, então, ser feita da maneira mais precisa possível, evitando enfatizar ou exagerar os riscos existentes ou sugerir inexistentes, o que poderá provocar pânico na comunidade. Da mesma forma, a omissão da existência de riscos ou a distorção das informações por interesse de uma das partes envolvidas é potencialmente maleficente às populações. Lembre-se que toda comunicação deverá respeitar o padrão cultural e de compreensão do público para a qual se dirige, a fim de que ocorra em linguagem acessível e esclarecedora.

A prática da apreciação dos aspectos éticos das pesquisas com sujeitos humanos e da revisão de protocolos por comitês de ética em pesquisa vêm se disseminando rapidamente no Brasil, após a edição da Resolução CNS/MS 196/96, que regulamenta essa questão. Porém, como tradicionalmente as diretrizes para a ética em pesquisa têm por base e foco principal os ensaios clínicos, é necessário avançar na discussão dos aspectos éticos das pesquisas em Saúde Pública. Portanto, considerando as peculiaridades desse tipo de estudo, é mister encontrar, num esforço conjunto dos comitês de ética em pesquisa e dos pesquisadores da área de Saúde Pública, as formas adequadas para salvaguardar os direitos dos sujeitos de pesquisa, sem comprometer a realização dos estudos e evitando-se posições extremas que defendem a inexistência de risco nesse tipo de pesquisa ou que consideram tudo justificável em nome do bem comum e do interesse público.

CONCLUSÃO

As ações em Saúde Pública sempre requerem uma avaliação ética e apontam para um caminho justo na promoção da saúde das populações e na redução das iniquidades, cuidando e zelando pela dignidade e pela qualidade da vida humana.

REFERÊNCIAS BIBLIOGRÁFICAS

1. Alkire S, Chen L. Global health and moral values. The Lancet 2004; 364 (Sep18): 1069-74. Brasil. Conselho Nacional de Saúde. Ministério da Saúde. Resolução CNS/MS 196/96. Brasília, 1996.
2. Costa EA. Vigilância sanitária: defesa e proteção da saúde [Tese de doutorado]. São Paulo: Faculdade de Saúde Pública USP, 1998.
3. Council for International Organizations of Medical Sciences. International guidelines for ethical review of epidemiological studies. Geneva, 1991.
4. Coughlin SS, Beauchamp TL (eds.) Ethics and epidemiology. New York: Oxford, 1996.
5. Crisp R. Routldge philosophy guidebook to mill on utilitarism. London: Routldge, 1997.
6. Fortes PAC. Bioética, equidade e políticas públicas. O mundo da saúde 2002; 26(1):143-7.
7. Fortes PAC. O dilema bioético de selecionar quem deve viver: um estudo de microalocação de recursos escassos em saúde [Tese de livre-docência]. São Paulo: Faculdade de Saúde Pública USP, 2000.
8. Gracia D. La bioética médica. In: Scholle CS, Fuenzalida-Puelma HL (orgs.) Bioética: temas y perspectivas. Washington: Organización Panamericana de la Salud, 1990. p.3-7. (Publicación científica n. 527).
9. Holt R, Beal J, Breach J. Ethical considerations in water fluoridation. In: Bradley P, Burls A. Ethics in public and community health. London: Routledge, 2000. p.159-66.

10. Kalamatianos P, Narvai PC. O mundo da saúde 2003;28(1):34-41.
11. Kass NE. Public health ethics: from foundations and frameworks to justice and global public health. Journal of law, medicine & ethics 2004;32(2):232-42.
12. Lecorps P, Paturet JB. Santé publique: du biopouvoir à la démocratie. Rennes: École Nationale de Santé Publique, 1999.
13. Leopoldo e Silva F. Da ética filosófica à ética em saúde. In: Costa SIF, Garrafa V, Oselka G (coord.). Iniciação à bioética. Brasília: Conselho Federal de Medicina, 1998. p.19-36.
14. Mill JS. On liberty. London: Penguin Books, 1985.
15. Mill JS. O utilitarismo. Tradução de Massela BA. São Paulo: Iluminuras, 2000.
16. Pessini L, Barchifontaine CP. Problemas atuais de bioética. 5.ed. São Paulo: Loyola, 2000.
17. Rawls J. Uma teoria da justiça. São Paulo: Martins Fontes, 1997.
18. Sacardo DP, Fortes PAC. Desafios para a preservação da privacidade nos serviços de saúde. Bioética 2000;8(2):307-22.
19. Silva FL. Da ética filosófica à ética em saúde. In: Costa SIF, Garrafa V, Oselka G (coord.) Iniciação à bioética. Brasília: Conselho Federal de Medicina, 1998. p.19-36.
20. Whitehouse PJ. The rebirth of bioethics: extending the original formulations of Van Rensselaer Potter. The American Journal of Bioethics 2003;3(4):W26-W31.

Direito Sanitário: Fundamentos, Teoria e Efetivação

13

Sueli Gandolfi Dallari

A EXPERIÊNCIA CONTEMPORÂNEA DO DIREITO E DAS LEIS É ENIGMÁTICA E ANGUSTIANTE

Constata-se, inúmeras vezes, a existência de um conjunto de leis válidas e que exercitam o poder de império, obrigando a comportamentos que não guardam nenhuma vinculação com o sentimento de justiça preponderante entre as pessoas submetidas a determinado sistema normativo. Talvez seja essa uma das razões a explicar a existência de leis que, na linguagem popular brasileira, não "pegam". E os estudiosos do Direito elaboram, então, teorias para explicá-lo como um sistema fechado em si mesmo, permitindo que se continue cinicamente a explicar o funcionamento do sistema jurídico no conforto proporcionado pela abstração dos constrangimentos éticos e políticos que definem o direito de cada sociedade. Não se pode negar, contudo, a capacidade que essas teorias têm para cumprir a tarefa a que se propõem. Entretanto, compreender o sistema jurídico responde apenas a um dos sentidos do termo "direito", palavra analógica que designa três realidades: o sistema normativo, as permissões dadas por meio de normas jurídicas para a prática de atos (o chamado direito subjetivo) e a qualidade do que é justo.*

Curiosamente, o sentido que primeiro se desenvolveu na civilização ocidental é exatamente aquele para o qual os teóricos e profissionais do Direito vêm dedicando, historicamente, cada vez menos atenção: um ideal de comportamento social, qualificado, então, como justo. De fato, para os gregos, o justo (o direito) significava o que era visto como igual, mas na Roma Antiga já se podiam identificar duas palavras para traduzir a mesma situação: *jus* e *derectum* e – como para reforçar o caráter predominantemente prático daquela civilização – em pouco tempo o termo *derectum* se sobrepôs ao *jus*. Afastavam-se, assim, os juristas romanos das teorias abstratas sobre o justo em geral e construíam um modo operacional para examinar o que é justo. A preocupação com a identificação do Direito com a

---

*. Entre outras, na excelente lição de Goffredo Telles Júnior em *Iniciação na ciência do direito*. São Paulo: Saraiva, 2001.

justiça passou a ser, então, interesse do filósofo do Direito e, com a afirmação do positivismo científico, eliminou-se mesmo do *currículo* dos cursos jurídicos a disciplina Filosofia do Direito, em alguns Estados modernos. Isso não foi suficiente, contudo, para que se afastasse o desconforto que acomete toda pessoa comum que deve definir o que seja o direito em uma dada situação, uma vez que ele pode ser examinado sob mais de um prisma, inclusive sob a ótica de sua correspondência ao senso comum de justiça.

Talvez a melhor forma de tornar clara a implicação semântica, privilegiando-se o sentido dos direitos subjetivos, sejam os direitos humanos. Com efeito, na lição de Goffredo Telles Júnior, sempre que assegurados em normas jurídicas, os direitos humanos configuram permissões para a fruição dos bens a que a generalidade dos seres humanos atribui máximo valor. Ora, o elenco dos valores mais importantes para cada sociedade é historicamente construído e comunga, em suas raízes, com o sentido imperante de justiça. Trata-se, portanto, de defender – no sistema jurídico vigente – a vida, a saúde ou a liberdade de reunião ou de associação, por exemplo, pois sempre estará atuando um direito subjetivo absolutamente permeado por valores sociais. Esse sentido do Direito é bastante explorado, hodiernamente, pela teoria da argumentação jurídica. Os profissionais do Direito empregam a argumentação jurídica para construir uma verdade ideal, aceita pelas partes em conflito, fundando seu discurso persuasivo naqueles valores.

As normas jurídicas podem ser examinadas, também, como objetos, uma ordenação a que as pessoas devem se sujeitar. Aqui, apesar de serem muitas as fontes dessas normas, sobressai em importância – especialmente a partir do liberalismo político – a lei. Hoje é difícil compreender o verdadeiro culto à lei que a humanidade já praticou. Apenas para ilustrar, é conveniente lembrar que na Grécia Antiga (século IV a.C.) havia uma ação nominada (*graphè paranomon*) para punir aquele que tivesse proposto uma lei à Assembleia, que após aprovada e implementada se revelasse nociva aos interesses da cidade (Ferreira Filho, 1968). Para os revolucionários burgueses do fim do século XVIII, a forma ideal de oposição ao governo monárquico e absoluto era o estabelecimento da democracia, em que a vontade do povo estaria representada na lei. E como só é lei aquilo que interessa verdadeiramente à organização social e é definido pelo povo, encontrando-se um mecanismo que impeça a instauração de qualquer outra ordem que não a legal, se estará resolvendo o desafio formulado por Rousseau, ao iniciar o *Contrato Social*: "(...) encontrar uma forma de associação que defenda e proteja a pessoa e os bens de cada associado com toda a força comum, e pela qual cada um, unindo-se a todos, só obedece contudo a si mesmo, permanecendo assim tão livre quanto antes" (Rousseau, s.d., cap.VI). As revoluções burguesas procuraram essa fórmula no desenvolvimento da doutrina da separação de poderes, na afirmação da Constituição como o mais importante documento político de um povo, na formulação da doutrina do Estado de Direito e na ideia moderna de democracia. Assim, o ensinamento da experiência – mostrando que a especialização no exercício de qualquer função implica mais eficiência – foi associado à interdição formal de que "aquele que faz as leis as execute" e erigido em verdadeiro dogma.* É, igualmente, a origem revolucionária que permite compreender o grande valor que foi dado à forma – muitas vezes em prejuízo do próprio conteúdo – na elaboração da doutrina do Estado de Direito. Com efeito, aos líderes revolucionários bastava que se declarassem extintos os privilégios e instituída a igualdade perante a lei para que a burguesia vencedora fosse realmente livre. Isso porque os obstáculos até então postos ao exercício da liberdade burguesa decorriam dos privilégios outorgados à aristocracia e da insegurança dos direitos que tinham como única fonte a vontade do soberano (por isso mesmo, dito absoluto) e não da falta de recursos materiais para tal exercício.

Instaurada a democracia liberal burguesa verificou-se – durante o século XIX, no mundo ocidental – que apenas a garantia de igualdade formal (perante a lei), característica do Estado de Direito, não atendia ao anseio de liberdade real de todos aqueles que haviam sido excluídos do processo de elaboração legislativa. De fato, já a primeira Constituição francesa, ao estabelecer quem pode participar da feitura da lei, tanto compondo o Parlamento como elegendo representantes para compor o Parlamento, excluiu inicialmente todas as mulheres e, em seguida, os homens que não tivessem patrimônio ou renda superior a determinado valor (La Constitution française de 1791). Desenvolve-se, então, novo período revolucionário, pois ficava claro que os assalariados da indústria nascente, por exemplo, embora formalmente iguais aos proprietários perante a lei, não tinham as mesmas condições materiais de exercício do direito à liberdade que seus patrões. Assim, as revoluções operárias do fim do século XIX e começo do século XX introduzem o adjetivo "social" para qualificar o Estado de Direito. Buscava-se corrigir a deformação do processo legislativo e, consequentemente, da ideia moderna de democracia, causada pelo predomínio da forma. É importante notar que esses revolucionários continuaram a valorizar a igualdade formal como uma conquista fundamental, que deveria, entretanto, ser acrescida das possibilidades de sua efetiva realização. Tratava-se, portanto, de reconhecer a existência de desigualdades materiais que inviabilizavam o gozo dos direitos liberais e de responsabilizar o Estado pelo oferecimento – primeiro aos trabalhadores e, em seguida, a todos aqueles que necessitassem – daquelas condições que permitissem a igualdade real de oportunidades. Caracterizam conquistas desse período a adoção do sufrágio universal (garantindo a todos o direito de participar no processo de elaboração das leis por meio da eleição de representantes), a inclusão de um capítulo nas Constituições garantindo direitos trabalhistas e a implementação do chamado Estado do Bem-Estar Social, que presta serviços públicos para garantir direitos, entre outros.

A experiência do Estado Social de Direito revelou, contudo, que ampliar a participação no processo legislativo, de modo a garantir que todos participem na feitura da lei, não "assegurou a justiça social nem a autêntica participação do povo no processo político" (Silva, 1989, p. 105). Verificou-se que a exigência de formalidade combinada

---

*. A Declaração dos Direitos do Homem e do Cidadão, da Revolução Francesa de 1789, afirmava, no art. 16: "Toda sociedade na qual a garantia de direitos não está assegurada, nem a separação dos poderes determinada, não tem Constituição".

com a grande ampliação das esferas de atuação do Estado, atingindo quase todos os setores da vida social, colocou em risco a democracia. Já não era apenas a lei, fruto da atividade dos Parlamentos, que regulava a vida social, mas cada vez mais essa função era desempenhada por atos normativos emanados do Poder Executivo. Observou-se, sobretudo, que a forma da lei a afastou de seu conteúdo ético. A lei passou a atender a interesses de grupos, a partes da sociedade e não mais ao grande público. Assim, o papel que os fundadores dos Estados Unidos reservaram para o Poder Judiciário (na determinação final da teoria da separação dos poderes) de controlar a obediência à lei, que representava a vontade geral, tornou-se impossível de ser cumprido: ora exigia-se a estrita observância da legalidade em casos em que a lei não mais abrigava a ideia de justiça, ora deixava-se enredar pelos vários documentos normativos que expressavam interesses particulares, tornando aleatória a obediência ao princípio da legalidade. A lembrança da Alemanha nazista ou da Itália fascista é suficiente para evidenciar que sem a "efetiva incorporação de todo o povo nos mecanismos de controle das decisões e a real participação de todos nos rendimentos da produção" (Silva, 1989, p. 105) não se pode adequar a ideia de democracia aos tempos de hoje.

Desse modo, o conceito de Estado Democrático de Direito reconhece, respeita e incorpora as conquistas representadas pelo Estado de Direito e pelo Estado Social de Direito, mas soma à igual possibilidade de participação na elaboração das normas gerais que devem reger a organização social o controle de sua aplicação aos casos particulares. Trata-se, enfim, de instaurar a cidadania, em que o "cidadão é aquele que tem uma parte legal na autoridade deliberativa e na autoridade judiciária", como ensina Aristóteles (Aristóteles, s.d., livro III, cap. I, § 8).

SAÚDE E DIREITOS HUMANOS SÃO EXPERIÊNCIAS COMPLEXAS

O reconhecimento do direito à saúde nas sociedades contemporâneas tem sido objeto de polêmicas envolvendo políticos, advogados, cientistas sociais, economistas e profissionais de saúde. Discute-se, especialmente, a eficácia do argumento jurídico em relação aos direitos sociais e às externalidades que não podem ser internalizadas na avaliação da saúde como bem econômico. Entretanto, nos novos Estados e naqueles radicalmente reformados, assim como nas sociedades mais tradicionais e desenvolvidas, há o interesse inafastável no tratamento da saúde como direito. De fato, a universalização do acesso às ações e aos serviços de saúde, componente essencial do direito à saúde, é tema da pauta de reivindicações populares e de fóruns científicos, tanto nos Estados Unidos* quanto na África do Sul** ou na China.***

---

*. Apresentada no President's Report to the American People, de outubro de 1993, e finalmente concretizada no *Patient Protection and Affordable Care Act* e no *Health Care and Education Reconciliation Act*, ambos de março de 2010.

**. Especialmente abordada durante as discussões da nova *Bill of Rights* sul-africana.

***. *Guidelines on Deepening the Reform of Health-care System*, apresentado após três anos de intensos debates ao Comitê Central do Partido Comunista, em abril de 2009.

Para que se possa compreender a argumentação atual, distinguindo as razões de ambos os lados – por vezes antagônicos – da polêmica, é preciso examinar o aparecimento e a evolução do conceito de direito à saúde. Muito já se escreveu a respeito de sua conceituação durante a história da humanidade. Entretanto, o reconhecimento de que a saúde de uma população está relacionada às suas condições de vida e de que os comportamentos humanos podem constituir-se em ameaça à saúde do povo e, consequentemente, à segurança do Estado, presente já no começo do século XIX, fica claramente estabelecido ao término da Segunda Guerra Mundial. Sem dúvida, a experiência de uma guerra apenas vinte anos após a anterior, provocada, em grande parte, pelas mesmas causas que haviam originado a predecessora e, especialmente, com capacidade de destruição várias vezes multiplicada, forjou um consenso. Carente de recursos econômicos, destruída sua crença na forma de organização social, alijada de seus líderes, a sociedade que sobreviveu a 1945 sentiu a necessidade iniludível de promover um novo pacto, personificado na Organização das Nações Unidas (ONU). Esse organismo incentivou a criação de órgãos especiais destinados a promover a garantia de alguns direitos considerados essenciais aos homens. A saúde passou, então, a ser objeto da Organização Mundial de Saúde (OMS), que a considerou o primeiro princípio básico para a "felicidade, as relações harmoniosas e a segurança de todos os povos".* No preâmbulo de sua Constituição, assinada em 26 de julho de 1946, é apresentado o conceito adotado: "Saúde é o estado de completo bem-estar físico, mental e social e não apenas a ausência de doença". Observa-se, portanto, o reconhecimento da essencialidade do equilíbrio interno e do homem com o ambiente (bem-estar físico, mental e social) para a conceituação da saúde, recuperando a experiência predominante na história da humanidade, de que são reflexos os trabalhos de Hipócrates, Paracelso e Engels, por exemplo.

O conceito de saúde acordado em 1946 não teve fácil aceitação. Diz-se que corresponde à definição de felicidade, que tal estado de completo bem-estar é impossível de alcançar e que, além disso, não é operacional. Vários pesquisadores procuraram, então, enunciar de modo diferente o conceito de saúde. Assim, apenas como exemplo, para Alessandro Seppilli, saúde é "a condição harmoniosa de equilíbrio funcional, físico e psíquico do indivíduo integrado dinamicamente no seu ambiente natural e social" (Berlinguer, 1988, p. 34). Para John Last, saúde é um estado de equilíbrio entre o ser humano e seu ambiente, permitindo o completo funcionamento da pessoa (Last, 1983), e para Claude Dejours, convencido de que não há o estado de completo bem-estar, a saúde deve ser entendida como a busca constante de tal estado (Dejours, 1986, p. 7-11). Esses exemplos parecem evidenciar que, embora se reconheça sua difícil operacionalização, qualquer enunciado do conceito de saúde que ignore a necessidade do equilíbrio interno do homem, e desse com o ambiente, o deformará irremediavelmente.

---

*. Cf. Constituição da OMS, adotada pela Conferência Internacional da Saúde, realizada em Nova York de 19 a 22 de julho de 1946.

É curioso notar a diferença essencial das declarações de direitos do século XVIII, com seus antecedentes mais famosos (Magna Carta e a *English Bill of Rights*). Com efeito, a justificativa para a declaração de direitos das revoluções burguesas era a existência de direitos inerentes a todos os seres humanos e, por isso mesmo inalienáveis, que poderiam ser coerentemente enumerados e portanto, denominados "direitos humanos". Não se tratava mais de concessões extorquidas do governante, o que revelava disputa entre diferentes grupos de interesse. Assim, o respeito aos direitos humanos tornava mais eficiente o governo da sociedade, evitando-se a discórdia excessiva e, consequentemente, a desagregação da unidade do poder. Esse individualismo permaneceu a característica dominante nas sociedades reais ou históricas que sucederam àquelas diretamente forjadas nas revoluções burguesas. Nem mesmo o socialismo ou as chamadas "sociedades do bem-estar" eliminaram a predominância do individualismo, uma vez que são indivíduos os titulares dos direitos coletivos, como a saúde ou a educação. Justifica-se a reivindicação encetada pelos marginalizados, de seus direitos humanos perante a coletividade, porque os bens por ela acumulados derivaram do trabalho de todos os membros dessa coletividade. Os indivíduos têm, portanto, direitos de crédito em relação ao Estado, representante jurídico da sociedade política.

Embora o individualismo permanecesse como principal característica dos direitos humanos como direitos subjetivos, foram estabelecidos diferentes papéis para o Estado, derivados da opção política pelo liberalismo ou pelo socialismo. De fato, para a doutrina liberal o poder do Estado deve ser nitidamente limitado, havendo clara separação entre as funções do Estado e o papel reservado aos indivíduos. Já o socialismo, impressionado com os efeitos sociais da implementação do Estado liberal, e do egoísmo capitalista que lhe serviu de corolário, reivindicava para o Estado um papel radicalmente oposto. Com efeito, os socialistas do século XIX lutavam para que o Estado interviesse ativamente na sociedade para terminar com as injustiças econômicas e sociais. Entretanto, nem mesmo os socialistas ignoraram o valor das liberdades clássicas, do respeito aos direitos individuais declarados na Constituição.

O mundo contemporâneo vive à procura do difícil equilíbrio entre tais papéis heterogêneos, hoje, indubitavelmente, exigência do Estado democrático. Todavia, o processo de internacionalização da vida social acrescentou mais uma dificuldade à consecução dessa estabilidade: os direitos cujo sujeito não é mais apenas um indivíduo ou um conjunto de indivíduos, mas todo um grupo humano ou a própria humanidade. Bons exemplos de tais direitos de titularidade coletiva são o direito ao desenvolvimento* e o direito ao meio ambiente sadio.** Ora, a possibilidade de conflito entre os direitos de uma determinada pessoa e os direitos pertencentes ao conjunto da coletividade pode ser imediatamente evidenciada e, talvez, os totalitarismos do século XX, supostamente privilegiando os direitos de um povo e, em nome dele,

---

*. Objeto da Declaração sobre o direito ao desenvolvimento, adotada pela Assembleia Geral da ONU em 4 de dezembro de 1986.

**. Objeto da Declaração do Rio de Janeiro, de 1992, da ONU.

ignorando os direitos dos indivíduos, sejam o melhor exemplo de uma das faces da moeda. A outra face pode ser retratada na destruição irreparável dos recursos naturais necessários à sadia qualidade da vida humana, decorrente do predomínio do absoluto direito individual à propriedade.

Apesar do grande conteúdo político abrigado na expressão "direitos humanos", responsável pelo interesse primário dos filósofos, foi necessária a gradual positivação desses direitos para torná-los eficazes. Assim, não se pôde prescindir do estabelecimento do Estado de Direito, contemporâneo da adoção da Constituição, limite para todas as atividades públicas e privadas que pudessem ser exercidas no âmbito de atuação do poder estatal. O Estado de Direito consolida-se na doutrina jurídica clássica como "um Estado cujos atos são realizados em sua totalidade com base na ordem jurídica" (Kelsen, 1959, p. 120). Para a efetivação dos direitos humanos, a gradual positivação acima referida envolveu, também, a criação de um sistema legal específico para a proteção desses direitos. A obviedade de tal afirmação decorre do reconhecimento do potencial conflituoso dos direitos envolvidos, já mencionado. Portanto, apenas se poderá alcançar um equilíbrio entre os direitos humanos e o poder político quando todas as partes estiverem submetidas a reais limitações que, sem dúvida, serão estabelecidas pela autoridade política. A partir das revoluções liberais do século XVIII, houve, então, a introdução progressiva das declarações de direitos nos textos constitucionais a ponto de a teoria constitucional passar a considerar que "as Constituições dos (...) Estados burgueses estão (...) compostas de dois elementos: de um lado, os princípios do Estado de Direito para a proteção da liberdade burguesa frente ao Estado; de outro, o elemento político do qual se deduzirá a forma de governo (...) propriamente dita" (Schimitt, 1934, p. 47).

A aceitação da existência de direitos que pertencem a toda a humanidade, ou à parte dela que não está contida em apenas um Estado, fez que a lei que abriga os direitos humanos tivesse um caráter internacional. Contudo, não foi essa a origem das normas internacionais de direitos humanos no século XX. Szabo (1984, p. 50) afirma que "o que conduziu finalmente à adoção 'oficial' de medidas tendentes a assegurar a proteção internacional dos direitos humanos foi a quantidade de atrocidades cometidas contra a humanidade pelos poderes fascistas durante a Segunda Guerra Mundial", referindo expressamente a declaração do presidente Roosevelt[*] que enumerava quatro liberdades básicas: liberdade de opinião e expressão, liberdade de culto, direito a ser libertado da miséria, e garantia de viver sem ameaças. Dessa forma, quando na conferência de São Francisco, em 1945, foi criada a ONU, ficou estabelecida a necessidade de redigir um documento sobre os direitos humanos que deveria expressá-los claramente, inclusive os direitos econômicos, sociais e culturais, e que se deveria criar uma Comissão de Direitos Humanos como uma das principais agências da nova Organização.

Em 10 de dezembro de 1948, a 3ª Assembléia Geral da ONU adotou a Declaração Universal dos Direitos Humanos, cuja força vinculante decorre de seu reconhecimento

---

[*]. Em 26 de janeiro de 1941.

como expressão do costume internacional. Entretanto, apesar da força apenas moral, a Comissão de Direitos Humanos do Conselho Econômico e Social reconheceu a necessidade de redigir um tratado sobre direitos humanos, em que os Estados se comprometeriam a respeitar os direitos declarados, aumentando a força vinculante do conteúdo. Em 1966, a Assembleia Geral da ONU aprovou dois pactos de direitos humanos: o Pacto de Direitos Civis e Políticos e o Pacto de Direitos Econômicos, Sociais e Culturais, curiosamente contrariando o estabelecido pela própria Assembleia Geral em sua primeira sessão. Com efeito, havia-se decidido, em 1950, que "o desfrute das liberdades civis e políticas e dos direitos econômicos, sociais e culturais são interdependentes" e que "quando um indivíduo é privado de seus direitos econômicos, sociais e culturais, ele não caracteriza uma pessoa humana, que é definida pela Declaração como o ideal do homem livre".* É importante observar que as convenções são, ainda, o modo mais eficaz para o estabelecimento dos direitos humanos na esfera internacional. A saúde é indiretamente reconhecida como direito na Declaração Universal de Direitos Humanos da ONU, em que é afirmada como decorrência do direito a um nível de vida adequado, capaz de assegurá-la ao indivíduo e à sua família (art. 25). Entretanto, o Pacto Internacional de Direitos Econômicos, Sociais e Culturais, que entrou em vigor em 3 de janeiro de 1976, dispõe que:

1. Os Estados-partes no presente Pacto reconhecem o direito de toda a pessoa ao desfrute do mais alto nível possível de saúde física e mental.
2. Entre as medidas que deverão adotar os Estados-partes no Pacto a fim de assegurar a plena efetividade desse direito, figuram as necessárias para:
   a) a redução da natimortalidade e da mortalidade infantil, e o desenvolvimento saudável das crianças;
   b) a melhoria em todos os seus aspectos da higiene do trabalho e do meio ambiente;
   c) a prevenção e o tratamento das enfermidades epidêmicas, endêmicas, profissionais e de outra natureza, e a luta contra elas;
   d) a criação de condições que assegurem a todos assistência médica e serviços médicos em caso de enfermidade (art. 12).

Pode-se verificar, portanto, que o conceito de saúde adotado nos documentos internacionais relativos aos direitos humanos é o mais amplo possível, abrangendo desde a típica face individual do direito subjetivo à assistência médica em caso de doença até a constatação da necessidade do direito do Estado ao desenvolvimento, personificada no direito a um nível de vida adequado à manutenção da dignidade humana. Isso sem esquecer o direito à igualdade, implícito nas ações de saúde de caráter coletivo tendentes a prevenir e tratar epidemias ou endemias, por exemplo.

---

*. Assembleia Geral da ONU, Resolução n. 543, § 6.

DO DIREITO DA SAÚDE AO DIREITO SANITÁRIO

Atualmente, a humanidade não hesita em afirmar que a saúde é um direito humano e, como os demais direitos, exige o envolvimento do Estado, ora para preservar as liberdades fundamentais, principalmente por meio da eficiente atuação do Poder Judiciário, ora para eliminar progressivamente as desigualdades, em especial planejando e implementando políticas públicas (Comparato, 1989, p.93-105). Trata-se, então, da reivindicação do direito à saúde. Por outro lado, tendo o Estado assumido inicialmente a prestação de cuidados de saúde como prestação de um serviço público, uma grande quantidade de textos legais rege a execução desse serviço. Isso porque toda atividade administrativa do Estado moderno é feita sob a lei. Com efeito, sendo a administração pública limitada pelos princípios da supremacia do interesse público sobre o privado e pela indisponibilidade dos interesses públicos, e sendo o interesse público definido pela própria sociedade, o administrador não pode trabalhar senão com o conhecimento do interesse público que ele deve realizar. Ora, o interesse público no moderno Estado de Direito, porque sob leis, é definido pela sociedade na forma de textos legislativos que representam a vontade geral. Assim, o administrador público deve agir guiado por uma série de leis orientadas para a satisfação do interesse público que, no que diz respeito aos cuidados sanitários, delimitam os objetivos da atuação do Estado na área da saúde e os meios a serem empregados para atingi-los.

Contudo, como já se viu, a saúde não tem apenas um aspecto individual e, portanto, não basta que sejam colocados à disposição todos os meios para a promoção, proteção ou recuperação da saúde, para que o Estado responda satisfatoriamente à obrigação de garantir a saúde do povo. Hoje os Estados são, em sua maioria, forçados por disposição constitucional a proteger a saúde contra todos os perigos. Até mesmo contra a irresponsabilidade de seus próprios cidadãos. A Saúde "Pública" tem um caráter coletivo. O Estado contemporâneo controla o comportamento dos indivíduos no intuito de impedir qualquer ação nociva à saúde de todo o povo. E o faz por meio de leis. É a própria sociedade, por decorrência lógica, quem define quais são esses comportamentos nocivos e determina que eles sejam evitados, que seja punido o infrator e qual a pena que deve ser-lhe aplicada. Tal atividade social é expressa em leis, que a administração pública deve cumprir e fazer cumprir. São também textos legais que orientam a ação do Estado para a realização do desenvolvimento socioeconômico e cultural. Conceitualmente, a sociedade define os rumos que devem ser seguidos para alcançá-lo, estabelecendo normas jurídicas cuja obediência é obrigatória para a administração pública.* E como a saúde depende também desse nível de desenvolvimento, as disposições legais que lhe interessam estão contidas em tais planos de desenvolvimento do Estado.

_____

*. É o que afirma, por exemplo, o art. 174 da Constituição do Brasil: "(...) o Estado exercerá, na forma da lei, as funções de (...) e planejamento, sendo este determinante para o setor público (...)".

O Direito da Saúde Pública é, portanto, parte do que tradicionalmente se convencionou chamar Direito Administrativo, ou uma aplicação especializada desse ramo. É parte do Direito Administrativo porque se refere sempre a atuações estatais orientadas, o mais exaustivamente possível, pela própria sociedade, por meio do aparelho legislativo do Estado. Em termos práticos, ao Direito da Saúde Pública assenta perfeitamente o rótulo de Direito Administrativo porque se trata de disciplina normativa, que se caracteriza pelo preenchimento daqueles princípios básicos da supremacia do interesse público sobre o particular e da indisponibilidade do interesse público (Bandeira de Mello, 1980, p. 5). Entretanto, a referência ao Direito Administrativo não é suficiente, uma vez que, na aplicação, se peculiariza o Direito da Saúde Pública: ora são as atuações decorrentes do poder de polícia, ora a prestação de um serviço público, ora, ainda, um imbricamento de ambos, como no caso da vacinação obrigatória realizada pelos serviços de Saúde Pública, que visam, principal ou exclusivamente, promover, proteger ou recuperar a saúde do povo.

O Direito Sanitário se interessa tanto pelo direito à saúde como reivindicação de um direito humano, quanto pelo outrora chamado "Direito da Saúde Pública", compreendendo, portanto, ambos os ramos tradicionais em que se convencionou dividir o direito: o público e o privado. Assim, além de cuidar do conjunto de normas jurídicas que têm por objeto a promoção, a prevenção e a recuperação da saúde de todos os indivíduos que compõem o povo de determinado Estado, tem, também, abarcado a sistematização da preocupação ética voltada para os temas que interessam à saúde. Ele se ocupa, igualmente, do Direito Internacional Sanitário, que sistematiza o estudo da atuação de organismos internacionais que são fonte de normas sanitárias e dos diversos órgãos supranacionais destinados à implementação dos direitos humanos.

Afirmar que o Direito Sanitário é uma disciplina nova não significa negar a existência de legislação desde os períodos mais remotos da história ou a subsunção da saúde nos direitos humanos, de reivindicação imemorial. Significa, porém, reconhecer que, sobretudo a partir da segunda metade do século XX, as relações de direito público no campo sanitário e social foram consideravelmente ampliadas, multiplicadas e enriquecidas. E se, em 1990, se podia afirmar que o direito sanitário era relativamente novo (Moreau & Truchet, 1990, p. 6), na segunda década do terceiro milênio não se pode repetir tal declaração. De fato, ele está presente tanto na estrutura das organizações internacionais quanto nos cursos de pós-graduação das grandes universidades do hemisfério norte e em algumas do hemisfério sul, é objeto de inúmeras publicações, e até se insinua na organização judiciária, como no caso brasileiro.

A evolução do tratamento do tema pelas organizações internacionais do sistema ONU ajuda a compreender o que vem se passando pelo mundo com o Direito Sanitário, seu ensino e a pesquisa nesse campo. Com efeito, em 1977, a 30ª Assembleia Mundial de Saúde preocupava-se apenas com a legislação sanitária, a formulação ou revisão de textos de leis relativos à saúde (World Health Assembly, 30th, 1985). Já em 2000, o Comitê de Direitos Econômicos, Sociais e Culturais do Conselho Econômico e Social da ONU emitiu a Observação Geral nº 14, dedicada a ajudar os

Estados a cumprirem o pactuado, inclusive explicitando o conteúdo normativo do art. 12. E diz esse documento que:

> (…) a saúde é um direito fundamental da pessoa, indispensável para o exercício dos outros direitos humanos (…) A realização do direito à saúde pode ser assegurada por meio de numerosos dispositivos complementares, como (…) a adoção de instrumentos jurídicos específicos. Além disso, o direito à saúde compreende certos elementos cujo respeito é garantido pela lei, como o princípio de não discriminação no acesso aos bens e serviços de saúde que é um direito legalmente garantido em muitas jurisdições nacionais.*

E, em 2010, a estrutura da OMS em Genebra contava com uma área denominada Inovação, Informação, Evidência e Pesquisa (IER), com uma divisão chamada Ética, Equidade, Comércio e Direitos Humanos (ETH), onde trabalha uma equipe voltada para o Direito Sanitário.** Essa equipe tem sob sua responsabilidade assistir os Estados no desenvolvimento de legislação sanitária adaptada às suas necessidades; funcionar como consultor para a sede e os escritórios regionais em Direito Sanitário; desenvolver ferramentas para a cooperação técnica, como diretrizes legislativas; assegurar a transferência de informações por meio do *International Digest of Health Legislation/Recueil international de Législation sanitaire*.*** Dando cumprimento a suas obrigações, essa equipe já publicou uma história em quadrinhos denominada *O direito à saúde*, acreditando que melhorar a conscientização e a compreensão do direito à saúde é um pré-requisito essencial para a operacionalização desse direito. Ela editou também o vídeo *Saúde, meu direito* com a mesma finalidade, em que três estudantes exploram os principais componentes do direito à saúde, revisando os instrumentos legais e discutindo como isso se aplica na prática cotidiana.**** E, desde 2009, esse grupo vem tentando elaborar um manual de Direito Sanitário.

Evolução semelhante aconteceu com os cursos de Direito Sanitário. No início dos anos 1980, o Escritório Regional para a Europa, da OMS, criou um Comitê Consultivo de Legislação Sanitária, o qual decidiu fazer uma pesquisa sobre o ensino do tema (Auby, 1984). Os resultados dessa enquete apontam a existência de inúmeros cursos, tanto em escolas de formação médica quanto jurídica, e mesmo em institutos de nível superior agregados ou não às universidades. Os mais amplos programas de pós-graduação na matéria eram encontrados na Itália e na França. A Faculdade de Direito da Universitá Degli Studi di Bologna organizou, em 1962, um curso de aperfeiçoamento em Direito Sanitário, que, em 1979, originou a Scuola de Perfezio-

---

*. <http://daccess-dds-ny.un.org/doc/UNDOC/GEN/G00/439/37/PDF/G0043937.pdf?OpenElement>. Acesso em: 1 jul. 2011.

**. <http://www.who.int/about/structure/who_structure_en.pdf>. Acesso em: 1 jul. 2011.

***. <http://www.who.int/hhr/en>. Acesso em: 1 jul. 2011.

****. <http://www.who.int/hhr/hhr_activities_eng.pdf>. Acesso em: 1 jul. 2011.

namento in Diritto Sanitário, agregada àquela Faculdade de Direito, que se mantém atuante. Além desse curso que, com a reforma do sistema universitário europeu, se transformou em um mestrado acadêmico,* outras universidades italianas oferecem cursos de mestrado profissional e acadêmico em Direito Sanitário, como Roma** e Camerino*** em suas escolas de Direito. Na França, resultado da mesma reforma do sistema universitário, várias unidades universitárias ofertam programas de mestrado, acadêmico e profissional, em Direito Sanitário. Para citar apenas aqueles mais bem avaliados (que receberam conceito A da Agence d'évaluation de la recherche et de l'enseignemant supérieur****): mestrado em Direito Público, especialidade Direito Sanitário, da Université des Sciences Sociales (Toulouse I); mestrado em Direito Privado e Ciências Criminais, especialidade Direito dos Negócios da Saúde da Université de Saint-Étienne; mestrado em Ciências Jurídicas, Políticas, Econômicas e Administração, especialidade Direito, Saúde e Administração, da Université Rennes I em convênio com a École Nationale de la Santé Publique ; mestrado em Direito, Economia e Administração, especialidade Direito e Economia das Empresas Médicas, Farmacêuticas e Dentárias, da Université Nancy 2; mestrado em Direito, especialidade Direito da Saúde no Ambiente do Trabalho, na Université Lille II; mestrado em Direito Público e Ciência Política, especialidade Direito Sanitário, da Université Montesquieu (Bordeaux IV); mestrado em Direito e Ciência Política, especialidade Direito Sanitário, da Université de Picardie, Jules Verne, em Amiens; mestrado em Direito, especialidade Direito Sanitário, da Université Paul Cézanne (Aix-Marseille III). Além das Universidades de Paris 1, 2, 5 e 10.

Nos Estados Unidos, escolas de Saúde Pública começaram a ministrar regularmente disciplinas como: Legislação de Saúde Pública, Aspectos Legais da Administração dos Serviços de Saúde, Regulamentação dos Cuidados de Saúde, e Legislação e Política Populacional, ainda na década de 1990. Hoje o Direito Sanitário é especialidade em programas de mestrado em universidades como Georgetown***** ou San Diego****** e mesmo em programas de mestrado *on-line* das universidades Loyola, de Chicago******* ou Southeastern University,******** na Flórida. E, mais interessante, no início do século XXI, começam a aparecer programas em Direito Sanitário nas escolas de Direito na China e na Índia, onde existe mesmo um centro de pesquisa em Direito Sanitário, na Jindal Global Law

---

*. Master di I livello in "Diritto Sanitario", dirigido por Fabio Alberto Roversi Monaco, sob a coordenação científica de Carlo Bottari.

**. Master in Diritto sanitario e farmaceutico di II livello.

***. Master di II livello in "Diritto sanitario e management delle aziende sanitarie".

****. <http://www.aeres-evaluation.fr/>. Acesso em: 1 jul. 2011.

*****. <http://www.law.georgetown.edu/graduate/globalhealth.htm>. Acesso em: 8 jul. 2011.

******. <http://hlaw.ucsd.edu/>. Acesso em: 8 jul. 2011.

*******. <http://onlinemj.luc.edu/MJ.html>. Acesso em: 8 jul. 2011.

********. <http://www.nsulaw.nova.edu/online/mhl/>. Acesso em: 8 jul. 2011.

School.* Nessa época é possível igualmente encontrar obras como *Fundamentals of Health Law in Russia*, de 2007,** ou *Public Health Law in South Africa*,*** de 2000.

No Brasil, deve-se reconhecer o pioneirismo de alguns estudiosos do Direito Sanitário (Dias, 1979; Pasold, 1978) e do trabalho de professores e profissionais das áreas do Direito e da Saúde Pública, que introduziram seu estudo sistemático como disciplina do conhecimento na USP, a partir de 1987. Esse grupo deu origem ao Centro de Estudos e Pesquisas de Direito Sanitário-Cepedisa**** e trabalhou inicialmente na formulação de um currículo básico para um curso de especialização,***** que, discutido com professores estrangeiros com experiência na área, foi implantado regularmente na USP a partir de 1989. A necessidade de institucionalização de grupos interdisciplinares fez que a USP, ao reformar seus Estatutos em 1988, oferecesse abrigo aos Núcleos de Apoio, criados "com o objetivo de reunir especialistas de um ou mais órgãos e unidades em torno de programas de pesquisa ou de pós-graduação de caráter interdisciplinar".****** Por meio da primeira Resolução do Reitor foi criado o Núcleo de Pesquisas em Direito Sanitário (Nap-DISA),******* destinado a dar apoio à pesquisa em Direito Sanitário.********

Nos anos 1990 alguns outros grupos foram constituídos para trabalhar especificamente com o Direito Sanitário no Brasil, alguns com caráter mais aplicado, outros ligados a unidades de ensino. Mas foi sem dúvida a partir do início do século XXI que o tema ganhou a academia, sendo objeto de várias teses e outras publicações científicas. Foi nesse momento que o grupo de pesquisadores aglutinados em torno do Cepedisa e do Núcleo de Pesquisa em Direito Sanitário da USP criou a *Revista de Direito Sanitário,********* reunindo artigos de pesquisa originais e também um ementário da jurisprudência, com comentários sobre aquelas consideradas de maior repercussão acadêmica.

O desenvolvimento do campo científico do Direito Sanitário acompanhou e foi acompanhado, no Brasil, pelo aumento exponencial das demandas por cuidados de

---

*. <http://jgls.org/jg_cms.aspx?this=3&mid=182>. Acesso em: 8 jul. 2011.

**. Mokhov A. A. Sergeev Yu. D. Fundamentals of Health Law in Russia. MIA, 2007.

***. Sundrasagaran Nadasen. Public Health Law in South *Africa*. Butterworths Law, 2000.

****. Órgão científico de apoio ao ensino, à divulgação, à pesquisa e à prestação de serviços à comunidade, tanto da Faculdade de Saúde Pública da USP como da Faculdade de Direito da USP (Estatuto do Centro de Estudos e Pesquisas de Direito Sanitário-Cepedisa, art. 1º).

*****. Introdução à Filosofia e à Sociologia do Direito Sanitário; Ética em Saúde; Meios de Controle em Direito Sanitário; Direito Internacional Sanitário; Direito Sanitário do Trabalho e da Previdência Social; Direito Público Sanitário; Direito Penal Sanitário; Direito Civil Sanitário.

******. Cf. Estatuto da USP, art. 7º.

*******. Cf. Resolução n. 3.658, de 27 de abril de 1990, do reitor da USP.

********. Regimento do Núcleo de Pesquisas em Direito Sanitário da USP, art. 2º.

*********. Pioneira no Brasil no campo do Direito Sanitário, a *Revista de Direito Sanitário* é uma publicação quadrimestral, lançada no ano de 2000, que pode ser encontrada em <http://www.revdisan.org.br/>.

saúde que chegou ao Judiciário. Esse crescimento acabou provocando a convocação de uma audiência pública pelo Supremo Tribunal Federal (STF) objetivando obter subsídios para o julgamento de ações que tramitam naquela alta corte, em maio de 2009. A partir daquela audiência pública, a Alta Direção do Judiciário brasileiro assumiu oficialmente a preocupação com a formação em Direito Sanitário. Assim, já em novembro de 2009, o Conselho Nacional de Justiça (CNJ) externou a necessidade de "criar grupo de trabalho para o estudo e a proposta de medidas concretas e normativas para as demandas judiciais envolvendo a assistência à saúde", nomeando para compô-lo uma especialista em Direito Sanitário.* Como resultado desse trabalho, somado aos inúmeros argumentos inatacáveis expostos na audiência pública já referida e aceitos pelo ministro-presidente do STF, o CNJ houve por bem recomendar aos Tribunais de Justiça dos estados e aos Tribunais Regionais Federais que "incluam a legislação relativa ao **direito sanitário** como matéria individualizada no programa de direito administrativo dos respectivos concursos para ingresso na carreira da magistratura, de acordo com a relação mínima de disciplinas estabelecida pela Resolução 75/2009 do Conselho Nacional de Justiça".** Ele recomenda também "à Escola Nacional de Formação e Aperfeiçoamento de Magistrados – Enfam, à Escola Nacional de Formação e Aperfeiçoamento de Magistrados do Trabalho – Enamat e às Escolas de Magistratura Federais e Estaduais que incorporem o **direito sanitário** nos programas dos cursos de formação, vitaliciamento e aperfeiçoamento de magistrados".*** E dando consequência a essas recomendações, em 6 de abril de 2010, por meio da Resolução nº 107, instituiu o Fórum Nacional do Judiciário para monitoramento e resolução das demandas de assistência à saúde, que tem como uma de suas missões definir "estratégias nas questões de **direito sanitário**".**** Em suma, não há nenhuma dúvida de que os estudos e as pesquisas, ou seja, que a formação em Direito Sanitário é uma exigência para o adequado desempenho das profissões jurídicas no Brasil do século XXI.

DIREITO SANITÁRIO E ADVOCACIA EM SAÚDE

Já se verificou que, dada a complexidade do conceito de saúde, o estudo do Direito Sanitário envolve, necessariamente, seu exame sob várias óticas. É, então, dessas exigências contemporâneas que se deve discutir sua eventual autonomia como ramo do conhecimento. Um exame, ainda que superficial, da doutrina sobre a classificação dos chamados "ramos do Direito" revela que ela se aplica apenas ao Direito compreendido como objeto. É o sistema de normas jurídicas que admite sejam divididos seus componentes em diversas partes. Ora, todas as classificações dependem do interesse ou da necessidade do estudioso e a elas não se aplica o qua-

---

*. Portaria do Conselho Nacional de Justiça nº 650, de 20 de novembro de 2009.

**. Recomendação nº 31, do Conselho Nacional de Justiça, de 31 de março de 2010, I, c.

***. Recomendação nº 31, do Conselho Nacional de Justiça, de 31 de março de 2010, II, a.

****. Resolução nº 107, do Conselho Nacional de Justiça, de 6 de abril de 2010, art. 2º, IV.

lificativo de falso ou verdadeiro, uma vez que são apenas úteis ou inúteis. Tradicionalmente, os estudiosos dos sistemas jurídicos consideraram útil sua divisão em partes bem discriminadas. A primeira divisão, sempre recordada, data dos romanos, que o dividiram em Direito Público e Privado. Entretanto, os mesmos autores que argumentam a conveniência de tal método para tratar adequadamente seu objeto de estudo verificam o aparecimento de "ramos" que não são ou públicos ou privados, mas "baseados em normas parcialmente públicas e parcialmente privadas".* Identifica-se assim uma crítica séria à classificação proposta, uma vez que dirigida exatamente à sua utilidade. A maior crítica à árvore do conhecimento humano foi trazida por Popper, no início dos anos 1960. Em uma conferência na Universidade de Oxford, ele explicou que o crescimento do conhecimento humano tem uma estrutura extremamente diferente, e que sendo obrigado a manter a metáfora, teria de "representar a árvore do conhecimento como que brotando de incontáveis raízes que crescem no ar em vez de embaixo e que, no fim de contas, tendem a unir-se num tronco comum" (Popper, 1975, p. 240). Pode-se dizer que essa teoria é ainda a que melhor explica o conhecimento humano, levando o professor Boaventura de Souza Santos, por exemplo, a afirmar que "no paradigma emergente o conhecimento é total" (Santos, 1992).

Por outro lado, contemporânea à crítica de Popper é a conclusão de Kuhn sobre a estrutura das revoluções científicas, que ele afirma acontecerem quando os especialistas não podem mais ignorar as anomalias que corrompem a tradição estabelecida pela prática científica, dando assim origem "a investigações extraordinárias que os conduzem finalmente a um novo conjunto de convicções" (Kuhn, 1983, p. 23). Um dos líderes dessas pesquisas que assinalam a mudança de paradigma é Pierre Bourdieu, que introduziu, em 1975, a noção de campo científico, ou seja, o espaço relativamente autônomo no qual se inserem os agentes e as instituições que produzem, reproduzem ou difundem a ciência. Essa compreensão do campo científico permite que se supere a alternativa entre "**ciência pura**, totalmente livre de toda necessidade social, e **ciência aplicada**, sujeita a todas as exigências político-econômicas" (Bourdieu, 1997). Ora, o Direito Sanitário representa, sem nenhuma dúvida, uma evidência da mudança de paradigma no campo do Direito. Com efeito, para sua definição tanto é necessária a discussão filosófica ou sociológica que permite afirmar a saúde como um direito (abarcando seus aspectos individuais, os coletivos e, igualmente, aqueles difusos, derivados do desenvolvimento social), como é indispensável que se dominem os instrumentos adjetivos que possibilitam a realização efetiva do direito à saúde. Por isso, pode-se afirmar que o Direito Sanitário expressa um subcampo do conhecimento científico, dotado de leis próprias, derivadas dos agentes e das instituições que o caracterizam, que facilita a superação da divisão (hoje inconveniente) entre ciência pura e aplicada.

---

*. Essa observação de Maria Sylvia Zanella Di Pietro (*Direito administrativo*. 12. ed. São Paulo: Atlas, 2000. p. 24) tratando do Direito Econômico é apenas um exemplo, entre vários outros que poderiam ser citados.

A instauração do Estado Democrático de Direito, com a implementação dos mecanismos de democracia direta, é concomitante à disseminação das chamadas organizações não governamentais. Com efeito, a possibilidade de participar efetivamente das decisões sobre a vida da cidade estimulou a organização de inúmeros grupos de interesse, especialmente nos chamados países em desenvolvimento, que haviam conquistado recentemente sua redemocratização. Entretanto, não se pode negar que o ativo envolvimento das organizações sociais nas lutas contra as ditaduras militares foi um dos fatores determinantes da queda desses regimes. Assim, é bastante difícil precisar a influência exercida por modelos estrangeiros sobre tais grupos de interesse. O fato é que, com a implantação generalizada do Direito que acima se denominou reflexivo e a consequente internacionalização das demandas sociais, as organizações não governamentais passam a desempenhar uma função essencial à afirmação e à garantia dos direitos.

No seio do movimento de retorno ao Direito, das duas últimas décadas do século XX, verifica-se um alargamento crescente do campo jurídico, pois o Direito é visto como uma garantia e uma proteção que dá segurança aos relacionamentos sociais. Assim, parece lógico que as organizações sociais buscassem inicialmente a afirmação legal de direitos e, em seguida, sua efetivação, exercendo a advocacia, como diziam seus congêneres estadunidenses, com vinte ou trinta anos de antecedência. Ali, a atividade de qualquer grupo de interesse visando influir na definição ou na implementação de uma política pública é qualificada de *advocacy* ou *lobby*, conforme o nível da renda tributável dessa organização. Fica claro, portanto, que uma organização não governamental que advoga uma causa tem por objetivo influir para que determinado comportamento seja reconhecido e garantido como um direito. E grande número desses grupos sociais – com atuação local, regional, nacional ou internacional – tem explicitado entre seus objetivos a realização da advocacia, termo que tem figurado nas resoluções dos últimos grandes encontros de tais organizações, ocorridos paralelamente às Conferências das Nações Unidas.*

Em Saúde, o exercício da advocacia foi recomendado expressamente pela Associação Americana de Pediatria, em 1975. Esse documento (Khan et al., 1973), além de apresentar uma primeira conceituação, descreve as principais ações que devem caracterizar a advocacia em favor da criança. No Brasil, a *Revista de Saúde Pública* publicou um artigo, em 1996 (Dallari et al., 1996, p. 592-601), no qual se pretende

---

*. Apenas para exemplificar, informa o sr. Mark Malloch Brown, administrador do United Nations Development Programme (UNDP), que na Conferência do Rio (1992) foi determinado que o UNDP assumisse a liderança do desenvolvimento de capacidades nos países em desenvolvimento e que durante os anos 1990, o UNDP ajudou mais de 160 países a ligar sua preocupação ambiental às suas necessidades de desenvolvimento sustentável, governança democrática e eliminação da pobreza. Ele informa, também, que sendo uma respeitada fonte de pareceres baseados no conhecimento e um *advogado* para uma economia global mais inclusiva, o UNDP é a principal organização do sistema ONU voltada para o desenvolvimento de capacidades. A função de sua agência em relação à Conferência sobre o Desenvolvimento Sustentável (Johannesburg, 2002) é de combinar a *advocacia* com os serviços de desenvolvimento de capacidades e de informação estratégica para ajudar os países em desenvolvimento na implementação do desenvolvimento sustentável (www.undp.org).

sistematizar as características que permitem a definição da expressão "Advocacia em Saúde": a existência de um direito ainda não positivado ou a ineficácia de um direito legalmente reconhecido, seja por falta de regulamentação, seja por falta de execução material da prestação prevista, ainda que devida à existência de conflitos culturais; a viabilidade ética da reivindicação desse direito; e o objetivo de advogá-lo, com todas as consequências dele derivadas, como a previsão dos meios para apurar o ambiente político e as razões técnicas envolvidas na disputa, para adequar a defesa às esferas de atuação necessárias (legislativa, administrativa, judiciária ou cultural) e, principalmente, para permitir a construção de uma sólida argumentação.

Quando se considera a grande quantidade de ações e serviços inserida na expressão "Direito Sanitário" e o alcance da Advocacia em Saúde, fica evidente o amplo campo de intersecção desses saberes. De fato, o mesmo movimento que permitiu, no Brasil, o reconhecimento expresso da saúde como direito de todos, criou vários mecanismos constitucionais que viabilizam e mesmo estimulam o exercício da Advocacia em Saúde. Assim, a Constituição federal afirmou que todas as normas que definem direitos e garantias individuais têm aplicação imediata (C.F. art. 5º, § 1º), implicando, inclusive, a possibilidade de ação especial junto ao STF, o Mandado de Injunção, quando, por falta de regulamentação, não houver aplicação de algum preceito constitucional cujo conteúdo ajude a definir o direito à saúde, em qualquer esfera de governo (C.F. art. 102, § 1º). Para operacionalizar a participação popular na gestão do Estado, previu-se que a capacidade legislativa pertence aos representantes eleitos e a quem os elegeu, que pode propor projetos de lei (C.F. art. 61, § 2º), participar de audiências para debatê-los (C.F. art. 58, § 2º, II), referendar uma lei ou se manifestar em plebiscito sobre assuntos considerados relevantes pelo Congresso Nacional (C.F. art. 49, XV). Do mesmo modo, o povo organizado em confederação sindical ou entidade de classe ou pertencendo a partido político pode pedir, por meio de ação judicial, a retirada do mundo jurídico de uma lei que contrarie o que ficou estabelecido na Constituição (C.F. art. 103, VIII e IX).

Também favorece a Advocacia em Saúde o funcionamento regular do poder legislativo que, também por meio dos Tribunais de Contas, mantém uma ligação direta com o povo, pois foi legitimada a capacidade do cidadão, dos partidos políticos, das associações e dos sindicatos para – fiscalizando a contabilidade, os financiamentos, o orçamento das entidades administrativas – denunciar irregularidades aos Tribunais de Contas (C.F. art. 74, § 2º). Além disso, é oportuno lembrar a importância da participação dos parlamentares, não só nos parlamentos nacionais, como – de especial interesse para a Advocacia em Saúde – nas Assembleias Legislativas estaduais e nas Câmaras Municipais de Vereadores, particularmente porque o tratamento simétrico dispensado pela Constituição à totalidade dos municípios e estados-membros da Federação – supondo a homogeneidade deles – faz que na distribuição constitucional de competências e, portanto, de responsabilidades, sejam tratados igualmente entes políticos cuja desigualdade de condições socioculturais e econômicas é óbvia, dificultando o emprego de instrumentos, em princípio, eficazes. Portanto, é necessário que se reafirme a importância dos legislativos regionais e locais e a possibilidade que detêm de adequar os mecanismos de controle social à realidade, para que sirvam efetivamente como instrumentos de garantia de direitos.

Os constituintes de 1988 criaram também mecanismos de participação direta na Administração Pública, instituindo órgãos populares com funções de direção administrativa, como é o caso da participação popular no sistema de saúde (C.F. art. 198, III) ou da subordinação de todo o planejamento da atuação estatal no município à cooperação das associações (C.F. art. 29, X). As Conferências de Saúde são "instâncias colegiadas [com] a representação dos vários segmentos sociais, para avaliar e propor as diretrizes para a formulação da política de saúde nos níveis correspondentes" (Lei n. 8.142, art. 1º). Os Conselhos de Saúde são, precisamente, o outro mecanismo previsto para assegurar o cumprimento do mesmo mandamento constitucional (participação da comunidade na organização do sistema). Eles têm caráter permanente e deliberativo e são órgãos colegiados integrados por representantes do governo, dos prestadores de serviço, dos profissionais de saúde e dos usuários. Devem atuar na formulação de estratégias e no controle da execução da política de saúde – inclusive nos aspectos econômicos e financeiros – da esfera política correspondente, e suas decisões serão homologadas pelo chefe do Poder Executivo nessa esfera (Lei n. 8.142, art. 1º, § 5º). Facilita, igualmente, a realização da Advocacia em Saúde, a definição, como crime de responsabilidade do presidente da República, dos atos que atentem contra o "exercício dos direitos políticos, individuais e sociais" (C.F. art. 85, III).

O enorme alargamento das possibilidades de acesso ao Judiciário é outro mecanismo que facilita e estimula a Advocacia em Saúde. Assim, de um lado, para proteger um direito desrespeitado por ato ilegal de autoridade pública ou assemelhados previu-se o mandado de segurança, que pode ser impetrado pelo indivíduo ofendido ou por partido político, organização sindical, entidade de classe ou associação na defesa de seus membros ou associados (C.F. art. 5º, LXIX e LXX); e para garantir o acesso à informação e o estabelecimento de sua veracidade permitiu-se apenas ao interessado o uso do *habeas data* (C.F. art. 5º, LXXII). Só o indivíduo é, também, legitimado para propor ação que vise anular ato lesivo ao patrimônio público amplamente considerado (C.F. art. 5º, LXXIII). O mandado de injunção pode ser outro instrumento de grande utilidade para os esforços da Advocacia em Saúde, pois permite que qualquer cidadão possa pedir ao juiz que faça valer o direito criado pelo constituinte e não regulamentado pelo legislador ou nem aplicado pelo administrador (C.F. art. 5º, LXXI). Considerando que as associações também estão legitimadas para empregar tal instrumento, é fácil imaginar sua utilidade.

Por outro lado, foram claramente definidas as funções de outro órgão, especialmente voltado para "a defesa da ordem jurídica, do regime democrático e dos interesses sociais e individuais indisponíveis." (C.F. art. 127 a 130). Trata-se do Ministério Público que, junto a qualquer Juízo, é o advogado do povo na defesa dos direitos assegurados na Constituição. Ele é, igualmente, um investigador privilegiado, uma vez que ao Ministério Público é garantido o acesso às informações necessárias ao exercício de suas funções, mesmo quando estejam sob a guarda da Administração. E foi, também, instituída a Defensoria Pública para a "orientação jurídica e a defesa, em todos os graus, dos necessitados" (C.F. art. 134). Especialmente em virtude da expressão constitucional "relevância pública", o Ministério Público revela-se um interlocutor privilegiado para o exercício da Advocacia em Saúde. Com efeito, em 4 de outubro de 1991, algumas das mais expressivas figuras do meio jurídico nacional assinaram um documento externando seu entendimento da expressão "relevância pública", adotada na Constituição em 1988. Eminentes professores de Direito, dirigentes das Procuradorias da República e da Justiça do Estado de São Paulo e da Associação dos Magistrados Brasileiros, juízes federais, desembargadores, procuradores da República e promotores públicos concordaram que

> A correta interpretação do art. 196 do texto constitucional implica o entendimento de ações e serviços de saúde como o conjunto de medidas dirigidas ao enfrentamento das doenças e suas sequelas, através da atenção médica preventiva e curativa, bem como de seus determinantes e condicionantes de ordem econômica e social.

E que tem o Ministério Público

> (...) a função institucional de zelar pelos serviços de relevância pública, dentre os quais as ações e serviços de saúde, adotando as medidas necessárias para sua efetiva prestação, inclusive em face de omissão do Poder Público. (Dallari, 1992)

Verifica-se, portanto, a partir do exame do campo básico, que é a formalização constitucional que já ocorreu no Brasil o reconhecimento da saúde como um direito (C. F. art. 6º), direcionando as ações de Advocacia em Saúde para a busca de sua eficácia, existindo já vários mecanismos capazes de viabilizar tal reivindicação junto ao Poder Legislativo e junto à Administração Pública e mesmo no Judiciário. Entretanto, as mudanças sociais não derivam apenas da criação constitucional dos mecanismos que as possibilitem, mas, principalmente, do uso de tais instrumentos. A capacitação das organizações sociais para exercerem com competência suas funções de advogados da Saúde Pública, e o efetivo envolvimento do Ministério Público na luta pelo respeito aos direitos assegurados na Constituição, serão de enorme valia para conduzir à democracia, instaurando efetivamente o Estado Democrático de Direito no Brasil.

REFERÊNCIAS BIBLIOGRÁFICAS

1. Aristóteles. A política. Livro III, cap. I, § 8.
2. Auby JM. Legislation sanitaire: programmes et moyens de formation en Europe. Paris: Masson, 1984. p.5-7.
3. Bandeira MCA. Elementos de direito administrativo. São Paulo: Revista dos Tribunais, 1980. p.5.
4. Berlinguer G. A doença. São Paulo: CEBES/Hucitec, 1988. p.34.

5. Bourdieu P. Les usages sociaux de la science. Paris: INRA, 1997.
6. Comparato FK. Direitos humanos e Estado. In: Fester ACR (org). Direitos humanos e... São Paulo: Brasiliense, 1989. p.93-105.
7. Dallari SG, et al. Advocacia em saúde no Brasil contemporâneo. Rev Saúde Pública 1996; 30(6):592-601.
8. Dallari SG, et al. O conceito constitucional de relevância pública. Brasília: Organização Pan--Americana da Saúde, 1992. [Série Direito e Saúde. n.1].
9. Dejours C. Por um novo conceito de saúde. Rev Bras Saúde Ocup 1986; 14(54):7-11.
10. Di Pietro MSZ. Direito administrativo. 12. ed. São Paulo: Atlas, 2000. p.24.
11. Dias HP. Direito de saúde. Rio de Janeiro: ESESP, 1979.
12. Ferreira Filho MG. Do processo legislativo. São Paulo: Ed. do autor, 1968. p.23.
13. Hatch TD, Holland WJ. Education for health management: a federal perspective. In: Levey S, McCarthy T. Health management for tomorrow. Philadelphia: JB Lippincolt, 1980.
14. Kelsen H. Teoria general del Estado. Mexico: Editora Nacional, 1959. p.120.
15. Khan AJ, Kamerman SB, Mac G, Brenda G. Child advocacy: report of a national baseline study. 1973 (DITEW publication N.O. (OCD) 73-18). p.7-95.
16. Kuhn TS. La structure des révolutions scientifiques. Paris: Flammarion, 1983. p.23.
17. La Constitution de 1791, Chapitre premier, Section II, art. 2 & section III, art. 3.
18. Last JM. A dictionary of epidemiology. New York: Oxford University Press, 1983.
19. Moreau J, Truchet D. Droit de la santé publique. 2. ed. Paris: Dalloz, 1990. p.6.
20. Organización Panamericana de la Salud. Desarollo y fortalecimiento de los sistemas locales de salud: la administración estratégica. Washington: OPS, 1992. p.27.
21. Pasold CL. Estudo evolutivo da legislação sanitária catarinense e suas repercussões na estrutura dos serviços de saúde pública de Santa Catarina [Dissertação de mestrado]. São Paulo: Faculdade de Saúde Pública da USP, 1978.
22. Popper KR. Conhecimento objetivo: uma abordagem evolucionária. Belo Horizonte: Itatiaia, 1975. p.240.
23. Rousseau JJ. Do contrato social. São Paulo: RT, s.d. Livro I, cap. VI.
24. Santos BS. Um discurso sobre as ciências. Porto: Afrontamento, 1992.
25. Schimitt C. Teoría de la Constitución. Madrid: Editorial Revista de Derecho Privado, 1934. p.47.
26. Silva JA. Curso de direito constitucional positivo. São Paulo: Revista dos Tribunais, 1989. p.105.
27. Szabo I. Fundamentos históricos de los derechos humanos. In: Vasak K (ed.). Las dimensiones internacionales de los derechos humanos. Barcelona: Serbal/Unesco, 1984. v.1. p.50.
28. UNDP. United Nations Development Programme [homepage na internet] Nova York: PNUD, 2004. Disponível em: < http://www.undp.org>.
29. WK Kellogg Foundation. Summary and the commission of education for health administration. Michigan: Health Administration Press, 1974.
30. World Health Assembly, 30th. Geneva, May, 1977 [resolution]. WHA 30.44. In: World Health Organization. Handbook of resolutions and decisions of the World Health Assembly and the Executive Board: 1973-1984. Geneva, 1985. v.2.
31. World Health Assembly, 33rd. Geneva, May, 1980 [resolution]. WHA 33.17. In: World Health Organization. Handbook of resolutions and decisions of the World Health Assembly and the Executive Board: 1973-1984. Geneva, 1985. v.2.

Organização Jurídica do Sistema de Saúde Brasileiro

14

Sueli Gandolfi Dallari

A Constituição, como já se observou, foi-se adaptando ao desenvolvimento político-doutrinário, passando da condição de mais importante documento político (no fim do século XVIII) à de lei com maior eficácia (no fim do século XX). A Constituição surge, assim, como o documento máximo, o único que vincula a sociedade em grau soberano ou em última instância. A organização do governo nela estabelecida deve ser absolutamente respeitada nos atos normativos que a implementam. Essa é a razão pela qual o sistema de saúde, no Estado contemporâneo, tem sua organização jurídica estabelecida, com maior ou menor grau de detalhamento, na Constituição. De fato, mesmo quando o Estado não reconhece expressamente o direito de seu povo à saúde, o fundamento para qualquer atividade pública ou privada relacionada à saúde – que tem sempre interesse público – deve ser encontrado no texto constitucional, uma vez que a legitimidade de toda atuação governamental e de todo limite à liberdade individual deriva da Constituição. Entretanto, para que se possa compreender a organização jurídica do sistema sanitário brasileiro é necessário, também, conhecer as exigências do federalismo.

O FEDERALISMO E A REPARTIÇÃO DE COMPETÊNCIAS

A história da criação do primeiro Estado federal ilustra com precisão ímpar a exigência de que o texto constitucional contenha expressas as competências de cada esfera de poder político. Decorrente de uma subversão da Convenção de Filadélfia, adrede preparada especialmente pelos representantes dos estados de Nova York e Virgínia, os embaixadores que votaram a limitação da soberania de seus estados quiseram deixar suficientemente claros quais os poderes que outorgavam ao novo Estado que acabavam de criar.* Quatro anos depois, em 1791, mais uma vez por

---

*. Para o entendimento das características político-jurídicas da Constituição então criada é bastante elucidativa a leitura de *O Federalista*, coletânea dos artigos publicados por Hamilton, Madison e Jay, sob o pseudônimo de Publius, nos jornais de Nova York (Brasília: Editora Universidade de Brasília, 1984).

razões de conveniência política, acordaram na enumeração das competências adjudicadas ao governo central, declarando expressamente que "os poderes não delegados para os Estados Unidos pela Constituição nem por ela defesos aos estados, são reservados para os estados respectivos ou para o povo" (*Tenth Amendment to the Constitution*, adotada imediatamente após sua ratificação).

Tendo nascido da experiência histórica, o federalismo é uma teoria elaborada a partir dessa realidade. Assim, seus principais doutrinadores estabelecem a necessidade da existência de pelo menos duas esferas de poder político num mesmo Estado para caracterizá-lo como federal. Isto é, a ideia básica a ele subjacente consiste na associação de estados, anteriormente independentes, para alguns objetivos comuns, na qual os estados-membros conservam grande parte de sua independência original. Alguns teóricos dizem, inclusive, que em suas esferas de competência eles mantêm uma "cossupremacia" relativa ao poder central, evidentemente, uma vez que o próprio conceito de soberania implica a impossibilidade de coexistência de mais de uma soberania em um mesmo Estado. Isso não impede que muitos considerem que a participação constitua, com a autonomia, o princípio fundamental do federalismo. Assim, tanto é necessária a conservação da autonomia das unidades federadas no que respeita às competências a elas atribuídas, como é indispensável a participação de todas as esferas de poder político na formação da vontade estatal expressa nas leis nacionais.

A República brasileira nasceu federalista, copiando literalmente o modelo estadunidense. O Decreto n. 1, de 15 de novembro de 1889, transformou as antigas províncias do Império em estados e, no mesmo artigo, supôs sua adesão ao pacto federal, que constituía, então, os Estados Unidos do Brasil (arts. 2º e 3º). Ainda fascinada pela centenária experiência dos confrades da América do Norte, a Constituição promulgada em 1891 esclarecia que os estados (membros) mantinham todos os poderes que não houvessem sido expressamente entregues a outras esferas de governo ou que não lhes fossem de outro modo defesos (art. 65, § 2º). Trata-se da técnica que a doutrina tradicional denomina clássica: enumeram-se as competências da União e atribui-se o poder remanescente aos estados. Ora, a chamada repartição horizontal das atribuições das diferentes esferas de governo é própria do federalismo dual onde, dada a simplicidade dos assuntos sujeitos ao Poder Político, pode-se delimitar o campo de atuação do nível central, enumerando exaustivamente suas competências e não permitindo, portanto, nenhuma ingerência dos demais governos. O mesmo acontece com o outro nível, que é o único titular das restantes atribuições governamentais (poder residual) e não admite, sob pena de inconstitucionalidade, a participação do poder central.

A experiência histórica é, entretanto, prevalente sobre qualquer modelo teórico. É o que se constata no caso mesmo da primeira Constituição republicana brasileira. Rigorosamente, não se pode afirmar ter ela adotado o federalismo dual, uma vez que declara serem três as esferas de poder político, dispondo que os municípios teriam sua autonomia assegurada em tudo que respeitasse a seu peculiar interesse (art. 68). Importa, portanto, delimitar claramente as atribuições de cada uma delas para que ainda se possa falar da teoria clássica de repartição de competências do Estado federal. A autonomia municipal – que gera, obviamente, três esferas de poder político, pois, no sentido preciso, a autonomia delimita o governo segundo suas próprias normas –, afirmada na primeira Constituição Republicana, decorreu de exigências históricas.* Assim, "se a autonomia municipal não é da essência do federalismo, em geral, tornou-se, todavia, um elemento essencial ao federalismo brasileiro" (Reale, s.d., p.54). Essa constatação obriga o estudioso da repartição constitucional de competências no Brasil a identificar também as atribuições próprias desse nível de governo.

É claro que quando se considera o federalismo dual clássico, a busca de precisão dos limites da competência própria a cada esfera não faz nenhuma diferença entre aquelas hoje conhecidas como privativas e as exclusivas. Não há interesse, para a teoria clássica, em tal distinção, uma vez que todas as atribuições eram privativas e exclusivas do nível de governo para o qual foram constitucionalmente destinadas. A complexidade da vida social, todavia, gerou reflexos nos documentos políticos dessas sociedades. E, em se tratando de federalismo, talvez o exemplo mais esclarecedor dessa mudança tenha sido a crise econômico-social do fim dos anos 1930: a Grande Depressão. Forçados pela realidade social, os três ramos de poder da União estadunidense adotaram o programa chamado New Deal. A partir dele começa a elaboração teórica do "federalismo cooperativo". Passam a existir atribuições que não são mais exclusivas de cada esfera de governo. Supondo a generalização doutrinária possível, pode-se afirmar que os autores contemporâneos concordam essencialmente com a exigência – no federalismo de cooperação – de campos específicos para a atuação de cada nível de poder político.** Isso não quer significar a impossibilidade de ação conjunta, mas, ao contrário, a definição, pela cooperação, do que se convencionou denominar competência concorrente e comum.

---

*. O manifesto do Partido Republicano, de 3 de dezembro de 1870, afirmava que "a topografia do nosso território, as zonas diversas em que ele se divide, os climas vários e as produções diferentes, as cordilheiras e as águas, estavam indicando a necessidade de modelar a administração e o governo local, acompanhando as próprias divisões criadas pela natureza física e impostas pela imensa superfície do nosso território";(...) "o alargamento da esfera das municipalidades, essa representação resumida da família política, a livre gerência dos seus negócios em todas as relações morais e econômicas (foram as condições características do período de reorganização social originado na revolução de 7 de abril de 1831)"; e que "(a reação monárquica, mantendo a centralização) mata o estímulo do progresso local". Algumas obras esclarecem as razões históricas dessa inovação constitucional, indispensável para que se compreenda o critério brasileiro de distribuição de competências na Federação. Cf: Prado Jr C. Evolução política do Brasil e outros estudos. 2.ed. São Paulo: Brasiliense, 1947 e Pimenta EC. O Município brasileiro: evolução e crise [Dissertação de mestrado datilografada]. São Paulo: Faculdade de Direito da Universidade de São Paulo, 1978.

**. Em sua tese de doutoramento, apresentada à Faculdade de Direito da Universidade de São Paulo, em 1991, a Professora Fernanda Dias Menezes de Almeida discute com percuciência as questões terminológicas relacionadas às competências próprias (A repartição de competências na Constituição Brasileira de 1988).

Inicia-se a execução comum das tarefas políticas por um critério que, além de supor o acordo, ou a vontade recíproca do trabalho conjunto, estabelece a prioridade para determinar a disciplina no exercício daquela atividade. É a chamada **competência concorrente**. Sua caracterização depende, portanto, da existência de uma única tarefa, que será desempenhada por mais de uma unidade federativa, segundo um critério de primazia anteriormente definido. Quando não há primazia entre os responsáveis pela execução do encargo, mas, ao contrário, supõe-se a igualdade das diversas esferas federativas, que devem agir em conjunto, "sem que o exercício de uma venha a excluir a competência de outra" (Silva, 1989, p. 415), fala-se em **competência comum**.

Expressamente, no Brasil, apenas a Constituição promulgada em 1988 esclareceu o critério hierárquico subjacente às competências concorrentes, prevendo que "no âmbito da legislação concorrente, a competência da União limitar-se-á a estabelecer normas gerais", que poderão ser suplementadas pelos estados (art. 24, § 1º e 2º). É ainda o próprio texto constitucional que prevê, também, a competência dos municípios para "suplementar a legislação federal e estadual no que couber" (art. 30, II). O constituinte de 1988 não deixou, portanto, nenhuma espaço para a criação doutrinária ou jurisprudencial na matéria: à União, nas tarefas definidas constitucionalmente como de competência legislativa concorrente, cabe apenas a fixação das normas gerais. E essa limitação implica a primazia da vontade federal nos campos assim definidos, uma vez que quando estados ou municípios neles exercerem "a competência legislativa plena (...) (na inexistência de Lei federal sobre normas gerais) (...), para atender a suas peculiaridades, a superveniência de Lei federal sobre normas gerais suspende(-lhes) (...) a eficácia, no que lhe for contrario". (art. 24, § 3º e 4º c/c art. 30, II).

Há, todavia, espaço para a interpretação dos magistrados e constitucionalistas, no que se refere à compreensão do que sejam as normas gerais. Uma análise pormenorizada da copiosa produção sobre o tema, que já suscitava dúvidas em Constituições anteriores, permite caracterizar seus elementos essenciais. Assim, as normas gerais são declarações principiológicas editadas pela União que, sem violar a autonomia dos demais entes federativos, estabelecem as diretrizes nacionais a serem por eles respeitadas quando da elaboração de suas próprias leis (Moreira Neto, 1988).

O federalismo cooperativo introduziu a possibilidade de execução conjunta das tarefas governamentais, admitindo, portanto, a participação de mais de uma esfera política nesse trabalho. E porque decorria da necessidade de atender aos reclamos populares de atuação estatal, é obvio que a repartição de competências não se limita àquelas exclusivamente disciplinadoras ou normativas, mas compreende também a execução de tarefas materiais, concretas. A técnica legislativa adotada pela Constituição Brasileira de 1988 privilegiou o que denominou "competência comum" para atender a tais exigências, e o fez não excluindo da obrigação de cooperação nenhuma ente federativo. É fundamental notar que, assim procedendo, o constituinte afirmou a responsabilidade da União, dos estados, do Distrito Federal e dos municípios pela execução das tarefas sociais que julgou essenciais à adequada ordem soberana. Para evitar conflitos entre os responsáveis, ora por ação, ora por omissão, a Constituição previu a edição de uma lei que a completasse, fixando "normas para a cooperação entre a União e os estados, o Distrito Federal e os municípios, tendo em vista o equilíbrio do desenvolvimento e do bem-estar em âmbito nacional" (art. 23, § único).

É evidente que, em se tratando de competências comuns, as responsabilidades são, igualmente, comuns. Assim, apenas nos casos concretos em que um ato normativo regular tenha atribuído as tarefas – e, portanto, a responsabilidade – a uma determinada esfera de governo, atendendo à necessidade de equilíbrio do desenvolvimento e do bem-estar nacional, é que se poderá responsabilizar prioritariamente aquele nível governamental. Esse ponto, entretanto, ainda não encontrou o consenso doutrinário. Argumentando que toda ação material do Estado se baseia em normas legais e que no campo legislativo a Constituição estabeleceu a concorrência, limitando a prioridade da União à edição de normas gerais, há quem afirme também em matéria de competência comum a primazia da União.* Por outro lado, considerando o conceito de norma geral e o de competência comum, que constitucionalmente supõe a cooperação, é forçoso concluir que aqui "não pode prevalecer a supremacia de qualquer poder" (Lobo, 1989, p.100).

A SAÚDE NAS CONSTITUIÇÕES FEDERAL E ESTADUAIS

A Constituição promulgada em 1988, decidida a garantir o direito à saúde para todos, disciplinou as atividades governamentais com tal finalidade. Considerando que "cuidar da saúde" é tarefa que a todos deve incumbir, elencou-a entre as competências comuns à União, aos estados, ao Distrito Federal e aos municípios (art. 23, II) e previu a competência legislativa concorrente sobre a proteção e a defesa da saúde, limitando, assim, a União ao estabelecimento de normas gerais, cabendo aos estados e aos municípios suplementá-las (art. 24, XII c/c art. 30, II). Deixando de lado a melhor técnica legislativa, mas preocupado em garantir que as atividades destinadas ao "atendimento à saúde da população" e, portanto, ao seu cuidado, partissem das necessidades expressas na esfera municipal e a elas se adequassem, o constituinte brasileiro afirmou a competência do município para "prestar, com a cooperação técnica e financeira da União e do Estado, (...) (esses) (...) serviços" (art. 30, VII). A conclusão inevitável do exame da atribuição de competência em matéria sanitária é que a Constituição federal vigente não isentou nenhuma esfera de poder político da obrigação de proteger, defender e cuidar da saúde. Assim, a saúde – "dever do Estado" (art. 196) – é responsabilidade da União, dos estados, do Distrito Federal e dos municípios.

---

*. É o caso de Ferraz ACC. União, Estados e Municípios na nova Constituição: enfoque jurídico-formal. In: A nova Constituição paulista. São Paulo: Fundação Faria Lima/FUNDAP, 1989; Ferreira Filho MG. Comentários à CF 88. São Paulo: Saraiva, 1990. 2 vols., entre outros.

Tratando especificamente da saúde como parte da seguridade social (art. 194), a Constituição abraçou a concepção atual de saúde, que não se limita à ausência de doenças e outros agravos, exigindo a realização de políticas públicas que tenham como finalidade "a redução do risco de doença e de outros agravos" e o "acesso universal igualitário às ações para sua promoção, proteção e recuperação" (art. 196). Ela organizou, também, o sistema público de saúde, exigindo que todas as ações e os serviços de saúde integrem uma rede que tenha apenas uma direção em cada esfera de governo. A Constituição requer, igualmente, que essa rede, prestando um atendimento integral às necessidades de saúde, seja organizada considerando os diferentes níveis de complexidade das ações e dos serviços, hierarquicamente. E, sobretudo, em coerência com os requisitos do Estado Democrático de Direito, dispôs que todas as ações e serviços de saúde se realizem com a efetiva participação da comunidade (art. 198).

O Sistema Único de Saúde (SUS) deve ser financiado pelo orçamento da seguridade social e das respectivas esferas de governo (art. 198, § 1º). Considerando, entretanto, que transformar a saúde em direito universal requer um dispêndio orçamentário expressivo, houve intensa pressão popular para que fossem vinculadas determinadas receitas ao financiamento do SUS. Assim, em setembro de 2000, foi aprovada uma Emenda Constitucional definindo recursos mínimos a serem aplicados em ações e serviços públicos de saúde. Eles devem ser calculados com base em percentuais do produto da arrecadação de alguns impostos, para as esferas estadual e municipal, e na forma definida em lei complementar, para a União (art. 198, § 2º). Ainda hoje não foi aprovada a referida lei complementar, tendo-se decidido, por acordo político tácito, manter os percentuais de 12% para os estados e 15% para os municípios, e que a União destine anualmente 10% das receitas correntes brutas dos orçamentos Fiscal e da Seguridade Social, constantes do Ato das Disposições Constitucionais Transitórias, que se esgotou no exercício de 2004. Esses valores figuram no Projeto de Lei Complementar 01/03, em tramitação na Câmara Federal.

Reconhecendo que todas as ações e os serviços de saúde, quer prestados pelo Poder Público, quer pela iniciativa privada, têm "relevância pública", os constituintes de 1988 quiseram deixar claro que as pessoas físicas e as jurídicas de direito privado têm liberdade para atuar na área da saúde. De fato, o relacionamento com o setor privado da economia nacional que atua na área da saúde foi, realmente, o ponto mais polêmico da organização constitucional do sistema sanitário da República. Uma prova contundente dessa disputa é a redação dos arts. 197 e 199 da Constituição Federal. A melhor técnica legislativa não deixa dúvida sobre a dispensabilidade do segundo desses artigos quando o primeiro afirma que "a execução (...) (das ações e serviços de saúde) (...) deve ser feita diretamente (pelo Poder Público) ou através de terceiros e, também, por pessoa física ou jurídica de direito privado". Ora, aqui está declarada a liberdade de atuação da iniciativa privada na execução das atividades sanitárias. Nenhuma outra razão, a não ser o desejo de reafirmar tal liberdade, pode justificar a redação do *caput* do art. 199: "A assistência à saúde é livre à iniciativa privada". Apenas a existência de um ambiente de conflito pode explicar o reforço da liberdade imediatamente antes de submeter os prestadores privados de serviços de saúde a um contrato de Direito Público ou convênio, quando desejarem participar do "SUS" e de vedar a destinação de recursos públicos para auxílios e subvenções às instituições privadas com fins lucrativos (art. 199, § 1º e 2º).

Ao tratar da saúde, a Constituição da República decidiu, também, que regular "as condições e os requisitos que facilitem a remoção de órgãos, tecidos e substâncias humanas para fins de transplante, pesquisa e tratamento, bem como a coleta, processamento e transfusão de sangue e seus derivados" se inclui no tema proteção, defesa e cuidado da saúde, sendo, portanto, da competência de todas as esferas de governo. Determinou, igualmente, o respeito pela dignidade da pessoa humana, vedando expressamente todo tipo de comercialização do sangue humano e de seus derivados e de órgãos, tecidos e substâncias humanas para fins de transplantes (art. 199, § 4º).

Reconhecendo a "relevância pública" das ações e dos serviços de saúde, a Constituição estabeleceu a competência do Poder Público para regulamentá-los, fiscalizá--los e controlá-los (art. 197), enumerando, exemplificativamente, algumas das atribuições do SUS no art. 200. Portanto, a garantia do direito à saúde do povo dos Estados-membros supõe, também, a formalização do sistema sanitário estadual. As diretrizes desse sistema, em obediência ao preceito nacional (art. 198), obrigam-no, no gozo do poder político implícito à descentralização, a propiciar o atendimento integral da saúde, priorizando as atividades preventivas, sem prejuízo dos serviços assistenciais, e a contar com a participação da comunidade em sua organização. Os sistemas sanitários dos estados-membros devem, do mesmo modo, ser financiados com recursos do orçamento da seguridade social, da União, do estado e dos municípios, além de outras fontes (art. 198).

A enumeração constitucional de competências implica, como visto, a responsabilidade de realizar essas tarefas. São encargos que os governos estão obrigados a assumir, seja qual for a atividade necessária para sua efetivação. Consequentemente, todas as Constituições dos estados brasileiros, reforçando o mandamento nacional, exigem a atuação normativa do governo estadual em matéria sanitária, tanto por meio da promulgação de leis que tenham por objetivo a promoção, a defesa e o cuidado da saúde, quanto pela edição de normas administrativas. Essa responsabilidade independe mesmo de sua expressão nas Constituições estaduais. Em cerca de metade delas, os sistemas sanitários criados preveem a descentralização das ações e dos serviços de saúde, muitas vezes declarando a necessidade da regionalização, que mantém o poder do estado, ou da municipalização, que transfere a decisão política para os municípios. Entretanto, quer se empregue o termo "municipalização", quer ele seja substituído por "regionalização", é fato que os estados têm a responsabilidade de estabelecer as normas que obrigam os próprios administradores, os particulares – prestem ou não serviços de saúde – e o Poder Judiciário, guardião por excelência da aplicação das normas. A declaração da descentralização, com direção única em cada esfera de governo, contida na Constituição da República, reserva poder político para os municípios em matéria de saúde.* Nenhuma ordem constitucional estadual pode, portanto, negar essa afirmação, o que implica a indispensável compatibilização do mandamento federal e o disposto pelos estados.

Não se pode, em nenhuma hipótese, supor que a falta de referência expressa à capacidade normativa estadual em matéria de saúde possa significar sua inexistência. A organização federativa e a inequívoca redação dos artigos que disciplinam o assunto para toda a República não permitem nenhuma conclusão diferente. Assim, sempre que as Constituições dos estados registrarem uma atribuição normativa especial, ela deve ser compreendida no sistema e interpretada como um valor particularmente caro ao povo, que o erigiu em norma constitucional, que se adapta à disciplina geral da matéria. Portanto, é o sistema estadual de saúde que deve dispor, por meio de lei, sobre a regulamentação das ações e dos serviços de saúde, ainda que a Constituição do estado não faça referência a essa obrigação.

O período de elaboração das Cartas estaduais coincidiu com o da discussão dos Anteprojetos da Lei Orgânica da Saúde. Isso deve ser lembrado porque as primeiras ideias sobre a organização sanitária incluíam, em suma, duas formas de participação popular direta: os Conselhos de Saúde e as Conferências de Saúde,** formas que ganharam foro constitucional em cerca de metade dos estados. Com efeito, em metade desses, os constituintes estaduais não apenas criaram os Conselhos de Saúde, mas os regulamentaram. A regulamentação da participação comunitária nas Cartas estaduais é, entretanto, um comportamento cuja vantagem política é discutível, o que não acontece com a validade constitucional. De fato, a Constituição da República previa a regulamentação do sistema sanitário por uma lei nacional. Nada obstava, entretanto, que na ausência da norma geral os estados legislassem supletivamente, seja na própria Constituição, seja ordinariamente. O ônus político pode ter ocorrido, todavia, quando a norma geral da União dispôs diferentemente sobre a regulamentação desses Conselhos.

A ordem dada pela Carta Magna nacional – o Poder Público deve "dispor sobre (...) a (...) regulamentação, fiscalização e controle (...) (das ações e serviços de saúde)" (C.F. art. 197) – foi transcrita na maioria absoluta dos estados brasileiros. Ainda que alguns constituintes não tenham querido assumir a responsabilidade estadual pela regulamentação, fiscalização e controle do sistema de saúde – deixando de expressá-la no texto constitucional, ou apenas fazendo-lhe alusão em fórmulas vagas como: organizar e defender a saúde pública –, seus respectivos estados devem, como todos os demais, produzir as normas e agir para seu cumprimento, seja sobre o prestador público de ações e serviços de saúde, seja sobre o privado. Talvez a ideologia "neoliberal" possa ter influenciado o legislador constitucional

---

*. A atribuição constitucional da competência sanitária municipal encontra-se discutida em pormenores em: Dallari SG. Competência municipal em matéria de saúde. Revista de Direito Público, 1989; 22(92):172-7.

**. Fórmulas que, após grandes negociações, foram acolhidas na Lei n. 8.142, de 28 de janeiro de 1990, que complementou a chamada Lei Orgânica da Saúde.

que temia, em alguns estados, estar enfatizando a atuação estatal. Se isso foi verdade, em nada diferiu dos constituintes nacionais que cunharam nova expressão, cujo sentido jurídico vem sendo definido: a "relevância pública". Com efeito, em capítulo anterior já se demonstrou a natureza essencialmente pública da saúde e do direito à saúde.

A experiência, todavia, pode explicar o comportamento dos constituintes estaduais que decidiram definir pormenorizadamente, normatizando na Lei Maior o relacionamento do Estado com o setor privado da economia. De fato, as situações regradas em minúcias revelam as dificuldades do cotidiano dos administradores sanitários, que conseguiram convencer seus constituintes da importância da disciplina constitucional da matéria. E nesse sentido não há melhor amostra do que a Constituição do estado do Rio de Janeiro que, ao reescrever as normas nacionais sobre a participação das instituições privadas no sistema de saúde (art. 288), reafirma a impossibilidade de o estado conceder subvenção ou qualquer outro benefício às entidades dedicadas a atividades hospitalares e sanitárias, "cujos atos constitutivos e estatutos não disponham expressamente (...) (quanto aos) (...) fins exclusivamente filantrópicos e não lucrativos, ou que, de forma direta ou indireta, remunerem seus instituidores, diretores, sócios ou mantenedores", vedação já prevista no mesmo texto constitucional (art. 77, § 9º). Igualmente, a prudente determinação de o estado instituir mecanismos adequados para coibir a imperícia, a negligência, a imprudência e a omissão de socorro nos estabelecimentos hospitalares, "cominando penalidades severas para os culpados", do *caput* do art. 300, é seguida de um parágrafo único que já define as penas a serem aplicadas quando se tratar de estabelecimento privado. É também garantido aos municípios e ao estado o ressarcimento das despesas com o atendimento dos segurados de empresas privadas de prestação de assistência médica, de responsabilidade das empresas (art. 301). E, textualmente, se proíbe que um servidor público participe de qualquer modo da administração de empresas privadas fornecedoras de suas instituições ou "que delas dependam para controle ou credenciamento" (art. 77, XXIV) como também se proíbe a compra de medicamentos e soros imunobiológicos produzidos pela rede privada, salvo na hipótese de incapacidade da rede pública, prioritariamente estadual, fornecê-los (art. 297).

O respeito à autonomia das pessoas, como os demais postulados da moral sanitária, foi normatizado em várias Cartas estaduais, que transformaram o direito à informação em saúde em mandamento constitucional. Isso não significa, todavia, que os estados tenham restringido definitivamente sua capacidade normativa em matéria de ética sanitária, uma vez que a obrigação de proteger, defender e cuidar da saúde pode sempre implicar a passagem para a norma jurídica de um postulado da moral sanitária.

De tudo o que já foi detalhadamente examinado, pode-se reafirmar que a nenhum nível de governo é permitido alegar sua irresponsabilidade pela saúde. Entretanto, o sistema constitucional de distribuição de competências impede a invasão dos limites de responsabilidade de cada uma dessas esferas. Assim, conforme foi verificado, a União deve legislar sobre proteção e defesa da saúde e proteção e responsabilidade por dano ao meio ambiente, editando normas gerais. E deve cooperar técnica e financeiramente com os municípios na prestação de serviços de atendimento à saúde da população. Ora, esses dispositivos não impediam que os constituintes estaduais tornassem precisa a responsabilidade pela execução das funções cometidas ao nível federal. Todavia, algumas Constituições de estados usurpam o direito de executar atribuições que são próprias ao poder federal. É fato, contudo, que se pode explicar, muitas vezes, tais invasões de competência pela incompreensão do papel do Estado em um sistema que pressupõe a participação dos demais governos – ainda não regulamentado quando do período constituinte estadual – ou nos casos constitucionalmente estabelecidos de competência comum, ainda não experimentados. E mesmo nas hipóteses em que é evidente a reserva para o governo nacional da execução de certas atividades, sua aplicação a alguns casos concretos pode, em razão de pormenores, explicar as possíveis inconstitucionalidades das Cartas estaduais.

O pacto federal de 1988, além de afirmar a autonomia política dos estados-membros, de enumerar alguns de seus bens e duas competências privativas, e de sugerir uma forma para a organização de seus serviços públicos, repete a fórmula tradicional de lhes reservar os poderes remanescentes ou residuais (C.F. arts. 25, 26 e 18, § 4º). Um exame percuciente revela que as matérias assim caracterizadas se resumem a competências administrativas e financeiras (Almeida, 1991, p. 153-166). Ainda assim, vários estados se obrigaram constitucionalmente a executar ações e serviços de saúde. E, frequentemente, incidiram no erro acima referido, desconsiderando a necessária organização do sistema sanitário reforçada pela atribuição das competências comuns e concorrentes na matéria.

Sem nenhuma dúvida, a esfera de poder político que detém a maior parcela de responsabilidade pela execução das ações e dos serviços de saúde – conforme o disposto na Constituição de 1988 – é o município. Com efeito, nem mesmo a instituição do SUS ou a distribuição comum a todas as esferas das funções de prevenção, defesa e cuidado sanitário anulou a obrigação posta especialmente aos municípios de prestar serviços de atendimento à saúde da população (C.F. art. 30, VII), com a cooperação técnica e financeira da União e dos estados. Contudo, deve-se reconhecer que a declarada autonomia municipal (C.F. art. 18) é limitada pela obediência aos princípios estabelecidos pela Constituição Federal e por aqueles expressos nas Constituições de seus respectivos estados (C.F. art. 29). E aqui se faz necessário rememorar os constrangimentos do poder estadual, além, é óbvio, da cultura centralizadora existente no Brasil durante o último período dos governos militares, que podem explicar as frequentes invasões das competências municipais presentes nos textos das Constituições dos estados, promulgadas em 1989. Isso faz que se repitam, em relação ao nível municipal, semelhantes desrespeitos aos limites constitucionais de um sistema sanitário ou de proteção ambiental, entre outros, ou à comunhão de competências estabelecidas nacionalmente, que já foram assinalados.

O município é competente para dispor, legal e materialmente, sobre os assuntos de interesse local, expressão adotada pela Constituição da República de 1988. Durante um século, no Brasil, os municípios tiveram assegurada sua autonomia em tudo quanto respeitasse a "seu peculiar interesse" (expressão do art. 68, da Constituição de 1891). E as tentativas de conceituação desse interesse foram inúmeras. Apenas por volta de 1950 uma definição alcançou relativo respeito, sendo adotada por insignes constitucionalistas de diversas correntes de pensamento. Trata-se daquela que, após distinguir o privativo do peculiar, conclui: "O entrelaçamento dos interesses dos municípios com os dos estados, e com os interesses da Nação, decorre da natureza mesma das coisas. O que os diferencia é a predominância, e não a exclusividade" (Sampaio Dória, 1928, p. 419-32). Foi o mesmo critério, da predominância do interesse, o princípio norteador da repartição de competências na federação brasileira de 1988. Ora, é evidente que o mundo contemporâneo praticamente não apresenta problemas que tenham reflexos circunscritos ao nível local, podendo-se concluir que os assuntos de interesse local devem ser compreendidos como aqueles referentes ao peculiar interesse municipal que, dentro da melhor técnica legislativa, serão definidos estudando-se caso a caso qual o interesse predominante para a fixação da competência do município.

A execução das ações e dos serviços de saúde, conforme disciplinadas em muitas Constituições estaduais, esbarra na definição dos assuntos tradicionalmente de interesse local, como a coleta, o transporte, o tratamento e a destinação final dos resíduos sólidos domiciliares e da limpeza urbana, que não pode decorrer de obrigação posta pelo poder estadual, uma vez que deriva diretamente do Pacto da União. Por outro lado, o respeito ao interesse comum, seja no sistema sanitário, seja, por exemplo, na organização das Regiões Metropolitanas, é lesado quando o estado se encarrega de estabelecer os programas de ação nesses campos ou um plano diretor, ou transfere responsabilidades e recursos para os municípios, esquecendo-se da possibilidade de sua própria participação ou daquela da União. Além disso, o que pode ser muito pior para o povo que deseja ter assegurado seu direito à saúde, muitas vezes tal redação das Constituições busca sub-repticiamente – e em flagrante desrespeito ao mandamento nacional – eximir o estado de uma responsabilidade que é sua, porque do Poder Público ou de um dos componentes do SUS.

Uma formalidade que garante a responsabilização do estado pelo direito à saúde decorre da possibilidade de participação popular direta afirmada na Constituição federal, que o sistema sanitário exige em todas as esferas de governo. A maioria das Cartas estaduais repete expressamente essa exigência. Toda a formalidade que responsabiliza o estado pela garantia do direito à saúde, particularmente na instância judicial, deve ser examinada tendo-se presente a legitimidade conferida às associações para representarem seus filiados no Pacto Nacional de 1988 (C.F. art. 5º), e que a saúde é um direito reconhecido do povo dos estados. A legitimidade para propor uma ação direta de inconstitucionalidade de leis ou atos normativos estaduais e municipais, contestados em face da Constituição do estado, foi expressamente reconhecida às federações ou organizações sindicais, na maioria absoluta das Constituições estaduais. Entretanto, alguns constituintes estaduais afirmaram, também, a capacidade dos conselhos profissionais, das entidades de classe ou de defesa do meio ambiente ou dos direitos humanos para essa atuação.

O Ministério Público, instituição essencial à função jurisdicional do Estado, tem o dever de zelar pelo efetivo respeito dos Poderes Públicos e das ações e dos serviços de saúde aos direitos constitucionalmente assegurados, promovendo as medidas necessárias à sua garantia; e a Defensoria Pública, igualmente uma instituição essencial à função jurisdicional do Estado – que tem o dever de orientar e defender juridicamente, em todos os graus, os necessitados –, são duas instituições de natureza administrativa que constituem uma forma privilegiada para garantir o direito à saúde, na ausência de maior especialização e que foram aproveitadas pelos constituintes estaduais. Portanto, qualquer que seja a situação econômica do indivíduo ou do grupo organizado, há a previsão formal – escrita na Constituição do estado ou da União – de uma instituição que deverá agir para efetivar a garantia do direito à saúde, inclusive pelo Poder Judiciário.

A LEI ORGÂNICA DA SAÚDE E AS LEIS QUE CRIAM A AGÊNCIA NACIONAL DE SAÚDE SUPLEMENTAR E O SISTEMA NACIONAL DE VIGILÂNCIA SANITÁRIA

Em decorrência dos dispositivos da Constituição da República que dão competência à União para elaborar normas gerais sobre proteção e defesa da saúde (art. 24, XII, § único); para regulamentar, fiscalizar e controlar as ações e os serviços de saúde (art. 197); e para organizar um SUS descentralizado, com atendimento integral e com participação da comunidade, financiado com recursos do orçamento da seguridade social, da União, dos estados, do Distrito Federal e dos municípios, além de outras fontes (art. 198), foi aprovado no Congresso Nacional, em setembro de 1990, o Projeto de Lei Orgânica da Saúde. Enviado para a sanção do presidente||da República, o projeto, com vários artigos vetados, transformou-se na Lei n. 8.080, de 19 de setembro de 1990. Os vetos apostos ao referido projeto de lei abrangiam os dispositivos que disciplinavam a participação da comunidade na gestão do SUS e as transferências intergovernamentais de recursos financeiros. Em rara demonstração de efetiva participação do movimento popular em saúde, foi possível articular pressões sobre o Poder Executivo e sobre o Congresso Nacional, que resultaram na promulgação, em 28 de dezembro de 1990, da Lei n. 8.142, que disciplinou a matéria que havia sido prejudicada pelos vetos apostos ao Projeto de Lei Orgânica da Saúde. Assim, no Brasil, tem-se uma situação esdrúxula no que respeita à legislação da organização do sistema sanitário, uma vez que a Lei Orgânica da Saúde, na realidade são duas: a Lei n. 8.080 e a Lei n. 8.142, ambas de 1990.

A Lei Orgânica da Saúde (LOS) visa regular, "em todo o território nacional, as ações e os serviços de saúde executados, isolada ou conjuntamente, em caráter permanente ou eventual, por pessoas naturais ou jurídicas de direito público ou privado" (Lei n. 8.080, art. 1º) e esclarece que o SUS, constituído, na dicção constitucional, pelas ações e serviços públicos de saúde, envolve "(...) o conjunto de ações e os serviços de saúde, prestados por órgãos e instituições públicas federais, estaduais e municipais, da administração direta e indireta e das fundações mantidas pelo Poder Público (...) e (...) a iniciativa privada (...) em caráter complementar" (Lei n. 8.080, art. 4º).

Para facilitar a execução de algumas das atribuições do SUS previstas no art. 200 da Constituição – como o controle e a fiscalização de procedimentos, produtos e substâncias de interesse para a saúde, as ações de vigilância sanitária e epidemiológica e as de saúde do trabalhador, e a participação na formulação da política e na execução das ações de saneamento básico (C.F. art. 200, I, II, IV) –, a LOS define o conjunto de ações capazes de eliminar, diminuir ou prevenir riscos à saúde e de intervir nos problemas sanitários decorrentes do meio ambiente, da produção e circulação de bens e da prestação de serviços de saúde, como **vigilância sanitária**; o conjunto de ações que proporcionam o conhecimento, a detecção ou a prevenção de qualquer mudança nos fatores determinantes e condicionantes de saúde individual ou coletiva, com a finalidade de recomendar e adotar as medidas de prevenção e controle das doenças ou agravos, como **vigilância epidemiológica**; e o conjunto das ações destinado a promover e proteger a saúde dos trabalhadores, bem como sua recuperação e reabilitação, como **saúde do trabalhador** (Lei n. 8.080, art. 6º, § 1º, 2º, 3º). Ainda na mesma linha a LOS esclarece, considerando as diretrizes constitucionais para a organização do SUS, a necessidade da integração, em nível executivo, das ações de saúde, meio ambiente e saneamento básico (Lei n. 8.080, art. 7º, X). Assim, a União, os estados, o Distrito Federal e os municípios devem, em seu âmbito administrativo, definir as instâncias e os mecanismos de controle, avaliação e fiscalização das ações e dos serviços de saúde; acompanhar, avaliar e divulgar o nível de saúde da população e das condições ambientais; organizar e coordenar um sistema de informação em saúde; elaborar normas técnicas e estabelecer padrões de qualidade para promoção da saúde do trabalhador; elaborar normas técnico-científicas de promoção, proteção e recuperação da saúde; definir as instâncias e os mecanismos de controle e fiscalização inerentes ao poder de uma polícia sanitária; fomentar, coordenar e executar programas e projetos estratégicos e de atendimento emergencial (Lei n. 8.080, art 15, I, III, IV, XVI, XX, XXI). No entanto, a União também, deve estabelecer normas e executar a vigilância sanitária de portos, aeroportos e fronteiras e executar as ações de vigilância sanitária e epidemiológica em circunstâncias especiais, como na ocorrência de agravos inusitados à saúde que possam escapar do controle da direção estadual do SUS ou que representem risco de disseminação nacional (Lei n. 8.080, art. 16, VII e § único). Os estados devem acompanhar, avaliar e divulgar os indicadores de morbidade e mortalidade e, suplementarmente, formular normas e estabelecer padrões de procedimentos de controle de qualidade para produtos e substâncias de consumo humano (Lei n. 8.080, art. 17, XIV, XII), assim como os municípios devem normatizar complementarmente as ações e os serviços públicos de saúde em seu âmbito de atuação (Lei n. 8.080, art. 18, XII).

Constitucionalmente, o sistema de saúde brasileiro não é juridicamente hierarquizado no que concerne à competência das diversas esferas de governo, mas o é uma vez que sua organização prevê uma rede hierarquizada no que respeita à complexidade dos serviços postos à disposição da população. A base local do sistema, formada por parte de um município, um município ou consórcio de municípios. deve proporcionar atendimento integral e contínuo, com a contribuição técnica e financeira dos estados e da União. Para operacionalizar o mandamento constitucional, a LOS estabelece a responsabilidade dos estados em relação aos estabelecimentos hospitalares de referência e à gestão dos sistemas públicos de alta complexidade, de referência estadual e regional (Lei n. 8.080, art. 17, IX), e a competência da direção nacional do SUS para definir e coordenar o sistema de redes integradas de assistência de alta complexidade (Lei n. 8.080, art. 16, III, a).

No que respeita à cobertura do sistema de assistência à saúde, a LOS define como princípios inafastáveis em sua organização a universalidade de acesso aos serviços de saúde e a capacidade de resolução desses serviços em todos os níveis de assistência; e a igualdade da assistência à saúde, sem preconceitos ou privilégios de qualquer hipótese (Lei n. 8.080, art. 7º, I, XII, IV). Cuidando mais especificamente da assistência terapêutica, especialmente em razão da crescente demanda judicial desses serviços, foi acrescentado, em 28 de abril de 2011, mais um capítulo à Lei Orgânica da Saúde, por meio da Lei federal n. 12.401. Trata-se daquele dedicado à assistência terapêutica e à incorporação de tecnologia em saúde, que define o que seja assistência terapêutica integral, considerando a responsabilidade do gestor federal do SUS para elaborar tabelas de procedimentos terapêuticos e definir diretrizes terapêuticas em protocolos clínicos (Lei n. 8.080, art. 19-M, I e II com a redação dada pela Lei 12.401, art.1º). Nesse novo capítulo, também está prevista a competência do Ministério da Saúde para incorporar, excluir ou alterar a oferta de novos medicamentos, produtos e procedimentos pelo SUS, bem como para elaborar ou alterar protocolo clínico ou de diretriz terapêutica. No desempenho de tais atribuições, o Ministério da Saúde deve ser assessorado pela Comissão Nacional de Incorporação de Tecnologias no SUS, cujo relatório deverá considerar também a avaliação econômica comparativa dos benefícios e dos custos em relação às tecnologias já incorporadas (Lei n. 8.080, art. 19-Q com a redação dada pela Lei 12.401, art.I).

Mantendo o princípio constitucional que exige a participação da comunidade em todas as ações e serviços de saúde, o processo administrativo instaurado no âmbito da incorporação tecnológica deverá prever a "realização de consulta pública que inclua a divulgação do parecer emitido pela Comissão Nacional de Incorporação de Tecnologias no SUS (...) [e](...) de audiência pública, antes da tomada de decisão, se a relevância da matéria justificar o evento" (Lei n. 8.080, art. 19-R, § 1º, III e IV com a redação dada pela Lei 12.401, art. 1º). E igualmente dando consequência à atribuição constitucional da competência para cuidar da saúde às três esferas de poder político da federação, o novo capítulo da LOS deu foro legal em sentido estrito à Comissão Intergestores Tripartite, competente para pactuar a distribuição da "responsabilidade financeira pelo fornecimento de medicamentos, produtos de interesse para a saúde ou procedimentos" no âmbito do SUS (Lei n. 8.080, art. 19-U com a redação dada pela Lei 12.401, art.1º).

O sistema brasileiro de seguridade social se destina a assegurar os direitos relativos à saúde, à previdência e à assistência social e deve ser financiado por toda a sociedade mediante recursos provenientes dos orçamentos da União, dos estados, do Distrito Federal e dos municípios e das contribuições dos empregadores – incidente sobre a folha de salários, o faturamento e o lucro – e dos empregados, conforme mandamento constitucional (C.F. arts. 194 e 195). A LOS estabeleceu que os recursos financeiros do SUS sejam depositados em conta especial, em cada esfera de sua atuação, e movimentados sob fiscalização dos respectivos Conselhos de Saúde (Lei n. 8.080, art. 33); e que os recursos do Fundo Nacional de Saúde sejam alocados, inclusive, como cobertura das ações e dos serviços de saúde a serem implementados pelos municípios, estados e o Distrito Federal (Lei n. 8.142, art. 2º, IV). Esses recursos assim alocados deverão ser repassados de forma regular e automática para os municípios, estados e Distrito Federal, de acordo com os seguintes critérios: perfil demográfico da região, perfil epidemiológico da população a ser coberta, características quantitativas e qualitativas da rede de saúde na área, desempenho técnico, econômico e financeiro no período anterior, níveis de participação do setor saúde nos orçamentos estaduais e municipais, previsão do plano quinquenal de investimentos na rede, ressarcimento do atendimento a serviços prestados para outras esferas de governo; sendo que a metade dos recursos destinados a estados e municípios deverá ser distribuída segundo o cociente de sua divisão pelo número de habitantes, independentemente de qualquer procedimento prévio (Lei n. 8.142, art. 3º c/c Lei n. 8.080, art. 35).

A AGÊNCIA NACIONAL DE SAÚDE SUPLEMENTAR

A criação de agências reguladoras insere-se numa mudança ideológica da Administração Pública. Contraditoriamente, apesar de incluírem em sua denominação o termo "reguladoras", são uma das consequências práticas do movimento de "desregulação" que caracterizou o neoliberalismo contemporâneo. Busca-se confinar o Estado na execução das atividades que não podem ser delegadas e, por isso, lhe são exclusivas; e deixar ou devolver para o âmbito da sociedade todas as atividades em que suas organizações têm interesse e capacidade de realização. As agências reguladoras no Brasil foram criadas como autarquias especiais, o que tem significado que, na legislação que as institui, são garantidos os mecanismos de afirmação de sua autonomia em relação à Administração direta. Também, como verdadeiras autarquias, o poder de tutela* detido pela Administração instituidora implica o controle de resultados que, nas chamadas agências reguladoras, é mediado pelo "contrato de gestão".

A Lei federal n. 9.961, de 38 de janeiro de 2000, criou a Agência Nacional de Saúde Suplementar, vinculada ao Ministério da Saúde, para regular, normatizar, controlar e fiscalizar as atividades que garantam a assistência suplementar à saúde (art. 1º). São suas atribuições: propor políticas e estabelecer as normas, os critérios,

---

*. É o poder de influir sobre as autarquias, circunscrito aos atos previstos em lei e às hipóteses nela prefiguradas. No ensinamento de Celso Antônio Bandeira de Mello, entre outros, o contrato de gestão seria instrumento tanto do controle preventivo quanto do controle *a posteriori* (Mello CAB. Prestação de serviços públicos e administração indireta. São Paulo: Revista dos Tribunais, 1975).

os parâmetros e o rol de procedimentos que as integram (art. 4º, I-V e VII); autorizar o registro das operadoras e dos planos privados de assistência à saúde, seus reajustes e revisões e promover sua liquidação (art. 4º, XVI-XVII, XX, XXXIII-XXXV); definir os critérios que lhe permitam exigir o cumprimento da Lei n. 9.656/98, que dispõe sobre os planos e os seguros privados de assistência à saúde (art. 4º, IX-XVI, XXIX e XXX); monitorar, fiscalizar, controlar e avaliar as atividades das operadoras de planos privados da assistência à saúde (art. 4º, XXI-XXVIII); se autorganizar (art. 4º, VIII e XXXVIII); promover a defesa do consumidor (art. 4º, XXXII e XXXVI); e zelar pela qualidade dos serviços de assistência à saúde, promovendo o ressarcimento ao SUS (art. 4º, VI e XXXVII).

A Agência Nacional de Saúde Suplementar, criada como autarquia especial, teve sua autonomia caracterizada pela independência administrativa, por sua estabilidade de seus dirigentes e pela autonomia financeira. Seu contrato de gestão, instrumento para a avaliação da atuação administrativa da autarquia, deve ser negociado pelo seu diretor-presidente e o ministro de Estado da Saúde, e aprovado pelo Conselho de Saúde Suplementar, órgão criado com a modificação da Lei federal n. 9656/98, que dispôs sobre os planos e os seguros privados de assistência à saúde, introduzida com a Medida Provisória n. 1.976-25, de 6 de abril de 2000 (art. 35-A). Sua autonomia financeira é garantida especialmente pela constituição da receita com base no produto resultante da arrecadação da taxa de saúde suplementar; na retribuição por serviços de quaisquer naturezas prestados a terceiros; no produto da arrecadação das receitas das multas resultantes das ações fiscalizadoras, além de outras fontes (Lei federal n. 9.961/00, art. 17).

A AGÊNCIA NACIONAL DE VIGILÂNCIA SANITÁRIA

Significativamente, tanto na Lei Orgânica da Saúde quanto na Constituição Federal, as atividades destinadas à proteção da saúde são bastante enfatizadas, aparecendo tanto subsumidas na expressão "vigilância sanitária" quanto expressas nas ações de controle e fiscalização de procedimentos, produtos e substâncias de interesse para a saúde, e nas de participação na produção de medicamentos, equipamentos, imunobiológicos, hemoderivados e outros insumos sanitários, entre outras (C.F. art. 200 e Lei federal n. 8.080/90, art. 6º, § 1º). A edição da Lei federal n. 9.782/99, definindo o Sistema Nacional de Vigilância Sanitária (SNVS) dá, portanto, consequência lógica aos mandamentos constitucionais e legais que organizam o sistema de saúde no Brasil. É necessário observar que, enquanto organiza o SNVS, essa lei tem característica de lei nacional. A lei reservou, assim, para a esfera federal, a definição da política e do SNVS, as atividades de normatização, controle e fiscalização de produtos, substâncias e serviços de interesse para a saúde e de vigilância sanitária de portos, aeroportos e fronteiras, e todas as atividades executivas em situações especiais de risco à saúde. Para o conjunto federativo, a lei reservou a manutenção do sistema de vigilância sanitária propriamente dito e de um sistema de informações em vigilância sanitária (Lei federal n. 9.782/99, art. 2º).

Essa mesma lei criou, para a execução das atividades de competência da esfera federal, a Agência Nacional de Vigilância Sanitária (Anvisa) admitindo a possibilidade de estabelecimento de convênios com as esferas estadual e municipal para a realização das atividades conjuntas, previstas no sistema. A finalidade institucional da Anvisa, criada como autarquia especial, é "promover a proteção da saúde da população", realizando para isso as atividades de "controle sanitário da produção e da comercialização de produtos e serviços submetidos à vigilância sanitária, inclusive dos ambientes, dos processos, dos insumos e das tecnologias a eles relacionados," e de "controle de portos, aeroportos e fronteiras". Seu contrato de gestão deve ser negociado pelo seu diretor-presidente e o ministro de Estado da Saúde. Ela tem assegurada independência administrativa, estabilidade de seus dirigentes e autonomia financeira (Lei federal n. 9.782/99, arts. 3º, 6º, 19 e 22).

É imperioso notar que a autonomia concedida à Anvisa – pela lei de sua criação e disciplinada no seu regulamento (Decreto federal n. 3.029/99) e em seus respectivos contratos de gestão – não a exime da obrigação de respeitar as diretrizes estabelecidas para todo o sistema público de saúde. Assim, por exemplo, sempre que desenvolver atividades em conjunto com as esferas estadual ou municipal a Anvisa deverá submeter-se à direção do sistema naquela esfera de governo; e devem ser permanentemente asseguradas as condições para o exercício da participação da comunidade na formulação de estratégias e no controle da execução da política de vigilância sanitária.

O exame do elenco de atividades de competência da Anvisa, expresso nos artigos 7º e 8º de sua lei de criação, com as modificações introduzidas pela Medida Provisória n. 2.190-34, de 23 de agosto de 2001, revela quatro tipos de atribuições. O primeiro refere-se à elaboração da política e à coordenação do sistema de vigilância sanitária (art. 7º, I a III, XVII a XXI, XXVII e §s. 1º e 2º e 4º a 6º); em seguida, encontram-se aquelas atribuições relacionadas mais diretamente à normatização e ao controle da qualidade dos produtos e dos serviços de interesse para a saúde (art. 7º, IV, VII a XVI, XXII e XXIV e § 3º); depois, aquelas ligadas ao funcionamento da autarquia (art. 7º, VI e XXIII); e, finalmente, aquele tipo que engloba o conjunto das atribuições relativas à possibilidade de acesso a tais produtos e serviços de interesse para a saúde (art. 7º, V, XXV e XXVI). O art. 8º, por sua vez, esclarece quais são os bens e os serviços submetidos à normatização e ao controle sanitário.

Note-se, novamente, que todo esse elenco de atividades deve se conformar às exigências da Constituição e da LOS, devendo, portanto, estar orientado para a promoção da proteção da saúde, controlando os bens e a prestação dos serviços de interesse para a saúde – em todas as suas etapas e processos, incluindo o consumo – a fim de eliminar, diminuir ou prevenir riscos à saúde. Assim, é possível afirmar, sem nenhuma hesitação, que a Anvisa deve trabalhar para eliminar, diminuir ou prevenir riscos à saúde, isto é, para promover a proteção da saúde. Essa é sua finalidade institucional, que a obriga, expressamente, a controlar, em todas as etapas e processos, incluindo o consumo, os bens e a prestação dos serviços que sejam de interesse para a saúde.

AS COMISSÕES INTERGESTORAS E AS NORMAS OPERACIONAIS BÁSICAS DO SISTEMA DE SAÚDE

A operacionalização do federalismo de cooperação no campo da saúde gerou os mecanismos da responsabilidade solidária da União, dos estados e dos municípios para "cuidar" da saúde. As relações internas entre essas três esferas autônomas são regidas pelas Normas Operacionais Básicas (NOBs) desde 1991. Essas normas operacionais são tornadas públicas por uma Portaria assinada pelo ministro da Saúde. E aqui talvez seja conveniente esclarecer que, no Brasil, a exigência de legalidade estrita dos atos da Administração é matéria constitucional. Com efeito, quando enumera as competências do chefe do Poder Executivo, a Constituição estabelece que a ele cabe "expedir decretos e regulamentos para sua (da lei) fiel execução" e que, mesmo para "dispor sobre a organização e o funcionamento da administração" lhe será necessário fazê-lo "na forma da lei" (C.F. art. 84, IV e VI). Isso significa que à Administração resta um pequeníssimo poder para regulamentar qualquer comportamento cujos limites são dados pela lei em sentido estrito, ou seja, aquela norma originada do processo legislativo adotado nos parlamentos.

Buscando classificar os atos administrativos de acordo com a forma que adotam, pode-se identificar primeiro o **decreto**, que, conforme se verificou, é reservado ao chefe do Poder Executivo e só pode ser expedido para a fiel execução da lei, ou seja, é o chamado Decreto Regulamentar. Convencionou-se que os demais atos administrativos normativos, emanados de outra autoridade que não o chefe do Executivo, assumem a forma de Resolução ou Portaria. Do mesmo modo, chama-se **circular** o documento que transmite ordens internas uniformes da chefia para os subordinados; **despacho** é a forma da decisão da autoridade administrativa em processo submetido à sua apreciação e que, quando se refere à aprovação de parecer proferido por órgão técnico sobre assunto de interesse geral, chama-se Despacho Normativo e obriga toda a Administração; e **alvará** é a forma adotada pelo instrumento que confere a licença ou a autorização.

As NOBs têm, portanto, sua constitucionalidade derivada da estrita observância do mandamento da Constituição da República, que afirma ser o "cuidado" da saúde competência comum das três esferas de governo. A primeira dessas normas (NOB 1/91) se limitava a aplicar o sistema de pagamento por produção de serviço ao setor público, e a seguinte (NOB 1/92) vinculava a liberação de recursos à existência de um plano quinquenal.

Foi a terceira NOB (NOB 1/93) que criou os mecanismos de gestão participativos e descentralizados. Ela criou as comissões entre gestores bi (gestores municipais e do estado-membro) e tripartite (gestores dos estados, dos municípios e representantes do governo federal), encarregados de elaborar propostas para o sistema, acompanhar a implementação de normas e programas, avaliar os resultados e definir os critérios para a destinação de recursos. Criou, também, o mecanismo para a transferência direta dos recursos federais para os municípios (fundo a fundo) e os modelos de autonomia progressiva e adesão voluntária. Assim, se, por exemplo, um município decide aderir à forma mais autônoma, ele tem a liberdade de decidir sobre a aplicação de certa quantidade de recursos transferidos segundo o tamanho de sua população. Uma avaliação desses mecanismos de descentralização e democratização oriundos da ordem constitucional instaurada em 1988 mostrou que a forma engenhosa de repartir rendas e distribuir responsabilidades, adotada no seio dessas comissões entre gestores, respeita verdadeiramente a autonomia federativa (Nascimento & Zioni, 2002, p.11-33).

A evolução das NOBs prosseguiu com a edição da NOB 1/96, que criou uma rubrica, Piso de Atenção Básica (PAB), especialmente para a atenção de base, além do sistema de pagamento por produção de serviço, e consagrou uma parte variável desse teto – PAB – aos programas federais (saúde da família, vigilância sanitária, assistência farmacêutica etc.) Assim, essa NOB de 1996 limitou, em certa medida, a autonomia dos estados e dos municípios que, para receber mais recursos federais, devem adotar os programas federais. Em 2001, foi editada a Norma Operacional de Assistência à Saúde (NOAS 1/01) – publicada como Portaria ministerial – que deixou aos gestores dos estados a possibilidade de criar regiões de saúde e de estimular a criação de consórcios entre os municípios. Observe-se que essa norma, fruto da colaboração do Conselho Nacional de Secretários Estaduais de Saúde (Conass), do Conselho Nacional de Secretários Municipais de Saúde (Conasems) e do governo federal, foi aprovada na Comissão Intergestores Tripartite (CIT) e no Conselho Nacional de Saúde.

Finalmente, em 2006, foi publicado, também em Portaria ministerial, o **Pacto pela Saúde**, que contém, em realidade, três outros pactos. O pacto pela vida tem como prioridades a atenção à saúde das pessoas idosas; o controle do câncer de mama e de colo de útero, da mortalidade materna e infantil e das doenças epidêmicas; a promoção da saúde; e a atenção básica. O pacto em defesa do SUS quer conseguir a regulamentação da Emenda Constitucional n. 29, que dispõe sobre o financiamento do SUS, e aprovar o orçamento consolidado do SUS (União, estados e municípios). E o pacto de gestão busca definir de maneira inequívoca a responsabilidade sanitária de cada instância de gestão do SUS; estabelecer as diretrizes de gestão para a descentralização, a regionalização, o financiamento, a programação pactuada e integrada, a regulação, a participação e o controle social, o planejamento, a gestão do trabalho e a educação em saúde. Esse pacto pela saúde deve incrementar o processo de busca de acordo entre as esferas estaduais e municipais.

AS POLÍTICAS E OS PLANOS DE SAÚDE

Tanto a LOS quanto os instrumentos de gestão acima definidos preveem a formulação de políticas e de planos municipais, estaduais e federais, de saúde ou de medicamentos e de sangue (Lei federal n. 8.080, art. 6º, VI e XI), podendo-se concluir que as políticas e os planos integram o cerne da política de Estado para a saúde pública. Além disso, assumindo-se a definição de políticas públicas como "programas de ação governamental visando coordenar os meios à disposição do Estado e as atividades privadas para a realização de objetivos socialmente relevantes e politicamente determinados" (Bucci, 2002, p.241), não há dúvida de que o SUS configura uma política pública de saúde, que tem sua primeira formulação na própria Constituição.

O rápido panorama da legislação sanitária brasileira, acima exposto, revela a vasta malha de atos normativos, legais e administrativos que objetivam dar consequência aos princípios constitucionais. Tal normatização – perfeitamente de acordo com os requisitos constitucionais – pode, entretanto, ser mudada com relativa facilidade. A maior resistência possível de ser encontrada é representada pela legislação ordinária, mesmo não exigindo quorum qualificado para modificações. Poder-se-ia, por exemplo, imaginar fórmula diferente das Comissões Intergestoras Bipartite ou Tripartite (CIB ou CIT) ou das NOBs ou da NOAS, para organizar a distribuição da responsabilidade das três esferas da federação pelos cuidados da saúde, princípio constitucional da política sanitária brasileira. Não se poderia, entretanto, eliminar a obrigação de cooperação entre essas esferas ou de participação da comunidade na organização do SUS. Assim, é forçoso concluir que durante os últimos anos do século XX se conformou – no exercício pleno das exigências do Estado Democrático de Direito – uma política pública de saúde que requer, por exemplo, que os municípios assumam as atividades estabelecidas na forma de gestão contratada conforme a NOAS, existindo um Conselho de Saúde em atuação regular.

É evidente, portanto, que o SUS, com os Conselhos de Saúde, as Comissões Intergestoras, as NOBs, a Política Nacional de Medicamentos, as Resoluções da Diretoria Colegiada da Anvisa que implantaram os medicamentos genéricos, conforma a política sanitária brasileira como uma política de Estado. É preciso compreender, contudo, que, focalizando-se a atenção na Política Nacional de Medicamentos, por exemplo, não se poderia afirmar que as medidas de implantação e implementação do uso do medicamento genérico configuram uma política de Estado. Isso porque não é possível identificar uma unidade de sentido nas medidas destinadas a generalizar o uso do medicamento genérico, representando elas somente uma das formas de possibilitar aos mais carentes a obtenção dos remédios necessários ou de aperfeiçoar a legislação sanitária ou, ainda, de valorizar o receituário médico e garantir a segurança, a eficácia e a qualidade do medicamento, objetivos da política de Estado no Brasil. Será preciso que a estabilidade social lhe empreste uma unidade relativamente autônoma para que o conjunto de atos normativos e materiais que delimita a política de medicamentos genéricos seja considerado uma política de Estado.

Por outro lado, o processo de planejamento e, portanto, a elaboração de planos de saúde, é uma exigência da Lei Orgânica da Saúde (Lei n. 8.080/90 art. 36). Esta determina que ele seja ascendente, ou seja, do nível local até o federal, a fim de que se compatibilizem as necessidades da política de saúde com a disponibilidade de recursos, nos planos de saúde dos municípios, estados, Distrito Federal e União. Especificamente com relação ao planejamento, a NOAS-SUS 01/02 contém algumas regras sobre o Plano Diretor de Regionalização (PDR). Ele é definido como um instrumento de organização do processo de regionalização da assistência em cada estado e no Distrito Federal, devendo considerar a definição de prioridades de intervenção de forma coerente com a necessidade da população. E, entre as definições trazidas pelo "Pacto de Gestão" (parte do Pacto pela Saúde de 2006), figuram o planejamento e a programação pactuada e integrada. O planejamento é definido como "estruturação de um sistema articulado e integrado entre as três esferas de gestão baseado nas responsabilidades de cada uma delas, definindo-se objetivos e metas a serem atingidos. O sistema compreende, ainda, o monitoramento e a avaliação dos resultados das ações, por meio da pactuação tripartite das bases funcionais. Visa, também, a promoção da participação social e a integração intra e intersetorial". A Programação Pactuada e Integrada é definida como o "processo que visa definir o planejamento de ações de saúde em cada território, norteando a alocação dos recursos financeiros para a saúde, a partir de critérios e parâmetros pactuados entre os gestores" (item III).

Para ilustrar a caracterização jurídica desse sistema, foram aqui apresentados alguns exemplos da forma como a Constituição da República, as Constituições estaduais, a Lei Orgânica da Saúde e as leis que criam os sistemas nacionais de saúde suplementar e de vigilância sanitária, bem como as principais normas operacionais, tratam dos temas envolvidos no sistema sanitário brasileiro. Com efeito, a simples compreensão do sistema federal e da distribuição de competências adotada pela federação brasileira, somada ao entendimento do Estado Democrático de Direito, seria suficiente para que se pudesse atuar com segurança na organização jurídica do sistema de saúde no Brasil. Assim, as situações exemplificadas só ilustram o exercício eminentemente prático que todo estudioso, administrador ou usuário do sistema sanitário deve fazer para avaliar adequadamente a estrutura jurídica constitucionalmente imposta a tal sistema. Mais importante, porém, é a constatação de que, agindo dessa maneira, estarão todos – estudiosos, administradores e usuários – exercitando a cidadania.

REFERÊNCIAS BIBLIOGRÁFICAS

1. Almeida FDM. A repartição de competências na constituição brasileira de 1988. São Paulo: Atlas, 1991. p.153-66.
2. Bucci MPD. Direito administrativo e políticas públicas. São Paulo: Saraiva, 2002, p. 241.
3. Lobo PLN. Competência legislativa concorrente dos Estados-membros na Constituição de 1988. Brasília: Revista de Informação Legislativa 1989; 26(101):100.
4. Mello CAB. Prestação de serviços públicos e administração indireta. São Paulo: Revista dos Tribunais, 1975.
5. Moreira Neto DF. Competência concorrente limitada: o problema da conceituação das normas gerais. Brasília: Revista de Informação Legislativa, 1988; 25(100).
6. Nascimento PR, Zioni F. Relações federativas no SUS: autonomia nas relações intergovernamentais da CIB-SP. Revista de Direito Sanitário 2002;3(2):11-33.
7. Reale M. Nos quadrantes do direito positivo. São Paulo: Michalany, s.d. p.54.
8. Sampaio Dória A. Autonomia dos Municípios. Revista da Faculdade de Direito de São Paulo 1928;24:419-32.
9. Silva JA. Curso de Direito Constitucional positivo. 5.ed. São Paulo: Revista dos Tribunais, 1989. p.415.

Saúde Internacional e Sistemas Comparados de Saúde Pública

15

Maria Rita Bertolozzi
Cláudia Maria Bógus
Daniele Pompei Sacardo

INTRODUÇÃO: UMA APROXIMAÇÃO AO CONCEITO DE SAÚDE INTERNACIONAL

A aproximação histórica da Saúde Internacional depende fundamentalmente do conceito elaborado sobre ela. Se considerarmos a definição de Saúde Internacional como "toda atividade de saúde desenvolvida pelos governos ou povos de dois ou mais países", deparamos com o intercâmbio de conhecimentos e práticas médicas entre China, Japão e Coreia, realizadas já no século II a.C. No entanto, se for considerada a definição convencional de Saúde Internacional, que "inclui toda atividade de saúde realizada por profissionais ou instituições de países ricos, em países menos desenvolvidos, ou aquela praticada pelas agências internacionais de saúde", é preciso remeter aos séculos XVI e XVII, período em que as potências coloniais estabeleceram as primeiras clínicas nas colônias conquistadas (Dante, 1991).

Embora os primórdios da Saúde Internacional, como prática, datem de séculos anteriores, só entre 1851 e 1903 ganhou dimensões mais amplas, quando foram organizadas onze conferências internacionais e as nações participantes decidiram criar a Oficina Internacional de Higiene Pública (OIPH). As medidas sanitárias impostas na Europa também foram adotadas pelo continente americano, influenciando o comércio internacional e constituindo-se a base que originou a Oficina Sanitária Pan-Americana, em dezembro de 1902 (OPAS, 1992).

Em 1945, com o planejamento para a criação da Organização das Nações Unidas (ONU), os problemas de saúde destacaram-se como parte das preocupações do cenário do "Novo Mundo" e foram incluídas em sua ata constitutiva. Foi formado um Comitê Técnico de Saúde, o qual foi responsável pela organização da Conferência Internacional de Saúde em junho/julho de 1946. Durante essa Conferência, patrocinada pelas Nações Unidas, elaborou-se o documento para a criação da Organização Mundial de Saúde (OMS), sendo que a primeira Assembleia Mundial de Saúde foi realizada em Genebra, em junho/agosto de 1948, com a participação de representantes de dezoito países, consolidando-se como o mais amplo e influente fórum de discussão de temáticas referentes à Saúde Internacional.

Após a constituição da OMS, algumas tentativas foram empreendidas para definir mais precisamente o conceito de Saúde Internacional, entre as quais se destaca o esforço da OPAS, por ocasião da reunião técnica realizada em Quebec, em 1992, além das discussões empreendidas no interior do Programa de Formação em Saúde Internacional. Esse Programa, que vem sendo continuadamente promovido pela OPAS desde 1985, integra diferentes categorias de profissionais da saúde, selecionados anualmente, como representantes dos vários países das Américas.

Apesar dessas iniciativas, o objeto de estudo próprio da Saúde Internacional ainda carece de propriedade, mesclando tendências, o que acaba por constituir um amplo leque de entendimentos e de visões, em que se evidenciam diferentes interpretações, cuja base ora assenta-se no enfoque clássico, ora em outros que apresentam potencialidade para práticas de cunho emancipatório.

O próprio termo "Saúde Internacional" indica, em uma primeira tentativa de aproximação, tratar-se da saúde apreendida do ponto de vista internacional, ou seja, é evidente que se coloca a saúde como uma questão que transcende um determinado país, envolvendo práticas e conhecimentos que superam as fronteiras das nações.

Inicialmente, a Saúde Internacional teve seu objeto de estudo definido com base na geopolítica; mais do que isso, nos interesses que envolvem a geografia e a política entre os países e pelas estratégias consoantes às características do cenário internacional no princípio da década de 1960, período no qual o termo era apreendido como um campo de práticas de "ajuda" aos países necessitados. Tal "ajuda" sempre provinha do cenário externo, de países detentores do poder político e econômico e do saber técnico em saúde. Como resposta a isso, a Saúde Internacional tornou-se um instrumento de política externa.

Esse conceito *clássico* tem como objeto e como projeto de intervenção a saúde no âmbito dos países subdesenvolvidos. Mas, em alguns casos, envolve a questão da saúde das minorias e dos grupos marginais dos países centrais. Esse tipo de concepção focaliza as intervenções no campo da saúde sobre os problemas que afetam os países em desenvolvimento. Reduz, assim, a "(...) contraparte a um interiorizador acrítico de modelos e tecnologias, cuja prioridade e pertinência foi decidida desde um âmbito extranacional e desde uma perspectiva unilateral" (Terris, s.d.). Essa concepção tem sido adotada há tempos pela maioria dos programas de Saúde Internacional oferecidos por escolas de Saúde Pública dos Estados Unidos, e sua operacionalização, em geral, implica a "assistência técnica" aos países subdesenvolvidos, mediante consultorias e transferência de tecnologias, entre outras práticas. Essa concepção coincide com os processos de descolonização e de independência, além dos movimentos revolucionários e das guerras de libertação em muitos países do Terceiro Mundo, bem como com a intensificação da Guerra Fria e da rivalidade entre as superpotências. Pode-se depreender que essa concepção lastreia uma estratégia de distensão política, mas que não significa, de fato, uma via para a transformação das sociedades.

Além disso, essa perspectiva revela um objeto de estudo cuja natureza é etnocêntrica, pois define o sujeito (que vai "oferecer a ajuda") em relação "aos outros" que, em geral, têm sido os países periféricos ou as minorias dos países centrais, conforme anteriormente destacado. Evidencia-se, assim, a assimetria do poder que se estabelece, pois não há igualdade de condições de "ajuda": há sempre um conjunto de países dos quais emana a "ajuda". Nessa relação, coloca-se em foco a perpetuação da dependência entre os países, uma vez que impede ou dificulta o desenvolvimento de atividades destinadas ao fortalecimento da capacidade científica e tecnológica dos países subdesenvolvidos. Dessa forma, não se pode negar que essa definição tem, antes de tudo, uma natureza ideológica, que se colocava muito adequadamente para o contexto pós-Segunda Grande Guerra, quando se estabeleceram dois grandes blocos em termos de relações internacionais. Essa configuração centro-periferia ocorre historicamente segundo Guimarães (2002), quando mais de um sistema cêntrico atua no cenário internacional, formando-se, concomitantemente, diversos sistemas periféricos. Veja-se que no século XIX e nas primeiras décadas do século XX, alguns países europeus atuaram como centro de diversas áreas coloniais ou dependentes na África e na Ásia, com os Estados Unidos concretizando o sistema cêntrico da América Latina, e a Rússia predominando sobre a região vizinha. O sistema centro-periferia persistiu, sob nova modalidade, durante a Guerra Fria, quando os Estados Unidos e a União Soviética passaram a exercer predominância cêntrica, em diferentes patamares de hegemonia, sobre os integrantes de suas periferias.

Essa concepção estabelece uma via unidirecional e hegemônica do conceito dos países desenvolvidos para os subdesenvolvidos. Tomando-se o campo da saúde e, remontando-se ao período em que mais incidiu esse enfoque de Saúde Internacional, o objeto central de intervenção foram as doenças transmissíveis, fotografia reveladora da morbimortalidade dos países subdesenvolvidos. Além disso, ressalta-se que, em geral, o sujeito-alvo da "ajuda" é entendido como homogêneo, o que implica sujeição a intervenções de natureza uniforme e descontextualizadas das demandas locais dos países periféricos.

Esse conceito clássico de Saúde Internacional está ancorado nos princípios assistencialistas, o que evidencia, em muitos casos, a posição acrítica da contraparte que "recebe assistência" em relação aos modelos e às tecnologias, cuja prioridade e pertinência são decididas externamente, *a priori* e unilateralmente.

Ainda analisando-se o enfoque clássico, tanto a categoria dos países subdesenvolvidos quanto as minorias dos países desenvolvidos revelam-se como sistemas totais, o que explica que as intervenções não ultrapassam o caráter funcionalista e tampouco o âmbito das relações internas. Uma das consequências dessa visão é, também, conforme se destacou anteriormente, a uniformidade do objeto de estudo/intervenção. Assim, em se tratando dos países periféricos/subdesenvolvidos, eles aparecem como objetos de pacotes de ações padronizadas, em geral sob o formato de ações programáticas, já que homogêneos entre si e internamente. Fruto dessa concepção, emergem respostas de igual forma descontextualizadas, impostas às realidades heterogêneas, tanto do ponto de vista cultural como econômico, dos países periféricos.

O outro conceito vai além do primeiro, pois coloca em foco a *saúde como uma questão internacional*. Este se diferencia do anterior, uma vez que não prioriza a relação nacional-internacional, mas os processos e as relações que envolvem o poder mundial, que afetam os perfis epidemiológicos e a formatação dos sistemas de saúde em cada nação. Essa concepção faz emergir a ideia de que as questões de saúde não só se constituem problemas que se restringem aos países subdesenvolvidos, mas que afetam os países de maneira geral, bem como leva em conta a diversidade existente no interior dos países e entre eles. Nessa ótica, as ações de Saúde Internacional se dariam, portanto, em perspectivas que abrangeriam medidas de caráter bi e multilateral (Rovere, 2006).

Enquanto o conceito clássico traz à tona a noção de "ajuda" na prestação de serviços de saúde, esse último conceito define um novo relacionamento, que tomaria uma forma menos convencional e mais progressista, valendo-se da cooperação técnica como instrumento para a construção conjunta e para a superação das desigualdades. A aproximação a esse entendimento de Saúde Internacional vem tomar como objeto central de intervenção a atuação na modificação dos perfis epidemiológicos e não apenas no controle de doenças, o que tem, tradicionalmente, caracterizado as demandas de saúde dos países. Mais do que isso, essa concepção de Saúde Internacional alberga ações que compreendem a saúde transcendendo o enfoque estritamente biomédico. Aqui, está se fazendo referência à concepção de saúde-doença assentada na determinação social, que coloca em pauta a necessidade de se compreender e articular o papel que desempenha a organização da sociedade, com seus respectivos modos de produção e de reprodução social, sobre os perfis de saúde e de doença. Esse enfoque, portanto, transcende a retratação da realidade apenas por meio de indicadores numéricos, mas se revela pela expressão da vida, do trabalho, da cultura e dos perfis de saúde-doença dos diferentes grupos sociais.

Assim, ainda que pareça gigantesca e por demais abstrata, essa concepção toma a saúde como uma fração do vasto campo das relações internacionais e, nessa perspectiva, integra os processos econômicos de transnacionalização. Entender a Saúde Internacional na esfera das relações internacionais, concebidas como superestrutura que contempla os elementos políticos, ideológicos e militares, entre outros, ao lado das questões econômicas, que determinam as relações entre as nações, é conceber a saúde como um aspecto das relações internacionais. Portanto, entra em cena a necessidade de interpretar as regulamentações, as normas, as práticas e os costumes que coexistem na vasta trama da arena internacional, bem como a trajetória dos fundos, bens e serviços que circulam de uma parte a outra do mundo. Dessa forma, algumas ações de saúde, como o fechamento de fronteiras, devem ser analisados na esfera do poder político entre os países. Igualmente outras ações, como quarentenas, ou aporte e insumos médicos, devem ser analisadas do ponto de vista das relações de economia entre os países.

É nesse sentido que não há como conceber práticas da Saúde Internacional a partir de recortes limitados às categorias profissionais, mas amalgamando a intersetorialidade e a transdisciplinaridade.

Sobretudo no âmbito da América Latina, busca-se consolidar o segundo ideário apresentado, no qual a Saúde Internacional pode ter lastro no movimento da Saúde Coletiva, colocando em relevo fenômenos ou processos de poder internacionais que, na maioria das vezes, conduziram à deterioração social e à desigualdade em saúde.

Em que pesem as tentativas que buscam operacionalizar o conceito de forma tal que se tome a Saúde Internacional como um campo de conhecimentos e de práticas para a equidade e a justiça social, ainda é bastante forte e, quiçá predominante, a corrente que dicotomiza o campo de atuação entre os países desenvolvidos e os subdesenvolvidos.

Além disso, há a dificuldade do tema da Saúde Internacional inserir-se como área do conhecimento no âmbito da Saúde Pública devido à natureza do tema, que é resultado da união de duas outras áreas do conhecimento: relações internacionais e Saúde Pública. Essa abordagem não é simples, tendo em vista que os atores da Saúde Pública entendem a Saúde Internacional como contexto, ao passo que os atores das relações internacionais consideram que é um tema que pertence ao setor da saúde e não como um assunto do campo das relações internacionais (Rovere, 2006).

Além disso, há que se lembrar que o conceito apenas recentemente tem sido incorporado aos conteúdos curriculares na América Latina, ao passo que, nos Estados Unidos, já integrava o vasto campo da Saúde Pública no século passado, quando, na Johns Hopkins, a Saúde Internacional já integrava, como disciplina, a grade curricular. Essa concepção clássica tem contribuído para a cristalização da dependência entre os países, distante das propostas de Cooperação Técnica como estratégia para a consecução da independência técnica, econômica, social e cultural entre os países.

DELIMITAÇÃO DO OBJETO

A convivência de ações no campo da Saúde Internacional, que ora pendem para uma tentativa de emancipação/superação da situação de saúde e de desigualdade social, ora petrificam e consolidam a dependência econômica e técnica em saúde, aponta uma certa "confusão" que tem se estabelecido sobre a questão, originando distintos projetos de intervenção e, simultaneamente, evidencia a necessidade de delimitação do objeto, pois, de outra forma, tomam-se acriticamente os conceitos que dominam a arena da Saúde Internacional.

Assim, advoga-se uma concepção de Saúde Internacional que estabeleça a conexão entre os processos econômicos e políticos e seus desdobramentos para a saúde. Mais ainda, em um momento como o atual, em que políticas de ajuste têm sido implementadas sob o pretexto de "ajuda" e de "saneamento" das dívidas públicas, é necessário compreender até que ponto determinadas práticas são assépticas, ou se traduzem pela aquiescência dessas políticas constrangedoras e que apenas mantêm de forma agressiva e desrespeitosa a desigualdade social e de saúde entre os grupos sociais de diferentes países.

É nesta ótica que assuntos como a configuração dos sistemas de saúde e os problemas relativos à sua sustentação, principalmente em termos de projeto técnico, ideológico e de financiamento, assim como a assimetria nas relações entre as categorias de trabalhadores envolvidas no processo de produção em saúde, bem como questões relativas à excessiva medicalização e à introdução indiscriminada de tecnologias que não raro não resolvem e não encaminham para a solução da maioria dos problemas de saúde, entre outras questões são todos temas que devem ser analisados sob a ótica da Saúde como uma questão Internacional.

Assim, quando se pergunta: Saúde Internacional, para quê?, é necessário ter em mente que se trata de uma questão relevante, pois não é desejável uma reprodução acrítica, a partir da perspectiva dos países desenvolvidos. Tampouco os projetos de ação não devem se reduzir às práticas no âmbito dos países subdesenvolvidos: há temas e questões comuns, de ordem sanitária regional, que merecem reflexões comuns, fundamentalmente aqueles que se referem à emancipação do ser humano como cidadão que tem direito a serviços de saúde de qualidade e, mais do que isso, a uma vida digna. Essas questões devem ser alvo de intervenções que alcancem o conjunto das populações, já que tal assunção de defesa da dignidade da vida não deve ser definido *a priori* em decorrência da inserção social.

O escopo da Saúde Internacional deve dirigir-se aos problemas nacionais e transnacionais, envolvendo grande número de países. Nessa linha, a Saúde Internacional encontra sentido a partir de análise abrangente, que incorpore diferentes aportes antropológicos, sociológicos, políticos, epidemiológicos, de comunicação e de legislação, entre outros.

No entanto, é preciso deixar registrado que, ainda que seja necessário, um entendimento compartilhado pelos países do Norte e do Sul a respeito da Saúde Internacional, ao se olhar a forma como vêm se configurando as relações internacionais, particularmente nos últimos anos, essa possibilidade se coloca distante, vide como os países hegemônicos têm tratado a situação de degradação econômica e social dos países que foram determinados a empregar as políticas de saneamento de dívidas. Veja-se que, conforme aponta Guimarães (2002), os Estados Unidos, nos últimos tempos, apresentam um nível de competitividade em todos os setores relevantes muito superior ao de qualquer outro país, ainda que essa realidade esteja progressivamente se modificando. Nessas condições, o processo de globalização constitui a instauração de uma hegemonia econômica mundial norte-americana. Outro fato preocupante, conforme assinala o mesmo autor, é que essa hegemonia americana não se orienta para promover o bem-estar de outros países, mas para deles extrair os maiores benefícios possíveis. Os Estados Unidos apresentam, na atualidade, a operacionalização do Estado hegemônico, descrito por Guimarães (2002), como aquele que, devido à sua extraordinária superioridade de poder econômico, político e militar em relação aos demais Estados, está em condições de organizar o sistema internacional de forma tal que seus interesses sejam assegurados e mantidos pela força, se necessário.

Atualmente, o complexo fenômeno conhecido como globalização tem afetado todos os setores e desencadeado mudanças nas organizações sociais de distintas perspectivas – econômica, política, social, cultural, ambiental –, gerando novas exigências para os países. Há uma diversidade de aspectos que caracterizam a globalização como multifacetada, não só pelos diferentes âmbitos da vida social em que se desenvolve, mas principalmente pelos impactos e seus efeitos heterogêneos sobre diferentes regiões, países e classes sociais. Tais processos têm implicações profundas para as políticas de saúde e a definição do que constitui a saúde das populações e seus determinantes (Buss, 1992; Arecebia, 1999).

Nas Américas, a população convive com velhos e novos problemas de saúde; os processos de modernização, urbanização e desenvolvimento econômico deram lugar a uma nova estrutura de morbimortalidade. Em um mesmo cenário ou território, coexistem doenças características de contextos sociais de baixíssimo desenvolvimento social e econômico, como as enfermidades transmissíveis por vetores e as infectocontagiosas, de um lado e, de outro, processos de adoecimento próprios das sociedades modernas (acidentes, doenças cardiovasculares, crônico-degenerativas, transtornos psíquicos). Assim, os sistemas de saúde enfrentam o sério desafio de oferecer respostas para um contexto sanitário muito heterogêneo e em fase de transição (Bronfman e Polanco, 2003).

O exacerbado aumento da densidade demográfica, a falta de saneamento, principalmente em locais com precárias condições socioeconômicas, e infraestrutura de saúde deficitária ou escassa incidem diretamente sobre os perfis epidemiológicos. Além disso, a mobilidade crescente das pessoas, dos bens e dos serviços acelera a transferência de riscos de doenças e de vulnerabilidades entre os povos, ao mesmo tempo que a relação entre saúde e desenvolvimento social e econômico é cada vez mais inter-relacionada e complexa. Tal contexto aponta para a necessidade de se pensar em uma perspectiva "global", que permita compreender os processos de globalização e a relação com e entre os níveis local, nacional e internacional.

Assim, é cada vez mais distante a possibilidade de se implementar um projeto conjunto de ações para a diminuição das desigualdades sociais, já que o poder econômico, do mercado, tem sido aquele que se constitui como única alternativa que faz eco no âmbito internacional. Nesse cenário, não é raro que se descreva a ação pública como aquela desprovida de qualidade, desqualificando-a a fim de aprimorar a hegemonia do privado.

UM NOVO CONCEITO DE COOPERAÇÃO TÉCNICA INTERNACIONAL EM SAÚDE

O conceito de Cooperação Técnica Internacional em Saúde, assim como o conceito de Saúde Internacional, tem evoluído historicamente, passando do enfoque de assistência técnica até a dimensão que incorpora a cooperação como atos conjuntos de trabalho. Na verdade, as distinções presentes referem-se ao foco de atuação, uma vez que variam desde a "entrega de conhecimentos elaborados no exterior e depositados" no país objeto de cooperação (Barillas et al., 1993) até o conceito que parte da realidade e do conhecimento nacionais – do país de origem – e que "requer" a cooperação para desenhar um projeto que seja orientado para a autonomia e a independência técnicas ou, ainda, conforme preconiza a OPAS, como um processo que deve partir da decisão e do compromisso dos países para integrar esforços na consecução de objetivos comuns.

O primeiro enfoque mencionado perpetua a dependência entre os países e, em decorrência disso, estabelece assimetria de polaridade nas relações de poder entre as partes envolvidas. Essa perspectiva é particularmente atual, com os processos de globalização dos mercados, contexto em que a Cooperação Técnica também se coloca à mercê da mercantilização, fortalecendo a dependência e cristalizando os monopólios de conhecimento.

Os processos desencadeados pelo confronto que culminou com a Segunda Guerra Mundial transformaram o contexto internacional no que tange aos processos de produção, assim como em relação à formatação das políticas de relacionamento entre os países. Mas, também no campo sanitário, consequências importantes podem ser verificadas, entre as quais uma das mais importantes foi a mudança de enfoque em termos do que se considera sobre a assistência quando se fala nos países "desenvolvidos" ou nos países "subdesenvolvidos". A conformação de blocos hegemônicos, a partir da Guerra Fria, fez tomar consistência a premissa de que o mundo desenvolvido, ao deter o poder econômico, tinha, de igual forma, o conhecimento/saber, além de recursos para "auxiliar" os países subdesenvolvidos. Assim, uma série de ações foi implementada nesses países, mascarada pelo enfoque humanitário. Nesse bojo, com o mote do "extermínio da pobreza" dos países subdesenvolvidos, a proposta de expansão do modelo de desenvolvimento dos países denominados desenvolvidos começou a ser aplicada sobre os primeiros.

Esse fenômeno reproduziu-se no campo da saúde, considerando-se que os problemas de saúde seriam determinantes e não o resultado do fracasso ou do sucesso de determinado modelo econômico. Isso fez que as nações em "vias de desenvolvimento" começassem a "receber" apoio econômico para a saúde. É nesse cenário que a presença de agências como a OMS, a OPAS, a United States Aid International Development (Usaid), ou mesmo organizações privadas, como fundações ou grupos voluntários, embriões das organizações não governamentais (ONGs), passou a predominar no panorama da assistência sanitária internacional (Montero e Gutierrez, 1993).

A tônica do trabalho desses organismos nos países subdesenvolvidos, na década de 1960, incidiu sobre a necessidade de desenvolver os serviços básicos de saúde nas áreas preventiva e curativa.

Subsequentemente, por ocasião da Conferência de Alma-Ata, em 1978, propôs-se a meta "Saúde para todos no ano 2000". O instrumento eleito para alcançar essa meta foi a Atenção Primária à Saúde (APS), que determinou uma abordagem que buscava a retirada do foco morbicentrista da concepção de saúde-doença, apontando a saúde como um elemento para o desenvolvimento dos povos, cuja conquista dar-se-ia por meio da participação social, da interdisciplinaridade e da intersetorialidade. Essa iniciativa deu, ainda que em parte, novo fôlego para as estratégias de Cooperação Técnica em Saúde.

As práticas de Cooperação Técnica devem se assentar na transparência das necessidades, e ser orientadas para a equidade e a ética, na democratização do conhecimento, na horizontalidade da cooperação, respeitando-se e aprendendo com o conhecimento dos outros, no firme posicionamento em favor da coletividade e não da oferta indiscriminada, no reforço das capacidades institucionais dos países e no apoio aos processos de transformação das condições de saúde e de vida.

Nesse sentido, o objetivo central da Cooperação Internacional em Saúde deve ser, segundo Ferreira et al. (1993), ampliar a capacidade dos países para intervir nos processos de cooperação. Assim, as atividades de Saúde Internacional seriam adotadas como instrumentos de diplomacia e de solidariedade e não como mecanismos para a dominação e a compaixão (que traz em si a ideia da subordinação). Depreende-se desse posicionamento que todos os países seriam celeiros em potencial para a Cooperação. Além disso, a Cooperação Técnica deve se traduzir como um processo interativo, multidirecional e que introduziria elementos para a transformação e para o encaminhamento de questões que, tradicionalmente, têm se constituído em problemas, como o financiamento, a organização e a prestação de serviços de saúde, além do desenvolvimento de recursos humanos, a participação social em saúde e o meio ambiente, entre outros.

Nesse sentido, a concepção de Cooperação Técnica deveria se caracterizar por:

- uma análise permanente da situação de saúde e do processo de decisão política que determina as prioridades nacionais do setor saúde; e
- projetos inscritos nas necessidades, estratégias e políticas inicialmente locais, regionais e mundiais.

Deve-se ter em mente que esse conceito vem sofrendo soluções de continuidade, uma vez que forças reatoras vêm repercutindo seriamente, entre as quais o processo de privatização de algumas atividades do setor saúde e o fortalecimento desproporcional de organizações não governamentais no desenvolvimento de atividades de saúde, sem o apoio correspondente do Estado como instância reguladora. Todas essas são atividades que contribuem para debilitar o papel do Estado e para aumentar a retórica de sua ineficiência.

Assim, a conformação de redes de cooperação horizontal entre países e o apoio à autogestão horizontal e à constituição de equipes interdisciplinares e intersetoriais constituem desafios para o estabelecimento de práticas renovadoras de Cooperação Técnica. É aqui que a Cooperação Técnica deve privilegiar a formação e a participação dos trabalhadores da saúde locais, no desenvolvimento de projetos aderentes às demandas nacionais.

Outro aspecto que merece atenção é o fato de que é necessário o aprimoramento de processos para a eficiência no uso de recursos de cooperação externa, mediante a coordenação adequada entre as agências de cooperação e as entidades nacionais, no sentido de se prevenir a redundância das ações. É nesse sentido que se poderiam evitar as potenciais disputas entre as agências de cooperação pelo controle do espaço geográfico ou temático, rompendo-se assim as relações clientelistas e feudais, que algumas agências de cooperação tradicionalmente mantêm. O diálogo deve ser conduzido de forma a se buscar a complementaridade e não a duplicação ou a multiplicação de ações.

A promoção da coordenação de atividades e a complementação de esforços com as organizações do terceiro setor que operam nos países, integrando-as e articulando-as num trabalho cooperativo, baseado nas prioridades nacionais que advêm das necessidades da coletividade, também é uma das tarefas a se empreender. Mas deve-se ter claro que não se advoga a substituição do papel fundamental do Estado por essas agências. Espera-se que elas possam potencializar a Cooperação, mas nunca ocupar a função regulatória do Estado.

Há que se considerar também que a Cooperação Técnica deve promover a difusão da tecnologia segundo os carecimentos. Por isso, é preciso ter claro que sempre há um conhecimento preliminar, o qual não deve ser descartado, mas recuperado por ocasião do desenho de projetos de Cooperação. Evitar-se-ia, dessa forma, o caminho que historicamente vem sendo trilhado, qual seja, o da incorporação de tecnologias estranhas e desnecessárias às demandas locais. Esse é um dos pontos centrais na dinâmica das relações de poder, uma vez que a produção de conhecimento tem estado concentrada no hemisfério norte. Em decorrência, resta ao hemisfério sul, de modo geral, o papel de eterno consumidor do que se produz no eixo norte, o que tem legitimado a assimetria nas relações, assimetria essa que se faz evidente pela provisão de matéria-prima e/ou de mão de obra para o usufruto dos países centrais. Dessa forma, a ciência e a técnica têm sido o umbral sobre o qual se apoia a dependência, nas áreas da investigação e do desenvolvimento.

Assim, o estudo e a intervenção sobre os problemas e as necessidades de saúde, por meio da perspectiva da saúde como tema de ordem internacional, deve incorporar as relações que se estabelecem entre os países, integrando as questões políticas, econômicas, as relações comerciais e diplomáticas, entre outras.

COMPARAÇÕES ENTRE SISTEMAS DE SAÚDE

Os sistemas de saúde podem ser uma oportunidade de ações concretas de cooperação internacional, uma vez que a análise comparativa tem demonstrado semelhanças entre os países, promovidas, em grande medida, pela disseminação de políticas sociais mais inclusivas, pela difusão dos avanços tecnológicos e pela transformação da doença em mercadoria (Conill, 2007). No que diz respeito às divergências, há enormes diferenças em relação ao acesso aos serviços oferecidos, à organização do sistema, ao modelo de gestão e quanto a seu desempenho.

A construção de sistemas de saúde obedece a diferentes lógicas dependendo do contexto social e político dos distintos países e de suas respectivas dinâmicas políticas, econômicas e sociais. O sistema de valores sociais, em especial os culturai, existentes em cada sociedade ou país, determina, por meio de decisões políticas, os marcos que orientam a organização e o funcionamento dos diversos setores que a compõem, entre eles o setor saúde. Em algumas sociedades, o Estado assume ampla responsabilidade em relação à saúde de seus cidadãos, explicitando, no arcabouço legal, a saúde como um direito cívico da população. Em outras, esse direito não é garantido para o conjunto da sociedade, mas orientado a parcelas específicas da população. Nesse sentido, os estudos comparativos dos sistemas de saúde em distintos países permitem analisar cada experiência tanto numa perspectiva singularizada, considerando-se as peculiaridades e as transformações engendradas no contexto sócio-histórico de uma determinada sociedade, quanto numa perspectiva mais ampla, procurando reuni-los por determinadas categorias ou características para então estabelecer aproximações a determinados modelos ou tipologias dos sistemas sanitários.

As origens dos sistemas sanitários estão relacionadas à concepção e à organização do sistema de seguridade social no mundo, que remonta à Idade Média. Na Europa, durante o século XIX, os trabalhadores industriais adotaram a modalidade de organizar associações e grêmios, incorporando os trabalhadores por conta própria, ainda que de forma voluntária. Na Prússia, em 1849, obrigou-se os empregadores e os empregados a contribuir para o financiamento de um seguro compulsório de saúde para os mineradores. A industrialização havia gerado na região a desarticulação das estruturas familiares e sociais rurais, num processo de urbanização descontrolado, com precárias condições de trabalho nas cidades. Os constantes protestos culminaram com a elaboração, por parte do governo, da *Carta Imperial,* em 1881, que declarava "o bem-estar social para os pobres essencial para a sobrevivência da nação" (Filgueira Lima, 2004). O chanceler Otto von Bismark propôs ao Parlamento alemão que a inscrição no sistema de seguro de saúde ocorresse de forma compulsória, o que deu início ao seguro-social conhecido como "bismarkiano". Em 1883, o Parlamento tornou compulsória a inscrição no sistema de seguro saúde. No ano seguinte, criou-se o seguro de acidentes e, mais tarde, o de invalidez e aposentadoria (1889), somando-se o seguro-desemprego em 1927.

Com a criação desse sistema, Bismarck pretendia solucionar o problema da marginalização dos trabalhadores industriais, evitando sua radicalização política. O seguro de saúde foi obrigatório para trabalhadores de determinadas indústrias ou até um determinado nível salarial fixado legalmente. Mas os industriais perceberam também a conveniência de programar as reformas devido ao alto custo que o absenteísmo por enfermidades lhes causava. Isso era mais importante ainda quando havia uma forte pressão governamental por superar os rendimentos do crescimento industrial da França e da Grã-Bretanha. Devido a esses fatores, os empregadores se dispunham a pagar um terço das contribuições, ao passo que os empregados foram obrigados a pagar os dois terços restantes. Os beneficiários recebiam prestações monetárias equivalentes a 50% do salário durante treze semanas no caso de doença, também no caso de parto de sua cônjuge, além da compensação por morte e um pacote mínimo de serviços de atenção médica, incluindo medicação, ao passo que ficava a cargo de cada um dos fundos eleger os serviços cobertos pela atenção hospitalar. A extensão da cobertura foi aumentando devido à inclusão de novos membros obrigatórios e à incorporação de novos grupos ocupacionais, como os trabalhadores do transporte e do setor comercial, as empregadas domésticas, os agricultores e os avicultores. Esse modelo de Seguro Social é aplicado, atualmente, em moldes semelhantes, também na França, na Bélgica, no Japão, na Holanda, na Argentina e no Uruguai, entre outros.

Outro modelo, conhecido como Sistema Universalista, é derivado do Relatório Beveridge, elaborado pelo inglês Lorde Beveridge, no fim da Segunda Guerra Mundial, quando a Grã-Bretanha se encontrava imersa em profunda crise econômica e social. A ideia fundamental desse documento era que todo membro de uma sociedade tem o direito legal de ser coberto pelos benefícios da seguridade social, e o Estado, mediante adequada destinação de recursos, deveria impedir, ou ao menos evitar, que alguns cidadãos viessem a ficar sem atendimento devido ao desemprego, a doenças ou à velhice. Está pautado na responsabilidade estatal de financiar o sistema com recursos públicos procedentes de impostos, prestar os serviços e garantir o acesso universal baseado no conceito de cidadania. Este se baseia na concepção de que todos os habitantes de um país têm o direito de receber os serviços básicos para sua atenção: "Os serviços sociais não devem ser diferenciados segundo critérios profissionais nem setores sociais; deveriam estar disponíveis para todos e oferecer proteção contra todos os riscos" (Filgueira Lima, 2004, p. 8). Entre os países que adotam esse modelo podem-se mencionar Inglaterra, Espanha e Brasil.

O último modelo de "seguridade social", que na verdade nem pode ser considerado como tal, diz respeito ao modelo de seguro privado, financiado por pagamentos diretos dos usuários, calculados com base no risco e no tipo de serviço contratado, podendo ser contratados de forma individual ou coletiva, na maioria dos casos pelos empregadores. Esse tipo de seguro resulta ser altamente inequitativo, pois deixa livre a compra de serviços e sua contratação a uma multiplicidade de planos com dependência da capacidade de pagamento do beneficiário. O que é possível constatar, com relação ao modelo de seguro privado, é que a grande maioria dos países nele encontra uma possibilidade de ofertar à população serviços que não estão cobertos pelo sistema público, tendo, portanto, um sentido de complementaridade.

Conill (2006), em publicação-síntese do Fórum Mercosul sobre Integração Regional e Sistemas de Saúde, ressaltou a importância de se distinguir *sistema de serviços* de *sistemas de saúde* de uma perspectiva conceitual, uma vez que sistemas de saúde se referem à saúde em sentido amplo, como manifestação objetiva das condições de vida de uma população determinada, resultante da ação intersetorial de diferentes sistemas. Como parte do sistema de saúde, há oferta de serviços que correspondem ao conjunto de atividades cujo principal propósito é promover, restaurar e manter a saúde de uma determinada população.

De acordo com a autora, os estudos de análise comparada de sistemas de serviços de saúde podem ser agrupados em três grandes blocos: 1) análise de situação e monitoramento de tendências predominantes nos organismos internacionais; 2) estudos avaliativos que buscam determinar evidências em formas alternativas para financiar, regular, organizar e prestar serviços, através da comparação entre países e regiões ou mesmo entre modalidades de assistência; e 3) estudos com orientação mais crítica, que têm evidenciado preocupação em apontar, por exemplo, o papel ideológico dos organismos internacionais, os interesses do capital financeiro na expansão de planos de saúde privados para a América Latina e o impacto para a equidade das reformas ocorridas no continente.

Conill (2006) aponta ainda que há uma "nova modalidade" de estudos comparados que vêm se impõem no contexto da globalização. Além de demandarem a necessidade de um mapeamento de aspectos não apenas organizacionais, mas sociais e culturais, demandam o estabelecimento de parcerias e de intercâmbios entre países, tendo em vista a necessidade e o desafio do funcionamento em redes. Exemplo dessa nova perspectiva de análise comparativa é o Observatório Europeu de Sistemas de Saúde que, em parceria com a OMS, com governos e com instituições acadêmicas desenvolve perfis de sistemas e reformas de saúde, a partir de uma matriz descritiva analítica comum, para fins de monitoramento no âmbito da União Europeia. As informações geradas pelo Observatório servem de guia para a tomada de decisões relativas ao setor sanitário e ao delineamento de diretrizes, objetivos e metas comuns para serem implementadas pelos países-membros.

O Observatório da União Europeia pode ser considerado um modelo para apoiar ações no campo da saúde para os países que buscam a integração regional, como é o caso do Mercosul ou, mais recentemente, da Unasul. Não se trata de copiar modelos que não são nossos, mas se colocar o desafio de construir uma perspectiva regional para o enfrentamento das questões que nos são comuns. Ventura (2006) destaca que conhecemos os interesses gerais de aproximação entre os membros do Mercosul, porém há muita dificuldade em incluir os temas de integração regional na agenda política nacional e, ao se acordar políticas regionais, traduzi-las em metas concretas. No campo da saúde, trata-se de elaborar conjuntamente políticas públicas regionais, considerando a possibilidade de se perceber os problemas de uma perspectiva não mais nacionalizada, mas sul-americana, o que requer um enfoque regional que priorize a solidariedade em detrimento da competitividade, da rivalidade e da concorrência entre os países do bloco. Tais políticas regionais poderiam contribuir para a consolidação de uma agenda duradoura de cooperação técnica mais horizontal, ao ampliar as bases institucionais onde se assenta essa agenda, inserida no contexto das relações políticas entre Estados. Esse parece ser um dos desafios e oportunidades para a cooperação horizontal na contemporaneidade.

CONSIDERAÇÕES FINAIS

A Saúde Internacional é um importante campo de conhecimentos e práticas que deve estar voltado:

- à eliminação das desigualdades de saúde e, tendo em vista que deve conceber a saúde como determinada socialmente, deve pretender, também, a eliminação das desigualdades sociais;

- à promoção de mecanismos de integração e de cooperação entre os países;
- ao fomento do prevalecimento de uma ordem mundial simétrica e multipolar;
- ao fomento das práticas de participação popular na condução da sociedade;
- à promoção da acessibilidade à assistência à saúde;
- ao limite do uso de tecnologias médicas adotadas indiscriminadamente; e
- ao fomento de ações que emanem do setor público.

Kickbusch (2000) acrescenta à perspectiva "global" a ideia de governança. Em seu entender, a temática da saúde tem-se destacado como aquela em que é pertinente a discussão em torno de uma lógica de governança internacional, exatamente devido às suas características de bem público global.

De forma geral, governança pode ser definida como um "processo no qual uma organização ou sociedade mobiliza a si mesma" (Rosenau apud Kickbusch e Buse, 2001). Governança envolve o estabelecimento e a operacionalização de sistemas de regras, normas e processos de decisão, que guiem e orientem o comportamento e a interação social, por meio dos indivíduos e das instituições. Também envolve a criação e o uso de instrumentos como formas de agregar e equilibrar diversos interesses em jogo em prol de uma meta comum.

As principais questões relacionadas atualmente com o tema da governança referem-se à organização de novas relações dos indivíduos e das sociedades entre si, no sentido de buscar o equilíbrio entre os diversos interesses em jogo com o intuito de elaborar, articular e desenvolver ações integradas, dirigidas para o setor, a área ou a política que se pretende dinamizar.

Essa organização de novas relações dos indivíduos e das sociedades entre si implica uma nova arquitetura das articulações sociais, onde se incluem parcerias de diversos tipos, decisões conjuntas e participativas de atores que, anteriormente, agiam isoladamente. Nesse contexto, informação e comunicação são fundamentalmente importantes e requerem enfoque privilegiado (Dowbor, 2002).

Com esses pressupostos e com o consenso em torno da necessidade da governança, há a subordinação da economia ao critério do interesse público, que deve sobrepor-se aos interesses específicos de cada grupo ou segmento social e/ou corporativo.

Assim, um dos papéis da governança deve ser a delimitação das categorias de bens que entram e das que não entram na dinâmica e nas regras do mercado. É preciso identificar e estabelecer consenso em torno dos chamados bens públicos globais, ou seja, os serviços ou os bens que correspondem a direitos universais quanto à sua finalidade. Esses são caracterizados por sua não exclusividade, ou seja, uma vez produzido, seu benefício deve ser disponibilizado para todos (Kickbusch, 2000).

Nesse sentido, a governança fundamenta-se em uma ética de responsabilidade, que diz respeito à construção de um mundo responsável, plural e solidário. A responsabilidade tem uma significação moral, relacionada com o fato de que o exercício da responsabilidade de cada um o torna membro da comunidade e o vincula a esta (Calame, 2004).

Nesse contexto, cabe formular a questão tão em voga atualmente: qual deve ser o papel das agências internacionais, como OMS, OPAS, OMC e outras que têm interface direta ou indiretamente com a área da saúde? Os aspectos regulatórios sob sua responsabilidade precisam se pautar pelo reconhecimento das desigualdades e advogar pela equidade e pelo acesso à cidadania terrena, conforme preconiza Morin (2000).

Devido à importância econômica e cultural indubitável do Brasil, ainda que com necessidade de superar décadas de atraso, é inegável seu potencial em termos de albergar um projeto que leve à multipolaridade e à contribuição para a simetria de poder entre os povos.

Estas devem ser as linhas prioritárias de ação que se vislumbram para este século. Enfrentá-las é tarefa de várias categorias profissionais e de diversos setores, onde heterodoxamente se reconstrua uma nova qualidade de vida, que evidencie acesso digno de todos os segmentos populacionais.

REFERÊNCIAS BIBLIOGRÁFICAS

1. Arencebia MG. Globalización cultural una aproximación conceptual. Disponível em: <http://www.monografias.com/trabajos11/revcult/revcult.shtml>. Acesso em: dez. 2002.
2. Brofman M e Polanco JD. La Cooperación Técnica Internacional y las políticas de salud. Anais do Congresso de Saúde Coletiva, 2003. Ciências Sociais e Saúde na América Latina: visões contemporâneas. ABRASCO. v.8, n.1, p.227-39, 2003.
3. Buss PM. Salud Internacional. Aproximaciones al concepto y a las prácticas. In: OPAS. Organización Panamericana de la Salud. Salud Internacional: un debate Norte-Sur. Washington, DC: OPS, 1992. p.241-50.
4. Calame P. (coord.) Princípios para a governança no século XXI: princípios comuns da governança aplicáveis tanto à gestão local quanto à governança mundial, oriundos dos trabalhos da Aliança por um mundo responsável, plural e solidário. São Paulo, Instituto Polis, 2004.
5. Conill EM. Sistemas comparados de saúde. In: Campos, GWS; Minayo, MCS, Akerman M; Drumond JM; Carvalho, YM. Tratado de saúde coletiva. Rio de Janeiro, Hucitec; Fiocruz, 2006. p.563-613. (Saúde em debate, 170).
6. Dante OG. La evolución de la Salud Internacional en el siglo XX. Revista Salud Pública Mex. 33:314-329, 1991.
7. Dowbor LA Comunidade Inteligente: visitando as experiências de gestão local. In: Spink P; Cacciabava S. (orgs.). Novos contornos da gestão local. São Paulo, 2002, v.1, p.33-73.
8. Duroselle JB. Todo império perecerá. Brasília/São Paulo, Ed. UnB, Imprensa Oficial, 2000.
9. Filgueira Lima E. Los sistemas de salud: una mirada abarcativa para delinear nuestro futuro. Buenos Aires, Septiembre, 2004.
10. Guimarães SP. Quinhentos anos de periferia. 4.ed. Porto Alegre/Rio de Janeiro, Ed. da UFRGS/Contraponto, 2002.
11. Kickbusch I. The development of international health policies – accountability intact? Social Science & Medicine 51:979-989, 2000.
12. Kickbusch I; Buse K. Global influences and global responses: international health at the turn of the twenty-first century. In: Merson, MH; Black, RE; Mills, AJ. International Public Health: diseases, programs, systems and policies. Aspen Publication, 2001. Cap. 14.
13. Morin E. Os sete saberes necessários à educação do fututo. São Paulo: Cortez, 2000.

14. OPAS. Organización Panamericana de la Salud. Historia de la Organización Panamericana de la Salud. Pro Salute Novi Mundi. Washington, DC.; OPS, p.118-20, 1992.

15. Rovere, M. Conferência da Saúde Internacional para a Saúde Global: aspectos históricos e teóricos. In: Cecovisa, Faculdade de Saúde Pública da USP. Relatório do Seminário "Saúde Global em perspectiva: novos desafios para a saúde pública brasileira", realizado em de 6 de abril de 2006.

16. Terris, M. El liderazgo en el campo de la Salud Internacional. Mimeo. s/d.

17. Ventura, DFL. Conferência Atenção à saúde. In: Cecovisa – Faculdade de Saúde Pública da USP. Relatório do Seminário "Saúde Global em perspectiva: novos desafios para a saúde pública brasileira", realizado em de 6 de abril de 2006.

Práticas de Saúde Pública 16

Paulo Capel Narvai
Paulo Frazão São Pedro

As práticas de Saúde Pública correspondem às ações que, conduzidas direta ou indiretamente pelo Estado, visam a resolução de problemas da área. Essa frase, aparentemente uma obviedade, encerra contudo aspectos bastante complexos, como se verá neste capítulo. Contém, por exemplo, algumas perguntas para as quais o senso comum não é suficiente para responder adequadamente. A começar por saúde: o que é "saúde"? E "Saúde Pública"? O que é um "problema de saúde"? E um "problema de Saúde Pública"? O que significa a "resolução de problemas de Saúde Pública"?

Tais questões são tão complexas que, certamente, não serão resolvidas neste capítulo. Assim, a despeito da obviedade da frase inicial – que parece saída de algum discurso do Conselheiro Acácio, o célebre personagem que Eça de Queirós consagrou em *O primo Basílio* –, os elementos que a compõem requerem reflexão. Se, no fim deste texto, o leitor puder compartilhar a afirmação de que o senso comum não é suficiente para responder adequadamente às questões suscitadas pela frase inicial, então nosso objetivo terá sido atingido. É indispensável assinalar, porém, que se pretende apenas o esclarecimento de conceitos básicos necessários à compreensão da Saúde Pública como um campo de conhecimento e práticas essencialmente multiprofissional e transdisciplinar – posto que não compreende apenas um conjunto de disciplinas, nem áreas ou vertentes entre disciplinas, mas novos territórios e espaços que se projetam para além do campo onde as disciplinas tradicionalmente operam. Assim, tendo em vista a complexidade decorrente dessas características, o objetivo deste capítulo é, tão somente, introduzir o leitor no campo da Saúde Pública e de algum modo apresentá-la, tomando como referência as práticas nessa área.

SAÚDE

Quando, no pós-Segunda Guerra Mundial, a Organização das Nações Unidas (ONU) foi criada e, nesse processo, deliberou-se pela criação da Organização Mundial da Saúde (OMS) em 7 de abril de 1947 (Scliar, 1987), houve que definir "saúde", pois, afinal, uma organização mundial estava sendo criada para lidar com o assunto. Aliás, essa data é comemorada como o Dia Mundial da Saúde. Na ocasião, a saúde foi definida como "um estado de completo bem-estar físico, mental e social e não apenas a ausência de doença ou enfermidade" (OMS, 1960). Essa já se constitui numa definição clássica e, por largamente difundida, não pode ser ignorada por tantos quantos se ocupem do conceito de "saúde".

Uma das muitas críticas a esse conceito, que apesar de tudo é o mais conhecido entre os profissionais do setor, é a de que é utópico, pois "completo bem-estar físico, mental e social" é uma condição muito difícil, senão impossível, de se alcançar – isso sem entrar no mérito do que significa "bem-estar" para cada pessoa... Terris (1992) chega a propor que o termo "completo" seja retirado da definição, "já que saúde não é um estado absoluto". Com efeito, e para citar apenas um autor clássico, entre tantos que se ocuparam do conceito de saúde, já em meados do século passado Hanlon (1955) afirmava que essa definição, por ser subjetiva, não tinha utilidade operacional, sendo mais uma "declaração de princípios e não propriamente uma definição".

A afirmação da saúde como algo diferente do que simplesmente não apresentar enfermidade destoa do senso comum. Para as pessoas, salvo exceções, tem saúde quem não está doente ou enfermo, e poucos se ocupam do tema além disso. Para o senso comum, doença e enfermidade significam a mesma coisa. Mesmo entre acadêmicos não há consenso sobre os conceitos de "saúde" e "doença". A polêmica está acesa há muito tempo e nada indica que cessará em breve. A saúde como ausência de doença ou enfermidade tem defensores não apenas entre profissionais de saúde, mas também no meio acadêmico, conforme assinalado por Almeida-Filho & Jucá (2002) em suas considerações sobre a teoria funcionalista de Cristopher Boorse. Podem-se identificar pelo menos três planos de descrição da condição de saúde: os planos subindividual, individual e coletivo. Para Minayo (1994), "saúde é um fenômeno clínico e sociológico vivido culturalmente".

Embora a definição de saúde seja, portanto, uma questão em aberto no mundo acadêmico, aceita-se em termos práticos, e para fins operativos, que no plano subindividual a "saúde" é uma das dimensões de um complexo de reações químicas, interações celulares e fluxos físicos em nível molecular, tissular e sistêmico. A capacidade de uma célula, tecido ou órgão para se adaptar e produzir respostas decorrentes de modificações no meio interno e externo nos diferentes níveis de desenvolvimento biológico caracteriza o surgimento, ou não, de um estado patológico.

No plano individual, a saúde é uma das dimensões de um processo em que se alternam, dinamicamente, graus variados de disfunções ou anormalidades e graus variados de normalidades ou funcionalidades orgânicas, em que estas predominam sobre aquelas. Quando predominam graus variados de anormalidades e disfunções, a ponto de serem detectadas pelo indivíduo mediante queda no ânimo, perturbação, irritação ou algum sintoma de problema físico ou dor, há enfermidade. Quando o quadro clínico corresponde a entidades nosológicas normativas a ponto de serem detectadas pelo profissional de saúde, considera-se que há doença, ainda que o indivíduo portador não perceba sinais nem sintomas. Tais disfunções e anormalidades ocorrem em indivíduos que são simultaneamente seres sociais e organismos biológicos. Assim, qualquer alteração de saúde resulta não apenas de aspectos biológicos, mas também das condições gerais da existência dos indivíduos, grupos e classes sociais, abrangendo dimensões individuais e coletivas. No plano individual, os momentos extremos seriam, de um lado, o tal "mais perfeito bem-estar" e, de outro, a morte, com uma série de eventos intermediários. Para Leser et al. (1985), qualquer que seja o estímulo produtor de doença e qualquer que seja a natureza e a magnitude da resposta do indivíduo, o resultado é um processo, entendendo-se como tal uma série de eventos concomitantes ou sucessivos.

No plano coletivo, o processo saúde-doença é mais do que a soma das condições orgânicas de cada indivíduo que integra um grupo ou população. Embora a situação de saúde de uma comunidade seja geralmente representada por indicadores quantitativos, aspectos e dimensões qualitativas também podem ser usadas para caracterizá-la. Medidas demográficas e epidemiológicas, indicadores relativos a óbitos, doenças, serviços de saúde, riscos de adoecer e morrer e às condições de vida são exemplos de alguns indicadores que podem ser empregados. Nesse plano, saúde-doença é considerada expressão de um processo social mais amplo que resulta de uma complexa trama de fatores e relações, representadas por determinantes mais próximos e mais distantes do fenômeno, conforme o nível de análise: familiar, domiciliar, por microárea, bairro, município, região, país e continente.

Assim, apenas em situações muito específicas a "saúde" resulta da disponibilidade e do acesso aos serviços de saúde. Dessa forma, o "direito à saúde" deveria ser compreendido como algo muito mais abrangente e profundo do que, simplesmente, o "direito de acesso aos serviços de saúde", uma vez que a saúde não resulta sempre, diretamente, das ações produzidas por esses serviços. Nessa perspectiva, embora indispensáveis para oferecer conforto, controlar a dor e reduzir o sofrimento, os serviços teriam um papel apenas modesto na produção de melhores níveis de saúde no plano coletivo.

A Constituição brasileira de 1988 afirma as ações de saúde como de "relevância pública" (Brasil, 1988). Isso decorre do reconhecimento de que a "saúde" é um bem público puro por apresentar, entre outros aspectos, algumas características que a distinguem de outros tipos de bens e serviços. Narvai (1998), com base na obra de Riani (1986), assinala que entre essas características estão a:

- **Universalidade**: decorre do fato de que é imprescindível que todos, sem exceção, usufruam-na. Não fosse "apenas" por razões humanitárias e de justiça social, também por razões epidemiológicas: ainda que lesões ou casos ou condições especiais se localizem em corpos (entes individuais, portanto), tais corpos portam algo que interessa e, às vezes, ameaça a todos na sociedade, pois esse algo que portam representa algum risco para todos e não apenas um risco individual. Para ficar em apenas um exemplo, veja-se o caso da tuberculose. Assim, longe de ser "um problema pessoal" a saúde-doença, reconhecidamente, interessa e diz respeito a todos, mesmo quando se reconhece e respeita a dimensão privada do evento;

- **Imaterialidade**: em razão de não ter existência material exterior às pessoas. Essa característica é bem ilustrada pela doação de um órgão. O órgão tem expressão material e, portanto, pode ser doado. Mas a "saúde" do doador, não. Para que o receptor alcance um estado de higidez, receber o órgão doado é condição necessária, mas não suficiente. Ou seja, pode-se até doar órgãos para terceiros, mas a própria "saúde", não;
- **Indivisibilidade**: não tendo existência material externa, não é possível decompor a saúde em componentes, como se faz com certos bens. Entretanto, mesmo em sua manifestação material interna (a higidez ou o comprometimento patológico de um ou mais órgãos) tem-se, individualmente, uma condição única não passível de ser considerada em separado. Por essa razão, conforme se sabe, expressões como "saúde bucal", "saúde mental" ou equivalentes têm finalidades meramente didáticas ou operacionais;
- **Inapropriabilidade**: em consequência de não ser possível, pelas características anteriormente mencionadas, transformar "saúde" em mercadoria. Não é possível a alguém apropriar-se da saúde do outro. É possível tratar bens e serviços relacionados à saúde-doença como mercadorias: medicamentos, "hotelaria" em hospitais, prestação de serviços profissionais de assistência, próteses, órteses etc. E, portanto, vendê-los como mercadorias. Mas isso não se confunde com "vender saúde" – o que, de resto, simplesmente não é possível. Cabe assinalar, a propósito, que o povo, em sua sabedoria, costuma simplificar as coisas. Basta lembrar da satisfação quando alguém estimado está "vendendo saúde" – neste caso, com significado oposto ao "vender saúde" referido anteriormente. A alegria resulta apenas da compreensão, compartilhada por todos, em todas as classes sociais e níveis de escolaridade, de que de fato "saúde não tem preço".

Tais considerações podem parecer excessivamente "teóricas" ou inócuas, mas têm importantes implicações para as práticas de Saúde Pública, uma vez que desconsiderar um ou mais desses aspectos pode levar muitas intervenções ao fracasso, inclusive com desperdício de recursos públicos nas situações em que não se observa impacto nos níveis de saúde das populações.

É oportuno, também, assinalar que os participantes da 12ª Conferência Nacional de Saúde (CNS, 2004), realizada em Brasília de 7 a 11/12/2003, ao debater o direito à saúde deliberaram que

> (...) o conceito ampliado de saúde elaborado na 8ª Conferência Nacional de Saúde define que "saúde é a resultante das condições de alimentação, habitação, educação, renda, meio ambiente, trabalho, transporte, emprego, lazer, liberdade, acesso e posse da terra e acesso a serviços de saúde". Essa definição envolve reconhecer o ser humano como ser integral e a saúde como qualidade de vida. O conceito de cidadania que a Constituição assegura deve ser traduzido nas condições de vida e da participação social da população. Essas condições, que são historicamente determinadas, devem, por sua vez, considerar as desigualdades, diversidade étnico-racial e cultural presentes

na sociedade brasileira. Entretanto, no Brasil, é histórica e estrutural a divergência entre o desenvolvimento econômico e o desenvolvimento humano e social.

Os participantes da 12ª CNS afirmaram também que

> (...) a desigualdade social que se manifesta pela crescente concentração de renda, acarretando pobreza e exclusão social, constitui um desafio para garantir os direitos de saúde da população. Além disso, no Brasil os padrões de exclusão e a incidência da pobreza são também determinados pelas desigualdades de gênero, raça [*sic*], etnia e geração. Nesse sentido, para efetivar o direito à saúde é necessário romper a espiral multidimensional que caracteriza esses vários processos de exclusão, fruto da política macroeconômica. Depende, portanto, do provimento de políticas sociais e econômicas que assegurem desenvolvimento econômico sustentável e distribuição de renda, e de recursos materiais, cabendo especificamente ao SUS [Sistema Único de Saúde] a promoção, proteção e recuperação da saúde dos indivíduos e das coletividades de forma equitativa, respeitando as diferenças. (...) Promover a equidade na atenção à saúde, reduzir as desigualdades regionais, ampliar a oferta de ações de saúde garantindo a universalidade do acesso aos mais afetados pelas desigualdades sociais, de gênero, raça [*sic*], etnias, geração, populações itinerantes e vulneráveis são os desafios postos para que o direito deixe de ser mais que declaração e passe a integrar o cotidiano da vida dos brasileiros.

Para os participantes do Primeiro Fórum Social Mundial da Saúde, realizado em Porto Alegre, Brasil, de 23 a 25 de janeiro de 2005, a saúde é "um direito humano, econômico, social e cultural diretamente vinculado ao direito fundamental à vida e, portanto, passível de ser exigido de forma imediata", questionando-se, portanto, o "caráter de progressividade" em sua efetivação (FSMS, 2005).

SAÚDE PÚBLICA

É bem conhecida a clássica definição de Saúde Pública formulada por Winslow (1877-1957), a qual pode ser encontrada na maioria dos bons manuais sobre o assunto:

> (...) Saúde Pública é a ciência e a arte de evitar doença, prolongar a vida e promover a saúde física e mental, e a eficiência, através de esforços organizados da comunidade, visando o saneamento do meio, o controle das infecções comunitárias, a educação do indivíduo nos princípios da higiene pessoal, a organização de serviços médicos e de enfermagem para o diagnóstico precoce e o tratamento da doença e o desenvolvimento dos mecanismos sociais que assegurarão a cada pessoa na comunidade o padrão de vida adequado para a manutenção da saúde. (*apud* Hanlon, 1955)

Neste capítulo cabe indicar, mesmo que brevemente, alguns períodos que marcaram a história da Saúde Pública.

Há consenso entre os estudiosos sobre a singularidade do mundo greco-romano. Rosen (1994), por exemplo, conta sua história da Saúde Pública partindo desse período e assinalando que os grandes médicos da Grécia eram também filósofos naturais, cujo objetivo não era apenas lidar com problemas de saúde, mas também sondar a constituição do universo e entender as relações entre homem e natureza. A saúde-doença decorreria da desarmonia entre homem e ambiente. O livro hipocrático *Dos ares, águas e lugares*, tido como "o texto epidemiológico fundamental por mais de dois mil anos" é obra emblemática desse período.

Durante a Idade Média (500-1500), as relações homem-natureza perderam força na explicação dos fenômenos de saúde-doença e ganharam força as explicações sobrenaturais, sobretudo o "desagrado de Deus". É significativa nesse sentido a explicação que se dava ao acometimento de "lepra", tido como resultado da vontade divina ("castigo").

Rosen (1994) denomina como "velha Saúde Pública" a esses períodos que abrangem a Antiguidade e a Idade Média, nos quais predominam as explicações sobrenaturais ou com base em fenômenos da natureza, para a saúde e a doença. As práticas dessa "velha Saúde Pública" são conformes com tais explicações e seus focos se dirigem aos miasmas, às "entidades" patológicas, ao "contágio", à reclusão e ao isolamento.

O Renascimento e o Iluminismo abrem um novo período na história da Saúde Pública. Diferentes visões centradas no homem e em seu meio ambiente passam a nutrir as explicações sobre o tema. Os estudos sobre o corpo humano, interditados no período medieval, prosperam. Retoma-se, de certo modo, mas em outro patamar, as relações homem-natureza do período greco-romano. A evolução e a difusão da ciência vão criando as bases de um conhecimento que, após a Revolução Comercial e Industrial, transformaria radical e profundamente a Saúde Pública – em compasso, por certo, com as transformações igualmente radicais e profundas que a industrialização e a vida moderna trariam. Mas persistiriam, por muito tempo ainda, as explicações baseadas em miasmas e "contágios".

No contexto de dramáticos problemas de Saúde Pública, provocados por avassaladoras epidemias exigindo medidas coletivas, contribuições fundamentais que até hoje orientam a teoria e a prática da Saúde Pública foram dadas por importantes estudiosos como Villermé, Farr, Engels, Chadwick e Virchow, a partir do século XIX. A relação da Saúde Pública com o Estado, o espaço e a força de trabalho e os vários aspectos decorrentes relacionados ao poder, à produção e ao consumo de bens e serviços e ao ambiente social e natural vão, cada vez mais, se consolidando na construção tanto de seu corpo de conhecimentos como de seu âmbito de práticas (Foucault, 1979).

O advento da era bacteriológica (1875) corresponde a um novo percurso histórico. Se uma parte da mortalidade foi reduzida pela melhoria nas condições gerais de vida, entre as quais a alimentação, a nutrição e moradias nos países mais industrializados (McKeown & Lowe, 1968), uma fração adicional vai ser impulsionada pela descoberta das vacinas e sua aplicação na saúde infantil. O desenvolvimento técnico-científico da microbiologia e a perspectiva de identificar elementos causais específicos para cada enfermidade tiveram, e de certo modo, continuam tendo profundas implicações para a Saúde Pública e as práticas sanitárias.

A primeira metade do século XX foi marcada por essa possibilidade que viria a ser fortemente questionada nas últimas décadas do século passado, com o fortalecimento de modelos explicativos da saúde-doença, em que aspectos não biológicos ganharam relevância nos diferentes níveis de determinação do complexo causal. Tais modelos explicativos implicaram mudanças substantivas nos processos de planejamento e desenvolvimento de ações e serviços de Saúde Pública.

Mas o limiar do século XXI, com o sequenciamento do genoma humano e o desenvolvimento da genética, descortinou novos e inusitados horizontes para a Saúde Pública. Para Agudelo (2003), o deciframento do código genético tem um potencial incalculável de transformação do saber e das práticas relacionadas com a vida em geral e com a saúde e a Saúde Pública em particular. Não é possível, segundo o autor, escapar da discussão desses fatos nem do impacto por eles gerados. Não parece ser essencial saber até onde chegarão os avanços da ciência no conhecimento da vida, mas se isso se traduzirá ou não em vida melhor para todas as espécies, em especial a humana. Para Agudelo, as interrogações ainda não resolvidas têm transcendência para a sociedade e a Saúde Pública quanto à privacidade e à justiça no uso e na interpretação da informação genética, à incorporação das novas tecnologias à clínica e às implicações e desafios do avanço genético sobre a formação em Saúde e Saúde Pública. À primeira vista, tudo indica que o sequenciamento do genoma humano é a consagração definitiva e irrefutável da racionalidade bionatural, das ciências positivas e da primazia do individual sobre o coletivo. Agudelo admite que talvez seja mesmo assim, mas que também pode ser o contrário. Argumenta que, se, definitivamente, o que o genoma expressa é a "impressão" no indivíduo, pela via química e hereditária, do resumo de toda a trajetória da humanidade, também se estaria a ponto de entender o biológico como materialização do social, abrindo-se assim a possibilidade de se construir um paradigma alternativo e integrador de ambos os níveis.

PROBLEMA DE SAÚDE, PROBLEMA DE SAÚDE PÚBLICA

À complexidade da definição de saúde associam-se as dificuldades para conceituar "problema de saúde", uma vez que, para além das situações típicas em que há inequívoco comprometimento de estruturas e processos essenciais a uma ou a mais funções orgânicas, há inúmeras situações em que a variabilidade individual faz que o que é problema para um não o seja para outro. No âmbito do psiquismo, de outra parte, as dificuldades apenas aumentam quando se tenta fixar definições. Em outras tantas situações, é fugaz o comprometimento de estruturas e processos orgânicos, de modo que não chegam a se constituir em dificuldade relevante, pois são resolvidas por homeostasia.

Não obstante as dificuldades com o conceito de "problema de saúde", Sinai (*apud* Chaves, 1977) considera que um problema de saúde é um problema de Saúde Pública quando:

a) constitui causa comum de morbidade ou mortalidade;
b) há métodos eficazes de prevenção e controle; e
c) os métodos não estão sendo adequadamente usados.

Dessa forma, não basta que um problema de saúde seja "importante", mesmo quando envolve algum grau de incapacidade, para que se transforme num "problema de Saúde Pública". Para isso, é preciso mais: é necessário que uma determinada comunidade, em situações históricas concretas, assim o considere. Para Eduardo (1998), um problema de Saúde Pública corresponde à representação social de necessidades ou agravos de saúde, definidas por atores sociais e decorrentes das condições de vida e do modo de produção econômico-social. Assim, pode-se afirmar que problemas de Saúde Pública são problemas que, acometendo certo número de indivíduos, e sendo passíveis de se tornarem objetos de ações individuais ou coletivas para sua prevenção e controle em termos populacionais, adquirem relevância tal que se justifica a intervenção do Estado para atender demandas da sociedade, com a correspondente alocação de recursos públicos. Pode-se, em decorrência, afirmar que problemas de saúde se tornam problemas de Saúde Pública quando sua expressão social requer a adoção de uma ou mais políticas públicas para seu enfrentamento, resolução ou controle. Desse modo, problemas de saúde, por mais que sejam significativos para um ou mais indivíduos, não são considerados problemas de Saúde Pública quando não implicam as políticas públicas.

É imprescindível, portanto, que problemas de Saúde Pública não sejam definidos nem identificados em abstrato, fora do jogo concreto de embates, enfrentamentos, pressões e contrapressões, uma vez que, dado que as intervenções de Saúde Pública têm custos e que os recursos que lhes são alocados são escassos, as sociedades elegem prioridades. É complexo o processo de eleição de prioridades por envolver disponibilidades de recursos, atribuições de valor, conflitos de interesses, circunstâncias históricas e, certamente, disputas políticas. Por isso, tão importante quanto identificar problemas de Saúde Pública é eleger prioridades para as intervenções de Saúde Pública.

Para Chaves (1977), o estabelecimento de prioridades em Saúde Pública é feito levando-se em conta principalmente os seguintes critérios:

a) número de pessoas atingidas (relacionado com a magnitude ou a expressão populacional do problema);
b) seriedade ou gravidade ou grau do dano causado (relacionado com a viabilidade política de implementar ações de Saúde Pública);
c) possibilidade de atuação eficiente (relacionado com a factibilidade técnica de enfrentar o problema, tendo em vista os conhecimentos disponíveis, e a relação custo-benefício derivada dos recursos e das tecnologias adotadas para a intervenção);
d) custo *per capita* (relacionado com a viabilidade econômica da intervenção de Saúde Pública); e

e) grau de interesse da comunidade (relacionado com as implicações socioeconômicas do problema a ser enfrentado).

Desse elenco de critérios e condicionalidades resulta que, quando um determinado problema não é sensível à ação de saúde desenvolvida para resolvê-lo, ou seja, quando a ação não é efetiva, mesmo que seja elevado o número de pessoas atingidas, ainda assim pode acontecer de o problema não ser considerado de Saúde Pública. O mesmo ocorre com o impacto causado pelo problema que Chaves denominou "seriedade do dano": se o dano causado é bem tolerado pela comunidade, levando em conta a situação histórica concreta na qual todos estão imersos, então mesmo havendo possibilidade de desenvolver ações eficazes um determinado problema pode não ser considerado prioritário, devido aos custos ou a outros aspectos. Um princípio consagrado nas práticas de Saúde Pública diz respeito ao fato de que uma determinada ação de saúde é tanto mais uma ação de Saúde Pública quanto menor o número de vezes que tiver de ser realizada e maior sua efetividade – ou seja, sua capacidade de resolver o problema para o maior número de pessoas e com o menor custo possível.

Com grande frequência, tomadores de decisão em Saúde Pública se veem em situações em que o essencial não é saber se há possibilidade (recursos e tecnologias) para conduzir determinadas ações, mas se são elas as que devem ser realizadas, uma vez que optar por algumas pode significar a impossibilidade de realizar outras, dada a exiguidade dos recursos – que aumenta em países dependentes como é o caso do Brasil. Não se trata, portanto, reiterando, de saber se é possível e necessário realizar uma determinada ação, mas se é essa a ação que deve ser priorizada para a aplicação de recursos públicos, em geral escassos, numa determinada situação concreta, num determinado contexto histórico. Assim, considerando que essas decisões sempre envolvem poder e cálculos políticos, tanto maior a importância de se criar e desenvolver organizações comunitárias e conquistar e manter práticas democráticas.

PRÁTICA DE SAÚDE PÚBLICA

A história do que se pode denominar hoje como "prática de Saúde Pública" é a história das intervenções do poder nas comunidades humanas com a finalidade de controlar fatores de risco, doenças e indivíduos que, no entender do poder e de acordo com os interesses nele predominantes, representam uma ameaça à ordem social e econômica e à sobrevivência da população. A história da Saúde Pública é plena de situações típicas, e em outros capítulos deste livro tais assuntos são abordados em detalhes. Essas intervenções do poder nas comunidades humanas são tratadas também num sem-número de obras, mas cabe mencionar a competência e a qualidade literária com que tratam desse assunto, entre outros, Berlinguer (1988), Scliar (1987) e Rosen (1994), em *A doença, Do mágico ao social: a trajetória da saúde pública,* e em *Uma história da saúde pública,* respectivamente.

Apenas como exemplo, ao analisar o modo como na Idade Média se lidava com a hanseníase, um dos principais problemas de Saúde Pública à época, Antunes

(1991) menciona que os leprosários cumpriram uma triste missão de vigilância sobre a vida urbana durante séculos, e que as atividades de controle público exercidas por aqueles estabelecimentos anunciaram uma forma inaudita de enfrentamento das doenças transmissíveis: a separação social dos doentes e sua retenção. Tal procedimento logo se fez comum e se difundiu quando, a partir da Renascença, o apogeu das cidades contribuiu para a difusão de novas epidemias.

Como não poderia deixar de ser, as ações atualmente reconhecidas como "práticas de Saúde Pública" mudaram, acompanhando o progresso científico-tecnológico da humanidade e assumindo diferentes faces e dimensões. Compreendida como um conjunto de práticas voltado ao bem comum, a Saúde Pública interessa à política. Conhecimentos sobre essa relação têm mostrado que ao longo de séculos as práticas mantiveram seu caráter de instrumento do poder para controlar indivíduos e fatores que, no entender do respectivo poder, representavam alguma ameaça à ordem econômica e à reprodução social; e continua assim. Mesmo com o surgimento do Estado moderno, essa característica essencial da Saúde Pública se manteve e, em certas situações, foi acentuada. Em *O nascimento da medicina social*, Foucault (1979) discorre sobre os rumos que a Saúde Pública tomou na Alemanha, na Inglaterra e na França, sobretudo nos séculos XVII e XVIII – rumos que, de certa forma, moldaram a Saúde Pública tal como praticada no mundo ocidental, desde essa época e até o presente. A emergência do poder burguês, embora reformista, não mudou na essência essa característica.

Entretanto, as revoluções operárias a partir do fim do século XIX vão ampliar, aprofundar e imprimir outros sentidos ao papel do Estado, com importantes consequências. As lutas populares por melhores condições de vida e trabalho, entre outros aspectos, criaram condições para a aprovação de leis de proteção social e o reconhecimento das ações de Saúde Pública como dever do Estado. Na esteira dessas conquistas, ocorreu a incorporação de práticas assistenciais dirigidas à gestante e à criança cuja finalidade implicaria, em última instância, reconhecer a assistência individual como um direito social.

O direito de todos à saúde emergiu como sonho e reivindicação proletária nos séculos XVIII e XIX, atravessou o século XX como desafio permanente no mundo ocidental e, mobilizando crescentemente recursos dos diferentes sistemas econômicos e regimes políticos, adentrou o século XXI sob um questionamento: o que é possível e necessário fazer para assegurar o direito de todos à saúde? Garantir assistência aos doentes é, por certo, um imperativo ético – ainda que sob pressão crescente nas democracias liberais ocidentais, nas duas primeiras décadas do século XXI. Mas o que fazer, além de assegurar assistência aos doentes? Ou, como tem sido mais frequente no discurso de base econômica na saúde: cabe ao Estado assegurar a assistência aos doentes, até que ponto? O grau da assistência financiada com recursos públicos deve ter algum limite? Como deve ser entendido e aplicado o princípio da integralidade? A que custos (socialmente suportáveis)? Tais questionamentos constituem a base do que se vem denominando **Promoção da Saúde** e que, para alguns autores (Awofeso, 2004), caracteriza um período que denominam "nova Saúde Pública".

O movimento da Promoção da Saúde, formalizado em 1986 com a Carta de Ottawa é, contudo, objeto de um capítulo específico neste livro e não será desenvolvido aqui.

No Brasil, o direito de todos à saúde foi formalmente consignado na Constituição da República em 1988. A *Carta* promulgada naquele ano reconheceu (art. 196) que

> (...) a saúde é direito de todos e dever do Estado, garantido mediante políticas sociais e econômicas que visem a redução de risco de doença e de outros agravos e o acesso universal e igualitário às ações e serviços para sua promoção, proteção e recuperação. (Brasil 1988)

É significativo assinalar, nesse sentido, que os participantes do Primeiro Fórum Social Mundial da Saúde declararam no documento final que:

> (...) o neoliberalismo, como expressão de políticas econômicas centradas na acumulação do capital no mundo, e sua concentração em grandes corporações, é o principal fator gerador de sofrimento, doença e morte em escala mundial. Afirmamos que as políticas neoliberais são incompatíveis com o direito humano à saúde, pois os acordos comerciais e a atuação da Organização Mundial do Comercio – OMC, o Banco Mundial e o conjunto das instituições financeiras internacionais, inclusive algumas das próprias agências da ONU, vêm tratando a saúde como um produto comercial, condicionando o acesso à saúde à capacidade econômica das pessoas (...) A mercantilização da saúde e sua submissão aos interesses comerciais e financeiros, mundiais e nacionais, violam sistemática e maciçamente o direito à saúde, no momento em que excluem a maioria da população mundial das condições geradoras de saúde e do acesso aos serviços públicos fundamentais. (FSMS, 2005)

SAÚDE: ASSISTÊNCIA OU ATENÇÃO?

A saúde-doença envolve aspectos objetivos e subjetivos e decorre, conforme assinalado, de complexos causais nos quais estão envolvidas muitas variáveis. Algumas delas – apenas algumas – se localizam no campo de competência dos profissionais de saúde (Dever, 1984), e são objeto da atuação dos serviços de saúde – e, por extensão, dos serviços de Saúde Pública. Em consequência, os níveis de saúde de diferentes populações se definem (são determinados, no sentido probabilístico) "fora" do âmbito clínico-cirúrgico tão característico desses profissionais, desde suas origens mais remotas.

Contudo, reconhecer essa "determinação externa" dos níveis de saúde em termos populacionais não quer dizer, evidentemente, que as práticas de saúde (e as práticas de Saúde Pública) "não têm qualquer importância". Essa constatação implica apenas admitir suas restrições, suas nenhuma como prática social para interferir em variáveis decisivas nessa determinação. Também por essa razão as práticas de Saúde Pública; como práxis, precisam transcender os serviços e mesmo o sistema de saúde, e desenvolver, concomitantemente, ações sobre todos os determinantes e condicionantes do processo saúde-doença, ou seja, precisam realizar a vigilância de saúde.

A rigor, portanto, "sistema de saúde" corresponde a algo que não se confunde com "sistema de serviços de saúde", uma vez que enquanto o primeiro diz respeito ao conjunto de ações (intra e extrassetor saúde) que alteram o nível de saúde das populações, o segundo é restrito à produção de cuidados setoriais. As ações também podem ser divididas conforme seu âmbito e consoante senso lato ou estrito de Saúde Pública. Assim, pode-se falar de ações de Saúde Pública para aquelas atividades específicas do setor saúde, e de ações intersetoriais para aquelas iniciativas que dependem de outros setores, como educação, saneamento etc.

Mas serviços de saúde podem ter, se bem organizados e dirigidos, importante significado e profundo impacto ao lidar com diferentes agravos e tipos de incapacidades, entendidas como as impossibilidades, transitórias ou permanentes, de exercer uma ou mais funções orgânicas ou psíquicas. Por essa razão, é de grande importância prática organizar bons sistemas e serviços de saúde, administrar recursos com competência, manter atualizados os trabalhadores de saúde e investir em sua educação permanente. Em resumo: planejar, organizar e administrar a assistência à saúde. Mas as práticas de Saúde Pública devem ir além da assistência aos indivíduos. Para isso e impulsionadas por diferentes estratégias elas precisam se ocupar também da atenção à saúde.

Ao modo como, em cada contexto histórico concreto, se explica o fenômeno da saúde e da doença e se combinam conhecimentos, tecnologias e recursos para desenvolver ações assistenciais e de atenção à saúde, de acordo com uma determinada política de saúde, pode-se denominar "modelo de atenção à saúde" o qual, necessariamente, implica definir um rumo para as práticas de Saúde Pública. Portanto, um modelo resulta sempre do processo histórico nos quais estão imersos os diferentes atores sociais, seus respectivos interesses e, por conseguinte, suas contradições e seus conflitos.

TERMOS SEMELHANTES COM SIGNIFICADOS DIFERENTES

É comum o emprego dos termos "assistência" e "atenção" como equivalentes, quando os que os empregam se referem às práticas de saúde e de Saúde Pública. Em decorrência, fala-se em "atenção ao doente" ou em "modelo assistencial" como se essas expressões tivessem o mesmo significado, respectivamente, de "assistência ao doente" e "modelo de atenção". Frequentemente, a comunicação em saúde se vê prejudicada porque há termos e expressões, como os empregados no exemplo, aos quais são atribuídos vários sentidos. Assim, certas palavras se desgastam e esvaziam seu significado, pois em determinadas situações podem corresponder a qualquer coisa, de acordo com interesses e expectativas circunstanciais. Por essa razão, certas oposições ou relações, presentes em expressões do cotidiano da saúde, podem parecer absurdas aos que exigem precisão conceitual, como "Atenção e Promoção da Saúde". Tais expressões, porém, fazem todo sentido para os que as adotam.

"Público", "privado", "privativo", "estatal" e "particular" são expressões cujos binômios comportam distintos significados, dependendo de quem faz uso desses termos, e com que finalidade. É conveniente, não obstante o sentido que certos termos têm em outras línguas, que sejam empregados com sentidos precisos em língua portuguesa, de modo a melhorar a qualidade da comunicação e evitar ambiguidades e duplicidades de sentidos e significados, ainda que se reconheça a polissemia de certas palavras.

Para Narvai (1994), quando se fala em "atenção à saúde" pretende-se referir ao "conjunto de atividades intra e extrassetor saúde que, incluindo a assistência individual, não se esgota nela, atingindo grupos populacionais com o objetivo de manter a saúde, e requerendo ações concomitantes sobre todos os determinantes da saúde--doença". Assim, atenção e assistência são termos aos quais correspondem distintos significados, sendo que, segundo esse ponto de vista, a "assistência" corresponde ao "conjunto de procedimentos clínico-cirúrgicos dirigidos a consumidores individuais, estejam doentes ou não".

Admitindo-se esse referencial, conceber e implementar modelos de atenção à saúde requer muito mais do que, simplesmente (o que não é pouco, convém assinalar), delinear e gerir sistemas assistenciais. Entretanto, dado que muitas ações decisivas para a atenção à saúde são decididas e planejadas fora do denominado setor saúde – como a habitação e a geração de emprego e renda, para não mencionar apenas a educação – frequentemente aos encarregados do planejamento e gestão da saúde resta, efetivamente, tomar decisões sobre sistemas assistenciais. Mas é crucial que estes, sem descuidar do modelo assistencial, articulem as ações em um conjunto mais amplo de medidas, de modo que os modelos de atenção à saúde consigam, efetivamente, produzir socialmente a saúde coletiva. O que fazer e como conseguir isso resulta de complexos processos sociais e políticos cuja discussão e análise transcendem os objetivos deste capítulo. Entretanto, deve-se assinalar a importância de, ao analisar experiências concretas, sempre buscar levar em consideração alguns aspectos fundamentais do sistema assistencial, para compreender um determinado modelo e sua evolução. Assim, é importante obter dados e analisar, entre outros: o contexto institucional, a estrutura organizacional, a capacidade instalada e a disponibilidade de recursos humanos, as características dos processos de administração, gestão e financiamento, os sistemas de informações, o grau de permeabilidade das decisões e dos processos de produção dos cuidados de saúde à participação da população e, por certo, as características específicas das ações de saúde, em termos individuais e coletivos, bem como os sistemas de atendimento empregados e as técnicas, os métodos e os ambientes de trabalho adotados.

Foi mencionado que as práticas de Saúde Pública se caracterizam por visar a resolução de um determinado tipo de problema, podendo ser adotadas medidas coletivas dirigidas ao controle de indivíduos e de fatores que representam alguma ameaça à ordem econômica e à reprodução social. Elas se efetivam por meio de três tipos básicos de ações – preventivas, diagnósticas ou terapêuticas –, dependendo dos objetivos com que são desenvolvidas.

Durante muito tempo, Saúde Pública foi sinônimo de ação coletiva. Mesmo as ações sobre o indivíduo eram parte da estratégia mais geral, cujo caráter sistemático tinha por objetivo produzir um efeito global e por finalidade contribuir para o bem comum. Nesse contexto, qualquer que fosse o "objeto" imediato da atividade, indivíduos, grupos ou ambiente, toda ação desse tipo era considerada coletiva em virtude de sua finalidade mediata e sua inserção no conjunto do esforço geral dirigido ao bem comum. Embora aplicada individualmente, a vacinação de um determinado conjunto de indivíduos podia ser suficiente para reduzir a circulação do agente infeccioso na população e produzir o fim almejado, e assim a vacinação era considerada uma ação coletiva.

Entretanto, têm-se assistido a importantes transformações nos modos de vida e no desenvolvimento humano. Tanto no plano da política como nas dimensões social e econômica, a evolução do Estado moderno, a busca por justiça social, a defesa dos direitos coletivos e individuais e a expansão do mercado de consumo de bens e serviços têm criado diferentes condições e alterado vários aspectos da relação dos homens entre si e com a natureza. A teoria e a prática da Saúde Pública também têm sido renovadas. Diferentemente do passado, hoje a aplicação de uma vacina pode ser feita sem conexão direta com um esforço geral sistemático, apenas com a finalidade de proteção específica de um determinado indivíduo. No passado, e ainda hoje em muitas regiões, o "objeto" da ação de Saúde Pública pode ser uma pessoa que aceita sua condição de sujeição à norma e ao poder. Por outro lado, numa concepção renovada, deve-se abandonar a noção pela qual as pessoas são tratadas como "objetos", como indivíduos que se sujeitam às ações e sem considerá--las sujeitos portadores de autonomia em algum grau, direitos e responsabilidades.

Nessa concepção, as **ações individuais**, preventivas ou terapêuticas, podem ser definidas como ações dirigidas a pessoas físicas, doentes ou não, com o objetivo de produzir determinadas reações biológicas ou psicológicas previsíveis em algum grau, de acordo com os conhecimentos existentes no momento em que são realizadas. Nesse sentido, são exemplos de ações individuais: aplicação de vacina, restauração dentária e realização de sutura, entre outras. As ações comumente denominadas "autocuidado" são ações individuais, em que sujeito e objeto se confundem. Assim, quando se fala em "cuidado" pretende-se, efetivamente, falar de "heterocuidado", que pode ser caracterizado como uma ação individual, preventiva, diagnóstica ou terapêutica, em que, ao contrário do autocuidado, o sujeito se distingue do objeto e, em algum grau, o submete a procedimentos por ele aceitos que devem beneficiá-lo em decorrência da incapacidade do objeto em assumir-se como sujeito da ação. É conveniente, a propósito, assinalar que se reconhece a complexidade que envolve os termos "sujeito" e "objeto" também na saúde, e ponderar que não se deve desconsiderar que, nesse contexto, o "objeto" é um ser humano que, sendo sujeito, nega-se à sujeição e busca autonomia e emancipação.

As **ações coletivas** impactam grupos de pessoas, consideradas individualmente ou em grupo, ou ainda organizações (pessoas jurídicas, particulares ou estatais) e objetivam produzir determinados efeitos precautórios, preventivos ou de controle sobre a ocorrência de eventos geradores de agravos à saúde, doença ou morte. Os conceitos de "grupo" e "organização" são decisivos para a caracterização de uma ação de saúde como uma "ação coletiva", pois pressupõem algum tipo de interesse específico compartilhado ou a interação entre os participantes do grupo ou os membros da organização. Ainda que no processo interativo (dinâmica) do grupo em determinadas situações seja irrelevante a questão de quem é o sujeito da ação, é crucial não perder de vista que toda ação coletiva de saúde, da mesma forma que qualquer ação individual, deve resultar de um processo de planejamento com uma intencionalidade e, sobretudo, com um responsável, que responde pela ação em qualquer circunstância e instância. São exemplos de ações coletivas: atividade educativa com grupos, dramatizações, palestras e peças publicitárias veiculadas por meios de comunicação de massa, entre outras.

Um aspecto fundamental das ações de saúde diz respeito ao conceito de integralidade, que não pode ser reduzido ao mero "atendimento integral" do texto constitucional brasileiro (art. 198, II), nem se restringir à (necessária) integração das unidades do sistema de serviços de saúde. Essas duas dimensões, geralmente definidas como dimensão vertical (atendimento integral) e horizontal (integração dos serviços), não "esgotam" o conceito de integralidade, que requer uma terceira dimensão: a da intersetorialidade. Sem que ações intersetoriais sejam desenvolvidas para produzir socialmente a saúde, a integralidade fica fortemente prejudicada. Com efeito, para os participantes do Primeiro Fórum Social Mundial da Saúde, os novos modos de atenção à saúde devem

> (...) atentar para a incorporação dos cuidados integrais em áreas que têm sido desconsideradas, apesar dos indicadores epidemiológicos apontarem sua relevância social, tais como a atenção à saúde bucal integral, a atenção qualificada e não institucionalizante da saúde mental, os cuidados intensivos e o acesso aos medicamentos essenciais e também aos de alto custo (...) eliminar a ideia de integralidade apenas em nível de menor complexidade e garantir a resposta integral às necessidades das populações, desde a seguridade alimentar até os transplantes, porém enfatizando a qualidade de vida das pessoas. A integralidade também inclui o acesso, através dos sistemas públicos, às práticas tradicionais dos povos de cada país, respeitando sua etnicidade dentro de um marco de interculturalidade e diversidade cultural. (FSMS, 2005)

AÇÕES DE SAÚDE PÚBLICA: VIGILÂNCIAS E PROGRAMAS

As práticas de Saúde Pública no Brasil são demarcadas pelo modelo cujas linhas gerais foram definidas na Constituição de 1988 (Brasil, 1988), que criou o Sistema Único de Saúde (SUS).

O SUS é, reconhecidamente, uma importante conquista social dos brasileiros, consignada na Carta Magna. Uma das consequências práticas dessa conquista é o fato de que, no Brasil, a avalanche neoliberal das últimas décadas do século XX não destruiu o sistema público de saúde, como aconteceu em quase todos os países da América Latina. Há muitos números para comprovar os efeitos positivos da existência do SUS para a Saúde Pública, mas não é o caso de entrar em detalhes aqui.

Reconhecer isso não significa, entretanto, desprezar os enormes problemas que o setor saúde enfrenta, seja em decorrência das péssimas condições de vida da maioria – que têm grande impacto sobre os níveis de saúde – seja das dificuldades orçamentárias e gerenciais que marcam a administração pública.

Uma das mais importantes inovações do SUS é operar como um sistema com participação das três esferas de governo e sob comando único em cada nível, sendo facultado aos municípios se consorciarem para otimizar recursos e melhor resolver seus problemas. Com liberdade, portanto, para definir as ações que devem ser implementadas em cada local (Campos, 1998).

Constata-se então que, no caso do SUS, embora o sistema seja único, o modelo de atenção à saúde dele decorrente é flexível o bastante para, assegurando-se os princípios do sistema, conduzir as ações que se identifiquem como mais adequadas a realidades tão distintas quanto as representadas pelas diferentes regiões e microrregiões brasileiras. Para financiar o SUS há fundos governamentais específicos e a cidadania controla o sistema, com maior ou menor grau de transparência e eficácia, dependendo da força acumulada pela sociedade civil em cada contexto, por meio de conselhos e conferências de saúde nas três esferas de governo (Brasil, 1990b).

A construção do SUS tem sido uma paciente tessitura que, envolvendo milhares de órgãos, instituições, entidades do movimento sindical, movimentos sociais de defesa de pacientes ou portadores de condições especiais, entre outros, possibilitou superar o quadro de fragmentação e centralização das ações de Saúde Pública que predominou no país no século XX. O símbolo maior da dicotomia do sistema, que se expressava na díade Saúde Pública-Saúde Previdenciária, era a exigência da carteira de trabalho como condição para acesso e atendimento nos serviços de saúde. A criação do SUS permitiu acabar com isso.

Entre as muitas e importantes inovações que vieram com o SUS na gestão da *res publica* no âmbito da saúde, a crucial é a descentralização, com possibilidade de os municípios tomarem decisões sobre as ações e os programas mais adequados às suas realidades, conforme assegura o art. 30, VII, da Constituição de 1988, ao dispor que compete ao município "prestar, com a cooperação técnica e financeira da União e do estado, serviços de atendimento à saúde da população" (Brasil, 1988). Para um país de dimensões continentais, e com a tradição centralizadora que o marca desde a época do Descobrimento, descentralizar é uma verdadeira revolução, seja pelas dificuldades territoriais, seja, sobretudo, pelas dificuldades institucionais. Implica, também, para quem toma decisões em nível local, pensar com o próprio cérebro sua própria realidade, identificando e organizando forças políticas capazes de dar sustentação às propostas de políticas públicas que incluam entre seus objetivos alterar a situação de saúde de cada comunidade.

As ações de Saúde Pública, individuais e coletivas, são frequentemente articuladas e operacionalizadas segundo dois agrupamentos: **ações de vigilância** e **ações programáticas**. Ambos os grupos incluem ações que se desenvolvem em diferentes níveis de atenção, em diferentes esferas de governo (federal, estadual ou municipal), contemplando tanto as preventivas quantos as diagnósticas e as terapêuticas.

Do ponto de vista histórico, os programas de saúde (definição de recursos, ações, tecnologias e estratégias) surgiram para o enfrentamento de doenças específicas, implicando a criação de órgãos específicos e a verticalização institucional do planejamento e da organização nas três esferas de governo. Diferem das campanhas de saúde por se desenvolverem por longos períodos de tempo (vários anos ou décadas, na maioria dos casos). São exemplos os programas nacionais de controle da tuberculose e da hanseníase, entre outros, que marcaram a Saúde Pública no Brasil no século XX. Atualmente, o termo "programa" tem outro sentido e, no âmbito do SUS, não corresponde mais à existência de órgãos específicos voltados ao problema respectivo, nem à gestão em separado do conjunto dos programas de saúde. Mesmo programas muito populares, como o Programa de Saúde da Família não têm essa característica, a ponto de se dar preferência à expressão Estratégia Saúde da Família para não dar margem a incompreensões. Frequentemente se adiciona o adjetivo "integral" ao termo "programa" para indicar que se pretende que as ações dirigidas a determinados grupos populacionais alvos desses programas sejam abrangentes, e que sejam considerados todos os determinantes e condicionantes dos agravos e das doenças, o que implica pensar e agir de modo intersetorial, transcendendo o próprio setor saúde. Mas, no caso dos programas, ainda que sejam "fortes" os componentes não assistenciais, a assistência individual é decisiva, imprescindível.

As ações de vigilância, por outro lado, localizam-se mais no campo da denominada "atenção à saúde" do que no plano da assistência aos indivíduos. Em relação ao controle de doenças, o termo "vigilância" foi empregado pela primeira vez, em 1955, na denominação do Programa Nacional de Vigilância da Poliomielite, criado nos Centros de Controle de Doenças (CDC) dos Estados Unidos para coletar, consolidar e disseminar informação epidemiológica sobre essa doença.

Os elementos essenciais das ações de vigilância, que servem para caracterizá-la e diferenciá-la das ações assistenciais, são, segundo Silva-Júnior et al. (2004): a) o caráter de atividade contínua, permanente e sistemática, o que a distingue de estudos e levantamentos realizados de forma ocasional, seja por serviços de saúde, seja por instituições de pesquisa; b) o foco dirigido para determinados resultados específicos procurando estabelecer os objetivos e as metas a serem alcançadas; c) o uso de dados diretamente relacionados com práticas de Saúde Pública, particularmente os referentes à morbidade e à mortalidade, ainda que outras informações possam subsidiar a análise da situação de determinada doença e seus fatores de risco; e d) o sentido utilitário, pragmático da atividade que, em última análise, visa estabelecer o controle de doenças e não apenas ampliar os conhecimentos sobre essas.

Assim, embora a assistência aos indivíduos seja indispensável em certas ações de vigilância epidemiológica e de saúde do trabalhador, as ações de vigilância estão relacionadas às noções de risco, de probabilidade estatística, e no respectivo significado epidemiológico e sanitário que a presença de um determinado fator pode representar para a ocorrência de um evento adverso à saúde. Um exemplo disso são as ações de vigilância sanitária que se orientam aos processos de produção, distribuição e consumo de bens e serviços de interesse para a saúde.

A **Vigilância Sanitária** pode ser conceituada como um sistema permanente de ações articuladas, instituído e mantido pelo Poder Público, orientado à redução, e se possível eliminação, dos riscos à saúde produzidos no meio ambiente e nos ambientes de trabalho, decorrentes dos processos de produção, distribuição e consumo de bens e serviços de qualquer natureza. Evidentemente, essa é apenas uma das muitas maneiras de conceituar essa expressão. Observa-se, entretanto, que, seja qual for seu conceito, os formuladores concordam sempre quanto ao papel nuclear que cabe ao Estado nessa área. Com efeito, na própria Constituição da República (Brasil, 1988) encontra-se no item II do artigo 200 que compete ao SUS "executar as ações de vigilância sanitária". Em decorrência, ao se referir às ações, as normas legais brasileiras o fazem reafirmando esse papel central do Estado.

Além do item II, em outros itens do mesmo art. 200 da Constituição, aparecem outras competências do SUS relacionadas diretamente às ações de vigilância sanitária: "controlar e fiscalizar procedimentos, produtos e substâncias de interesse para a saúde e participar da produção de medicamentos, equipamentos imunobiológicos, hemoderivados e outros insumos" (item I); "participar da formulação da política e da execução das ações de saneamento básico" (item IV); "fiscalizar e inspecionar alimentos, compreendido o controle de seu teor nutricional, bem como bebidas e águas para consumo humano" (item VI); "participar do controle e da fiscalização da produção, transporte, guarda e utilização de substâncias e produtos psicoativos, tóxicos e radioativos" (item VII); "colaborar na proteção do meio ambiente, nele compreendido o do trabalho" (item VIII).

A Lei Orgânica da Saúde (Lei federal n. 8.080, de 19/09/1990) define Vigilância Sanitária (art. 6º, XI, 1º) como "um conjunto de ações capaz de eliminar, diminuir ou prevenir riscos à saúde e de intervir nos problemas sanitários decorrentes do meio ambiente, da produção e da circulação de bens e da prestação de serviços de interesse da saúde" (Brasil, 1990a).

Produzir, distribuir, divulgar, comprar e vender bens e serviços implica uma complexa rede de relações envolvendo, entre outros aspectos, a qualidade dos produtos e os riscos a que se submetem seus produtores e consumidores. Melhorar a qualidade desses bens e serviços é um imperativo e constitui um permanente desafio aos que os produzem. Assegurar qualidade aos produtos, diminuindo ao máximo ou se possível eliminando os riscos à saúde de produtores e consumidores, deve ser um objetivo comum tanto dos produtores quanto dos órgãos de Estado. Proteger a saúde de todos os envolvidos nesses processos é, portanto, um dever da sociedade, por meio do Estado. As ações de vigilância sanitária são o instrumento que tem o Estado para dar conta desse dever.

Sobre as vigilâncias em saúde, os participantes da 12ª Conferência Nacional de Saúde (CNS, 2004) propuseram que se deve:

> (...) organizar Sistema de Vigilância em Saúde nas três esferas de governo, por meio de articulação das vigilâncias epidemiológica, sanitária, ambiental, alimentar e nutricional e, em especial, a vigilância da saúde do trabalhador e em ambientes de trabalho.

Valorizar esse sistema com investimentos em recursos humanos, em equipamentos adequados, obedecendo aos princípios da integralidade das ações de saúde, da intersetorialidade e da descentralização, com acompanhamento e avaliação por meio de indicadores, com ênfase no trabalho educacional formando uma rede comprometida com todos os segmentos da sociedade, bem como: (I) estabelecendo indicadores sociais e epidemiológicos agregados por região que contemplem a qualidade do atendimento prestado, incluindo aspectos da subjetividade do sofrimento humano a fim de propiciar informações para a modificação do modelo de atenção à saúde e aumentar a resolutividade da rede de atenção básica quanto aos transtornos psíquicos; (II) exigindo que todo grande projeto industrial ou obra de grande porte, ao ser implantado, realize estudos de impacto sobre a saúde do trabalhador e do meio ambiente, garantindo a implementação de medidas de promoção da saúde coletiva e medidas de compensação, incluindo a implantação de serviços de apoio ao trabalhador; e, (III) fomentando a realização de ações em saúde que utilizem as concepções de território, de risco e análises de situação de saúde, incluindo, além dos moradores e usuários dos serviços, os trabalhadores e os ambientes de trabalho. (...) Estabelecer políticas claras de ações em vigilância sanitária, ambiental e de saúde do trabalhador, com financiamento compatível, que incluam o fomento de estudos e pesquisas na área, com a garantia do pleno exercício das atividades de fiscalização, inspeção, avaliação e educação sanitária e de saúde do trabalhador, para assegurar a qualidade e a eficácia dos serviços prestados à população, bem como a garantia de que as ações de vigilância sanitária, incluindo o controle de produtos, serviços, portos, aeroportos e serviço de fronteiras e saúde do trabalhador sejam executadas por profissionais qualificados da área, conforme o disposto na legislação vigente, e de modo articulado com as vigilâncias ambiental e epidemiológica e serviços de saúde do trabalhador.

Nessa perspectiva, a Portaria MS 3.252, de 22/12/2009, definiu que a Vigilância em Saúde constitui-se de ações de promoção da saúde da população, vigilância, proteção, prevenção e controle das doenças e agravos à saúde, abrangendo a vigilância epidemiológica; a promoção da saúde; a vigilância da situação de saúde; a vigilância em saúde ambiental; a vigilância da saúde do trabalhador; e a vigilância sanitária.

A Vigilância em Saúde objetiva a análise permanente da situação de saúde da população, articulando-se num conjunto de ações destinadas a controlar determinantes, riscos e danos à saúde de populações que vivem em determinados territórios, garantindo a integralidade da atenção, o que inclui tanto a abordagem individual quanto a coletiva dos problemas de saúde.

Segundo a Portaria, cabe à Secretaria de Vigilância em Saúde do Ministério da Saúde a formulação e a aprovação de normas complementares abrangendo todas as atividades, excetuando-se as de vigilância sanitária sob a responsabilidade da Agência Nacional de Vigilância Sanitária (Anvisa) criada pela Lei 9.782/99 que redefiniu o Sistema Nacional de Vigilância Sanitária.

A implementação das ações de saúde, tanto as programáticas quanto as de vigilância, se faz levando em conta os princípios da descentralização, regionalização e hierarquização, segundo níveis de atenção. Ainda que alguns autores (Cecílio, 1997) critiquem essa lógica organizativa e de planejamento, é inegável que são bastante difundidas entre sanitaristas e técnicos de Saúde Pública.

Assim, é preciso compreender o que se pretende com a expressão "níveis de atenção em saúde" explicitando um conceito sobre ela. Um aspecto a considerar é que a expressão pressupõe um sistema, e que é preciso identificar e compreender o papel de cada unidade em seu interior. A começar pela denominada Unidade Básica de Saúde (UBS), reconhecida como a unidade fundamental do SUS. Ou seja: não se pode pensar o sistema de saúde sem levar em conta a UBS – que são milhares em todo o Brasil. Mesmo municípios com pequeno número de habitantes apresentam, muitas vezes, várias UBSs em seu território. O conjunto das UBSs constitui o que se convencionou denominar **rede básica de saúde**, encarregada da chamada **atenção primária à saúde**.

Atenção **primária** ou **básica** significa atenção primeira – não, necessariamente, atenção única. É esse o sentido do termo e não, como muitas vezes se ouve, atenção de baixa qualidade para problemas "simples". Sabe-se que, em saúde, o simples é muito relativo...

A própria noção de básico ou primário, com o sentido de primeiro, supõe a existência de unidades de saúde encarregadas do que é secundário ou terciário, encarregadas, portanto, do que não é básico.

O SUS se organiza em cada região ou município segundo as características da realidade de cada local. De modo geral, os Distritos de Saúde (DS), ou Sistemas Locais de Saúde (Silos), são estruturados segundo três diferentes níveis de atenção: primário, secundário e terciário. Há, porém, Unidades de Saúde que por suas características (tipos de equipamentos e tecnologia envolvida na assistência; alta especialização e qualificação dos recursos humanos etc.) desempenham um papel estratégico para o conjunto do sistema, recebendo pacientes de todo o país e mesmo do exterior. São os chamados centros de excelência que podem ser situados num quarto nível de atenção, embora essa expressão não seja usual. Mais recentemente no Brasil têm sido empregadas as expressões "atenção básica" e "atenção de média e alta complexidade" para conformar dois blocos bem distintos de tipos de serviços de saúde. Por essa razão, faz sentido falar em "níveis de atenção" quando se considera o conjunto das unidades de saúde que compõem o SUS, uma vez que os diferentes tipos de serviços ofertados permitem situá-las num determinado nível de atenção. Faz sentido, cabe enfatizar, nesse contexto organizativo e operacional, tendo como referência a organização de redes de atenção à saúde.

Pode-se resumir a caracterização dos diferentes níveis de atenção da seguinte forma:

■ **atenção primária**: ações básicas nos campos da promoção, prevenção e assistência individual e a prestação de serviços necessários à resolução dos problemas de maior prevalência e significado social em cada comunidade. Diz-se que as Unidades que realizam atenção primária são a porta de entrada do SUS;

- **atenção secundária**: conjunto de ações de grau razoável de diferenciação tecnológica quanto a recursos humanos (mais especializados) e equipamentos (mais avançados). Geralmente são identificados como ambulatórios de especialidades e se dedicam a ações ditas "de média complexidade"; e
- **atenção terciária:** produção de ações e serviços de alta complexidade, por especialistas em diferentes áreas requerendo, em geral, algum tipo de internação.

Cabe, aqui, uma consideração importante: a existência de diferentes níveis de atenção no interior do SUS (e, de resto, em sistemas de saúde bem organizados) decorre da racionalização do trabalho com vistas a potencializar os recursos disponíveis. De fato, não são necessários certos equipamentos ou certos especialistas em todos os lugares. Mas todas as pessoas de todos os lugares devem ter acesso a certos equipamentos e a certos especialistas sempre que precisarem deles. Assim, para que se possa assegurar o acesso e o atendimento das pessoas aos recursos de que necessitam, é imprescindível que sejam estabelecidos mecanismos de referência e contrarreferência, por meio dos quais os usuários são encaminhados (referência) de uma unidade de saúde a outra, em geral de níveis de atenção diferentes. Nada impede, porém, que esse encaminhamento se dê no mesmo nível de atenção. Uma vez feito o atendimento, o usuário é encaminhado de volta (contrarreferência) para a unidade de saúde de origem.

Conforme mencionado, a UBS é a porta de entrada do SUS. O fato de ser porta de entrada do SUS não significa que a UBS seja um lugar por onde as pessoas simplesmente passam em direção a outros níveis de atenção. Aliás, é bem o contrário: em sistemas locais de saúde bem organizados e dirigidos, a rede básica é responsável pela resolução de mais de 70% dos problemas de saúde-doença das pessoas que procuram o SUS, desenvolvendo ainda uma série de ações com o objetivo de evitar o aparecimento de doenças na comunidade.

Aqueles que acham que é "simples" fazer esse trabalho enganam-se completamente. É um grande equívoco associar a complexidade de quadros patológicos e a sofisticação de equipamentos à complexidade do trabalho em saúde, concluindo que o trabalho na rede básica não é complexo por não envolver equipamentos sofisticados ou o atendimento de portadores de doenças raras ou de alta complexidade biológica. O trabalho na rede básica é, ao contrário, dos mais complexos uma vez que, para seu bom planejamento, execução e obtenção de resultados satisfatórios, faz-se necessário o domínio e a aplicação de conhecimentos de várias áreas do campo das ciências sociais, combinando-os com os conhecimentos biológicos. Em determinadas situações, o mais experiente cardiologista pode simplesmente não saber o que fazer numa UBS.

A rigor, essa exigência de domínio de todos os conhecimentos envolvidos na produção da saúde-doença, e não apenas dos aspectos biológicos, é feita ao conjunto dos profissionais de saúde que dão vida ao SUS, seja qual for o nível de atenção em que atuam. Mas, quando se leva em conta a necessidade de, ao mesmo tempo que se faz a assistência individual, também atuar sobre todos os determinantes e condicionantes dos níveis de saúde das comunidades, então fica evidente o papel altamente relevante da UBS no SUS – ainda que, por certo, muitos desses determinantes e condicionantes não sejam alcançados pelas ações desenvolvidas nas UBS.

É oportuno ainda destacar que, conforme se reconhece na Lei federal n. 8.080/90, "a saúde tem como fatores determinantes e condicionantes, entre outros, a alimentação, a moradia, o saneamento básico, o meio ambiente, o trabalho, a renda, a educação, o transporte, o lazer e o acesso aos bens e serviços essenciais". Assim, para ser coerente com esse entendimento dos determinantes e condicionantes da saúde, deve-se enfatizar que é papel da UBS (ou seja, da equipe de saúde que lhe dá vida diariamente) impulsionar ou coordenar o desenvolvimento de atividades relativas a todos esses aspectos, para que possa ser eficaz no enfrentamento dos problemas de saúde-doença em sua área de atuação. Logo, é competência da equipe de saúde de qualquer UBS conhecer e considerar o impacto que todos esses determinantes e condicionantes têm sobre a saúde da população pela qual é responsável, e desenvolver ações ou encorajar iniciativas em outros setores para eliminar, ou pelo menos diminuir, o impacto desses fatores – ainda que a equipe não seja diretamente responsável pela execução de ações sobre condições que incumbem a outros setores. Não há dúvida, por outro lado, de que o cotidiano das UBS está ainda muito distante desse ideal. Mas não há dúvida, também, de que é preciso ter clareza sobre essa situação ideal para, tendo essa referência, buscá-la no dia a dia das ações de Saúde Pública. Agir assim é fazer vigilância da saúde.

PÚBLICO E PRIVADO NA SAÚDE PÚBLICA

Quem deve realizar as ações individuais e coletivas, preventivas, diagnósticas e terapêuticas, no âmbito da Saúde Pública? Diferentes países dão distintas respostas a essa questão, dependendo de sua respectiva história, valores predominantes, legislação e tipos de problemas que enfrentam, entre outros aspectos.

No Brasil, em particular, predominou até o fim do século XX a visão de que ao Estado, por meio de vários órgãos e instituições, competia prover serviços de saúde pública – diretamente, como no caso das ações "típicas de Saúde Pública" (vacinação, tratamento de portadores de doenças transmissíveis), ou indiretamente, como em certas ações individuais de assistência médica para segurados da previdência social, ainda que com a ressalva de que essa "saúde previdenciária" não era "Saúde Pública" (no sentido clássico do conceito), mas se destinava ao atendimento de necessidades dos segurados e de seus dependentes –, sem considerar se essas necessidades correspondiam ou não a "problemas de Saúde Pública". Contudo, as pressões populares para ampliar e aprofundar as práticas assistenciais em saúde, impulsionadas fortemente com a criação do SUS, e seu reconhecimento como um direito social, têm levado à ampliação do próprio conceito de Saúde Pública que, no presente, incorpora o que no Brasil se denominava até recentemente "saúde previdenciária" e que, em última instância, diz respeito aos arts. 196 e 197 da Constituição e a todas as ações que geram impacto nos níveis de saúde-doença das populações.

Entretanto, essa noção é alvo de críticas e disputas. Nesse novo cenário aberto com a criação do SUS, questiona-se o "modelo estatal" de desenvolver "ações de Saúde Pública". Procura-se operar uma redução em seu sentido, associando-a também com ações de saúde para "pobres" ou "carentes", no contexto de políticas sociais compensatórias.

Bresser-Pereira (2005) é enfático ao propor que tais serviços devem ser conduzidos por "organizações sociais", destacando que crises de gestão de serviços de saúde não devem ser vistas como "um problema conjuntural, que pode ser resolvido por uma melhor gestão", mas entendidas como "um problema estrutural que diz respeito à 'propriedade' do serviço" que "não pode ser estatal, nem deve ser privada: deve ser pública não estatal", ou seja, deve caber "às entidades sem fins lucrativos da sociedade civil". O autor acredita que essas "organizações sociais", gestoras de recursos públicos mediante "contratos de gestão" celebrados com o Estado, seriam "controladas pela comunidade local" e por "conselhos de administração com participação minoritária de representantes dos governos federal, estadual e municipal" continuando seus serviços a ser "absolutamente gratuitos". Mas, adverte, essas organizações "não fariam parte do aparelho do Estado. Seus novos funcionários, portanto, não seriam servidores públicos, mas celetistas". No Primeiro Fórum Social Mundial da Saúde essa tese foi rebatida, argumentando-se que "o ataque privatizante e desfinanciador dos sistemas sanitários públicos atinge e precariza diretamente as condições de vida e as relações de trabalho, aumentando as jornadas de trabalho, terceirizando os serviços, desconhecendo os direitos sindicais e afetando a saúde dos trabalhadores da saúde" (FSMS, 2005). Bresser-Pereira, contudo, contra-argumentava que

> (...) a oferta de serviços sociais e científicos através de organizações sociais, em vez da oferta direta, é comum a todas as reformas da gestão pública que vêm ocorrendo nos países mais desenvolvidos a partir dos anos 1980, [uma vez que é] impossível ao Estado controlar com eficiência o grande e variado número de serviços sociais e científicos que lhe cabe oferecer.

O autor denomina "descentralização" a essa estratégia e assinala que, dessa forma,

> (...) retira-se o serviço de dentro do aparelho do Estado, onde ele tende a ser monopolista e, por isso mesmo, ineficiente [sic], e o atribui a uma organização da sociedade civil (...) que recebe um recurso do Estado e é obrigada a fazer melhor uso dele porque compete, perante o Estado e a sociedade, com outras entidades semelhantes, por padrões de excelência que nascem da própria comparação entre desempenhos.

Bresser-Pereira pondera que essa "competição administrada" não é uma "competição por lucro ou por clientes, mas uma competição por padrões de excelência que nascem da própria sociedade e das possibilidades concretas que as instituições têm de atingi-los". Rebatendo críticas de que sua proposição seria uma forma de "privatização" de hospitais e outras unidades de saúde, sustenta que "na verdade o que ocorre é a sua 'publicização' – sua transformação em organizações públicas não estatais que efetivamente atingem seus objetivos públicos" a um custo "25% menor do que o de hospitais similares estatais" sendo que a qualidade dos serviços tenderia a ser "consideravelmente melhor" (Bresser-Pereira, 2005).

As proposições de Bresser-Pereira estão longe de expressar consenso sobre o debate travado em torno da questão da propriedade dos serviços públicos de saúde, sobre a natureza do vínculo de trabalho de seus funcionários, o controle público das ações realizadas e, entre outras questões candentes, a da entrega a particulares de fundos públicos sob responsabilidade do Estado para gestão privada, bem como decisões sobre sua melhor alocação.

Para os participantes do Primeiro Fórum Social Mundial da Saúde

> (...) as reformas neoliberais do Estado têm destruído os sistemas de seguridade social e deixado sem proteção populações socialmente frágeis, como as rurais, os trabalhadores informais, as crianças, as mulheres e os idosos, ao negarem ou violarem os direitos relativos a habitação, saúde, previdência, assistência social, educação e trabalho. Alertamos que a inexistência de um sistema de seguridade social voltado para a qualidade de vida significa a impossibilidade de afetar positivamente os determinantes da saúde e, portanto, perpetuam-se as condições geradoras da pobreza e da doença. (FSMS, 2005)

As preocupações com a "eficiência" e a "modernização da gestão pública" tiveram na área da saúde, no município de São Paulo, uma experiência em larga escala, duradoura, e que alterou em profundidade os fundamentos da gestão da Saúde Pública na cidade, no período 1993-2000. Pelo significado dessa experiência, pelo fato de expressar um confronto entre os dois principais projetos políticos em disputa no âmbito da saúde no Brasil e pelo fato de se desenvolver no município com o maior e mais complexo sistema municipal de saúde brasileiro, são oportunas as considerações que seguem.

Logo após a criação do SUS (1988), o município de São Paulo, na gestão 1989-1992, viveu um período de intensa mobilização popular e esforço administrativo e técnico para, "centrados na participação popular, na descentralização e na democratização dos serviços de saúde", implementar o SUS na cidade (Cohn et al., 1993). Esse processo se fez com investimentos em equipamentos estatais e dotando-os de recursos humanos qualificados, admitidos mediante concursos públicos. Para Neder (1998),

> (...) a gestão democrática e popular ampliou significativamente a oferta de serviços na cidade (...) e implantou diversos programas inovadores – saúde mental, bucal, DST-Aids, trabalhador, mulher, criança, deficientes – que revolucionaram as práticas de saúde na cidade. As ações eram integrais, isto é, associavam ações preventivas e de promoção de saúde às atividades de cura e reabilitação. Foram criados mais de 30 mil cargos para os trabalhadores da saúde, o que fez que a Secretaria realizasse mais de 100 concursos públicos. Essa ação viabilizou uma sensível mudança no quadro de recursos humanos. Em 1989, eram 24 mil servidores, sendo que apenas

30% eram efetivos. Em 1992, eram 42 mil, dos quais 85% nomeados por concurso público. O controle público foi exercido através do Conselho Municipal de Saúde. Criado em 1989, respeitava a participação dos usuários e dos movimentos populares de saúde. As ações prioritárias eram definidas nesses fóruns. A representação também ocorria nas instâncias locais e regionais, sendo que foram implantados 164 Conselhos Gestores [para exercer controle público de unidades de saúde em diferentes níveis de atenção do SUS].

Contudo, a partir de 1995, na gestão 1993-1996, a Prefeitura de São Paulo mudou radicalmente a orientação da política de saúde. O SUS passou a ser visto como inadequado e, rompendo com as determinações legais da Constituição da República (Brasil, 1988) e da Lei federal 8.080 (Brasil, 1990a), a Prefeitura impôs o Plano de Atendimento à Saúde (PAS) como política pública nessa área (Sá et al., 1997).

Embora o PAS não tenha sido cogitado durante a campanha eleitoral, não constando, portanto, no plano de governo apresentado aos eleitores pelo então candidato, nem tenha sido sequer encaminhado à apreciação do Conselho Municipal de Saúde – órgão deliberativo, segundo a Lei federal n. 8.142, de 28/12/1990, sobre a "formulação de estratégias e o controle da execução da política de saúde" (Brasil, 1990b) –, foi imposto pela Administração Municipal de Saúde (SMS-SP). Milhares de servidores foram transferidos para outros órgãos, como a Guarda Civil Metropolitana e secretarias, como Obras, Verde e Meio Ambiente, Esportes, e Bem-Estar Social (Sá et al., 1997). Foi travada uma longa batalha judicial. Segundo esses autores, houve um "êxodo forçado" que "resultou em mudanças na estrutura do quadro de pessoal da Secretaria Municipal da Saúde [com] 35.035 remoções/transferências para todos os destinos". Para os autores,

> (...) o êxodo significou um retardo na organização política do setor saúde no Município de São Paulo, mantendo por ainda mais tempo a desarticulação entre os governos municipal e estadual, com anulação do conceito sistêmico inerente à saúde no seu aspecto amplo.

Há depoimentos dramáticos de servidores públicos municipais sobre "a chegada" do PAS a certas unidades de saúde da SMS-SP. Muitos mencionam o período de "sofrimentos", "perseguições" e "humilhações" a que foram submetidos: "fui proibido de voltar ao hospital para pegar meus pertences. Fomos enxotados (...)" (FSP, 2000b).

A estratégia adotada pelo Poder Público Municipal com o PAS foi de transferir a gestão da saúde para a iniciativa privada – representada por "organizações sociais" que apareciam oficialmente como "cooperativas" de funcionários licenciados da Administração Direta, mas eram, efetivamente, controladas política, financeira e administrativamente por grupos econômicos que não apareciam como os reais controladores. As organizações sociais ("cooperativas") eram remuneradas por usuários em potencial (número calculado com base na população de determinada região a ser atendida), independentemente, portanto, de lhes prestarem ou não serviços. O princípio constitucional (art. 198) da "participação da comunidade" (Brasil, 1988), exercendo o controle público das ações e dos serviços de saúde, foi simplesmente ignorado. Os membros do Conselho Municipal de Saúde foram destituídos.

Na gestão 1997-2000, o PAS, conforme defendido durante a campanha eleitoral, teve continuidade como expressão da política pública municipal de saúde – embora sofrendo crescente oposição à medida que se acumulavam registros de falhas no atendimento à população e aumentavam as denúncias de casos de corrupção envolvendo dirigentes e funcionários das organizações sociais ("cooperativas"), da SMS--SP e de empresas fornecedoras da Prefeitura.

Em 2000, após sua completa derrocada como política pública de saúde, mercê de denúncias de desvios de verbas e corrupção em todos os níveis, o PAS havia se transformado em símbolo de incompetência, descrédito e corrupção.

Em abril de 2000, diante das notícias de desaparecimento de aparelhos e equipamentos, a presidência do Sindicato dos Servidores Públicos Municipais de São Paulo propôs a "instalação de uma Comissão Parlamentar de Inquérito para apurar as irregularidades" e reconheceu que, para a implantação do SUS no período pós--PAS seria "necessário efetuar uma operação de guerra, usando armas democráticas e montar vigília nas unidades do PAS para não correr o risco de nada mais encontrar nelas a partir de 1º de janeiro de 2001" (Sindsep, 2001).

Em editorial intitulado "Rumo ao Caos", dia 6/12/2000, no crepúsculo da Administração 1997-2000, o jornal *Folha de S.Paulo* assinalou que

> (...) mesmo que não houvesse a menor suspeita sobre a lisura das cooperativas, elas no mínimo teriam todo o interesse em furtar-se aos atendimentos mais complexos, remetendo o paciente a hospitais da administração direta, notadamente do Estado. E não se pode afirmar que o comportamento das associações que controlam os módulos do PAS seja exemplar. As denúncias de superfaturamento são uma constante. Apesar de trabalhar com verbas da Prefeitura, as cooperativas não estão sujeitas a licitações ou outras formas públicas de controle de gastos. (FSP, 2000a)

O título do mencionado editorial não se baseou em possível denúncia de algum político da oposição. O texto esclarecia que o próprio secretário Municipal da Saúde havia definido, no dia anterior (5/12/2000), a situação do sistema de saúde do município como "caminhando para o caos" (FSP, 2000a).

No primeiro Fórum Social Mundial da Saúde reafirmou-se que

> (...) a efetivação do Direito Humano à Saúde está fortemente vinculada ao modelo econômico e social vigente e à construção de sistemas e políticas públicas nacionais e globais que garantam os princípios de universalidade, integralidade e equidade, com participação social protagônica; para tanto temos de romper a dependência das políticas de saúde das orientações hegemônicas derivadas dos princípios de mercado. (FSMS, 2005)

Assim, as relações público-privado na Saúde Pública envolvem aspectos relacionados com o aprofundamento da democracia e o controle do Estado pela sociedade (e sobretudo de gestão, alocação e destino dos fundos públicos), que requerem a consideração, concomitante, de muitos outros aspectos da vida social para além daqueles decorrentes das dificuldades da administração direta de órgãos estatais em gerir atividades sociais. Não basta, portanto, simplesmente "transplantar" para esse setor modelos e soluções desenvolvidas em outras áreas.

Tendo em vista, portanto, as disputas políticas e ideológicas travadas também nesta área, só a história poderá esclarecer que rumos tomarão as práticas de Saúde Pública nas próximas décadas, no Brasil e em outros países.

Comentando os desafios da Saúde Pública no século XXI, especialistas têm ressaltado a necessidade do engajamento político nas práticas de Saúde Pública (Beaglehole, 2004). Segundo eles, a negligência da dimensão política da Saúde Pública tem sido provocada pelo predomínio do pensamento biomédico e da ideologia conservadora e neoliberal, incluindo o efeito das reformas do setor saúde sob sua égide. Além disso, insuficiente atenção dos programas de formação e das linhas de investigação sobre os determinantes de políticas e programas de saúde efetivas, corroborado pelo poder dos interesses comerciais e pela falta de confiança e coragem de muitos profissionais, também têm contribuído para esse quadro.

Desse modo, para superar os constrangimentos atuais e enfrentar os problemas mencionados, será necessária a formação de sólidas lideranças no âmbito dos serviços e da universidade, com estreita articulação nas organizações de base da sociedade e no uso adequado (responsável e ético, portanto) dos instrumentos de mídia, que devem atender primeiro o interesse público e não apenas os de seus proprietários ou acionistas.

CONSIDERAÇÕES FINAIS

Como se pode observar neste capítulo, não se pode falar em prática de Saúde Pública, mas em práticas nesse setor, dada a enorme diversidade que caracteriza esse campo. Nessas considerações finais cabe assinalar que permanece sem solução o dilema da ênfase na prevenção ou na cura e que, ao que tudo indica, a humanidade conviverá ainda por muito tempo, talvez eternamente, com a polarização tão bem representada na mitologia grega por Higeia e Panaceia, as duas filhas de Asclépio, o deus grego da medicina, mais conhecidas em todo o mundo. Como se sabe, por um lado Higeia se identificava com a manutenção da saúde e, por outro, Panaceia simbolizava a cura das enfermidades. Opunham-se, aparentemente, ao olhar mais desatento. Essa "oposição" atravessou os séculos e permanece desafiando os que rejeitam essa oposição entre prevenção e cura e, reivindicando a integralidade, apontam para a complementaridade dos mitos gregos.

Com efeito, Antunes (1991) considera que a proeminência de Panaceia, assim como sua oposição, "intensa e artificial" a Higeia, são apenas signos de uma modernidade pautada pelo afã em capitalizar política e economicamente os investimentos no setor saúde. O autor assinala que o impacto da cura seria sempre maior do que o da prevenção, uma vez que um doente que sara reconhece os serviços que lhe foram prestados, paga por isso e sabe demonstrar sua gratidão. Na maioria das vezes, acontece o contrário com as pessoas sadias, a quem se subtrai o risco de contrair alguma enfermidade. Antunes menciona também que, na Roma Antiga, essa competição entre Higeia e Panaceia parecia se resolver em sentido inverso, pois desde cedo os latinos difundiram o culto à deusa Salus, conservadora da saúde, que se identificava com a Higeia dos gregos e personificava a prosperidade e o bem-estar do povo.

Talvez por isso Marco Túlio Cícero (106-43 a.C.), orador, escritor e político romano, tenha legado à humanidade a frase que, após mais de 2 mil anos, se mantém tão atual quanto desafiadora: *Salus publica suprema lex* ("A saúde do povo é a lei maior").

REFERÊNCIAS BIBLIOGRÁFICAS

1. Agudelo SF. El genoma humano y su impacto en la salud pública [monografia na internet]. Revista Cubana de Salud Pública 2003; 29(4). Disponível em: <http://scielo.sld.cu/scielo. php?script=sci_arttext&pid=S0864-34662003000400010&lng=pt&nrm=iso&tlng=es>.
2. Almeida Filho N, Jucá V. Saúde como ausência de doença: crítica à teoria funcionalista de Christopher Boorse. Rev Ciência & Saúde Coletiva 2002;7(4):879-89.
3. Antunes JLF. Hospital: instituição e história social. São Paulo: Letras & Letras, 1991.
4. Awofeso N. What's new about the 'New Public Health'? American Journal of Public Health 2004;94(5):705-9.
5. Beaglehole R, Bonita R, Horton R, Adams O, McKee M. Public health in the new era: improving health through collective action. Lancet 2004;363:2084-6.
6. Berlinguer G. A doença. São Paulo: Cebes/Hucitec, 1988.
7. Brasil. Constituição da República Federativa do Brasil. Brasília: Senado Federal/Centro Gráfico,1988.
8. Brasil. Congresso Nacional. Lei federal n. 8.080, de 19/12/1990. Diário Oficial da União 20 set. 1990a, p.18055.
9. Brasil. Congresso Nacional. Lei federal n. 8.142, de 28/12/1990. Diário Oficial da União 31 dez. 1990b, p.25694.
10. Bresser-Pereira LC. Hospitais e reforma. *Folha de S.Paulo*. 28 de março de 2005; sec. B:2.
11. Campos GWS. O anti-Taylor: sobre a invenção de um método para cogovernar instituições de saúde produzindo liberdade e compromisso. Cadernos de Saúde Pública 1998;14(4): 863-70.
12. Cecílio LCO. Modelos tecno-assistenciais em saúde: da pirâmide ao círculo, uma possibilidade a ser explorada. Cadernos de Saúde Pública 1997;13(3):469-78.
13. Chaves MM. Odontologia social. 2.ed. Rio de Janeiro: Labor, 1977.
14. CNS. Conferência Nacional de Saúde, 12ª Brasília, 2003 [Relatório final]. Brasília: MS/CNS, 2004. (Série D – Reuniões e Conferências).
15. Cohn A, Elias PEM, Jacobi P. Participação popular e gestão de serviços de saúde: um olhar sobre a experiência do município de São Paulo. Saúde em Debate 1993;38:90-3.

16. Dever GEA. Epidemiology in health services management. Rockville: Aspen System Corporation, 1984.
17. Eduardo MBP. Vigilância Sanitária. São Paulo: Faculdade de Saúde Pública da Universidade de São Paulo, 1998. [Série Saúde & Cidadania].
18. Foucault M. Microfísica do poder. Rio de Janeiro: Graal, 1979.
19. FSMS. Fórum Social Mundial da Saúde, 1º Posição Final. Porto Alegre, 2005.
20. FSP. Folha de S.Paulo. Rumo ao caos [editorial]. Folha de S.Paulo 6 dez. 2000a: A2.
21. FSP. Folha de S.Paulo. 'Exilados do PAS' querem recompensas. Folha de S. Paulo 10 dez. 2000b: C6 [caderno Cotidiano].
22. Hanlon JJ. Principles of public health administration. 2.ed. Saint Louis: Mosby, 1955.
23. Leser W, Barbosa V, Baruzzi RG, Ribeiro MBD, Franco LJ. Elementos de epidemiologia geral. São Paulo: Atheneu, 1985.
24. McKeown T, Lowe CR. An introduction to social medicine. Oxford: Blackwell Scientific, 1968.
25. Minayo MCS. O desafio do conhecimento: pesquisa qualitativa em saúde. 3.ed. São Paulo: Hucitec-Abrasco, 1994.
26. Narvai PC. Odontologia e saúde bucal coletiva. 1. ed. São Paulo: Hucitec, 1994.
27. Narvai PC. Planos de saúde. Planos? Saúde? Jornal da Aboprev 1998;9(2):5-6.
28. Neder C. O SUS e o PAS na capital de São Paulo. Ação Coletiva 1998;1(3):11.
29. OMS. Organização Mundial da Saúde. Documentos básicos. 10.ed. Genebra: OMS, 1960.
30. Riani F. Economia do setor público: uma abordagem introdutória. São Paulo: Atlas, 1986.
31. Rosen G. Uma história da saúde pública. São Paulo: Unesp/Hucitec/Abrasco, 1994.
32. Sá ENC, Simioni AMC, Ramos CRS et al. Êxodo forçado de servidores da Secretaria Municipal da Saúde de São Paulo em decorrência da implantação do PAS – Plano de Atendimento à Saúde. São Paulo: USP/FSP, 1997 [Série Monográfica n.6].
33. Scliar M. Do mágico ao social: a trajetória da saúde pública. Porto Alegre: L&PM, 1987.
34. Silva-Júnior JB, Gomes FBC, Cezário AC, Moura L. Doenças e agravos não transmissíveis: bases epidemiológicas. In: Rouquayrol MZ, Almeida-Filho N. (org.). Epidemiologia & Saúde. 6.ed. Rio de Janeiro: Medsi; 2003. p.289-312.
35. Sindsep. Polêmica em debate sobre o PAS. Jornal do Sindsep jan. 2001. p.6.
36. Terris M. Tendencias actuales en la salud pública de las Américas. In: Organización Panamericana de la Salud. La crisis de la salud pública: reflexiones para el debate. Washington: OPS, 1992. p.185-204. [Publicación Científica n.540].

Saúde Pública, Ciências Sociais e as Chamadas Populações Vulneráveis

17

Rubens de Camargo Ferreira Adorno
Maria da Penha Costa Vasconcellos
Augusta Thereza de Alvarenga

INTRODUÇÃO

A reflexão sobre as chamadas populações vulneráveis, tema deste capítulo, aparece de forma recorrente na história social da saúde e da doença, nas diversas sociedades. Analisá-las pressupõe associar seus desdobramentos aos processos de transformação, considerando particularmente as urbanizações, a constituição de novos valores socioculturais e a modernização determinada temporal e espacialmente. As populações vulneráveis, objeto de estudo e das práticas de intervenção médico-sanitárias, estão e sempre estiveram presentes no campo da Saúde Pública, não só por seu aspecto de interesse científico, mas também pelas tensões entre as políticas de proteção e controle, e a presença ou ausência da ação do Estado no interesse da coisa pública.

Chalhoub (1996), ao relatar o surgimento da ideologia da higiene no Brasil, nos idos de 1860, relacionada à proliferação dos cortiços na cidade do Rio de Janeiro, situa o que se pode identificar como o início da publicização das "populações vulneráveis", particularmente as urbanas – negros libertos, imigrantes portugueses e classes pobres – que, além de "tumultuar a ordem pública", podiam transmitir doenças contagiosas à população da Corte; associava-se "classes pobres" a "classes perigosas".

> A destruição do Cabeça de Porco* representou o início do fim de uma era, pois dramatizou, como nenhum outro evento, o processo em andamento de erradicação dos cortiços cariocas. Nos dias que se seguiram, o prefeito da Capital Federal foi calorosamente aclamado pela imprensa: ao varrer do mapa aquela "sujeira", ele havia prestado à cidade "serviços inolvidáveis". Com efeito, trata-se de algo inesquecível: nem bem se anunciava o fim da era dos cortiços e a cidade do Rio já entrava no século das favelas. (p. 17)

---

*. O autor faz referência ao cortiço carioca Cabeça de Porco, intimado pela Intendência Municipal, em 1893, a pedido da Inspetoria-Geral da Higiene, para que fosse desocupado à força e demolido, na gestão municipal do prefeito Barata Ribeiro.

Passados muitos anos, depara novamente com a necessária cautela ao tentar compreender a noção de vulnerabilidade e populações vulneráveis, pois se pressupõe considerá-la sob diferentes ângulos e situá-la na dinâmica da organização da sociedade, no contexto dos interesses econômicos, nas políticas públicas atuais, na fragilidade dos seres humanos vivendo em sociedades produtoras de riscos, e nas "razões científicas" que buscam predizer e controlar os acontecimentos e a vida social (Giddens, 1991; Beck, 2010). Nessa perspectiva, entende-se que a abordagem da vulnerabilidade em Saúde Pública se beneficia das contribuições teóricas das ciências sociais que permitem tratar as relações complexas presentes entre natureza, sociedade e cultura.

Nas publicações acadêmicas das ciências sociais, na imprensa e entre cidadãos, populações vulneráveis referem-se tradicionalmente às populações empobrecidas, marginais aos bens de consumo materiais e culturais, excluídas do processo produtivo e de consumo, desfiliadas de vínculos afetivos, entre outros aspectos que em tese as caracterizariam. Essas diversas noções, porém, apresentam um denominador comum quando se interpreta que milhões de pessoas vivem em situações precárias ou sub-humanas, em todo o mundo, na atualidade, decorrentes do modo de acumulação e concentração do capital financeiro. Nesse sentido, o empobrecimento e a marginalidade social derivam, em termos estruturais e cíclicos, de relações de produção, da concentração de riqueza e da matriz econômica e política presentes desde o século passado.

No campo da Saúde Pública, o termo "vulnerabilidade" é empregado de diferentes formas, podendo expressar a ideia de maior exposição e suscetibilidade de um indivíduo ou de um grupo social, diante dos problemas enfrentados em condições específicas (Adorno, 2001, p. 11).

Na década de 1980, o conceito de vulnerabilidade ganha notoriedade a partir da discussão em torno da Aids como uma epidemia moderna, dado seu caráter reflexivo. Tal reflexidade – na perspectiva adotada por Beck, Giddens e Lash (1997) – destaca-se, segundo Adorno & Alvarenga (2002, p.13), na dupla natureza relacional dessa epidemia: caracteriza-se como uma história epidemiológica que acontece e, por sua vez, interfere em uma história social, ao mesmo tempo que uma história social interfere em uma história epidemiológica.

A discussão a respeito da vulnerabilidade, proposta por Mann e Tarantolla (1993), é bastante divulgada no Brasil por Ayres et al. (1999) que procuraram identificar nas condições de acesso a serviços de saúde, informação e situação social das populações, as condições de suas vulnerabilidades à Aids. O eixo de representação da epidemia em torno dos indivíduos, ou de grupos de risco, se amplia em seu emprego mais difundido para incorporar também os contextos sociais e de assistência, na perspectiva epidemiológica. Assim, o conceito passa, em suas muitas aplicações, a ter um duplo sentido, ora usado como uma categoria epidemiológica que se confunde, inclusive em sua generalização, com o próprio conceito de risco, ora interpretado como uma categoria social qualificada, referindo-se a uma construção do conhecimento em torno das situações que tornam grupos sociais vulneráveis.

Parte-se, aqui, primeiro, do pressuposto de que, em seu sentido amplo, a palavra "vulnerabilidade" passa sempre a designar uma dada característica de objetos, sujeitos, áreas geográficas e situações indicando sempre uma qualidade que pode ser verificada pelo seu uso em Saúde Pública. Quando se considera o termo "populações vulneráveis" amplia-se sua abrangência por um lado, e, por outro, se ganha em especificidades. Isso porque, a partir de diferentes exemplos de problemas abordados, nos diversos recortes que possam ser adotados, apresentam-se as questões de desigualdade em saúde, seus cenários específicos, que relacionam sempre questões de ordem social a uma diferença de acesso ou a precárias condições sanitárias.

Em segundo lugar, entende-se que tratar de populações vulneráveis, no território das ciências sociais, é reconhecer sua complexidade e, portanto, a necessidade e a importância da contribuição das diversas áreas de conhecimentos e respectivas disciplinas, com suas perspectivas teóricas e metodológicas características, como Demografia, Economia, Sociologia, Antropologia e Psicologia Social, entre outras.

Tendo em vista tal preocupação, este capítulo objetiva buscar contribuir para o processo de compreensão teórica e, a partir daí, procurar dar visibilidade aos sanitaristas sobre os desafios presentes ao se trabalhar com grupos socialmente vulneráveis. A ideia presente é que, quando do emprego desse conceito, deve-se ter em conta sempre a importância de sua contextualização, em razão das diferentes situações em que se inscrevem os grupos sociais e das diferentes relações que tenham, ou não, com o cuidado em saúde.

Procurou-se, neste capítulo, situar o termo "populações vulneráveis" a partir de algumas considerações históricas, teóricas e metodológicas, relacionando-as tanto ao conceito de "exclusão social" e sua designação na sociedade contemporânea quanto a seu emprego em termos epidemiológicos e de Saúde Pública. Também houve a preocupação de se observar como esse conceito se inscreve na política de saúde e se manifesta em grupos populacionais que demandam, de acordo com suas necessidades, respostas da Saúde Pública.

GLOBALIZAÇÃO ECONÔMICA E CRISE DO BEM-ESTAR SOCIAL

A Saúde Pública, como campo teórico e de práticas de intervenção, está historicamente relacionada ao crescimento demográfico, econômico e de expansão do domínio territorial, na formação de cidades e na urbanização. As intervenções do Estado no século XVIII tinham por objetivo o crescimento das populações nacionais e sua preparação para o processo industrial e de serviços urbanos acelerados no século XIX, notadamente em países como Alemanha, França e Inglaterra. Portanto, pensar a população como um todo e evitar epidemias que viessem a dizimá--las passam a ser prioridade do Estado Nacional, fortalecendo-se no interior da sociedade as ações de natureza médico-sanitárias (Foucault, 1979).

Nos processos de transformação social, particularmente após 1945, observam-se desdobramentos com reflexos sociais mundiais: escassez de recursos, aumento da população mundial, desigualdades extremas entre países do norte e do sul do globo, acumulação de riquezas entre Estados e os primórdios da globalização econômica e da revolução tecnológica. Houve grandes transformações nas políticas de proteção social, notadamente em países europeus, nos processos e nas relações de produção e de trabalho, na extração dos recursos ambientais, na concentração de renda e do capital.A partir das últimas décadas do século XX, com o aumento populacional mundial e de grupos marginais aos processos produtivos, com dependência cada vez maior da assistência social estatal, observa-se que a resposta dada pelo Estado, com suas políticas públicas, é de intervenção focal. Reforça-se assim a segmentação de grupos e classes sociais mais vulneráveis que ampliam processos de discriminação e exclusões sociais e de cidadania.

Essas transformações, no âmbito da produção e do mercado, levaram às diferentes ordens de questões que adquiriram visibilidade: a relação dos Estados Nacionais com os setores oligopolistas da economia capitalista mundial e a competição entre os países chamados "em desenvolvimento" pelos investimentos internacionais. Nas transformações na esfera do trabalho, adequando-se a essa fase da economia capitalista monopolizada, destacam-se a adoção de relações mais flexíveis no mundo do trabalho, contratos precários de trabalho e a adoção de políticas que ficaram conhecidas como "neoliberais", que indicam redução na proteção e no investimento de apoio social e das políticas compensatórias desenvolvidas pelos Estados Nacionais.

É importante lembrar que há pouco mais de quarenta anos os Estados chamados até então Estados de Bem-Estar Social, ou Estados Providência, estruturados durante o século XX, particularmente em alguns países europeus, organizaram políticas públicas institucionalizando uma rede de proteção social e benefícios para o conjunto da população.

A então chamada crise dos Estados Providência ou do modelo do Bem-Estar Social encontra-se num movimento de mudanças ocorridas na esfera da economia, por um discurso político-ideológico orquestrado inicialmente a partir dos Estados Unidos e da Inglaterra (Habermas, 1987). Ocorreu, por um lado, uma hegemonia dos mercados sobre os processos políticos e sociais e, por outro, interpretações cada vez mais recorrentes que subsumem a análise da economia capitalista e dos processos sociais das últimas décadas do século XX ao conceito de aceleração da "modernidade", ou à ideia de um novo período histórico postulado como modernidade tardia ou "pós-modernidade". Como indicadores das mudanças contemporâneas, esses termos se generalizam nos mais variados sentidos. Assim, autores que passam a indagar sobre as consequências das mudanças ocorridas no último quartel do século XX, e se colocam na perspectiva da análise da modernidade do ponto de vista da chamada "sociedade de risco", sustentam serem essas mudanças decorrentes de um processo de aceleração da própria modernidade (Giddens, 1991; Beck, 2010).

No inventário descritivo das transformações apontadas há, por exemplo, a expansão dos mercados e a perda da capacidade de ação dos Estados Nacionais, dos sindicatos e dos atores políticos clássicos, a perda de controle e de ação da área de segurança (Canclini, 2003); a desregulamentação universal, com total liberdade concedida ao capital e às finanças à custa de outras liberdades, assim como o despedaçamento das redes de segurança socialmente tecidas e societariamente sustentadas, e o ataque às estruturas do Estado de Bem-Estar Social, aos direitos de negociação sindical e à legislação do trabalho (Baumann, 1998). Na mesma direção, conclui-se que o mercado toma o lugar da sociedade e a regulação econômica passa à frente dos mecanismos sociais de integração; os problemas sociais passam a ser recortados e focados individualmente como se fossem problemas exclusivos dos indivíduos, como as "patologias psicológicas" ou o "consumo de drogas" (Lapeyronnie, 1995). A crise do Estado Providência e os agravos nas desigualdades sociais e dos processos de exclusão social têm seus reflexos mais evidentes na chamada periferia do capitalismo, como cita Boaventura de Souza Santos quando refere que na década de 1980 morreram de fome, na África, mais pessoas do que em todas as décadas anteriores do século (Santos, 1995, p.17).

TRABALHO: FRÁGIL E PRECÁRIO

Nesse processo histórico detectam-se também as novas formas de pobreza: a economia cria empregos precários e marginais, também temporários, e os empregos que passam a ser criados pelo crescimento da economia são insuficientes e frágeis (Salama, 1999), desvinculando-se assim a lógica de que o maior crescimento capitalista implica maior número de empregos. Assim, por causa da competição internacional dos mercados e do entendimento na direção da flexibilidade do trabalho, conseguir um emprego passa a significar insegurança, no sentido de tentar mantê-lo.

O trabalho, que sempre foi uma categoria econômica, social e política na montagem da economia capitalista e, como tal, participou da construção dos direitos sociais e do próprio direito de atenção à saúde durante parte do século XIX e no século XX, passa a ser fonte de fragilização, desvinculação e precarização dos indivíduos. Sennet (1999) relaciona que o "capitalismo flexível" necessita de trabalhadores ágeis, abertos a mudanças em curto prazo, que assumam riscos continuamente, dependam cada vez menos de leis e de procedimentos formais, e acrescenta que, conforme outros termos passaram a cair em desuso a partir das novas ideologias econômicas, flexibilidade é mais uma forma de tirar a maldição da expressão "sistema capitalista".

Um aspecto interessante a se destacar no trabalho de Sennet (1999) é o da descrição que faz acerca das consequências das transformações ocorridas na economia capitalista global nas relações entre as pessoas, tanto nos vínculos familiares quanto nas redes sociais – de vizinhança, de parentesco etc. Para esse autor, a sujeição às formas de trabalho flexível, a competição, a mudança constante de empregos e de cidade, e a sucessão de uma série de ocupações precárias levam à "corrosão" das relações sociais, o que *per se* deixaria os indivíduos mais vulneráveis às imposições do mercado de trabalho e da atividade econômica, desvinculando-se das redes sociais.

Sobre essa questão, pesquisadores que passaram a trabalhar e a adotar o conceito de "exclusão social" também refletem sobre as transformações ocorridas nas redes sociais. Escorel (1999), ao analisar as trajetórias de moradores de rua na cidade do Rio de Janeiro, discute o que chama "vulnerabilidades familiares", baseando-se na discussão teórica levantada por autores franceses, mais especificamente Castel (1993) e Paugam (2003).

Escorel (1999) identifica que situações de fragilização e ruptura dos vínculos familiares incidem, principalmente, nas "classes trabalhadoras pobres" e, levando-se em conta a questão do gênero, a situação se manifesta de maneira distinta. Para o homem impõe-se uma férrea disciplina: da casa para o trabalho, sem nenhum gasto fora dos padrões domésticos, pois qualquer gasto desequilibra a instância econômica da família, principalmente quando o vínculo de trabalho é precário, inseguro, instável. Com essas dinâmicas chega-se à situação de homens fora de casa e com consumo abusivo de álcool, e situações de mulheres buscando precariamente chefiar e manter a família.

PROTEÇÃO SOCIAL, POBREZA, FAMÍLIAS E VULNERABILIDADES

A discussão a respeito da exclusão social retoma a questão das redes de proteção social. Para Castel (1993), o Estado de Bem-Estar Social mantinha uma rede protetora que, ao lado dos serviços de saúde e educação, se estende a outros, como: auxílios financeiros, habitacionais, dando provimento às populações em situação de vulnerabilidade econômica e desemprego com mulheres chefiando a família. Dispunha-se de uma rede de solidariedade secundária formada por sindicatos, redes de solidariedade pública etc. Com o desmantelamento desse apoio, aumenta a vulnerabilidade notadamente de pessoas pertencentes às classes trabalhadoras.

Em países como a França, a rede primária, aquela constituída pela família extensa e pela rede de parentesco, já fora substituída pela rede secundária, e o quadro de retração das ações públicas e estatais, assim como a precarização do trabalho elevam a vulnerabilidade das famílias pobres (Castel, 1993). No Brasil, o desenvolvimento econômico expandiu e aprofundou as vulnerabilidades associadas à pobreza, mantendo-se a unidade familiar como principal lastro das relações sociais da classe trabalhadora pobre (Escorel, 1999).

Em países com uma rede de proteção reduzida, como no caso brasileiro, as redes familiares extensas passam a cumprir esse papel, como rede primária de solidariedade. Trabalhos como os de Sarti (1996) destacam esse papel da rede familiar. Fonseca (2000) demonstra como essas redes de parentesco mantêm as crianças nos momentos de dificuldade da mãe ou da família nuclear. Em trabalho feito com famílias de jovens em privação de liberdade no estado de São Paulo, Adorno et al. (1998) identificam a presença de membros mais velhos recebendo benefícios previdenciários que, na família extensa, complementavam o orçamento.

Outra questão em relação à vulnerabilidade refere-se ao caso de famílias chefiadas por mulheres, que estariam em situação de maior precariedade econômica e, portanto, mais expostas a agravos em relação à saúde das crianças. Castel (1993) e Paugam (2003) identificam situações de vulnerabilidade, precarização e desfiliação não apenas relacionadas à questão econômica, mas às questões societárias, referentes aos vínculos e às dinâmicas sociais de transformação no interior de uma mesma sociedade.

Paugam (2003) usa o termo "desqualificação" para tratar o *status* social das populações em situação de pobreza e suas implicações, *status* considerado inferior e desvalorizado, que marca profundamente a identidade de quem vive essa experiência, sentida como fracasso social nas sociedades que valorizam o sucesso como valor supremo.

Nesse sentido, ao se analisar a situação de exclusão de dada população, cabe o cuidado de não tratar apenas de defini-la a partir de um indicador socioeconômico. Analisando a desigualdade em saúde, seja em razão da maior dificuldade de acesso, seja em razão da existência de um perfil epidemiológico específico sobre a posição social e a desqualificação que esse grupo recebe socialmente, deve-se procurar compreender, na perspectiva das ciências sociais, as situações que envolvem a relação dessa população com as instituições, entre as quais, notadamente os serviços de saúde e demais grupos da sociedade.

É nessa linha de pensamento que Paugam (2003) descreve e alerta sobre a complexidade em se "medir" essas situações de precarização a partir exclusivamente de um índice de pobreza. As tentativas de mensurá-las, buscando estabelecer um mínimo necessário a partir do qual as necessidades de subsistência (alimentação, habitação, vestimentas) são atendidas, são sempre relativas. Essas questões são históricas e dependem das condições sociais mais amplas que definem e caracterizam condições sociais de existência dos diferentes grupos da população. Portanto, para esse autor, a caracterização de populações vulneráveis deve ser sempre feita no plano local e, quando no plano nacional, procurar cruzar critérios de exclusão social e econômica.

Paugam exemplifica sua proposta de análise de estudos em uma região específica da França, que apresenta classificação própria. Dividindo primeiro as populações precarizadas em três categorias, e aprofundando depois as clivagens internas de cada um desses grupos, assim descreve os diferentes grupos: **fragilizados** – o conjunto da população em situação precária que tinha *status* jurídico inferiorizado devido ao desemprego ou ao trabalho temporário; **bicos** – caracterizados pela incerteza ou a irregularidade de renda; **assistidos** – pessoas com renda proveniente de benefícios da rede de proteção: deficiência física ou mental, impossibilidade de prover educação e sustento aos filhos e, finalmente, os **marginalizados**, tradicionalmente as pessoas sem domicílio fixo, chamados no contexto brasileiro "população em situação de rua".

DIREITOS, IDENTIDADES E MOVIMENTOS SOCIAIS: O OUTRO LADO DA CONTEMPORANEIDADE

Como a outra face do processo social da contemporaneidade, encontra-se a questão dos direitos, das identidades e dos movimentos sociais em sua perspectiva histórica. Os conflitos entre o capital e o trabalho, movimento do operariado e da burguesia, atravessaram a história dos países europeus durante o século XIX e tiveram sua participação na construção das redes de proteção social, de sistemas de seguridade social e na universalização do atendimento à saúde. As ações afirmativas e a pluralização dos direitos em torno da construção de identidades fazem parte da história das últimas décadas do século XX. O eixo da construção de direitos teve como marco, no século XX, o reconhecimento dos direitos humanos e da instituição de sua declaração pós-Segunda Guerra Mundial. Será a partir dessa plataforma que a reivindicação das diferenças e das identidades irá se inserir, na perspectiva de pluralizar a ideia de "humano", procurando demonstrar que o homem só pode ser entendido ou concebido a partir de suas diferenças: étnicas/raciais, culturais, de gênero, de expressão da sexualidade, de geração. A plataforma comum dos direitos humanos oferecerá a ideia de igualdade como plano de luta pela inclusão, ou seja, no sentido de eliminar as desigualdades entre os homens.

O corolário de Boaventura de Souza Santos, intensamente usado pelos movimentos sociais, expressa, assim essa tendência que se insere no plano da discussão jurídica e da justiça:

> (...) temos o direito de ser iguais quando a nossa diferença nos inferioriza; e temos o direito de ser diferentes quando a nossa igualdade nos descaracteriza. Daí a necessidade de uma igualdade que reconheça as diferenças e de uma diferença que não produza, alimente ou reproduza as desigualdades. (Santos, 2003, p. 56)

O Direito, como reconhecimento de indivíduos, classes e grupos, relaciona os indivíduos em sociedade a partir de seus corpos como representação de sua autonomia e liberdade, primeiro em relação ao Estado absolutista no século XVIII. A partir do século XIX, a questão da autonomia subordinou-se ao universo da moral e das aparências das classes sociais burguesas. O que se observa durante o século XX é a herança das desigualdades do século passado quanto às clivagens constituídas por diferenças e desigualdades, nas quais o direito à individualidade, à intimidade e à identidade coloca-se como desafio para a autonomia de tal modo que origem, tradição ou condição social se cruzam com outros contextos de identidade como gênero, sexualidade e etnia (Adorno et al., 2005, p.21).

A perspectiva da inclusão, a partir do reconhecimento da desigualdade e da diferença, vem demonstrar novamente a evidência do peso da sociedade no campo da Saúde Pública, que pode ser exemplificada em pelo menos três instâncias: a da produção do conhecimento sobre a saúde, a da produção dos serviços de saúde e da forma como se distribui a doença na concepção epidemiológica. Nesse sentido apresentam-se questões como as apontadas por Williams et al. (2003), em seus estudos sobre as populações negras dos Estados Unidos, nos quais investigam o peso da discriminação e do preconceito na produção do estresse, assim como na maior incidência de doenças mentais e crônico-degenerativas.

QUEM É E COMO SE SITUAM AS POPULAÇÕES VULNERÁVEIS

Pode-se verificar que na história da Saúde Pública a classificação de populações vulneráveis variou de acordo com o conhecimento usado para controle de doenças, agravos e na implementação das políticas públicas que partiam de análises sobre a realidade no sentido de controle sanitário. No contexto da teoria miasmática da doença e de sua classificação de espaços salubres *versus* espaços insalubres, aparece a ideia de populações vulneráveis para aquelas que vivessem em aglomerações ou em habitações insalubres. Os pobres, ou aqueles que perambulassem sem ocupação, também foram alvos da Saúde Pública (Foucault, 1979). Nas décadas de 1960 e 1970, o grupo materno-infantil, considerado o grupo vulnerável por excelência no campo da Saúde Pública, foi escolhido como foco de atenção, sobretudo através da chamada "Abordagem de Risco", a partir de uma política que procurava controlar, de maneira indireta, a reprodução da força de trabalho, tendo em vista privilegiar políticas demográficas para essa população, em nível mundial, inclusive no Brasil, mediando propostas de intervenção no campo da saúde (Alvarenga, 1984; Alvarenga & Schor, 1998).

Fazendo uma busca em programas de saúde de vários países e organizações não governamentais, verifica-se que o termo "populações vulneráveis" vem sendo adotado com referência a diferentes categorias de grupos sociais: idosos e crianças, jovens, indígenas, negros, pobres, imigrantes e desempregados, entre outros.

Essas categorias dão conta de um campo de discussão que passa a denominar os fenômenos de saúde com base no arsenal teórico e metodológico proveniente das ciências sociais, que procuram compreender as situações de desigualdades e exclusão e a fragilidade da vida no mundo contemporâneo, fenômenos estreitamente relacionados ao conceito de vulnerabilidade presente no campo da Saúde Pública.

No plano das políticas de saúde, como política pública, os grupos acima nomeados passam a ser reconhecidos como populações vulneráveis. Tomando-se o caso do Plano Nacional de Saúde, publicado no *Diário Oficial da União* n. 238, de 13 de dezembro de 2004, nele se descreveu como populações vulneráveis: populações do campo, negros, índios, crianças, adolescentes, mulheres, idosos, trabalhadores, portadores de deficiências e presidiários. Essa classificação é assim justificada:

> (...) as evidências demonstram que a pobreza, a desigualdade e o desemprego, associados às precárias condições de alimentação, saúde, educação e moradia, concorrem para a marginalização de expressivos segmentos sociais, que não têm acesso a bens essenciais e que se encontram alijados do mundo do trabalho, do espaço público e das instituições relacionadas. Enfrentar esse quadro é o principal desafio do Estado brasileiro expresso nesse Plano. Trata-se de ampliar a cidadania, isto é, atuar de modo articulado e integrado, de forma a garantir a universalização dos direitos sociais básicos e, simultaneamente, atender às demandas diferenciadas dos grupos socialmente mais vulneráveis da população. (PPA 2004-2007, p. 61)

Por sua vez, a Secretaria de Gestão Estratégica e Participativa do Ministério da Saúde (http://portal.saude.gov.br/), visando implementar uma política de promoção da equidade, seleciona como vulneráveis os seguintes grupos: população do campo, negros, ciganos, refugiados e GLBTT (gays, lésbicas, bissexuais, travestis e transsexuais).

Para esse órgão de implementação de políticas, a justificativa é assim formulada: "São consideradas prioritárias ações que visem a garantia dos direitos àqueles segmentos tradicionalmente excluídos dos benefícios das ações públicas e discriminados por preconceitos sociais". Firma ainda que

> (...) a promoção da equidade não se restringe à consideração de acesso aos bens e serviços segundo o parâmetro socioeconômico, alargando a concepção das desigualdades sociais para um complexo contexto em que diferentes grupos sociais são associados a valores constituídos socioculturalmente e historicamente. Diante da heterogeneidade da população brasileira, seja essa de diversidade étnica, cultural, socioeconômica, de cor, de gênero, de orientação sexual, o princípio de equidade visa garantir o direito fundamental de acesso à saúde ao cidadão. (http://portal.saude.gov.br/)

Vale destacar que as justificativas apresentadas passam pelas condições socioeconômicas e, em seguida, referem também critérios adotados que levam em conta os temas da etnia, do gênero e da sexualidade, categorias que permitem hoje, no campo da saúde, reter o tema da desigualdade e da equidade em toda sua complexidade.

No Brasil, a política de saúde se apresenta, através do Sistema Único de Saúde (SUS), como uma das políticas públicas mais expressivas elaboradas pelo Estado brasileiro na direção de um modelo universal e inclusivo. Pode-se levantar a hipótese de uma proposta de atenção, ou de um modelo ampliado de saúde, sensível a demandas e movimentos sociais que se expressam no plano de uma política afirmativa.

Ainda como exemplos brasileiros destacam-se a publicação de trabalhos sociodemográficos que procuram esquadrinhar grupos populacionais a partir de determinados índices que cruzam a situação socioeconômica e o acesso a bens e serviços. A Fundação Seade elaborou, por exemplo, um índice de vulnerabilidade voltado à população jovem e trabalha, também, a especificidade de grupos familiares de baixa renda e suas características sociais, destacando as famílias pobres jovens e as famílias pobres chefiadas por mulheres.

Tomando-se outro exemplo, observa-se que o sistema nacional de saúde do Canadá – reconhecidamente um país que considera o enfoque multicultural uma política legítima e adota esse modelo de ação em relação às políticas públicas – empreende um esforço para a redução das desigualdades em saúde e para a promoção da equidade para populações vulneráveis. Não delimita especificamente grupos, mas elege um conjunto de questões sociais como representativas de vulnerabilidades: a existência de comunidades aborígenes, a alfabetização, a questão de gênero, a pobreza, os sem-domicílios e os deficientes (NHI – Canadá).

Nos Estados Unidos, observa-se que a discussão sobre populações vulneráveis se dirige à saúde e ao cuidado em saúde, buscando a intersecção entre condições sociais como habitação, pobreza e educação inadequadas atingindo de forma mais acentuada populações vulneráveis, incluindo crianças em situação de baixa renda e suas famílias, adultos idosos, adultos com deficiências, adultos sem domicílio, pessoas com HIV/Aids. Imigrantes e refugiados e os que portam severas doenças mentais, os grupos étnicos e raciais afro-americanos e latinos, são definidos como excluídos do trabalho formal e do atendimento à saúde (http://www.umich.edu/eriu/pdf/wp14.pdf).

Ao observar a inscrição do termo "populações vulneráveis" na agenda da União Europeia, constata-se que aquele se enquadra na dotação de recursos para "ajuda humanitária", na qual são relacionados grupos afetados por várias ordens de problemas, como populações vítimas de inundações na América Central, da epidemia de cólera na Índia, conflitos no Iraque, ou a favor de populações vulneráveis e minorias étnicas, como no Laos (http://europa.eu/bulletin/pt/200312/p106075.htm).

Finalmente, registra-se a condição de grupos em situação de vulnerabilidade em relação à agenda ambiental, questão essa que merece destaque quando, em situações como a brasileira, discutem-se as condições de saúde dos povos indígenas e de comunidades tradicionais como os remanescentes dos quilombos. Esses grupos têm suas questões de saúde bastante vinculadas à sustentabilidade de seus territórios e, muitas vezes, à falta de saneamento básico e outros suportes, em razão do estado de poluição de rios e cursos de água de que fazem uso. Além disso, apresentam questões específicas que precisam ser contempladas em relação à atenção da Saúde Pública.

No caso dos povos indígenas, reivindica-se o sistema de atenção especial que, respeitando o sistema de cura empreendido pelas próprias etnias, possa se complementar com uma atenção de saúde promovida pelo SUS, ou um sistema especial que faça um diálogo intercultural de sistemas tradicionais e técnicos de cura e atenção à saúde.

Como referência ao tema ambiental destaca-se, abaixo, excerto da Declaração do Encontro dos Ministros da Saúde e do Meio Ambiente das Américas:

> A carga de deterioração das condições ambientais e seu peso sobre a saúde afeta a geração atual e pode ter um impacto crescente sobre as gerações futuras. Em particular, estas afetam os grupos mais vulneráveis como crianças, idosos, mulheres, bem como os grupos mais desprotegidos, como as populações indígenas, populações rurais e os muitos pobres. Expressamos nossa profunda preocupação a respeito desta situação e reconhecemos a necessidade de focalizar nossos esforços em nível local e regional baseados em objetivos comuns, que proporcionem as mesmas oportunidades de desenvolvimento sustentável na região, melhoria da saúde e do padrão de vida de todas as nossas populações. (http://www.ec.gc.ca/international/regorgs/docs/português/hema_comm_p.htm)

Em que pese a razão, o pressuposto de progresso sucessivo das sociedades através da ciência, da tecnologia e da acumulação de riqueza deve ser analisado em relação ao aumento significativo dos riscos humanos e ambientais, comprometendo o futuro da humanidade.

ESPECIFICIDADES NA RELAÇÃO SAÚDE E POPULAÇÕES VULNERÁVEIS

Em termos de ação ou de programação de uma agenda de saúde voltada às populações vulneráveis – considerando o conteúdo aqui registrado – recomenda-se o cuidado com algumas questões de ordem metodológica e com algumas características de morbidade registradas – dados sociais, demográficos e epidemiológicos – que possam ser desagregados por regiões e delimitadas espacialmente.

Relevante também se torna destacar questões de natureza étnica e de gênero como constitutivas dos grupos que se pretende estudar.

Em pesquisa* feita em 2006, na cidade de São Paulo, com as populações em situação de rua, pôde-se identificar a dificuldade de localização e de provimentos de tratamento de uma população que transita entre locais públicos e albergues, assim como a inexistência de informações sobre suas movimentações e seus problemas de saúde. Grande parte das instituições frequentadas por esse contingente da população tem ainda uma marca assistencial-religiosa, não permeável às questões de Saúde Pública e, muitas vezes, os registros existentes são usados meramente como critério administrativo e para repasse de verbas públicas.

Observou-se ainda que a população em situação de rua abriga egressos do sistema penal e, às vezes, foragidos também desse sistema, o que dificulta a relação de tratamento e vínculos com pessoas. Entretanto, o reconhecimento, de redes sociais que se formam junto a essas populações possibilita recursos que podem ser acionados para o tratamento e a atenção à saúde em alguns problemas específicos.

Destaca-se que, do ponto de vista da Saúde Pública, as populações vulneráveis, delimitadas por suas características de precariedade – não apenas econômica, relacional e de vida (habitação insalubre, alimentação precária ou inadequada) –, apresentam maior exposição às doenças profissionais e aos acidentes de trabalho, aos traumatismos ósseos, assim como aos riscos de invalidez; também às doenças respiratórias, cutâneas e cardiovasculares, a problemas dentários e oculares, distúrbios psicológicos ou nervosos, alcoolismo, assim como a um maior consumo de drogas lícitas e ilícitas, toxicomania e à Aids, designadamente entre jovens (Clavel, 2004, p. 87). Tais populações têm menos acesso aos cuidados de saúde oferecidos pelas instituições, o que tem levantado o tema do desenvolvimento de formas de atenção especial de saúde (a exemplo da ajuda de associações humanitárias – Médicos do Mundo, Médicos sem Fronteiras, Psicólogos sem Fronteira) e da multiplicação de espaços de prestação de cuidados para atender à precariedade e prover a formulação de uma rede de proteção socialmente diferenciada.

---

*. Pesquisa: Desenvolvimento de modelo de atenção especial no âmbito do SUS: o caso da população em situação de rua e a tuberculose na cidade de São Paulo. Faculdade de Saúde Publica/USP – Decit/ Ministério da Saúde – Unesco, 2005-06.

CONSIDERAÇÕES FINAIS

Diante do exposto, pode-se observar que a questão da vulnerabilidade em saúde, notadamente em sua dimensão coletiva e pública, apresenta-se, na atualidade, em toda a sua complexidade, ultrapassando em muito a abordagem tecnológica dos problemas de saúde, por referir-se a processos sociais, econômicos e políticos mais amplos e, ao mesmo tempo, guardar especificidades em relação à diversidade dos grupos sociais, de suas condições históricas e de vida, e aos problemas de saúde a que estão expostos.

Tais condições ganham maior dramaticidade em períodos de crise econômica de abrangência mundial, como a observada em 2008, cujos desdobramentos perpassam vários processos nos diferentes Estados Nacionais com implicações de diferentes ordens, quais sejam, a dos direitos políticos e migratórios, direitos econômicos e direitos sociais, entre os quais se destacam os direitos à saúde.

Tendo em vista esse cenário de crises mundializadas e sua complexidade, as considerações sobre as necessidades de saúde requerem o concurso de instrumentais teóricos e metodológicos das ciências sociais e exigem, igualmente a elaboração de estratégias que possibilitem torná-los mais acessíveis a pesquisadores, agentes públicos e profissionais de saúde, com o intuito de poder empregá-los na compreensão dos problemas contemporâneos da Saúde Pública e considerá-los igualmente nos processos de cuidados à saúde.

REFERÊNCIAS BIBLIOGRÁFICAS

1. Adorno RCF. Um olhar sobre os jovens e sua vulnerabilidade social. São Paulo: AAPCS, 2001. p.11.
2. Adorno RCF, Alvarenga AT. Aids e doenças sexualmente transmissíveis: problemas públicos, demandas sociais. In: Santos TF (org.). Saúde sexual e reprodutiva: uma abordagem multidisciplinar. Recife: Editora Massangana/Fundação Joaquim Nabuco, 2002. p.10-33.
3. Adorno RCF, Alvarenga AT, Vasconcellos MPC. Jovens, trajetórias, masculinidades e direitos. São Paulo: EDUSP, 2005. p.21.
4. Alvarenga AT. O conceito de risco na área materno-infantil: considerações teóricas, metodológicas e de aplicação [Tese de doutorado]. São Paulo: Faculdade de Saúde Pública da USP, 1984. p.236.
5. Alvarenga AT, Schor N. Contracepção feminina e política pública no Brasil: pontos e contrapontos da proposta oficial. Saúde e Sociedade 1998;7(1):87-110.
6. Ayres JR et al. Vulnerabilidade e prevenção em tempos de Aids. In: Barbosa RM, Parker R (orgs.). Sexualidades pelo avesso: direitos, identidades e poder. Rio de Janeiro: IMS/UERJ; São Paulo: Editora 34, 1999. p.49-72.
7. Bauman Z. O mal-estar da pós-modernidade. Rio de Janeiro: Jorge Zahar Editores, 1998.
8. Beck U. Sociedade de risco: rumo a uma outra modernidade. São Paulo: Ed. 34, 2010.
9. Beck U. Giddens A, Lash S. Modernização reflexiva: política, tradição e estética na ordem social moderna. São Paulo: Editora da Universidade Estadual Paulista (UNESP), 1997.

10. Brasil. Ministério da Saúde. Grupos pela equidade [homepage na internet]. Brasília: MS, 2001 [acesso em e de agosto de 2006. Disponível em: <http://portal.saude.gov.br/sgp/visualisar_texto.cfm?idxt=22840&janela=1>.

11. Brasil. Ministério da Saúde. Saúde da população de gays, lésbicas, bissexuais, travestis e transsexuais [homepage na internet]. Brasíla: MS, 2008 [acesso em 2 de abril de 2008. Disponível em: <http://portal.saude.gov.br/portal/arquivos/pdf/saude_da_populacao_glbtt.pdf>.

12. Canclini NG. A globalizacao imaginada. São Paulo: Iluminuras, 2003.

13. Clavel G. A sociedade da exclusão: compreendê-la para dela sair. Porto: Porto, 2004.

14. Castel R. Da indigência à exclusão, a desfiliação precariedade do trabalho e vulnerabilidade relacional. In: Lancetti A (org.). Saúde loucura 4, São Paulo: Hucitec, 1993. p.21-48.

15. Chalhoub S. Cidade febril: cortiços e epidemias na corte imperial. São Paulo: Companhia das Letras, 1996. p.17.

16. Comissão Europeia. Boletim da União Europeia [homepage na internet]. Disponível em: < http://europa.eu/bulletin/pt/200312/p106075.htm>.

17. Economic Research Initiative on the Uninsured Working Paper Series. Sources of vulnerability: a critical review of the literature on racial/ethic minorities, immigrants, and persons with chronic mental illness [homepage na internet]. Disponível em: <http://eriu.sph.umich.edu/pdf/wp14.pdf>.

18. Escorel S. Vidas ao léu: trajetórias de exclusão social. Rio de Janeiro: fiocruz, 1999. p. 276.

19. Fonseca C. Família, fofoca e honra: etnografia de relações de gênero e violência em grupos populares. Porto Alegre: Editora Universidade/UFRGS, 2000.

20. Focault M. Microfísica do poder. Rio de Janeiro: Graal, 1979.

21. Giddens A. As consequências da modernidade. São Paulo: Editora Unesp, 1991.

22. Habermas J. A nova intransparência. Novos estudos. CEBRAP 1987;18:103-14.

23. International Relations. Encontro de ministros da Saúde e do Meio Ambiente das Américas [homepage na internet]. Disponível em: <www.ec.ca/international/regorgs/docs/português/hema_comm_p.htm>.

24. Lapeyronnie D. La gauche face aux exclus. In: Wieworka M, Dubet K. Penser le sujet. Paris: Fayard, 1995.

25. Paugam S. Desqualificação social: ensaio sobre a nova pobreza. São Paulo: EDUC/Cortez, 2003.

26. PPA 2004-2007. Disponível em: <www.planobrasil.gov.br>. Acessado em: 12 jan. 2008.

27. Mann J et al. (org.). Como avaliar a vulnerabilidade à infecção pelo HIV e Aids. In: Mann J (org.). A Aids no mundo. Rio de Janeiro: Relume Dumará/ABIA/IMS, UERJ, 1993. p.275-300.

28. Salama P. Novas formas de pobreza na América Latina. In: Gentilli P. Globalização excludente: desigualdade, exclusão e democracia na nova ordem mundial. Petrópolis: Vozes, 1999.

29. Santos BS. Pela mão de Alice: o social e o político na pós-modernidade. São Paulo: Cortez, 1995.

30. Santos BS. Reconhecer para libertar: os caminhos do cosmopolitanismo multicultural. Rio de Janeiro: Civilização Brasileira, 2003. p.56.

31. Sarti C. A família como espelho: um estudo sobre a moral dos pobres. Campinas: Autores Associados, 1996.

32. Sennet R. A corrosão do caráter: as consequências pessoais do trabalho no novo capitalismo. Rio de Janeiro: Record, 1999.

33. Walty I. Corpus rasurado: exclusão e resistência na narrativa urbana. Belo Horizonte: PUC Minas: Autêntica, 2005.

34. Williams DR, Neighbors HW, Jackson JS. Racial/ethnic discrimination and health: findings from community studies. American Journal of Public Health 2003;13-2:200-8.

Saúde Mental e Saúde Pública 18

Alberto Olavo Advincula Reis
Isabel Victoria Marazina
Patricia Santos de Souza Delfini
Moacyr Miniussi Bertolino-Neto
Isabella Teixeira Bastos
Camila Junqueira Muylaert

INTRODUÇÃO

A disciplina psiquiátrica e a noção de doença mental que passam a envolver a experiência humana do sofrimento psíquico são construções historicamente novas cujos pontos de origem se encontram na organização do hospital psiquiátrico, na classificação taxonômica da dor psíquica, na fundamentação do sofrimento mental sob o signo da doença e, finalmente, na instituição do tratamento moral. A transformação das formas culturais tradicionais de se lidar com o sofrimento psíquico em cuidados médicos se deve ao dr. Phillipe Pinel, médico do período revolucionário francês do fim do século XVIII.

No Brasil, a preocupação para com os loucos tem como marco a fundação, em 1841, do Hospício D. Pedro II, no Rio de Janeiro. Disseminaram-se, a partir daí, os manicômios pelo país. Desde esse período, e por quase toda sua história, o interesse do Estado pelos loucos permaneceu, na prática, relegado à filantropia e assentado em bases que visavam os mesmos efeitos contraditórios: a cura da loucura e a exclusão social dos loucos. Com a proclamação da República, o cuidado para com os alienados mentais tornou-se, na letra da lei, responsabilidade do Estado.

Na primeira metade do século XX, assinala-se a importância da presença da Liga Brasileira de Higiene Mental (Reis et al., 2010)[1] cujas propostas e iniciativas de natureza médico-social voltadas à saúde mental tiveram impacto significativo no conjunto da sociedade.

A Liga criada no Rio de Janeiro por iniciativa do psiquiatra Gustavo Riedel (1887-1934) passou a difundir as ideias gestadas pelo Movimento de Higiene Mental (1908) e pelo National Committee for Mental Hygiene (1909). Tratava-se, em suma, de "proteger e melhorar a saúde mental da população, estudar as causas dos distúrbios e deficiências mentais, preparar a aplicação de medidas de tratamento e prevenção" (Pacheco e Silva, 1952, p.9). "Riedel estava convencido da necessidade de se prevenir os transtornos mentais antes que seus portadores chegassem aos hospitais" (Reis et al., 2010[1], p.120). A liga se constituiu como "entidade central da psiquiatria na formulação de um projeto novo e ampliado de intervenção social" (Reis, 2000). Nesse período, assiste-se a um crescendo de atividades que incluem a extensão das ações em saúde mental para a área da infância e da adolescência.

A despeito disso, os hospitais psiquiátricos, ou colônias de alienados, organizados em torno de uma concepção positivista, organicista e segregacionista do transtorno mental, permaneceram, de acordo com o espírito da época, sustentando o modelo de ação e intervenção dominante no campo da saúde mental. Dessa forma, as primeiras regulamentações jurídicas (Decreto 1.132/1903 e Código Civil de 1916), do início do século, reafirmam e institucionalizam a preeminência do modelo médico-asilar na questão de saúde mental.

Por todas essas influências, é provável que, no Brasil, o advento do cuidado para com os loucos tenha assumido um caráter social antes que a saúde, como um todo, fosse tomada como "questão social" e se tornasse objeto de atenção do poder público central. As iniciativas que se seguiram, concernentes à Saúde Pública, (Reforma Carlos Chagas, de 1923, e da Lei Elói Chaves, de 1923) mantiveram intocado o modelo dominante no campo da saúde mental coletiva.

A expressão política e social do higienismo foi realçada ainda mais após a Revolução de 1930, por força da "intervenção de parlamentares higienistas na Assembleia Constituinte de 1934, que inaugurava um período em que a questão da higiene e da Saúde Pública passa a ser responsabilidade do Estado" (Soares, 2006). Nesse contexto há igualmente de se destacar, como observa Assumpção (1995), o alinhamento do emergente Serviço Social com o movimento de higiene mental. Essa conjunção se deveu, em particular, ao fato de os "assistentes sociais estar[em] bem familiarizados com o terrível problema do reajustamento pelo doente após a alta" (Soares, 2006).

Nesse período, já se observava uma contínua deterioração dos equipamentos manicomiais, refletindo o descaso para com a saúde mental e as consequências dos estigmas associados ao sofrimento psíquico. Essa deterioração alcança seu ponto paroxístico no período de reestruturação político-administrativa do setor saúde. A partir do fim da década de 1960, assiste-se ao desenvolvimento gradativo do que Amarante (2007) veio a cunhar como "indústria da loucura", baseada na compra de serviços de saúde privados pelo setor público. Assistiu-se a uma inflação desvairada de leitos psiquiátricos no interior de estabelecimentos, funcionando sob condições precárias e infra-humanas que, ademais, pesava desmedidamente no orçamento da Saúde. Pode-se considerar que o campo da saúde mental passou a representar o setor da área da Saúde mais atrasado e problemático, tanto do ponto de vista da assistência como científico. Singer mostra que, em 1976, as "doenças mentais" ocupavam o primeiro lugar no seio da população urbana economicamente ativa, tendo em conta os três grupos principais de doenças incapacitantes. "As doenças mentais são responsáveis por 17,3% dos auxílios-doença concedidos e por 31,4% dos benefícios em manutenção" (Singer, 1981, p. 84).

O peso econômico-financeiro representando pelas "doenças mentais" no orçamento nacional, a ineficiência e a longa duração dos "tratamentos", as condições desumanas sob as quais se processavam as internações e a manutenção das pessoas em sofrimento psíquico assim como o questionamento do estatuto médico da loucura desembocaram na crítica ao modelo então vigente de se lidar com os problemas de saúde mental.

No período que se antecipou ao reestabelecimento do Estado de Direito no Brasil e paralelamente às discussões e reflexões então em curso, que redundaram na proposta da Reforma Sanitária, assistiu-se ao desenvolvimento de um movimento que assumiu os contornos de um projeto de Reforma Psiquiátrica. Sua agenda, cujas pautas se constituíram na esteira da contestação internacional da ordem psiquiátrica, veio a se definir de modo relativamente autônomo em relação à Reforma Sanitária. Ela apresentou um caráter radical de profundas consequências em âmbitos que se situavam muito além da transformação de um modelo político-assistencial.

A Reforma Psiquiátrica, plasmada no bojo do processo de transformação política de nossa sociedade e definida no *aggiornamento* das políticas públicas de saúde nacionais, é um marco a partir do qual se reordenou e se articulou um número importante de elementos diversos. Nessa diversidade se contam tanto códigos teóricos quantos dispositivos institucionais, tecnologias de intervenção, profissionais atuantes, usuários com estatutos determinados, além de uma complexidade de atores que efetivam, legislam e fazem circular os meios econômicos, jurídicos e administrativos do sistema.

A despeito desse encaminhamento diferenciado e autônomo, ela pode se fortalecer ainda mais ao confluir e se fundir, graças ao particular momento histórico brasileiro, com a Reforma Sanitária, sob o respaldo da nova Constituição. Nesse processo, a Saúde Mental passou a desempenhar um papel de vanguarda no bojo da Saúde Pública, num amplo e íntimo movimento de trocas. Por um lado, o campo da Saúde Mental passou a assimilar os princípios definidores da Saúde Pública, dando uma expressão social ao direcionamento das ações em Saúde Mental. Por essa via, o campo veio a romper com a perspectiva curativa e passou a orientar suas ações guiado pelo princípio da "inclusão social dos excluídos por motivo de transtorno mental". Por outro lado, passou a gestar conceitos e noções que foram derivados para o campo da Saúde Pública. As noções de acolhimento, escuta e clínica ampliada advieram diretamente do campo de disciplinas que formatam a saúde mental. No plano epistemológico, colocou em questão a natureza e o estatuto de doença mental do sofrimento psíquico e, consequentemente, das formas de se lidar com ele. Propôs e assumiu a tarefa de construir uma sociedade sem manicômios.

O CAMPO DA SAÚDE MENTAL, BASES HISTÓRICAS E LEGAIS

O termo "saúde mental" que, em meados dos anos 1950, veio em substituição à denominação "higiene mental", tem sido empregado nas mais variadas acepções. Na década de 1960, por exemplo, Leavell e Clark o entendiam como "um estado de bem-estar positivo e um sistema valioso até um movimento nacional e internacional relacionado com pesquisa, prevenção e tratamento do mentalmente doente" (Leavell e Clark, 1965). Os autores diziam ainda que o termo se referia

> (...) também à especialidade da Saúde Pública que trata do processo de redução da quantidade de perturbação mental numa comunidade, e do estudo da quantidade e dos tipos de doença mental e os fatores psicológicos ,físicos e sociais que são de significância etiológica. Além disso, tem sido usado para descrever os componentes psicológicos das enfermidades físicas. (p.420)

À luz das transformações ocorridas no último terço do século XX, o termo se precisou e a Saúde Mental se definiu como um campo próprio que veio a estabelecer relações de profunda identidade com a Saúde Pública. O cerne desse campo se constituiu a partir do momento em que se criticou a associação do sofrimento psíquico à ideia de doença. Ao estabelecer essa fratura, o campo da Saúde Mental abriu-se para alojar em seu interior a noção de sujeito. Esse movimento é bem assinalado por Amarante, que indica que os serviços passaram a lidar "com pessoas e não mais com as doenças" (Paula, 2008).

O campo da Saúde Mental emergente rompeu com o modelo teórico-conceitual até então vigente, contribuindo para a tarefa de se elaborar uma "nova imagem social dada à loucura e aos sujeitos em sofrimento" (Paula, 2008). Esse campo da Saúde Mental passou então a se definir como um espaço polissêmico e plural, uma vez que diz respeito ao estado mental dos sujeitos e das coletividades que são condições altamente complexas. Dessa forma, ele exige um pensamento matizado pela transversalidade de saberes diversos, capazes de apreender antes de tudo o sujeito (Amarante, 2007).

A partir daí, a Saúde Mental não pode mais ser considerada uma "especialidade" da Saúde Pública, e sim como Saúde Mental Pública, isto é, parte integrante, orgânica e indissociável da Saúde Pública. Isso se deve ao fato de que ela é dotada de instrumentos e equipamentos voltados à população, definida por políticas públicas abrangentes e consistentes e, finalmente, organizada por um corpo de diplomas legais específicos. A saúde mental e os problemas a ela afeitos, que haviam sido tratados no âmbito da Saúde Pública de modo quase periférico, foram realocados pela Reforma Psiquiátrica no centro do panorama das políticas públicas da saúde, lugar a partir do qual passaram a desempenhar um papel de vanguarda.

Contudo, diversas questões permanecem em aberto e objeto de ardentes debates, e que constituem grandes desafios a serem equacionados, e permanecem como pontos importantes de entraves e dissensões.

Nesse contexto, resta lembrar que a história da Saúde Mental, como campo de conhecimento e de práticas e a exemplo de diversas disciplinas científicas, é (Carvalho, 2006) "sempre escrita a partir do ponto em que estamos, e faz parte da identidade de uma dada comunidade de cientistas". Trata-se, pois, de acordo com a autora, de "uma seleção de eventos passados que explicam e justificam o presente e permitem uma projeção de futuro" (p. 3).

Em sua inscrição brasileira, o campo da Saúde Mental, teve seu ponto de definição institucional e legal com a promulgação, no governo Fernando Henrique Cardoso, da Lei 10.216 de 2001, ou Lei da Reforma Psiquiátrica, dispondo sobre a proteção e os direitos das pessoas portadoras de transtorno mental e redirecionando o modelo em Saúde Mental até então baseado em uma concepção médica do tratamento, que tinha como epicentro o hospital psiquiátrico. Não se pode, todavia, ignorar que ainda se vive um momento instituinte do paradigma, marcado por fortes oscilações e tensões contraditórias.

Os cenários da aprovação da Lei 10.216 em 2001, das quatro Conferências Nacionais de Saúde Mental, respectivamente, em 1987, 1994, 2001 e 2010, e da Declaração de Caracas, na Venezuela, em 1990, foram palcos de reivindicações em prol de princípios mínimos, diretrizes e estratégias de efetivação desse modelo no Brasil.

BASES CONCEITUAIS: REDE, ACOLHIMENTO, TERRITÓRIO E INCLUSÃO

Para se apreciar com o devido cuidado o processo de elaboração de políticas de saúde mental capazes de superar o paradigma do hospital psiquiátrico é indispensável articular um número importante de elementos. Nessa diversidade se incluem tanto códigos teóricos quanto dispositivos institucionais, tecnologias de intervenção, profissionais atuantes, usuários com estatutos determinados, além de uma complexidade de atores que efetivam, legislam e fazem circular os meios econômicos, jurídicos e administrativos do sistema. Precisamente em razão dessa coerência, torna-se difícil intervir em alguns dos fatores que compõem uma política sem produzir efeitos importantes no resto dos elementos que a sustentam e a legitimam.

As políticas públicas não se modificam por força da mera existência de propostas; elas são fruto de confrontações fundamentalmente políticas, em que diversos setores sociais lutam para impor hegemonicamente seus pontos de vista. Nesse sentido, toda política pública é o resultado de enfrentamentos: e consensos possíveis de um momento histórico determinado. Sabe-se, partindo do referencial da Análise Institucional, que essas instituições que organizam os modos de viver dos humanos não são permanentes.

A perspectiva institucionalista da história mostra o processo de modificação das instituições criadas pelo homem, de acordo com o avanço de forças produtivas, que segregam formas até ali inéditas de organização social, imprescindíveis para seu desenvolvimento, num movimento complexo e contraditório entre forças instituídas e instituintes.

A organização de diversos movimentos e a expressão de diferentes pensamentos, tanto na Europa quanto nos Estados Unidos, contribuíram para colocar em xeque o antigo paradigma e possibilitar os fundamentos necessários à formulação de novas politicas voltadas à saúde. Nesse contexto, a Itália se tornou um importante centro de formação para profissionais de todo o mundo. O processo da reforma psiquiátrica italiana, sob o signo da extinção do hospital psiquiátrico, teve grande influência na Reforma Psiquiátrica brasileira. A ela vieram se somar, no âmbito brasileiro, outras correntes, como a psiquiatria de setor e o movimento de análise institucional franceses, a psiquiatria comunitária americana, a antipsiquiatria e o movimento de comunidades terapêuticas britânico, a psicanálise, o psicodrama, dando origem a várias experiências regionais, cujas produções serviram de esteio para o atual modelo de atenção em saúde mental.

O campo da Saúde Mental, como dimensão da Saúde Pública, ao se organizar no bojo de um processo histórico de recuperação da cidadania de sujeitos apartados da vida por injunções sociais, econômicas, culturais e epistemológicas, tomou para si, agenciou e coordenou uma série de noções basilares. Torna-se necessário apresentá--las para que se possa compreender as linhas de força que estruturam esse campo.

REDE

De acordo com Lauridsen-Ribeiro e Tanaka (2010), a organização do SUS, a partir de um modelo de serviços hierarquizados, estabelecidos em estruturas piramidais de complexidade crescente, contaminou o campo da Saúde Mental, revelando-se, nesse contexto, problemática. Segundo eles, o modelo organizacional hierarquizado do SUS não responde à natureza do campo da Saúde Mental podendo se mostrar contraditório com os princípios da Reforma Psiquiátrica.

Em face dessa contradição e "como contraponto ao modelo hierarquizado e piramidal de organização de serviços, apareceu a proposta da rede de serviços" (Lauridsen-Ribeiro e Tanaka, 2010, p. 154), que se mostra mais adequada para acompanhar as mudanças efetivadas pela Reforma Psiquiátrica. A proposta de rede implica uma nova forma de organização do trabalho e da assistência, estabelecem-se relações horizontais entre os diversos recursos que a compõem, o que todavia não impossibilita a existência de funções específicas. Dessa forma, ela estimula que os múltiplos agentes compartilhem responsabilidades e saberes, ampliando o olhar sobre as mesmas questões, acolhendo a pessoa que sofre e considerando suas complexas necessidades. Para Whitaker (1993), o elo básico entre os integrantes de uma rede é a comunicação. Informações devem circular de forma horizontal, sem haver circuitos reservados.

Nesse contexto comunicativo e interacional, espera-se que se amaine a censura dando origem ao *feedback*, que o controle baseado no exercício dos poderes locais seja substituído pela regulação e a autorregulação dos processos experienciais, e que a hierarquia seja trocada por processos organizacionais horizontalizados capazes de fomentar responsabilizações, que permita a implicação de todos os atores nas tarefas executadas. Por fim, entende-se que o que move as ações em uma rede é a tarefa a ser cumprida, devendo haver objetivos comuns entre as diversas ações. "Portanto, a necessidade de consenso e ações em parceria entre os vários setores envolvidos representam uma prioridade e, ao mesmo tempo, uma dificuldade para a consolidação da política" (WHO, 2005).

Torna-se claro que, no âmbito da rede, também se altera a "concepção das relações da instituição e seus agentes com a clientela e com a população em geral (...)"

(Costa-Rosa, Luzio e Yasui, 2003, p.38), provocando assim desinstitucionalização das relações e das ações, promovendo porosidade e possibilitando o aumento das trocas com a sociedade. Em razão de tais características, as redes de cuidado têm como centro o sujeito com suas necessidades e singularidades.

Como lembrado por Amstalden, Hoffman e Monteiro (2010), não é possível superar o modelo de institucionalização sem rede ou cuidado partilhado. Para compreendermos o conceito de rede é necessário estabelecer e solidificar conceitos inerentes a seu funcionamento e que o precedem.

Em consonância a isso, o Ministério da Saúde (2006) discorre sobre a rede na atenção à saúde mental constituída por vários dispositivos assistenciais que seguem critérios populacionais e as demandas dos municípios. Essa rede pode contar com ações na atenção básica, com Centros de Atenção Psicossocial (Caps), Serviços Residenciais Terapêuticos (SRT), leitos em hospitais gerais, ambulatórios e o Programa de Volta para Casa (PVC), devendo funcionar de forma articulada, tendo os Caps como serviços estratégicos na organização de sua porta de entrada e de sua regulação (http://portal.saude.gov.br/portal/saude/cidadao, 2006).

ACOLHIMENTO

Acolhimento é uma noção derivada do campo psicanalítico, em particular de sua vertente winnicottiana, e que, no âmbito da Atenção Psicossocial, assume uma função lógica no interior da rede. Dessa forma, o acolhimento passa a ser visto como "(...) uma estratégia para promover mudanças na organização do processo de trabalho, visando ampliar o acesso à assistência integral".

O acolhimento implica

> (...) uma recepção técnica com escuta qualificada por profissionais da equipe de saúde, para atender à demanda espontânea que chega aos serviços, com o objetivo de identificar risco/vulnerabilidade no adoecer e, dessa forma, orientar, priorizar e decidir sobre os encaminhamentos necessários para a resolução do problema do usuário. Visa potencializar o conhecimento técnico e agregar resolutividade na intervenção dos diversos profissionais de saúde, promovendo o vínculo e a responsabilização clínica e sanitária com os usuários. (SMSSP, 2004, p. 7)

O acolhimento "favorece, também, a possibilidade de avanços na aliança entre usuários, trabalhadores e gestores da saúde em defesa do SUS como uma política pública essencial da e para a população brasileira" (Brasil, 2006, p. 1). O acolhimento tem particular importância para a funcionalidade de um sistema de saúde, uma vez que preconiza a promoção da saúde e evidencia a complexidade dessa forma de ação já que envolve a dimensão singular do sujeito acolhido. Nesse sentido, Oury (1991) indica que "não se trata, certamente de se contentar com uma resposta 'tecnocrática' (...) o acolhimento, sendo coletivo na sua textura, não se torna eficaz senão pela valorização da pura singularidade daquele que é acolhido".

Para garantir a atenção necessária às particularidades de cada indivíduo, é fundamental conhecer sua comunidade e os recursos dessa que compõem seu território.

TERRITÓRIO

Território é a área de atuação das equipes de saúde que tem como particularidade o fato de não se reduzir ao espaço geográfico. O território envolve recursos e trocas que o sujeito usa e estabelece em sua comunidade e fora dela, na sociedade.

Amstalden, Hoffman e Monteiro (2010) definem território como o lugar psicossocial do sujeito, atravessado em sua experiência pelas instâncias pessoais e institucionais em que está inserido. Incluem-se nessa construção: ambientes públicos, privados, instituições e, de modo central, o próprio sujeito. Assim, o território singular do sujeito ultrapassa a área da saúde em seu sentido estrito. Nessa ótica, a ideia de território se acopla à noção de intersetorialidade tida por Lauridsen-Ribeiro e Tanaka (2010) como uma diretriz fundamental da organização e da operacionalização dos serviços que vai além de um princípio de política de Saúde Mental. Esses autores estimam ainda que a construção de uma interface ativa com outros setores governamentais e não governamentais, como educação, cultura, esporte, lazer, justiça, assistência social, é muito importante para ampliar a abrangência e a resolutividade das intervenções. Em suma, o território deve ir além dos limites das instituições, abrangendo os anseios e as necessidades do sujeito.

INCLUSÃO SOCIAL

A noção de inclusão ganhou relevo a partir da queda do Muro de Berlim, do esfacelamento das grandes sociologias, dos efeitos sociais e econômicos do processo de globalização e da alteração das relações de trabalho, verificada no âmbito da pós-modernidade. Na Saúde, a noção alcançou uma posição estratégica, uma vez que possibilitou a radical subversão da orientação dada ao campo da Saúde Mental.

Os Centros de Atenção Psicossocial, serviços estratégicos no âmbito da Reforma Psiquiátrica, têm sua identidade construída a partir da consideração de sua missão estabelecida como "inclusão social dos excluídos por motivo de transtorno mental". Ao se adotar tal entendimento *princeps* para a saúde Mental, inverte-se a lógica das ações que prevalecia até à Reforma Psiquiátrica. Não se trata mais de "curar" o "doente mental", mas de incluí-lo significativamente na sociedade.

No âmbito da nova lógica, inaugurada pela Reforma Psiquiátrica, o objetivo da ação é a inclusão social do sujeito em sofrimento psíquico que, por conta dos efeitos de seu sofrimento, se viu excluído da convivência humana significativa, apartado de sua comunidade e dos símbolos vivos de sua cultura. Dessa feita, os procedimentos terapêuticos – médicos, psicológicos, ocupacionais e outros – passam para um segundo plano, sem perder, todavia, sua importância nem ver diminuída sua relevância. O que se altera é a posição lógica dos tratamentos e da noção de cura.

A práxis nos equipamentos gestados pela Reforma Psiquiátrica se dá pela inclusão significativa do sujeito em sofrimento psíquico no seio vivo de sua comunidade e em um espaço simbólico de novos sentidos, diante da qual as diversas terapêuticas enredadas na proposta de atenção em Saúde Mental devem concorrer.

POLÍTICAS E SERVIÇOS EM SAÚDE MENTAL PÚBLICA

O Poder Público Federal, por meio do Ministério da Saúde, institui uma Política Nacional de Saúde Mental prevendo a implantação de projetos psicossociais, de dispositivos e de uma rede que se propõem suplantar a assistência dos hospitais psiquiátricos e ampliar os recursos do SUS "capazes de traduzir o discurso oficial de reinserção social do portador de transtorno mental" (Brasil, 2004)[1]. Para tanto, articulou e incentivou não só a criação de uma série de novos dispositivos de atenção à saúde mental e propiciou a inclusão de novos sujeitos de direito no âmbito dessa atenção, como também fomentou esforços direcionados ao fortalecimento da atenção básica na área da Saúde Mental.

ATENÇÃO BÁSICA

A construção de uma política pública de atenção à Saúde Mental, no SUS, teve como base o exercício da cidadania e da democracia instituindo de um modelo de assistência aberto capaz de subverter a lógica manicomial. Além disso, esse modelo possibilita a inversão da lógica do cuidado altamente especializado, pouco resolutiva e precária. A inversão desse modelo faz-se principalmente no fortalecimento das ações engendradas na atenção básica, através da Estratégia Saúde da Família (ESF), na busca ativa de casos que mereçam atenção em saúde mental, a organização da rede de cuidados da demanda espontânea, e ações resolutas de cunho comunitário, integral e intersetorial.

A ESF é a estratégia de trabalho em que as equipes das unidades básicas de saúde se vinculam e se responsabilizam por famílias que estão situadas em um território adscrito, desenvolvendo práticas de trabalho intersetoriais, dialógicas, de cunho comunitário e preventivo, que constituem redes de cuidado em torno de pessoas com variados tipos de demandas, inclusive em sofrimento psíquico.

O desenvolvimento de ações de saúde mental na atenção básica, particularmente na ESF, é descrito como parte necessária do trabalho pelas equipes desse nível de atenção (Brasil, 2003).

Contudo, não é raro observar congruências e discordâncias na tentativa de se conjugar o modelo de intervenção da ESF e o modelo de cuidado psicossocial presente no espírito da Reforma Psiquiátrica, uma vez que esse último propõe "que fatores políticos, biopsíquicos e socioculturais sejam tomados como determinantes das doenças" (Nunes et al., 2007, p. 2376). O autor também aponta as dificuldades na consolidação desses modelos tão próximos e complexos, uma vez que "os esforços de consolidação da Política de Saúde Mental ainda têm deparado com grandes impasses na operacionalização de uma rede de cuidados e, especialmente, na capacidade de desenvolver ações que se estendam ao espaço social mais amplo" (Nunes et al., 2007, p. 2377).

Os delineamentos da construção e da efetivação da rede de cuidados em saúde mental e o papel importante que a atenção básica assume diante desta ocorrem em meio a uma relativa novidade do modelo, mas também pela mudança de postura e das práticas profissionais na complexidade que estas comportam. Na atenção básica, isso se traduz em dados de implementação de ações e cuidados de saúde específicos para a saúde mental, bastante discrepantes nas diferentes realidades do SUS no Brasil (Brasil, 2011)[1].

A ESF assume então a vanguarda de criar novas possibilidades de trabalho dialógico na tarefa de acolher e "tratar" pacientes acometidos de problemas de saúde mental. Entre as estratégias que se destacam na efetivação desse protagonismo estão o trabalho com "matriciamento" e a articulação da rede de assistência básica com outros novos dispositivos criados para apoiar ações nesse âmbito, como os Núcleos de Atenção à Saúde da Família (NASF).

O matriciamento é "uma forma de organizar e ampliar a oferta de ações em saúde, que lança mão de saberes e práticas especializadas, sem que o usuário deixe de ser cliente da equipe de referência", no caso, as equipes da ESF (Brasil, 2004)[2]. Esse trabalho ocorre justamente na articulação e na possibilidade de discussão dos processos de trabalho com as equipes da ESF e do NASF, compostas por profissionais de diversas área de saúde que apoiam as ações engendradas no âmbito da atenção básica, bem como a perspectiva de construir uma proposta de atendimento integral, e singular pertinente ao sujeito em sofrimento psíquico.

Centros de Atenção Psicossocial – CAPS

O CAPS surgiu como um importante e estratégico dispositivo na rede de atenção à saúde mental. Os CAPS são designados como reguladores da porta de entrada e articuladores da rede ampliada de cuidados em saúde mental, ao lado da ESF. Criados para a efetivação da política de Saúde Mental, são serviços de saúde abertos e comunitários, que oferecem cuidado intensivo, comunitário e promotor de vida. São responsáveis por sua área territorial e os principais equipamentos públicos que visam o desenvolvimento de ações em situações de sofrimento psíquico intenso e crises. Eles se organizam em diferentes tipos para atender às diferentes demandas:

Caps I – Deve dar cobertura a cidades consideradas de pequeno porte (de 20 mil a 70 mil habitantes), funciona durante o dia e oferece acolhimento a toda a população de seu território.

Caps II – Recomendado a cidades consideradas de médio porte (de 70 mil a 200 mil habitantes), funciona no período diurno e oferece acolhimento a adultos em sofrimento psíquico.

Caps infantojuvenil (Caps i) II – Serviço de atenção psicossocial para crianças e adolescentes (período diurno); deve ser referência para territórios com cerca de 200 mil habitantes.

Caps álcool e drogas (Caps ad) II – Oferece atenção psicossocial (no período diurno) a usuários de substâncias psicoativas em sofrimento psíquico relacionado ao uso e/ou à dependência dessas. Destinados a territórios com população de 70 mil a 200 mil habitantes.

Caps III – Equipamentos que devem funcionar 24 horas por dia, com leitos de atenção integral, sendo totalmente substitutivos aos hospitais psiquiátricos, designados a territórios com mais de 200 mil habitantes.

Caps ad III – Oferece atenção psicossocial 24 horas a usuários de substâncias psicoativas em sofrimento psíquico relacionado ao uso e/ou à dependência dessas e têm leitos de atenção integral. Dedicados a territórios com população superior a 200 mil habitantes.

Serviços Residenciais Terapêuticos – SRT

A existência de "moradores de hospitais psiquiátricos" gerou um desafio para a desinstitucionalização da assistência e para o fechamento de leitos asilares, sem acarretar desassistência e abandono dos que ali "moravam". Em resposta a essa demanda, na década de 1990, foram criadas as primeiras Residências Terapêuticas, em Campinas, Ribeirão Preto e Porto Alegre. Elas se propuseram a garantir o sustentáculo físico e terapêutico para o acolhimento adequado dos futuros egressos de internações psiquiátricas de longa permanência, durante seu processo de reinserção na comunidade (Furtado, http://portal.saude.gov.br/portal/arquivos/pdf/srtjuarez.pdf).

Em fevereiro de 2000, a Portaria GN nº 106 criou "os Serviços Residenciais Terapêuticos em Saúde Mental, no âmbito do Sistema Único de Saúde, para o atendimento ao portador de transtornos mentais". Eles devem atender de um a oito usuários e estar inseridos em redes intersetoriais de cuidado, integrados à comunidade e dedicados às pessoas em sofrimento psíquico egressas de longas internações em instituições asilares (hospitais psiquiátricos, hospitais de custódia ou em situação de vulnerabilidade) que preferencialmente não tenham vínculos familiares.

Leitos de Atenção Integral

De acordo com o Ministério da Saúde, são considerados leitos de atenção integral todos os recursos de hospitalidade e de acolhimento noturno, ou seja, os leitos de Hospitais Gerais, os de Caps III e as emergências gerais. Eles se configuram como recurso excepcional para a atenção integral às pessoas em sofrimento psíquico em situação de crise, devendo articular-se com as redes de atenção e ser de breve permanência. O Ministério da Saúde adota parâmetros variáveis para determinar o número de leitos ideal para cada território, considerando que quanto maior a efetividade de uma rede menor a necessidade desses leitos:

1. De 0.1 a 0.16 leitos de atenção integral por mil habitantes para territórios com redes de atenção integral efetiva.
2. Até 0.24 leitos de atenção integral por mil habitantes para territórios com rede de baixa resolutividade.

Centros de Convivência e Cultura – Ceccos

Os Ceccos são serviços abertos destinados à população em geral, em que são ofertados cursos diversos e atividades de convivência, podendo ser dotados de oficinas de geração de trabalho e renda.

Os Ceccos foram incluídos nas redes de atenção à saúde mental pelo Ministério da Saúde em municípios com rede CAPS e com população superior a 200 mil habitantes, especialmente a partir de 2005 (Brasil, 2007). Vistos como potentes dispositivos de inclusão de pessoas em sofrimento psíquico que estão em tratamento, foram formados a partir da parceria entre as Secretarias da Cultura e da Saúde como uma prática intersetorial que incentiva a convivência de usuários de serviços substitutivos de saúde mental e da comunidade.

Programa de Volta para Casa – PVC

O Programa de Volta para Casa é uma iniciativa do Ministério da Saúde responsável por oferecer ajuda financeira – reabilitação psicossocial, instituído pela Lei 10.708, de 31 de julho de 2003 – para auxiliar na assistência, no acompanhamento e na integração social de pessoas acometidas de transtornos mentais, com história de longa internação psiquiátrica (com dois anos ou mais).

Por meio do auxílio-reabilitação psicossocial, o paciente com história de longa internação psiquiátrica e/ou com grave dependência institucional é incentivado a voltar para a casa de seus parentes e familiares, repúblicas, ou residências terapêuticas (moradias custeadas com recursos das internações psiquiátricas e implantadas pelo município para quem perdeu vínculos familiares), retomando nesse espaço não só os laços de convivência e filiação, mas também ampliando seu espaço vivencial.

Programa de Redução de Danos e iniciativas na área de álcool e outras drogas

O Ministério da Saúde está fomentando o desenvolvimento de uma série de programas e projetos na área de álcool e outras drogas. Em 2009, lançou o Plano de Ampliação do Tratamento e Prevenção em Álcool e outras Drogas (Pead) com o objetivo de ampliar e diversificar as ações de prevenção, promoção de saúde e tratamento dos riscos e danos associados ao consumo prejudicial de drogas.

O Programa de Redução de Danos está incluído nessa perspectiva como estratégia do poder público, que visa reduzir os danos sociais e à saúde decorrentes do uso prejudicial de álcool e outras drogas, de acordo com a Portaria nº 1.028/GM, de 1º de julho de 2005. O Programa já existia antes do Pead, mas teve a partir dele um grande incentivo ao desenvolvimento de ações de redução de danos, bem como na constituição de escolas de formadores de redutores de danos.

O poder público tem investido novos dispositivos para atender aos desafios que constantemente se apresentam no cuidado à saúde mental da população. Dentre eles se destacam os Consultórios na Rua, as Iniciativas de geração de renda e trabalho aos quais se somam às ações de formação e fortalecimento da rede que tem como um dos exemplos as Escolas de Supervisores Institucionais.

Mais recentemente ainda, no período de 2011-2012, o governo federal, por meio do decreto nº 7.508/11, regulamentou a lei nº 8.080/1990, tornando obrigatória a existência de ações em atenção psicossocial para a formação das Regiões de Saúde. As Regiões de Saúde são definidas como "espaço geográfico contínuo constituído por agrupamentos de municípios limítrofes, delimitado a partir de identidades culturais, econômicas e sociais e de redes de comunicação e infraestrutura de transporte compartilhados, com a finalidade de integrar a organização, o planejamento e a execução de ações e serviços de saúde" (Brasil, 2011).

No mesmo período, o Ministério da Saúde regulamentou a formação da Rede de Atenção Psicossocial (portaria GM nº 3.088/2011) a ser constituída por ações e equipamentos da Atenção Básica em Saúde; Atenção Psicossocial Estratégica; Atenção de Urgência e Emergência; Atenção Residencial de Caráter Transitório; Atenção Hospitalar (em hospitais gerais); Estratégias de Desinstitucionalização; Estratégias de Reabilitação Psicossocial.

Em 2012, com a portaria MS nº 121, o Ministério da Saúde, instituiu novo serviço, a "Unidade de Acolhimento", divididas em duas subcategorias; I Unidade de Acolhimento Adulto e II Unidade de Acolhimento Infanto-Juvenil – para crianças e adolescentes, com idade entre 10 (dez) e 18 (dezoito) anos incompletos. O objetivo dessas Unidades é de ofertar "acolhimento voluntário e cuidados contínuos para pessoas com necessidades decorrentes do uso de crack, álcool e outras drogas, em situação de vulnerabilidade social e familiar e que demandem acompanhamento terapêutico e protetivo".

Ainda em 2012, o governo federal através da portaria MS nº 131, contrariando posicionamento das Conferências de Saúde e de Saúde Mental (2010 e 2011), estabeleceu o financiamento público das "comunidades terapêuticas" e as incluiu na rede de atenção psicossocial. No Brasil, sob tal denominação, esses equipamentos estão voltados, de modo precípuo, à internação de usuários de álcool e outras drogas. Esses equipamentos privados e/ou ligados às instituições filantrópicas, por serem considerados, pelo seu modo de funcionamento, fora da lógica norteadora das políticas públicas de saúde mental e da reforma psiquiátrica e sanitária, foram alvo de críticas e denúncias dos movimentos da luta antimanicomial e de direitos humanos (FNDDH, 2012 e CFP, 2011).

Vislumbra-se um caminho feito de avanços e retrocessos que apontam para a necessidade da constante análise crítica das ações em saúde mental e da participação da sociedade na construção da atenção à saúde mental.

ANÁLISE CRÍTICA DO PANORAMA DA SAÚDE MENTAL NA ATUALIDADE

A complexidade inerente à construção de uma política de Atenção à Saúde Mental Coletiva tem encontrado resposta nos consistentes de esforços em prol do estabelecimento e do fortalecimento da Rede de Atenção Psicossocial.

No Brasil, são significativos os avanços referentes à saúde mental, dos mais diversos pontos de vista. A análise dos dados sobre recursos financeiros empenhados é decisiva para avaliar o teor de decisão política. A partir de 2006, os recursos federais nas ações extra-hospitalares ultrapassaram os investimentos em ações hospitalares. Em 2010, enquanto o investimento extra-hospitalar cresceu 269%, o investimento hospitalar decresceu 40% (Brasil, 2011)[2]. De 2002 a 2009, o gasto da União com o Programa de Saúde mental cresceu cerca de 37%, se calculado o que se investiu cada ano *per capita*. Em 2009, 67,7% dos gastos federais com saúde mental foram direcionados às ações comunitárias (Brasil, 2011)[2].

Esses dados devem, contudo, ser relativizados. O enorme crescimento dos equipamentos extra-hospitalares reflete a extrema carência desse tipo de serviços de atenção à saúde mental antes de 2002.

Entre dezembro de 2001(III Conferência Nacional de Saúde Mental) e junho de 2010 (IV Conferência Nacional de Saúde Mental), ocorreu o aumento do acesso à atenção à saúde mental; houve o fechamento de aproximadamente 18 mil leitos para pessoas em sofrimento psíquico, de baixa qualidade assistencial; diminuiu o porte dos hospitais psiquiátricos e aumentou a desinstitucionalização de pacientes internados por longos períodos (Brasil, 2011)[2].

A despeito dos avanços na consolidação da rede, do total dos 1.620 Caps existentes no Brasil, só 55 são do tipo III (Brasil, 2011)[2]. Esses Caps são os mais importantes equipamentos substitutivos aos hospitais psiquiátricos, uma vez que incluem dispositivos de internação não psiquiátrica e funcionamento 24 horas, que são os recursos de contenção de crise mais eficazes, tendo em conta a perspectiva psicossocial. A escassa presença de Caps III em relação ao total de equipamentos indica uma dificuldade presente de se avançar de modo mais decidido na implementação da política de Saúde Mental.

Dessa óptica, a situação dos SRTs (Serviços Residenciais Terapêuticos) revela-se ainda precária. Em 2002, existiam 85 SRTs no país e até o fim de 2010 contava-se com 570 serviços, o que representa uma evolução lenta (Brasil, 2011)[2]. Vários fatores dificultam essa expansão, entre os quais mecanismos insuficientes de financiamento, dificuldades políticas na desinstitucionalização, baixa articulação entre o programa e a política habitacional do país, resistências locais ao processo de reintegração social e familiar dos pacientes de longa permanência, e fragilidade dos programas de formação de equipes para tais serviços. Além das dificuldades apresentadas, há demandas de SRTs para a população com transtorno mental em situação de rua, para não egressos de instituições e para egressos de Hospitais de Custódia e Tratamento Psiquiátrico (HCTP), que não estão incluídos no Programa de forma orgânica, e, portanto, o gestor não conta com recursos de custeio.

O PVC (Programa Volta para Casa) ainda tem baixa cobertura. Apenas um terço do número estimado de pacientes com longa permanência hospitalar recebe o recurso. Há grande dificuldade para desinstitucionalizar a população cronificada, visto que fatores como idade e comorbidades demandam SRTs adaptados a essa população (Brasil, 2011)[2].

Em relação aos Ceccos, em 2008 havia um total de 51 em todo o país (Brasil, 2011)[2]. Esses equipamentos, que não têm o caráter de equipamentos de tratamento, mas de centros de atividades sociais e culturais, são dispositivos de inclusão construídos de forma intersetorial. A importância desses equipamentos é decisiva para a inclusão, e entende-se que sua escassez também mostra debilidades do processo de expansão do projeto de rede. Analisando a configuração atual da rede, percebe-se que, além do município de São Paulo, os Ceccos se concentram, sobretudo, em Belo Horizonte e Campinas.

Em junho de 2009, foi lançado o Plano de Ampliação do Tratamento e Prevenção em Álcool e Outras Drogas (Pead) com o objetivo de ampliar e diversificar as ações de prevenção, promoção de saúde e tratamento dos riscos e danos associados ao consumo prejudicial de drogas. O Plano segue a política de diversificação de estratégias e equipamentos no território. Nesse momento, a tendência de investimento está centrada nos Consultórios de Rua, em ação intersetorial com os Ministérios de Assistência Social, Justiça, Cultura e Esporte, e na estratégia de Redução de Danos, além da implantação de novos Capsad (Brasil, 2010).

Para viabilizar o Pead, a partir de junho de 2009, ampliou-se a rede de Capsad (Centros de Atuação Psicossocial Álcool e Droga) em 26 unidades, criaram-se 34 Consultórios de Rua, dez Escolas de Redutores de Danos e 24 Projetos de Redução de Danos. Diante da magnitude do problema, pode-se constatar que o projeto ainda requer muito investimento (Brasil, 2010).

O Pead também busca qualificar os Hospitais Gerais para atender as pessoas que fazem uso prejudicial de drogas e eventualmente precisam de atenção hospitalar. O Plano aumentou as diárias em psiquiatria nesses hospitais, que pela primeira vez são maiores que as dos Hospitais Psiquiátricos (Brasil, 2010).

Parte indissociável do processo de desinstitucionalização são as iniciativas de inclusão social pelo trabalho. A Coordenação Nacional de Saúde Mental usa o Cadastro Nacional de Iniciativas de Inclusão Social pelo Trabalho (Cist) para mapear as experiências de geração de trabalho e renda no campo da Saúde Mental, que somaram 610 projetos no fim de 2010. Essas iniciativas são feitas em parceria com os Ministérios de Saúde e do Trabalho e Emprego, através da Secretaria Nacional de Economia Solidária, e têm aberto recursos técnicos e financeiros para sustentá-las (Brasil, 2011)[2].

A expansão e a qualificação de leitos de atenção integral à saúde mental nos hospitais gerais ainda constituem um grande desafio para a rede de Saúde Mental. Esses leitos, articulados aos Caps III, às emergências gerais e aos serviços hospitalares de referência para álcool e drogas, devem oferecer acolhimento integral ao paciente em crise, em rede com os dispositivos de referência para esse usuário. Especialmente nas metrópoles, esses leitos são fundamentais para garantir acesso e resolução de crise de forma integrada. Houve um reajuste dos procedimentos para atenção em saúde mental em Hospitais Gerais, no fim de 2009, fazendo que, pela primeira vez, os procedimentos de psiquiatria em hospitais gerais passassem a ser mais bem remunerados que nos hospitais psiquiátricos (Brasil, 2011)[2].

Por outro lado, o grande aumento do custeio federal para medicações antipsicóticas atípicas permite que se indague se não se presencia, ainda hoje, um panorama ainda muito incipiente de mudança de mentalidade no campo do tratamento psiquiátrico, que continua insistindo na medicação como forma privilegiada de terapêutica. Há de se observar, nesse particular, que o custo atual de remédios é aproximado ao custo federal de toda a rede Caps.

Pode-se indagar se a significativa atualização e modernização dos recursos farmacológicos tem sido um fator importante para o aumento do número e da qualidade de prescrição de medicamentos ou se o que está sendo visto é a manutenção, no âmbito do SUS, dos velhos paradigmas psiquiátricos, agora "renovados" pela medicação mais moderna (Vainer, 2006).

Observa-se, igualmente, um arrefecimento dos movimentos sociais em prol dos avanços da Reforma Psiquiátrica, em parte por esses movimentos estarem pautados pela agenda governamental e, dessa forma, se verem inibidos de perspectiva crítica.

A despeito das carências apontadas, o Brasil tem se mantido firme na defesa de uma política de rede de atenção à saúde mental humanizada, comunitária e buscando um cuidado integral à pessoa em sofrimento psíquico como sujeito de direitos.

REFERÊNCIAS BIBLIOGRÁFICAS

1. Amarante, P Saúde mental e atenção psicossocial. Rio de Janeiro: Fiocruz, 2007.
2. Amstalden, ALF, Hoffmann, MCL, Monteiro, TPM. A política de saúde mental infanto-juvenil: seus percursos e desafios. São Paulo: Hucitec, 2010.
3. Brasil. Ministério da Saúde, Portaria nº 121, de 25 de janeiro de 2012.
4. Brasil. Ministério da Saúde, Portaria nº 111, de 26 de janeiro de 2012.
5. Brasil. Ministério da Saúde, Portaria nº 3.088, de 23 de dezembro de 2012.
6. Brasil. Ministério da Saúde, Portaria nº 3.088/2011.
7. Brasil. Ministério da Saúde, Secretaria de Gestão Estratégica e Participativa Decreto nº 7.508, de 28 de junho de 2001: Regulamentação da Lei nº 8.080/90 /. – Brasília: Ministério da Saúde, 2011.
8. Brasil. Ministério da Saúde, Secretaria de Gestão Estratégica e Participativa Decreto nº 7.508, de 28 de junho de 2001: regulamentação da Lei nº 8.080/90 /. – Brasília: Ministério da Saúde. Secretaria de Gestão Estratégica e Participativa. – Brasília: Ministério da Saúde,

2011. 16 p. – (Série E. Legislação de Saúde) I. Legislação em saúde. 2. Administração em saúde. I. Título. II. Série.

9. Brasil. Lei nº 8.080, de 19 de setembro de 1990.

10. Brasil. Ministério da Saúde. Saúde mental e atenção básica: o vinculo e o diálogo necessários. Coordenação Geral de Saúde Mental. Brasília, 2003.

11. Brasil. Ministério da Saúde. Diretrizes Operacionais dos Pactos pela Vida, em Defesa do SUS e de Gestão. Série A. Brasília (DF), 2006.

12. Brasil. Ministério da Saúde. Saúde Mental em Dados – 7, ano V, nº 7. Informativo eletrônico. Brasília: junho de 2010. (acesso em 8/8/2011).

13. Brasil. Ministério da Saúde. Saúde Mental em Dados – 8, ano VI, nº 8. Informativo eletrônico. Brasília: janeiro de 2011[2] (acesso em 8/8/2011).

14. Brasil. Ministério da Saúde. Saúde Mental no SUS: acesso ao tratamento e mudança do modelo de atenção. Relatório de Gestão. 2003-2006. Coordenação Geral de Saúde Mental. Brasília, 2007.

15. Brasil. Ministério da Saúde. Secretaria de Atenção à Saúde. DAPES. Coordenação-Geral de Saúde Mental, Álcool e Outras Drogas. Saúde Mental no SUS: as novas fronteiras da Reforma Psiquiátrica. Relatório de Gestão 2007-2010. 2011[1].

16. Brasil. Ministério da Saúde. Secretaria de Atenção à Saúde. Departamento de Ações Programáticas Estratégicas. Saúde mental no SUS: os Centros de Atenção Psicossocial. Brasília: Ministério da Saúde, 2004[1].

17. Brasil. Ministério da Saúde. Secretaria Executiva. Núcleo Técnico da Política Nacional de Humanização. Humaniza SUS: equipe de referência e apoio matricial. Brasília: Ministério da Saúde, 2004[2].

18. Brasil. Portaria 1.028/GM de 1º de julho de 2005.

19. Carvalho DM. Epidemiologia – história e fundamentos. In: Medronho RA Bloch KV, Luiz RR, Werneck GL. Epidemiologia. São Paulo: Atheneu, 2009.

20. Costa-Rosa A, Luzio CA, Yasui S. Atenção Psicossocial: rumo a um novo paradigma na Saúde Mental Coletiva. In: Paulo Amarante (org.). Archivos de Saúde Mental e Atenção Psicossocial Rio de Janeiro: Fiocruz, 2003.

21. CFP, Conselho Federal de Psicologia. Relatório da 4ª Inspeção Nacional de Direitos Humanos: Locais de Internação para Usuários de Drogas/Conselho Federal de Psicologia. Brasília: Conselho Federal de Psicologia, 2011.

22. FNDDH, Nota da Frente Nacional de Drogas e Direitos Humanos sobre informações publicadas na matéria "Gleisi, Padilha e o pastor" do jornal Correio Braziliense (consultado em 17 de julho de 2012) disponível em: <http://drogaedireitoshumanos.wordpress.com/2012/06/26/nota-da-frente-nacional-de-drogas-e-direitos-humanos-sobre-informacoes-publicadas-na-materia-gleise-padilha-e-o-pastor-do-jornal-correio-braziliense>, 2012.

23. Furtado, JP. Serviços Residenciais Terapêuticos. Disponível em: <http://portal.saude.gov.br/portal/arquivos/pdf/srtjuarez.pdf>. Acessado em 9 de agosto de 2011.

24. Guarido, E et al. Aprendendo psicologia clínica na rede. In: Saúde loucura 9. São Paulo: Ed. Hucitec, 2010.

25. Lauridsen EPP, Tanaka OY. Organização de serviços no Sistema Único de Saúde para o cuidado de crianças e adolescentes com problemas de saúde mental. São Paulo: Ed. Hucitec, 2010.

26. Leavell HR. Medicina preventiva. São Paulo: McGraw-Hill do Brasil, Rio de Janeiro: Fename, 1965.

27. Ministério da Saúde. 2006. Disponível em <http://portal.saude.gov.br/portal/saude/cidadao>. Acessado em 9 de agosto de 2011.

28. Nunes M, Jucá VJ, Valentim CPB. Ações de saúde mental no Programa Saúde da Família: confluências e dissonâncias das práticas com os princípios das reformas psiquiátrica e sanitária. Cad. Saúde Pública, Rio de Janeiro, 23(10):2375-384, out, 2007.

29. Oury J. Itinerário de formação. Revue pratique, n. 1. p.42-50, 1991.

30. Pacheco e Silva AC. Higiene mental: conceitos, generalidades, tendências modernas e campo de aplicação. São Paulo: Universidade de São Paulo, 1952.

31. Paula KVS. A questão da saúde mental e atenção psicossocial: considerações acerca do debate em torno de conceitos e direitos. Physis. Revista de Saúde Coletiva. 18(4):829-40: 2008.

32. Reis JRF. De pequenino é que se torce o pepino: a infância nos programas eugênicos da Liga Brasileira de Higiene Mental. Hist, Ciênc, Saúd. 2000; VII(1):135-157.

33. Reis AOA. Os Centros de atenção psicossocial. Tese de livre-docência. São Paulo: Faculdade de Saúde Pública da USP, 2010[2].

34. Reis AOA, Delfini PSS, Dombi-Barbosa, C, Bertolino, NMM. Breve história da saúde mental infanto-juvenil. Lauridsen Ribeiro, E, Tanaka, OY. Atenção em saúde mental para crianças e adolescentes no SUS. São Paulo: Hucitec, 2010[1].

35. Singer P, Campos O, Oliveira, LM. Prevenir e curar: o controle social através dos serviços de saúde. Rio de Janeiro: Forense Universitária, 1981.

36. SMSSP – Secretaria Municipal de Saúde da Prefeitura de São Paulo. 1º Caderno de Apoio ao acolhimento – orientações, rotinas e fluxos sob a óptica do risco/vulnerabilidade Prefeitura do Município de São Paulo, 2004.

37. Soares A de O. Serviço Social e Saúde Mental: a formação de uma prática ou uma prática em formação? [Dissertação de mestrado] Departamento de Serviço Social do Programa de Pós-Graduação em Serviço Social da PUC-RJ, 2006.

38. Vainer A. De que hablamos cuando hablamos de salúd mental. Revista Topia. Buenos Aires, 2006.

39. Whitaker F. Rede: uma estrutura alternativa de organização. Revista Mutações Sociais, ano 2, n.3, CEDAC, Rio de Janeiro, 1993.

40. World Health Organization. Child and adolescent mental polices and plans. Geneva: WHO, 2005.

Informação em Saúde Pública e Atualização do Conhecimento

19

Ângela Maria Belloni Cuenca
Maria Teresinha Dias de Andrade
Daisy Pires Noronha
Maria do Carmo Avamilano Alvarez
Eidi Raquel Franco Abdalla

INTRODUÇÃO

Este capítulo foi planejado com o objetivo de contribuir para que alunos e professores universitários e profissionais de serviços da área da Saúde Pública possam encontrar respostas sobre os meios disponíveis para obter informações especializadas nessa área. E isso tanto para aqueles que fazem trabalhos acadêmico-científicos em busca de um novo conhecimento quanto para aqueles que procuram conhecer mais e tomar decisões mais bem fundamentadas.

A Saúde Pública, como um dos campos do conhecimento, está voltada diretamente para solucionar os problemas da população humana a ela afetos e suas relações com o ambiente que a cerca. E uma das maneiras de concretizar essas relações é pela produção do conhecimento por meio da informação publicada e disseminada. Esta, por sua vez, necessita ser organizada para que seja de fácil acesso, tanto na forma quanto no conteúdo.

A literatura da área da Saúde Pública, similar às demais áreas, sofre influência de vários fatores. Um deles é a quantidade de pesquisas e de outras atividades intelectuais desenvolvidas, com reflexo direto na literatura, causando excesso de publicações. Outro fator seria a rapidez das mudanças no mundo atual, tornando a literatura obsoleta muito rapidamente. A inter e a multidisciplinaridade do conhecimento são também fatores que afetam principalmente a literatura científica, sobretudo as publicações periódicas, gerando problemas de dispersão de artigos e dificultando sua busca.

A informação bibliográfica em Saúde Pública apresenta diversificação de especialidades que têm grande influência na literatura da área, representada por uma variedade de tipos de material, em diferentes formatos. Isso apresenta desafios para a seleção da informação controlada por sistemas de informação, por redes cooperativas e por bases de dados de múltiplos materiais, entre outros, que visam criar facilidades de acesso ao usuário.

O avanço da tecnologia da informação desempenha um papel importante na busca e no acesso à informação científica. Assim, com a internet, bibliografias, bases de dados, artigos com seus textos completos tornaram-se mais acessíveis, permitindo uma atualização nunca antes pensada em termos de rapidez e eficiência em seu acesso e obtenção. A consulta pode ser feita em qualquer lugar, não mais só nas dependências das bibliotecas, com acesso equitativo e simultâneo em qualquer parte do mundo. De forma mais compacta, esse tipo de informação não ocupa tanto espaço, e permite recuperação por qualquer palavra – título, autor, periódico, resumo e descritor, entre outros.

O conteúdo deste capítulo está voltado para caracterizar algumas modalidades de fontes de disseminação da informação publicada como produtos do conhecimento, representadas pelos artigos em periódicos, livros, teses e outros. Inclui também outros tipos de fontes que arrolam informações de dados estatísticos de interesse para análises de tendências e suas possíveis soluções. Além desses recursos, são abordados aspectos referentes ao acesso à informação, como as modalidades de publicações disponíveis, os sistemas e seus produtos e serviços, e a orientação para a busca e a obtenção de informações.

Em conclusão, não se pretendeu em nenhum momento apresentar algo exaustivo, mesmo porque esta não era sua finalidade. Trata-se de um livro geral sobre as principais atuações da Saúde Pública, e um capítulo sobre a literatura especializada da área não poderia deixar de integrá-lo. Assim, cada parte deste capítulo tem suas particularidades, que no conjunto se entrelaçam, procurando levar o leitor interessado a conhecer e a usar os meios disponíveis para a divulgação de um trabalho científico ou a atualização de temas para aulas, palestras técnicas e científicas, para buscar soluções de interesse dos serviços e para a tomada de decisão dos gestores de saúde, entre outros, e também aos leitores iniciantes que desejem conhecer esse mundo da literatura especializada em saúde. É importante que se destaque que nenhuma fonte ou ferramenta responde a todas as necessidades do estudioso em busca de informação. A consulta a diferentes tipos de fontes é muitas vezes necessária para que se obtenha material suficiente para o desenvolvimento de uma tarefa acadêmica ou profissional.

FONTES DE INFORMAÇÃO

O conhecimento adquirido é divulgado por meio da informação concebida e comunicada em diferentes suportes. No sistema de comunicação formal estão as fontes de informação **primária** – de onde são extraídas informações veiculadas na forma como são produzidas por seus autores – e **secundária**, cuja função é justamente facilitar o uso do conhecimento disperso nas primárias. Essas fontes de informação refletem rigidez na sua concepção e produção e sua disseminação é feita, principalmente, por meio da comunicação escrita e publicada. Incluem-se na categoria primária o artigo de periódico, o livro e o capítulo de livro, o trabalho publicado em anais de congressos, as teses e dissertações, e o relatório técnico que garantem propriedade científica ao estudioso, possibilitando o reconhecimento por seus pares. Estas são editadas principalmente no formato eletrônico, embora o impresso ainda se mantenha em grande escala. Conviver com ambos os formatos é o grande desafio.

Como essas publicações são dispersas, do ponto de vista de sua produção e controle, o aparecimento das bases de dados, como fontes secundárias, tornou-se uma necessidade. Elas apresentam a informação filtrada e organizada de acordo com arranjo definido, dependendo da finalidade da obra e são editadas no formato digital. Essas fontes são representadas pelas bases de dados bibliográficos, anuários, censos, diretórios, guias de literatura, que não se limitam ao acervo de uma biblioteca, mas a todo o universo bibliográfico da informação.

Algumas fontes de importância para a divulgação do conhecimento na área da Saúde Pública foram selecionadas, descritas e agrupadas nas categorias de fontes bibliográficas – periódicos e artigos, livros, dissertações e teses, trabalhos apresentados em eventos – e de bases de dados – temáticos e de dados estatísticos, entre outros. Além delas, são destacadas instruções para a busca da informação e selecionadas bibliotecas e sistemas de informação especializados.

FONTES BIBLIOGRÁFICAS

Periódicos e artigos

O aparecimento do periódico – o primeiro foi o *Journal des Sçavans*, Paris, em 1665 – decorreu da preocupação do estudioso em registrar e divulgar os avanços científicos obtidos. Essa divulgação evoluiu para o atual periódico científico.

Entre as várias categorias, destaca-se o **periódico científico** (ou revista científica), conceituado como publicação impressa ou eletrônica, editada em partes sucessivas numeradas e com o propósito de continuação sem fim predeterminado. Tem por funções: o registro público do conhecimento e a disseminação da informação, pois é por meio do periódico que os pesquisadores divulgam os resultados de suas pesquisas, tomam conhecimento das descobertas científicas, atualizam-se quanto aos novos conhecimentos e avanços científicos. Além disso, tem função social, pois confere prestígio e reconhecimento aos autores, editores e especialistas que julgam os artigos para publicação (*referees*).

O periódico científico tem política editorial definida que varia de acordo com seu público-alvo. Em geral, os periódicos considerados de maior qualidade são os que têm periodicidade regular e definida e cujos artigos publicados passam por um processo de seleção rigoroso pelos pares.

Para fins de controle bibliográfico mundial, os periódicos recebem um número de registro – o ISSN (International Standard Serial Number) – definido pela norma técnica internacional ISO 3297. No Brasil, o Instituto Brasileiro de Informação em Ciência e Tecnologia (IBICT) é a instituição responsável por esse registro. As regras podem ser consultadas no *site* <http://www.ibict.br>.

Os periódicos de interesse para a Saúde Pública espelham-se na inter e na multidisciplinaridade da área. Assim, além dos vários títulos especializados, há uma gama de outros, de áreas correlatas, que compõem o conjunto de títulos. No Brasil há bons e conceituados periódicos na área de Saúde Pública, bem como de outras áreas complementares.

No Brasil, a Coordenação de Aperfeiçoamento de Pessoal de Nível Superior (Capes) adota um sistema de avaliação e qualificação de publicações, conhecido por **Programa Qualis**, que classifica os periódicos mais pertinentes e importantes para as grandes áreas do conhecimento. A lista Qualis pode ser consultada diretamente no *site* da Capes (http://www.capes.gov.br), selecionando a área desejada, ou diretamente no endereço: <http://qualis.capes.gov.br/webqualis>.

A busca à informação publicada em artigos de periódicos se dá por meio de consulta a bases de dados especializadas, locais e internacionais, complementada pela consulta às bibliotecas da área para a obtenção dos documentos.

Livros

O **livro** desempenha papel importante, pois sistematiza a informação acumulada, dispersa e divulgada por meio de outros veículos de publicação, sobretudo pelos periódicos. O uso do livro é imprescindível para nortear a realização de qualquer trabalho de natureza científica e didática, pois fornece os dados necessários para se conhecer o "estado da arte" de um tema e detectar lacunas no conhecimento. Constitui o ponto de partida para a realização de trabalhos.

Os livros têm sido editados no suporte impresso, e mais recentemente no formato eletrônico (*e-book*). Em qualquer um desses formatos, os livros passam por filtros de seleção pela editora que os edita, seja comercial ou institucional, o que lhes dá credibilidade.

De acordo com a profundidade/abrangência de seu conteúdo, e o público-alvo, os livros são categorizados em diferentes modalidades, como técnico-científico, didáticos, livros-texto, tratados.

Os livros **técnico-científicos** têm sido escritos, cada vez mais, com autoria múltipla. Estão incluídos aí os livros tipo editoria, em que um editor, organizador ou compilador, idealiza e organiza o conteúdo a partir da colaboração de autores convidados para a elaboração dos capítulos temáticos.

Os livros **didáticos** ou **de texto** são aqueles adotados em estabelecimento de ensino, cujos textos se enquadram nas exigências do programa escolar. Geralmente são escritos por professores das disciplinas oferecidas nas instituições.

Ainda no formato de livro, na área da Saúde Pública, é de interesse a consulta às **publicações governamentais e oficiais,** que apresentam embasamento técnico-científico, destinadas à divulgação de projetos e programas do governo, incluindo publicações normativas, manuais, guias e instruções, entre outras. A maioria é de distribuição gratuita e geralmente está disponível *on-line* nos *sites* governamentais.

Independentemente de sua categoria, os livros podem ser elaborados e editados como exemplar único ou em outras modalidades, estas produzidas e usadas na área da Saúde Pública, como os livros elaborados com a colaboração de textos de diferentes autores e editados em **séries temáticas**, característicos das instituições de pesquisa, governamentais e outras, com os mais variados estilos e métodos de apresentação. Tanto podem conter resultados de uma pesquisa, como os progressos da área, em geral sobre temas desenvolvidos pela instituição para o qual o trabalho foi feito. São exemplos as séries "Publicações Científicas da Organização Pan-Americana da Saúde" e "Relatórios Técnicos da Organização Mundial da Saúde", que podem ser encontrados nas bibliotecas e nos *sites* especializados, muitas vezes com texto completo.

Os livros editados recebem uma identificação numérica internacional, chamada ISBN (International Standard Book Number), cuja responsabilidade de fornecimento no Brasil é da Fundação Biblioteca Nacional. As instruções sobre o ISBN podem ser consultadas no *site* <http://www.bn.br>.

O Programa Qualis da Capes está qualificando os livros adotando classificação equivalente à dos periódicos, desde que tenham o registro do ISBN e atendam às especificações determinadas pelos Programas de Pós-Graduação das áreas.

Livros e capítulos de livros de interesse em Saúde Pública, nacionais e internacionais, podem ser localizados nas bases de dados especializados e em catálogos de bibliotecas da área, alguns inclusive com seus textos completos na internet (*e-books*).

Dissertações e teses

Dissertações e **teses** são monografias acadêmicas elaboradas por alunos dos cursos de pós-graduação *stricto sensu* para a obtenção dos graus de mestre e doutor, respectivamente. Ambas são desenvolvidas sob a orientação de um professor e defendidas em público. A dissertação de mestrado pode apresentar o domínio teórico do tema escolhido, com sistematização do assunto e discussão crítica pessoal. Pode também apresentar os resultados de uma pesquisa científica desenvolvida pelo aluno. A tese de doutorado apresenta o resultado de um estudo científico feito pelo aluno a partir de um problema original, que deve trazer nova contribuição à ciência.

O grau de detalhamento do assunto e a bibliografia consultada, geralmente extensa, são algumas características que tornam a dissertação e a tese importantes fontes de informação.

As teses e dissertações atingem o estágio de publicação quando editadas sob a forma de artigo de periódico, o que é altamente estimulado para que os resultados alcançados possam ser validados e amplamente divulgados e disseminados. Podem também ser publicadas no formato de livros, como comumente ocorre nas áreas das ciências sociais e humanas.

Teses e dissertações são depositadas e colocadas à disposição dos interessados nos acervos da biblioteca das instituições de origem, podendo ser divulgadas eletronicamente com seus textos completos em portais, *sites* das instituições e bases de dados na internet.

Trabalhos apresentados em eventos

Nos eventos científicos – congressos, seminários etc. – o conjunto de trabalhos apresentados é publicado na íntegra ou na forma de resumos. Esse conjunto é denominado **anais** ou **resumos** (*proceedings e abstracts*), divulgados no formato impresso ou eletrônico pela entidade organizadora do evento. Em geral, são distribuídos apenas aos participantes, o que dificulta sua aquisição por outros interessados. Além disso, os anais também podem ser colocados temporariamente para consulta *on-line* bem como ser publicados por editoras comerciais ou em números especiais e/ou suplementos de periódicos.

As comunicações apresentadas nos eventos podem também vir a ser publicadas posteriormente como artigos completos ou comunicações curtas em periódicos científicos.

BASES DE DADOS

Os diferentes tipos de documentos – periódicos, artigos, livros, teses e trabalhos publicados em eventos – passam por um controle bibliográfico pelos sistemas de informações que, segundo critérios preestabelecidos, selecionam, organizam, registram e armazenam (em servidores) os registros no formato de referência, de resumos ou de texto completo. Esse conjunto de registros forma as bases de dados.

As bases de dados têm seus limites definidos, sobretudo nos âmbitos temático, geográfico, institucional e por tipo de publicação. Podem ser classificadas em:

- **bibliográficas:** incluem as referências dos documentos selecionados, acompanhadas ou não dos respectivos resumos;
- **textuais:** incluem as referências dos documentos com texto completo ou parte dele;
- **factuais:** armazenam informações estatísticas, numéricas, séries cronológicas ou outro tipo de informação numérica; e
- **de sites**: incluem informações tratadas e extraídas da internet.

Há uma tendência de se agregar valor à informação registrada nas bases de dados. Por exemplo, as bases bibliográficas estão inserindo *links* para acesso aos trabalhos com textos completos, referências de artigos e assuntos relacionados, entre outros. A internet, com o hipertexto, possibilita inúmeras associações entre as bases.

A seguir são elencadas as principais bases de dados em Saúde Pública.

Bases de dados bibliográficas

Na área da Saúde são numerosas as bases bibliográficas disponíveis para busca da informação científica que podem ser usadas, principalmente nas universidades. Entre as bases de maior interesse para a comunidade científica brasileira em Saúde Pública destacam-se Lilacs e Medline/PubMed.

- **Lilacs – Literatura Latino-Americana em Ciências da Saúde**: O controle da literatura brasileira em Saúde, com a produção da América Latina, vem sendo realizado pela Bireme – Centro Latino-Americano e do Caribe de Informação em Ciências da Saúde, desde 1967, com o apoio da Organização Pan-Americana da Saúde e de órgãos governamentais brasileiros, com a participação de uma rede de bibliotecas da região. A Bireme produz, desde 1982, a base de dados Lilacs, que indexa vários tipos de material bibliográfico e, recentemente, novas mídias e objetos digitais na área da Saúde: artigos, livros, teses, relatórios técnico-científicos, projetos, documentos governamentais, podcasts, áudios e vídeos, entre outros. A base Lilacs indexa mais de oitocentos periódicos, dos quais cerca de trezentos são brasileiros. Com as facilidades da tecnologia da informação e da internet, são agregados a seus registros *links* aos textos completos, aos assuntos relacionados, aos currículos dos autores e a outras informações de interesse. O acesso à Lilacs é universal e gratuito a partir dos *sites* das bibliotecas especializadas ou diretamente na Bireme no endereço: <http://www.bireme.br>.

- **Medline e PubMed**: No fim da década de 1950, a U. S. National Library of Medicine (NLM) criou o banco de dados Medlars – *Medical Literature Analysis and Retrieval System*, para automatizar o *Index Medicus*. A partir de 1971, tornou-se possível o acesso *on-line* pelo Medline (*Medlars On-Line*). No fim do milênio, a NLM disponibilizou o sistema PubMed que engloba, além da base Medline, todos os registros de artigos da área biomédica desde 1950, com *links* para vários *sites* de artigos com texto completo, além de oferecer outros recursos. O acesso ao PubMed é universal e gratuito, podendo ser feito pelo *site* <http://www.nlm.nih.gov> e também pelos *sites* de instituições especializadas.

Além dessas bases, há várias outras de interesse da Saúde Pública, de acesso restrito aos assinantes ou disponíveis aos usuários de redes institucionais. É o caso, por exemplo, da rede da USP e do portal da Capes, que disponibilizam a seus usuários o acesso a várias bases de diferentes especialidades, como *Biological Abstracts*, *Cab Abstracts* e *Sociological Abstracts*, *ERIC*, entre outras.

Bases de dados textuais

As bases de dados de textos completos são aquelas que, além da referência bibliográfica do documento e resumos, disponibilizam também o texto na íntegra. A primeira base de texto completo *on-line* foi a Lexis, em 1973. Na área médica destacam-se a *Drug Information Fulltext*, com acesso *on-line*, em 1981, e a Adonis, em CD-ROM, em 1991. A partir daí, surgiram inúmeras bases constituídas de texto completo de artigos e teses e livros. As principais para a área da Saúde Pública são:

- **SciELO – *Scientific Electronic Library On-line*** (Biblioteca Científica Eletrônica em Linha): disponibiliza gratuitamente textos completos de uma seleção de revistas científicas brasileiras, em diferentes áreas do conhecimento, predominantemente na área da Saúde. Além da disseminação dos periódicos, visa a realização de uma base bibliográfica nacional para pesquisas bibliométricas e de impacto das citações. O projeto SciELO foi desenvolvido pela Bireme em 1997, mediante consórcio com a Fundação de Amparo à Pesquisa do Estado de São Paulo (Fapesp) passando a contar, desde 2002, com o apoio do Conselho Nacional de Desenvolvimento Científico e Tecnológico (CNPq). A SciELO Brasil conta com mais de oitocentos periódicos, sendo cerca de duzentos brasileiros, colocados à disposição para consulta e obtenção de texto completo. Em 1999 foi inaugurada a SciELO-Saúde Pública, que cobre a área com periódicos de países ibero-americanos <http://www.scielo.org/>.

- **Portal Capes**: Com o objetivo de fortalecer cada vez mais a pós-graduação do país, a Capes, desde 2000, passou a oferecer acesso aos mais importantes periódicos publicados no mundo, com textos completos, especializados em diversas áreas do conhecimento, disseminados por diferentes bases de dados. É de acesso restrito às universidades e instituições acadêmicas de pesquisa. Além de periódicos, o Portal Capes dispõe também do acesso a bases de resumos, patentes, estatísticas, livros e outras fontes <http://www.periodicos.capes.gov.br/>.

Acesso aberto

O acesso aberto é um movimento mundial – Open Access Movement (AO) – que surgiu no início deste século. Preconiza a disseminação ampla e irrestrita do conhecimento científico na internet. Nele, há dois caminhos para disponibilizar os resultados das pesquisas: Via Dourada (*gold road*), com revistas científicas que já nascem com acesso público e aberto aos artigos, garantido pelos próprios editores. E Via Verde (*green road*), com revistas cujos editores aceitam regras de direitos autorais compartilhados, isto é, aos autores é permitido o autoarquivo livre em repositórios digitais de uma cópia de sua pesquisa.

Os repositórios institucionais disponibilizam a produção intelectual de uma instituição em diversos formatos, suportes e tecnologias.

O movimento de acesso aberto tem crescido em todo o mundo e novos diretórios têm surgido para facilitar a identificação dessas fontes de informação. O mais conhecido diretório de revistas de acesso aberto no mundo (Via Dourada) é o **DOAJ** – *Directory of Open Access Journals*, com mais de 6.500 títulos. Há também o *Webometrics* (http://www.webometrics.info), segundo o qual, a SciELO (http://www.scielo.org) é classificada como a mais importante iniciativa mundial em portal de revistas de acesso aberto.

Na área da Saúde, a mais relevante é a *PubMedCentral* (http://www.ncbi.nlm.nih.gov/pmc/), iniciativa da NLM, com o National Institute of Health. Dá acesso livre a mais de 1.100 títulos de periódicos.

Iniciativas com editores comerciais e associações também podem ser citadas, como o *BioMedCentral* (http://www.biomedcentral.com/) e a *PloS – Public Library of Science* (http://www.plos.org).

No Brasil, o IBICT tem incentivado o uso do software DSpace e lista uma relação de repositórios nacionais (http://dspace.ibict.br). Na área da Saúde, a Fiocruz, a Bireme e a USP começaram a usar essa plataforma. No entanto, iniciativas como o acesso aberto aos textos completos de teses e dissertações tem sido experiência exitosa há vários anos. Entre elas, estão:

- **Portal de Teses em Saúde Pública**, na Biblioteca Virtual de Saúde Pública <http://www.saudepublica.bvs.br>;
- **Biblioteca Digital de Teses e Dissertações** da USP <http://www.teses.usp.br/>.
- **BDTD** – Biblioteca Digital de Teses e Dissertações, do IBICT <http://bdtd.ibict.br/bdtd/>.

Nesse sentido, em âmbito internacional, destaca-se o *Dissertation Abstracts*, de acesso restrito, produzida pelo ProQuest UMI Dissertation Publishing <http://www.umi.com>.

Bases de citações

São bases que permitem o acesso às referências bibliográficas citadas nos documentos indexados nos denominados **índices de citações**. Trata-se essencialmente de um índice de assuntos que expressa um conceito, sem estar necessariamente vinculado aos vocabulários tradicionais, e sim às citações. As bases de citação foram criadas na década de 1970 pelo Institute for Scientific Information (ISI), incorporado pela Thomson Reuters que responde pela base *Web of Science* <http://scientific.thomson.com/products/wos/>, além de outros produtos.

Outra base é a *Scopus*, editada pela Elsevier, que contempla maior número de periódicos brasileiros <http://www.scopus.com>.

Esses índices de citações permitem que se procedam a análises das citações extraindo relatórios bibliométricos, como o *Journal Citation Report* (JCR), publicado pela Thomson Reuters e o *SCImago Journal & Country Rank* (SJR). Esses permitem verificar o total de citações que um periódico recebeu, medido pelo fator de impacto do periódico (número de citações atribuídas e o número de artigos publicados nos últimos dois ou mais anos), índice de imediatismo da citação (avaliado pela rapidez com que um periódico é citado, no ano de sua publicação) e outros.

Nessa linha a SciELO, citada anteriormente em bases de texto completo, está permitindo maior visibilidade do desempenho dos periódicos indexados com indicadores bibliométricos.

Bases de sites

Com a internet, a informação especializada está disponível também nos *sites*. Assim, foram desenvolvidas bases de *sites* para indexar a informação acadêmico--científica neles contidas, os quais são selecionados por meio de critérios que garantem sua confiabilidade. Esses critérios abrangem aspectos como: credibilidade, autoria, qualidade do conteúdo, relevância e acessibilidade.

Fazem parte das fontes de informação inseridas nessas bases os *sites* categorizados como: bancos de imagens, bases de dados, centros de informação, dados epidemiológicos, documentos governamentais, guias, manuais, indicadores econômicos, indicadores de saúde e legislação, entre outros.

No Brasil, na área da Saúde, as principais bases de *sites* são:

- **Localizador de Informações em Saúde (LIS)** da Biblioteca Virtual em Saúde da Bireme que contém o catálogo de fontes de informação em Saúde, disponíveis na internet e selecionadas segundo critérios de qualidade, descrevendo o conteúdo e oferecendo os seus *links* na internet. O acesso é livre a partir de <http://www.bireme.br/>.
- *Sites* **em Saúde Pública:** similar à anterior, focaliza a temática Saúde Pública no Brasil. Essa base indexa, valida e disponibiliza resumo dos conteúdos de *sites* nacionais e internacionais, possibilitando constante monitoramento dos endereços eletrônicos inativos e alterados, evitando assim resultados negativos de busca <http://www.biblioteca.fsp.usp.br/>.

As bases de *sites* têm sido desenvolvidas como parte integrante de bibliotecas virtuais, que serão mencionadas adiante.

Fontes de dados numéricos e estatísticos

As fontes de dados estatísticos referem-se às obras que divulgam dados quantitativos e numéricos, resultantes de compilações feitas de maneira sistemática, com periodicidade determinada e voltadas a informações científicas, administrativas, industriais e comerciais, entre outras. São obras comumente publicadas por entidades públicas.

As fontes de dados estatísticos podem ser classificadas quanto à procedência dos dados (internacional, regional/nacional, local, institucional/privada); abrangência temática (temas gerais e específicos voltados a uma determinada especialização ou a um campo de interesse ou setor de atividade); periodicidade definida (decenal, anual, mensal, semanal) ou não definida (edições seriadas, estudos avulsos).

Os diferentes tipos de fontes que divulgam dados numéricos e estatísticos constituem-se em bases/bancos de dados, cujos produtos são veiculados nos formatos impresso e eletrônico. São representados pelos anuários estatísticos, censos, boletins estatísticos e estudos específicos.

As bases de dados são produzidas e mantidas por serviços ou instituições governamentais e, na maioria das vezes, são de acesso gratuito à comunidade. Para a área de Saúde Pública, são relevantes:

- **Sidra**: Sistema IBGE de Recuperação Automática de Dados. Banco de dados agregados mantido pelo IBGE, com apresentação de tabulações especiais de informações estatísticas sobre população (domicílios, família, migração etc.); registro civil (nascidos vivos, divórcios, separações judiciais, casamentos, óbitos, óbitos fetais) entre outras áreas <http://www.sidra.ibge.gov.br>.
- **Fundação SEADE**: Sistema Estadual de Análise de Dados. Mantém diversas bases de dados em que se destacam: *Anuário Estatístico do Estado de São Paulo*, com informações sobre demografia, agropecuária, administração pública, educação, eleições, justiça e segurança, meio ambiente e saúde, entre outras. Os dados são agrupados por estado, regiões administrativas e municípios-sede. Destacam-se os produtos: *Anuário Estatístico de Saúde do Brasil* – com informações sobre hospitais, leitos hospitalares, profissionais da saúde, consultas médicas etc.; *São Paulo Demográfico – Estatísticas Vitais do Estado de São Paulo* – informativo que visa veicular a análise dos principais indicadores demográficos do Estado de São Paulo <http://www.seade.gov.br>.
- **DATASUS**: Departamento de Informação e Informática do SUS. Mantido pelo Ministério da Saúde, que coleta, processa e dissemina informações. Seus principais produtos são: *Informações de Saúde* – com indicadores de saúde; assistência à saúde; rede assistencial; morbidade e informações epidemiológicas; estatísticas vitais – mortalidade e nascidos vivos; recursos financeiros; informações demográficas e socioeconômicas, e *Indicadores de Dados Básicos* – dados relacionados à demografia (população total, esperança de vida e proporção de idosos na população, entre outros); mortalidade (infantil, perinatal, materna e causas, entre outras); morbidade e fatores de risco (incidência de doenças transmissíveis e internações hospitalares, entre outros); recursos (profissionais e gastos, entre outros); cobertura (consultas médicas, internações hospitalares, planos de saúde etc.) <http://www.datasus.gov.br>.
- **INFONATION**: Banco de dados com estatísticas dos países, com indicadores socioeconômicos, tabelas comparativas com dados da Divisão de Estatística das Nações Unidas < http://cyberschoolbus.un.org/infonation3/menu/advanced.asp>
- **XIST:** Tabelas com projeções do crescimento populacional. Ranking dos países no Índice de Desenvolvimento Humano (IDH). Relação das maiores cidades do planeta <http://www.geohive.com>.
- UNData <data.un.org> – Banco de dados com estatísticas de 24 bases de dados tornadas acessíveis mediante interfaces de busca. Por suas Agências especializadas, a ONU <www.un.org>, coleta e dissemina inúmeras publicações e bases de dados estatísticos, como: WHO Statistical Information System (www.who.int/whois/en/index.html), provê acesso a diversos indicadores de saúde organizados em grande áreas (mortalidade, serviços de saúde, dados sociodemográficos etc). Edita também o *Monthly Bulletin Statistics* e estatísticas da FAO – www.fao.org/corp/statistics/en.

Além das bases de dados disponíveis para disseminação de dados estatísticos, as instituições mantêm também a produção periódica de seus anuários com variados dados estatísticos em âmbito nacional e internacional. Entre tantos outros, destacam-se: *Demographic Yearbook* (UN), *Anuário Estatístico do Brasil* (IBGE), *Statistical Yearbook, Yearbook of Labour Statistics* (ILO).

Observatórios – repositórios de dados

Outra iniciativa mundial importante para acesso aberto a bancos de dados estatísticos de pesquisas. No Brasil, essa nova fonte de informação, denominada *Observatório em Saúde Pública*, está em fase de elaboração na USP. O objetivo dessa nova fonte de informação é coletar, organizar e analisar criticamente dados e informações, gerados a partir de dados primários oriundos de projetos de pesquisas. Estes são mantidos em bancos de dados para análise de séries temporais e estudos de tendências em Saúde, a médio e longo prazo.

ESTRATÉGIAS DE BUSCA DA INFORMAÇÃO

Os serviços ou mecanismos de busca na internet têm crescido bastante, cada vez mais aperfeiçoados, permitindo respostas de melhor qualidade, adequadas e mais atualizadas.

O acesso à informação bibliográfica na internet pode ser feito com os mecanismos de busca ou metabusca, como Google, Altavista, Yahoo, Lycos e outros, com destaque para o Google Acadêmico (Google Scholar).

BUSCA EM BASES DE DADOS

A busca de uma informação exige do usuário, além do conhecimento do assunto, o conhecimento das fontes de informação. Para maior eficácia na busca da informação científica nas bases de dados, deve-se elaborar uma estratégia que abranja desde a delimitação do tema até a seleção e a obtenção dos documentos.

A primeira etapa de uma pesquisa bem-sucedida é caracterizar o tipo de informação que se busca. Questões simples do tipo autor/título e localização de documentos são respondidas com consulta aos catálogos (*on-line* ou impresso) de bibliotecas especializadas. Porém, para uma informação mais elaborada, o usuário precisa estar atento a qual(is) termo(s) ou palavra(s)-chave melhor representam o assunto; qual a melhor sequência de termos (hierarquia de termos) para a fonte selecionada; qual o período de busca; e em qual(is) fonte(s) de informação encontrar o assunto desejado.

Assim, para uma busca mais aperfeiçoada, deve-se estar atento a:

a) **Termo adequado** – Para obtê-lo, a consulta aos recursos *thesaurus* ou "vocabulários controlados" das fontes é o mais recomendável. Às fontes de informação, geralmente armazenadas em bases de dados, são atribuídos termos de indexação, de acordo com uma lista-padrão de vocábulos usados na área. Em uma base de dados da área de Saúde Pública, por exemplo, o assunto **doenças venéreas** aparece no *thesaurus* (DECS – Descritores em Ciências da Saúde) como **doenças sexualmente transmissíveis**. As bases de dados têm esse recurso na própria lista de vocábulos. Vale lembrar que, além dos livros, a consulta a uma enciclopédia ou dicionário especializados é um bom recurso para a definição dos termos para a busca.

b) **Abrangência temática** – Um resultado pertinente e eficaz de busca depende, além dos termos adequados, do delineamento do assunto. Uma estratégia acurada de busca geralmente se obtém após várias tentativas. Assim, por exemplo, se o assunto proposto para busca for **violência**, há que se determinar qual tipo de violência: doméstica, no trânsito etc. Também, especificar o aspecto do estilo: preventivo, estatístico, tendências, mortalidade, morbidade etc. Dessa forma, o assunto pretendido poderia ser, por exemplo, a **prevenção da violência doméstica**.

c) **Período** – Outro aspecto importante é a determinação do período da busca: últimos dois anos, cinco anos, dez anos? Durante o período estipulado há que se conhecer as tendências da literatura publicada que acompanha a evolução do assunto, ora retirando termos até então usados, ora substituindo-os por outros, ora introduzindo termos novos. Em relação à Saúde Pública, por exemplo, o termo **custos de cuidados de saúde** começa a aparecer na base de dados Medline em 1992. Até 1991 esse conceito era definido como **gastos em saúde**. Para uma simples atualização, talvez uma busca dos documentos publicados no último ano seja suficiente. Mas para uma revisão de literatura com a finalidade de pesquisa científica, há a necessidade de ampliar o período de busca.

d) **Fontes** – As fontes a serem selecionadas para busca devem ser as especializadas na área estudada e podem ser identificadas em catálogos de bibliotecas, *sites* e bases de dados institucionais.

e) **Estratégias na busca em bases de dados** – As estratégias mais empregadas na busca da informação nas bases de dados são:

- Busca boleana – permite o uso de operadores booleanos como: **and** (*), **or** (+), **not** (-);
- Busca difusa – busca de grafias alternativas de palavras com combinações;
- Busca por descritores – busca por termos de um vocabulário especializado;
- Busca por frase – exata ou específica;
- Busca por palavra-chave – do título, resumo ou texto; e
- Relevância – número de ocorrências de termos recuperados de acordo com a busca especificada.

BUSCA EM REDES SOCIAIS DA WEB

Os pesquisadores ao usarem as ferramentas de redes de contatos sociais devem estar atentos a alguns pontos que podem prejudicar o andamento de um trabalho científico. Na consulta a essas redes sociais, levar em consideração critérios de confiabilidade, como autoria, legitimidade da fonte, imparcialidade, vieses na informação, atualidade dos dados.

Exemplo de algumas iniciativas na produção de mecanismos de "busca social" (*social search*):

- Google Social Search <http://googleblog.blogspot.com/>;
- Searchwiki <http://www.socialsearch.com>;
- Twitter Search <http://search.twitter.com>;
- Facebook; e
- Blogs de pesquisadores, entre outros

LOCALIZAÇÃO E OBTENÇÃO DE DOCUMENTOS

Mesmo com as bibliotecas informatizadas e o acesso à internet, ainda se convive com a dificuldade de localização do documento e, muitas vezes, a obtenção de informações nele contidas depende da busca em prateleiras de bibliotecas e livrarias. Nem sempre a internet ou as bases de dados propiciam a obtenção de um texto completo de um artigo, tese ou outro tipo de documento.

Há muitos anos as bibliotecas oferecem serviços como os de **Comutação Bibliográfica** para localização e obtenção de cópias de documentos, nos mais variados e especializados acervos de bibliotecas do Brasil e do mundo, de acordo com a legislação de direitos autorais. Esse sistema foi a solução encontrada para ampliar os acervos das bibliotecas que já não conseguiam adquirir e manter espaço para toda a produção bibliográfica de suas áreas.

- **Localização**: Os documentos podem ser localizados por meio de consulta aos catálogos públicos de acervos de bibliotecas, de catálogos coletivos de universidades, como o Dedalus: acervo das bibliotecas da USP <http://www.usp.br/sibi>; a UnibibliWeb: acervo das bibliotecas da USP, Unicamp e Unesp <http://bibliotecas-cruesp.usp.br/unibibli.web>, entre outros.

  Além desses, há os catálogos de maior abrangência, como o de bibliotecas brasileiras (CCN – Catálogo Coletivo Nacional do IBICT – <http://www.ibict.br>) e o de sistemas especializados (Portal de Revistas Científicas da Saúde. Disponível pelo Sistema Bireme <http://portal.revistas.bvs.br/>).

- **Obtenção**: Os serviços de comutação têm propiciado, além da localização, a facilidade de obtenção do documento por meio de cópias impressas e eletrônicas. Deve-se considerar, no entanto, a demora no recebimento/fornecimento, devido às várias etapas que o processo demanda: localização nos catálogos coletivos, solicitação por formulários impressos ou eletrônicos, fotocópia ou *scanner* para o texto impresso e envio por correio, fax ou endereço eletrônico. A internet permitiu grande agilidade no fornecimento de cópias eletrônicas, embora ainda haja a dependência de acervos locais e de recursos humanos.

No entanto, cabe lembrar que artigos de muitos periódicos especializados, além de outros tipos de documentos, encontram-se no formato eletrônico na internet, poupando o usuário do árduo trabalho de localização e busca de artigos selecionados nas bases de dados.

BIBLIOTECAS E SISTEMAS DE INFORMAÇÃO ESPECIALIZADOS

As bibliotecas sempre desempenharam importante papel na organização e na disseminação da informação, atuando como mantenedoras da informação publicada e como divulgadoras do conhecimento. As bibliotecas especializadas são unidades de informação que captam, tratam e disponibilizam publicações e demais mídias nas áreas do conhecimento. Prestam serviços específicos para suas comunidades, como acesso a bases de dados, busca e obtenção de documentos, atendimento de referência e capacitação de usuários, entre outros.

Com o desenvolvimento da tecnologia de comunicação e informação, as bibliotecas passaram a complementar seus acervos impressos com acervos "virtuais" com acesso a textos completos de artigos, teses, livros, *sites* validados e outras formas de mídia não impressa. As bibliotecas especializadas, principalmente as acadêmicas, são conhecidas como bibliotecas híbridas, formadas por acervos locais impressos e ligadas a uma infinidade de fontes de interesse na área por meio da internet. Além disso, prestam serviços locais e atendem usuários remotos. A seguir são indicadas duas das principais bibliotecas nacionais especializadas em Saúde Pública:

- **Biblioteca/Centro de Informação e Referência em Saúde Pública – CIR:** Vinculada à Faculdade de Saúde Pública da USP, tem o mais completo acervo especializado em Saúde Pública da América Latina, representado por mais de 350 mil volumes entre livros, periódicos, teses e outros materiais. Mantém uma biblioteca virtual que informa sobre os serviços básicos e especiais oferecidos, além de fornecer acesso a inúmeras bases de dados disponíveis na rede USP <http://www.biblioteca.fsp.usp.br/>.
- **Biblioteca da Escola Nacional de Saúde Pública Sérgio Arouca**: Ligada à Rede de Bibliotecas da Fiocruz, com acervo especializado em Saúde Pública, garante ao corpo docente, a pesquisadores, alunos e ao público em geral amplo acesso à informação, por meio de coleções de periódicos, obras de referência, além de bases de dados, videoteca e instalações que facilitam a consulta e o estudo <http://www.saudepublica.cict.fiocruz.br/>.

BIBLIOTECAS VIRTUAIS

Novo paradigma se instalando no mundo da tecnologia da informação, as bibliotecas virtuais atendem às necessidades de informação em um único espaço virtual com novas possibilidades de busca, novas fontes de informação e um novo comportamento do usuário.

Biblioteca virtual é um termo usado quando se vai além do conceito de biblioteca física, implicando não delimitar território. As bibliotecas virtuais podem ser vistas como conjuntos de *sites* ordenados de maneira lógica, com vínculos (*links*) para os respectivos endereços. Biblioteca virtual é um conceito* de um espaço virtual na internet onde o conhecimento científico e técnico é registrado, organizado e armazenado em formato eletrônico, acessível de forma universal, de modo compatível com as bases internacionais, onde as fontes de informação, validadas por especialistas, são geradas, atualizadas e operadas com metodologias comuns. Esse conceito permeia sempre a ideia de acesso imediato aos textos completos, além da implementação da prestação de serviços de interesse ao usuário remoto, específicos de cada área do conhecimento.

As bibliotecas acadêmicas e especializadas são as que mais se destacam no desenvolvimento e no uso das bibliotecas virtuais porque atuam com o objetivo de facilitar o desenvolvimento das pesquisas científicas e da produção bibliográfica. O número de bibliotecas virtuais vem crescendo vertiginosamente. Para a área da Saúde Pública destacam-se:

- **Biblioteca Virtual em Saúde (Bireme)**: de acesso universal e equitativo, é um espaço comum de produtores, intermediários e usuários da informação em Saúde. Oferece acesso a informações selecionadas de acordo com critérios de qualidade sobre: políticas públicas, literatura científica, textos completos de documentos, legislação nacional, indicadores de saúde, diretórios de instituições e especialistas, terminologia em Saúde, *links* em Saúde, além de responder às questões e sugestões de seus usuários. A partir dessa experiência, a Bireme coloca à disposição das instituições da área da Saúde sua tecnologia, possibilitando o desenvolvimento de diversas bibliotecas virtuais temáticas, que resultam em busca simultânea a partir de estratégia em qualquer uma delas <http://www.bireme.br>.
- **Biblioteca Virtual em Saúde do Ministério da Saúde**: resultado de parceria com a Bireme, objetiva coletar, organizar e disseminar informações em saúde. Tem como público-alvo gestores, pesquisadores, estudantes e profissionais em Saúde, além do cidadão em geral. A coleção é composta por bases de dados, cartazes, vídeos, atos normativos, periódicos, textos completos produzidos pelo Ministério da Saúde e eventos, entre outros <http://bvsms.saude.gov.br/>.

---

*. Primeira biblioteca virtual, iniciada e batizada (nome atribuído por analogia aos catálogos de bibliotecas) pelo próprio criador da web – Tim Bernes-Lee. Nela o trabalho é distribuído e o serviço aceita colaboração de quem queira se responsabilizar por uma área – condição: não há anunciantes <http://vlib.org/overviw.html>.

- **Biblioteca Virtual em Saúde Pública:** é coordenada pelo Comitê Consultivo Nacional constituído por representantes das seguintes instituições: Ministério da Saúde do Brasil, Escola Nacional de Saúde Pública da Fiocruz, Faculdade de Saúde Pública da USP, Abrasco, Instituto de Saúde Coletiva da UFBa, Organização Pan-Americana da Saúde e Bireme. As principais fontes de informação oferecidas são: Bases de dados Lilacs, Medline, além de outras específicas dos acervos das instituições parceiras, permitindo o acesso aos registros da literatura publicada sobre saúde e respectivos textos completos, quando disponíveis; *sites* em Saúde Pública; Portal de Teses, Portal de Textos Completos, Diretório de eventos, Diretório de pesquisadores, Informação para Tomadores de Decisões; Comunidades Virtuais, entre outros <http://www.saudepublica.bvs.br>.
- **Bibliotecas Virtuais Temáticas do Prossiga:** o CNPq criou em 1995 o Programa Prossiga, que atualmente está ligado ao IBICT, com o objetivo de promover a criação e o uso de serviços de informação na internet voltados para as áreas prioritárias do Ministério da Ciência e Tecnologia, que oferece, entre outros serviços, as bibliotecas virtuais temáticas, que são bases especializadas de *sites*. Entre as áreas da Saúde, destaca-se:

  - *Biblioteca Virtual de Saúde Reprodutiva* de responsabilidade da Faculdade de Saúde Pública da USP, representada pela Biblioteca Centro de Informação e Referência em Saúde Pública e Departamento de Saúde Materno-Infantil, apresenta informações desde 1999 de *sites* especializados em saúde reprodutiva, incluindo saúde da mulher e infantil, gênero e direitos reprodutivos, entre outros assuntos <http://www.prossiga.br/fsp_usp/saudereprodutiva/>.

SISTEMAS DE INFORMAÇÃO

Os sistemas de informação foram criados com o objetivo de promover o controle bibliográfico da produção gerada nas diferentes áreas do conhecimento, inicialmente com a produção de bibliografias, índices e *abstracts* que, com o advento das tecnologias da informação, foram substituídas pelas bases de dados disponíveis na internet. Além de promover a divulgação da informação, os sistemas de informação oferecem serviços atuando de maneira planejada e cooperativa através da integração de bibliotecas e serviços.

Na área da Saúde podem ser destacados os seguintes sistemas:

- **Bireme**: Centro Latino-Americano e do Caribe de Informação em Ciências da Saúde. Pertence à Organização Pan-Americana da Saúde, o escritório da OMS para o continente americano. Disponibiliza várias bases de dados bibliográficas, serviço cooperativo de Acesso a Documentos (SCAD), e o Portal de Revistas Científicas. A Bireme desenvolveu o Projeto SciELO e as Bibliotecas Virtuais de Saúde, entre outras <http://www.bireme.br/>.

- **NLM:** U. S. National Library of Medicine. Subordinada ao National Institutes of Health (NIH), sediada em Bethesda, MD. O sistema de recuperação da informação da NLM oferece acesso a bases de dados *on-line* e diferentes fontes. Responde pela base Medline. Oferece acesso livre ao PubMed e informações ao público leigo por meio do Medline Plus. É possível a obtenção de documentos e imagens mediante pagamento <http://www.nlm.nih.gov/>.
- **Instituto de Comunicação e Informação Científica e Tecnológica em Saúde (ICICT) da Fiocruz:** Composto de bibliotecas que integram uma Rede com o objetivo de agilizar o acesso aos produtos e serviços bibliográficos disponíveis na instituição. Além dessas, oferece acesso ao Portal de Teses e a Bibliotecas Virtuais especializadas, como: aleitamento materno, doenças infecciosas e parasitárias <http://www.cict.fiocruz.br/>.
- **SIBiNet:** Sistema de Bibliotecas da USP. Permite o acesso às coleções das bibliotecas da USP (Dedalus) e aos textos completos de dissertações acadêmicas (Biblioteca Digital de Teses e Dissertações); disponibiliza o acesso livre a diversas bases de dados e a portais de periódicos <http://www.usp.br/sibi/>.

CONSIDERAÇÕES FINAIS

A atualização do conhecimento humano está diretamente vinculada ao acesso da informação produzida no meio científico, de forma eficiente e eficaz. Permitir o acesso às coleções das bibliotecas – tradicionais ou virtuais – e aos textos completos de produções acadêmicas, técnicas ou científicas tem sido o desafio das bibliotecas e dos sistemas de informação, cada vez mais sofisticados diante da velocidade com que a tecnologia se renova. Porém, é imprescindível que a informação seja coletada, armazenada e disponível, como acontece desde os primórdios da escrita.

> Se a informação não for registrada (em algum lugar, de alguma maneira, em determinado momento) e passível de ser comunicada, transferida, transmitida ou obtida, então não será informação. (Schleyer, 1980)

REFERÊNCIAS BIBLIOGRÁFICAS

1. Cunha MB. Manual de fontes de informação. Brasília: Briquet de Lemos Livros; 2010.
2. Darnton R. A questão dos livros: passado, presente e futuro. São Paulo: Companhia das Letras; 2010.
3. Ferreira SMSP, Targino M das G, organizadoras. Acessibilidade e visibilidade de revistas científicas eletrônicas. São Paulo: SENAC/CENGAGE; 2010.
4. Meadows AJ. A comunicação científica. Brasília, DF: Briquet de Lemos Livros; 1999.
5. Schleyer JR. O ciclo da comunicação e informação nas ciências sociais. Rev Esc Bibliotecon UFMG.1980; 9(2):225-43.

Glossário

Helene Mariko Ueno
Maria Lúcia Evangelista de Faria Ferraz
Maria do Carmo Avamilano Alvarez

Acesso aos Serviços de Saúde – Possibilidade de os indivíduos adentrarem e usarem os serviços de atenção à saúde, com vista à resolução de problemas que afetem a saúde. Influenciam no acesso: fatores geográficos, arquitetônicos, de transporte e financeiros, entre outros.

Acidente – Evento não intencional e evitável, causador de lesões físicas e/ou emocionais no âmbito doméstico ou em outros ambientes sociais, como trabalho, trânsito, escolas, esportes, lazer (ver também violência, causas externas).

Acidente de Trabalho – Acidente de trabalho é o que ocorre pelo exercício do trabalho a serviço da empresa ou pelo exercício do trabalho, provocando lesão corporal ou perturbação funcional que cause a morte, ou a perda ou redução, permanente ou temporária, da capacidade para o trabalho. (Fundacentro, s.d.).

Acolhimento – Estratégia que consiste na reorganização do processo de trabalho para atender a todos que procuram os serviços de saúde, fortalecendo o princípio da universalidade e a busca da integralidade e da equidade. Tem como eixo estimular e promover reflexões e ações de Humanização dos Serviços de Saúde, fundamentadas na ética e na cidadania. (BVS, 2008).

AIDPI – Atenção Integral às Doenças Prevalentes na Infância – Conceito de integralidade, surgido como alternativa para aplicar aos programas de controles específicos já existentes (infecções respiratórias agudas, diarreia, crescimento e desenvolvimento, imunização etc.). Engloba os principais problemas de saúde que afetam as crianças menores de cinco anos de idade, que consistem em afecções geralmente preveníveis e facilmente tratáveis mediante aplicação de tecnologias apropriadas e de baixo custo. (OPAS, 2005).

Amamentação Exclusiva – Recomendação da OMS para a população em geral, que os bebês recebam exclusivamente leite materno durante os primeiros seis meses de idade. Depois dos seis meses, com o objetivo de suprir suas necessidades nutricionais, a criança deve começar a receber alimentação complementar segura e nutricionalmente adequada, com a amamentação, até os 2 anos de idade ou mais. (OPAS, 2003).

Anos de Vida Ajustados por Qualidade de Vida (AVAQ ou QALY) – Ajuste no cálculo da expectativa de vida que leva em consideração sua redução em decorrência de condições crônicas causadoras de incapacidades ou deficiências. (Last, 2001).

Anos de Vida Perdidos por Incapacidades (AVPI ou DALY) – Medida do tempo vivido com incapacidade e do tempo perdido devido à mortalidade prematura. (Murray e Lopes, 1996).

Anos de Vida Potencialmente Perdidos (APVP ou PYLL) – Medida do impacto relativo de doenças e causas externas sobre a sociedade. Reflete as perdas sociais por mortes entre os jovens ou mortes prematuras. (Last, 2001).

APPCC – Análise dos Perigos em Pontos Críticos e de Controle (do inglês HACCP) – É uma sistemática mundialmente reconhecida, enfocando os riscos biológicos, químicos e físicos, e priorizando a antecipação e a prevenção, mais do que a inspeção e os testes do produto final. APPCC tornou-se sinônimo de segurança alimentar. (FAO, 1997).

Arboviroses – Infecções por vírus relacionados taxonomicamente (arbovírus), que compartilham a característica de serem transmitidos entre hospedeiros vertebrados por meio de artrópodes hematófagos, como mosquitos, flebótomos, culicoides e carrapatos. Arbovírus representa a contração de *Artrhropod-borne virus.*

Atenção à Saúde – Engloba o conjunto de ações, em todos os níveis de governo, para o atendimento das demandas pessoais e das exigências ambientais, compreendendo três grandes campos: da assistência; das intervenções ambientais, no seu sentido mais amplo; e das políticas externas no setor saúde. (ver também Níveis de Atenção à Saúde).

Atenção Primária à Saúde – Assistência sanitária essencial baseada em métodos e tecnologias práticas, cientificamente fundados e socialmente aceitáveis. É colocada ao alcance de todos os indivíduos e famílias da comunidade a um preço acessível. Depende da plena participação de todos em cada etapa de seu desenvolvimento, com um espírito de autorresponsabilidade e autodeterminação. (Ministério da Saúde, Secretaria de Políticas de Saúde, 2002).

Atenção Secundária à Saúde – Nível de atenção representado por programas, sistemas e serviços de tratamento ambulatorial e pequenos hospitais de tecnologia intermediária. Incorpora funções do nível primário e acrescenta as de tratamento especializado, com objetivo de reabilitação.

Atenção Terciária à Saúde – Nível de atenção constituído por grandes hospitais gerais e especializados, que concentram tecnologia de maior complexidade e de ponta, servindo de referência para os demais programas, sistemas e serviços.

Avaliação de Riscos – Estimativa qualitativa e/ou quantitativa da possibilidade de um desfecho, p. ex., um efeito adverso, seja decorrente da exposição a determinado perigo, ou da ausência de fatores de proteção. A avaliação de risco envolve quatro etapas: 1) a identificação do perigo corresponde à identificação dos agentes responsáveis pelos efeitos ou desfechos adversos, definição da população exposta e descrição das circunstâncias da exposição; 2) a caracterização do risco descreve os efeitos potenciais da exposição, quantificação das relações dose-efeito e dose-resposta; 3) a avaliação da exposição estabelece a exposição e a dose em populações específicas, com base em medições ambientais e individuais de substâncias tóxicas e poluentes; e 4) a estimação do risco consiste em reunir dados relevantes para quantificar o nível de exposição ao risco numa determinada população, estimando-se o número de indivíduos afetados por desfechos específicos. (Last, 2007).

Bioética – É o estudo sistemático das dimensões morais – incluindo visão moral, decisões, conduta e políticas – das ciências da vida e atenção à saúde, usando uma variedade de metodologias éticas em um cenário interdisciplinar. (Reich, 1995).

Carta de Estocolmo – Declaração da ONU sobre o Meio Ambiente Humano. Documento final da Assembleia Geral das Nações Unidas, reunida em Estocolmo, de 5 a 16 de junho de 1972, atendendo à necessidade de estabelecer uma visão global e princípios comuns, que sirvam de inspiração e orientação à humanidade, para a preservação e a melhoria do ambiente humano através de 23 princípios. (DhNet Direitos Humanos, s.d.*a*).

Carta de Ottawa – Documento redigido na I Conferência Internacional sobre a Promoção da Saúde, realizada em 1986, em Ottawa. A carta dirigiu-se à execução do objetivo "Saúde para todos no ano 2000" e passou a ser referência na área da Promoção à Saúde. (Ministério da Saúde, Secretaria de Políticas de Saúde, 2002).

Caso Alóctone ou Caso Importado – Doente infectado em uma região diferente daquela em que se encontra. (Rouquayrol, 1999).

Caso Autóctone – Caso de doença que teve origem dentro dos limites do lugar de referência ou sob investigação. (Rouquayrol, 1999).

Caso Confirmado – Pessoa de quem o agente etiológico foi isolado e identificado, ou de quem foram obtidas outras evidências epidemiológicas e/ou laboratoriais da presença do agente etiológico, como a conversão sorológica em amostras de sangue colhidas nas fases aguda e convalescente. (Waldman, 1998).

Caso Índice – Primeiro entre vários casos de natureza similar epidemiologicamente relacionados. O caso índice é muitas vezes identificado como fonte de contaminação ou infecção. (Waldman, 1998).

Caso Suspeito – Pessoa cuja história clínica, sintomas e possível exposição a uma fonte de infecção sugerem que possa estar com uma doença infecciosa ou vir a desenvolvê-la. (Waldman, 1998).

Causalidade – Processo de relacionar causas com os efeitos que ela produz. Causas são qualificadas como necessárias, sempre que precederem um efeito, e suficientes, quando iniciam ou produzem um efeito. (Last, 2001).

Causas Externas – Correspondem a acidentes e violência. São subdivididas em intencionais, não intencionais (ou acidentais) e de intencionalidade desconhecida.

Cidadania – Qualidade das pessoas que têm direitos civis e políticos resguardados pelo Estado. Assim, o vínculo de cidadania estabelece direitos e obrigações da pessoa com o Estado, facultando aos cidadãos prerrogativas para o desempenho de atividades políticas. (Brasil. Constituição Federal, 1988).

Cidades Saudáveis – O enfoque de Cidade Saudável, segundo a OMS, é aquela que coloca em prática de modo contínuo a melhoria de seu meio ambiente físico e social empregando todos os recursos de sua comunidade. Portanto, considera-se uma cidade ou um município saudável aquele em que seus dirigentes municipais enfatizam a saúde de seus cidadãos segundo uma ótica ampliada de qualidade de vida. (OPAS, s.d.).

Classificação Estatística Internacional de Doenças e Problemas Relacionados à Saúde (CID) – Sistema de categorias atribuídas a entidades mórbidas, segundo algum critério estabelecido. Há vários eixos possíveis de classificação e aquele que vier a ser selecionado dependerá do uso das estatísticas elaboradas. Uma classificação estatística de doenças precisa incluir todas as entidades mórbidas em um número manuseável de categorias.

Comportamento Alimentar – Resposta comportamental ou sequencial associada ao ato de alimentar-se, maneira ou modos de se alimentar e padrões rítmicos da alimentação (intervalos de tempo, hora de comer, duração da alimentação).

Comportamento de Risco – O termo é amplo, mas em geral descreve condutas sabidamente prejudiciais à vida, ao corpo e à saúde. Profissionais da saúde devem considerar aspectos psicológicos dos indivíduos que apresentam tais comportamentos, evitando culpá-los. (Last, 2007).

Confidencialidade de Informações – Consiste na garantia de que só pessoas autorizadas tenham acesso às informações armazenadas ou transmitidas por meio de redes de comunicação. Manter a confidencialidade pressupõe assegurar que as pessoas não tomem conhecimento de informações, de forma acidental ou proposital, sem que tenham autorização para tal procedimento. (Fucapi, s.d.).

Conflito de Interesses – Situação que envolve um profissional e uma instituição com a qual se relaciona, ou um profissional e outra pessoa. Na área da saúde, os interesses de um profissional ou de seu paciente podem não ser coincidentes, assim como entre um professor e seu aluno, ou, ainda, entre um pesquisador e o sujeito da pesquisa. Quanto melhor for o vínculo entre os indivíduos que estão se relacionando, maior o conhecimento de suas expectativas e valores. Essa interação pode reduzir a possibilidade de ocorrência de um conflito de interesses. (Goldim, 2002).

Consentimento Livre e Esclarecido (em pesquisa) – Anuência do sujeito da pesquisa e/ou de seu representante legal, livre de vícios (simulação, fraude ou erro), dependência, subordinação ou intimidação, após explicação completa e pormenorizada sobre a natureza da pesquisa, seus objetivos, métodos, benefícios previstos, potenciais riscos e o incômodo que esta possa acarretar. É formulada em um termo de consentimento, autorizando sua participação voluntária na pesquisa. (Conselho Nacional de Saúde, 1996).

Controle de Doenças – Operações e programas de monitoramento de doenças com o objetivo de reduzir e eliminar sua incidência e/ou prevalência. (Last, 2001).

Declaração de Alma-Ata – Documento final da Conferência Internacional sobre Cuidados Primários de Saúde, reunida em Alma-Ata, em 12 de setembro de 1978. Expressa a necessidade de ação urgente de todos os governos, de todos os que trabalham nos campos da saúde e do desenvolvimento e da comunidade mundial para promover a saúde de todos os povos do mundo. Enfatiza que a saúde – estado de completo bem-estar físico, mental e social, e não simplesmente a ausência de doença ou enfermidade – é um direito humano fundamental, e que a consecução do mais alto nível possível de saúde é a mais importante meta social mundial, cuja realização requer a ação de muitos outros setores sociais e econômicos, além do setor saúde. (Ministério da Saúde. Secretaria de Políticas de Saúde, 2002).

Descentralização – Redistribuição das responsabilidades referentes às ações e aos serviços de saúde entre vários níveis de governo, desencadeada por uma profunda redefinição de suas atribuições, com um reforço do poder municipal (processo denominado municipalização).

Deficiência Nutricional – Qualquer estado patológico, com sinais clínicos característicos, devido à ingestão insuficiente de alimentos ou má utilização dos nutrientes pelo organismo, para satisfazer às necessidades fisiológicas normais ou aumentadas.

Desenvolvimento Sustentável – Originalmente chamado de Ecodesenvolvimento, o desenvolvimento sustentável constitui-se numa abordagem holística e pluridisciplinar que busca o desenvolvimento socialmente includente, ambientalmente sustentável e economicamente sustentado. (Sachs, 2004).

Desigualdade em Saúde – Diferenças na condição de saúde ou na distribuição de seus determinantes entre os vários grupos populacionais. Tais diferenças são atribuídas a variações biológicas, de escolha e condições do ambiente externo, alheias ao controle dos indivíduos (idade, etnia, sexo etc.), portanto inevitáveis. (WHO, s.d.a).

Desnutrição – Deficiência que resulta de carência qualitativa ou quantitativa de proteínas, carboidratos, lipídios, vitaminas e sais minerais. Suas causas são variáveis e incluem todos os problemas capazes de interromper o processo de nutrição, desde a falta de ingestão de alimentos (desnutrição primária) até a falta de utilização de nutrientes pelas células (desnutrição secundária).

Determinantes Sociais da Saúde – DSS – Para a Comissão Nacional sobre os Determinantes Sociais da Saúde (CNDSS), os DSS são os fatores sociais, econômicos, culturais, étnicos/raciais, psicológicos e comportamentais que influenciam a ocorrência de problemas de saúde e seus fatores de risco na população. A comissão homônima da OMS adota uma definição mais curta, segundo a qual os DSS são as condições sociais em que as pessoas vivem e trabalham. (Buss e Pellegrini Filho, 2007; BVS, 2011).

Direitos Sexuais e Reprodutivos – Fundamentam-se no direito básico de casais e indivíduos decidirem de forma livre e responsável sobre o número e o intervalo entre partos e a época de ter filhos, bem como o acesso às informações e aos meios para atingir uma vida sexual e reprodutiva saudáveis. Incluem o direito de decisão livre de coerção, violência ou discriminação. (Ministério da Saúde, 2006).

Discriminação – Discriminação direta: ocorre quando, numa situação comparável, uma pessoa é tratada de forma menos favorável que outra, em razão da raça ou da origem étnica, da religião ou de convicções, da deficiência, da idade ou da orientação sexual.
Discriminação indireta: ocorre quando uma disposição, critério ou prática, aparentemente neutros, possam ocasionar uma desvantagem para pessoas, em razão da raça ou da origem étnica, da religião ou de convicções, da deficiência, da idade ou da orientação sexual, a não ser que a referida disposição, critério ou prática possam ser justificados objetivamente por uma finalidade legítima. (União Europeia).

Doenças Crônicas – São aquelas decorrentes de exposição prolongada a um fator, geralmente em baixos níveis. O Centro Nacional Americano de Estatísticas de Saúde define como crônicas as condições que duram 3 meses ou mais. (Last, 2001).

Doenças Emergentes – São aquelas registradas pela primeira vez em determinada população, ou doenças preexistentes cuja incidência tenha aumentado rapidamente em número de casos ou distribuição geográfica. (WHO, 2011a) Nos últimos 25 anos do século XX, mais de 30 doenças emergentes foram reconhecidas, como: aids, ebola, síndrome pulmonar por hantavírus, febres virais, infecção por campilobacter e doença de Lyme, entre outras.

Doenças Infecciosas – São aquelas causadas por agente infeccioso específico ou por alguma toxina por ele produzida, surgidas a partir de um indivíduo, animal ou reservatório infectado. São transmitidas a um hospedeiro suscetível, de forma direta ou indireta, isto é, por meio de um hospedeiro intermediário, vetor ou ambiente.

Doenças Não Infecciosas – São aquelas que, no estado atual do conhecimento clínico e fisiopatológico, não se relacionam com a invasão do organismo por outros seres vivos parasitários. Enquadram-se nesta categoria acidentes, intoxicações, mortes violentas e períodos de exacerbação aguda de doenças crônicas. (Almeida Filho e Rouquayrol, 2002).

Doenças Reemergentes – Doenças que reaparecem devido a alterações nas condições do hospedeiro-agente-ambiente. Exemplos: tuberculose, sífilis. (Last, 2001).

Duplo-cego – Método de estudo sobre uma droga ou procedimento no qual ambos, grupos estudados e investigador, desconhecem quem está recebendo o fator em questão. Há também o método simples-cego, no qual o investigador conhece quem está recebendo o fator em questão. (Last, 2001).

Educação em Saúde – Desenvolver nas pessoas o sentido de responsabilidade para com a saúde, como indivíduo, membro de uma família e de uma comunidade, tanto individual como coletivamente (ver também Promoção à Saúde). Trata-se de um processo político de formação para a cidadania ativa, de ação transformadora da realidade social e busca da melhoria da qualidade de vida individual e coletiva.

Educação Alimentar e Nutricional – Educação das pessoas visando à melhoria geral do estado nutricional, através da promoção de hábitos alimentares adequados, eliminação de práticas dietéticas inadequadas, introdução de melhores práticas de higiene dos alimentos e um uso mais eficiente dos recursos alimentares.

Efetividade – É a medida do alcance de intervenções, procedimentos, tratamentos ou serviços em condições reais (rotina de serviço), isto é, do quanto a atenção atende a seus objetivos. (Last, 2001).

Eficácia – Utilidade ou benefícios para o indivíduo ou a comunidade decorrentes de serviço ou intervenção sob condições ideais. A determinação da eficácia é feita com base em Ensaios Clínicos Controlados Aleatórios. (Last, 2001).

Eliminação – Redução da transmissão de casos a um nível baixo predeterminado. Exemplo: em 1991, a OMS estabeleceu a prevalência de 1caso/1.000.000 de habitantes como limite para eliminação da tuberculose (ver também Erradicação). (Last, 2001).

Endemia – Presença contínua de uma doença ou de um agente infeccioso em uma área ou população. Pode expressar, também, a prevalência conhecida ou esperada de uma doença em determinada área ou população. (Last, 2001).

Empoderamento (empowerment) – Capacitação em tomada de decisão de indivíduos anteriormente incapazes ou com capacidade limitada de decidir sobre seus próprios problemas. Exemplos: o reconhecimento das necessidades de portadores de necessidades especiais e sua reação diante delas; ações de valorização da mulher e aumento de sua liberdade reprodutiva; transferência de autonomia e poder aos indígenas colonizados. O empoderamento de uma comunidade é um componente de muitos programas de promoção da saúde e de controle da aids. (Last, 2007).

Ensaios Clínicos – Estudos pré-planejados sobre segurança, eficácia ou esquema de dosagem ótima (se apropriado) de uma ou mais drogas diagnósticas, terapêuticas ou profiláticas, dispositivos ou técnicas selecionadas, de acordo com critérios predeterminados de elegibilidade e observadas para evidência predefinida de efeitos favoráveis ou desfavoráveis. (BVS/DeCS).

Ensaios Clínicos Controlados Aleatórios – Experimento epidemiológico no qual os indivíduos são aleatoriamente divididos em 2 grupos, um dos quais receberá o fator de proteção em estudo. (Last, 2001).

Enzootia – Infecção ou doença transmissível de animais vertebrados ao homem, sob condições naturais, mas que geralmente ocorre entre animais.

Epidemia – Ocorrência de casos de uma doença, agravo ou evento relacionado à saúde, em níveis claramente acima do esperado ou conhecido. (Last, 2001).

393

Epidemiologia – Estudo da distribuição e dos determinantes de estados ou eventos relacionados à saúde em populações específicas, bem como a aplicação desse estudo no controle de problemas ligados à saúde. (Last, 2001).

Epidemiologia Analítica – Campo da Epidemiologia cujo objetivo é testar hipóteses de associações e relações causais.

Epidemiologia Descritiva – Campo da Epidemiologia que visa a organizar dados relacionados à saúde, de acordo com as variáveis: tempo, lugar e pessoa. (CDC, s.d.).

Epidemiologia Experimental – Campo da Epidemiologia no qual os estudos se caracterizam pelo controle de condições e intervenções por parte do pesquisador. (Last, 2001).

Epidemiologia Genética – Ramo da epidemiologia que lida com a distribuição, os determinantes e o controle de doenças em grupos consanguíneos e com causas hereditárias de doenças. A função da epidemiologia genética é investigar fatores genéticos no desenvolvimento e no controle de doenças. Relaciona-se à epidemiologia molecular. (Last, 2007).

Epidemiologia Molecular – É o uso de técnicas de Biologia Molecular em estudos epidemiológicos sobre exposição, suscetibilidade ou outros eventos biológicos. Não constitui uma disciplina, referindo-se apenas ao uso de técnicas moleculares. (Last, 2001).

Epidemiologia Nutricional – Estudo dos fatores determinantes e da frequência das enfermidades relacionadas ao estado nutricional de uma população. Aborda, também, aspectos sociais da nutrição, as relações entre consumo e dieta e o papel dos fatores socioeconômicos. (Gordon, 1976).

Epidemiologia Social – Estudo epidemiológico de determinantes sociais e distribuição de doenças e estados de saúde na sociedade. Representa a interface entre epidemiologia e sociologia, ciência política, economia e antropologia social e cultural. Inclui estudos sobre a saúde individual e coletiva no contexto das redes sociais e determinantes como etnia, condições socioeconômicas e moradia. Pode empregar a abordagem de trajetórias de vida, que situa condições de saúde no contexto de determinantes sociais, econômicos e culturais. Em estudos de intervenção, busca-se modificar fatores adversos e melhorar determinantes de uma boa saúde. (Last, 2007).

Epizootia – Surto epidêmico de uma doença na população animal, geralmente com implicações que podem afetar, também, a saúde humana. (Last, 2001).

Equidade em Saúde – É a redução de diferenças evitáveis e injustas em condições de saúde até o mínimo possível. Em serviços de saúde, é o recebimento de atenção em relação à necessidade (equidade de acesso e uso) e contribuição na capacidade de pagamento (equidade financeira). (BVS/DeCS).

Erradicação – Interrupção da transmissão de determinada doença por extermínio do agente infeccioso, como decorrência de atividades de vigilância e tratamento dos doentes. Em 1992, a OMS definiu erradicação como a situação na qual casos novos da doença deixam de ocorrer e as medidas de controle deixam de ser necessárias (ver também Eliminação). (Last, 2001).

Esperança de Vida ou Expectativa de Vida – Estimativa do número médio de anos que um indivíduo de determinada idade pode viver, caso as taxas de mortalidade específicas por idade se mantenham. (Last, 2001).

Estatísticas de Saúde – Coleta, organização e análise de dados referentes à saúde (ou fatores relacionados) da população. (Last, 2001).

Estatísticas Vitais – Tabulação sistemática de informações relacionadas a nascimentos, casamentos, divórcios, separações e mortes, com base nos registros desses eventos. (Last, 2001).

Estudo de Casos e Controles – Pesquisa observacional em que um grupo de indivíduos com determinada doença ou agravo (casos) é comparado com grupo de indivíduos sadios (controles), em relação ao histórico de exposição ao possível fator causal ou de risco. (Last, 2001).

Estudo de Coortes – Pesquisa analítica caracterizada pela observação de grupos que diferem quanto ao nível de exposição a determinado fator, durante um período longo, para os quais as taxas de incidência podem ser calculadas e comparadas. (Last, 2001).

Estudo Ecológico ou de Agregados Populacionais – Aborda áreas geográficas ou grupos populacionais bem delimitados, descrevendo ou analisando comparativamente variáveis globais. (Almeida Filho e Rouquayrol, 2002).

Estudo Observacional – Pesquisa que não envolve qualquer tipo de intervenção na população ou grupo em estudo por parte do pesquisador. (Last, 2001).

Estudo de Séries Temporais – Pesquisa na qual as medidas de frequência de evento(s) em um grupo de indivíduos são feitas em diferentes momentos, de modo a detectar tendências. Séries múltiplas referem-se a vários grupos, inclusive um grupo controle. (Last, 2001).

Estudo Soroepidemiológico – Pesquisa baseada em testes sorológicos que indicam, através dos níveis de anticorpos específicos, a ocorrência de casos passados, subclínicos ou em período de incubação de doenças. (MeSH, 2008).

Estudo Transversal – Pesquisa que avalia a relação entre doenças, agravos ou características relacionadas à saúde e outras variáveis de interesse, a partir de dados coletados simultaneamente em uma população. (Last, 2001).

Estudos de Intervenção – Investigações epidemiológicas designadas a testar a relação hipotetizada de causa-efeito pela modificação de fatores supostamente casuais em estudos populacionais. (BVS/DeCS).

Ética em Saúde – Preocupa-se com questões relacionadas à manutenção e à qualidade de vida das pessoas. Pode ser vista como profundamente enraizada no terreno dos direitos humanos, já que o direito à vida é o primeiro deles.

Etnia e Saúde – Grupo étnico é um grupo social identificado por tradição social e cultural característica, mantida de geração após geração, por uma história e origem comuns e um senso de identificação de grupo. Essas características podem se refletir em sua experiência de saúde e de doença. Difere de raça, que considera caracteres físicos e fatores genéticos, os quais frequentemente estão fortemente associados à ocorrência de doenças. (Last, 2001).

Eutanásia – De maneira geral, entende-se por eutanásia uma pessoa causar deliberadamente a morte de outra que está mais fraca, debilitada ou em sofrimento. Neste último caso, a eutanásia seria justificada como uma forma de evitar um sofrimento acarretado por um longo período de doença. (Goldim, 2011).

Falso-Negativo – Indivíduo portador do atributo investigado, cujo teste diagnóstico fornece resultado negativo.

Falso-Positivo – Indivíduo que não tem o atributo investigado, cujo teste diagnóstico fornece resultado positivo. (Last, 2001).

Financiamento em Saúde – Mecanismos relacionados à transferência de recursos financeiros a atividades de promoção, prevenção e assistência à saúde.

Fome – Escassez de alimentos que, em geral, afeta ampla extensão de um território e grande número de pessoas. É a maior manifestação de todas as desigualdades sociais. Em sentido amplo, refere-se a qualquer falta de elementos nutritivos necessários à formação do organismo humano, podendo abranger a fome quantitativa (penúria aguda) e a fome qualitativa, causada por deficiências específicas na dieta cotidiana. (BVS/DeCS).

Fome Endêmica – Privação prolongada e contínua de alimentos, afetando grande número de pessoas.

Fome Epidêmica – Escassez de alimentos afetando grande número de pessoas.

Fome Oculta – Estado de privação permanente de determinados elementos nutritivos (micronutrientes), em seus regimes habituais, em que grupos inteiros de populações se deixam morrer lentamente, apesar de comerem todos os dias. (Castro, 2008).

Funções Essenciais da Saúde Pública – Corresponde às responsabilidades que o Estado deve assumir e cumprir em termos de saúde pública. Inclui não só as responsabilidades de execução direta de atividade ou ações específicas de saúde pública, mas também a mobilização, a promoção, a orientação e a articulação dos outros agentes sociais. (OPS, 2002).

Geoprocessamento – Geoprocessamento é um termo amplo que engloba diversas tecnologias de tratamento e de manipulação de dados geográficos, através de programas computacionais. Entre essas tecnologias, se destacam: o sensoriamento remoto, a digitalização de dados, a automação de tarefas cartográficas, a utilização de Sistemas de Posicionamento Global (GPS) e os Sistemas de Informações Geográfica (SIG). (Carvalho et al., 2000).

Gerenciamento de Risco – Ações e políticas que visam a reduzir os níveis de risco a que pessoas e populações estão expostas. As ações se processam em etapas que envolvem investigação, monitoramento, gerenciamento e políticas: 1)avaliação do risco, ou seja, comparar o impacto de riscos conhecidos com outros, bem como os custos e os benefícios para reduzi-los e, com base nas informações disponíveis, estabelecer um nível aceitável de risco; e 2) controle da exposição, ou seja, ações para manter a exposição da população a níveis abaixo do máximo aceitável; 3) monitoramento de risco, ou seja, observação, avaliação e mensuração da eficácia das ações de controle da exposição e, se necessário, vigilância de indicadores de risco. (Last, 2007).

Hábito Alimentar – Maneira pela qual um indivíduo ou grupo seleciona alimentos e os consome em resposta a influências fisiológicas, psicológicas, culturais e sociais.

História Natural da Doença – Seqüência de eventos que caracterizam uma doença, desde a atuação de seus fatores desencadeantes até o seu desfecho (cura, seqüela ou morte).

Incidência – Número de casos novos de doenças ou agravos numa determinada população sob risco e período especificado.

Humanização em Saúde (política) – A Política de Humanização visa à recuperação do sentido humano nos serviços de saúde, propondo uma nova relação entre usuários, suas redes sociais e os trabalhadores, apostando no trabalho coletivo na direção de um SUS acolhedor e resolutivo. Para tanto, incentiva o aumento do grau de corresponsabilidade e de comunicação entre os atores envolvidos na produção de saúde. Os princípios que norteiam a Política de Humanização são a transversalidade e a inseparabilidade entre atenção e gestão na produção de saúde. A transversalidade é uma ampliação da grupalidade ou das formas de conexão intra e intergrupos, promovendo mudanças nas práticas de saúde. (Secretaria da Saúde do Estado de São Paulo, s.d.).

Indicadores de Saúde – São medidas-síntese que contêm informação relevante sobre determinados atributos e dimensões do estado de saúde, bem como do desempenho do sistema de saúde. Vistos em conjunto, devem refletir a situação sanitária de uma população e servir para a vigilância das condições de saúde. (RIPSA, 2002).

Indicadores Demográficos – São medidas-síntese que contêm informações relevantes sobre determinados atributos e dimensões de populações. (RIPSA, 2002).

Índice de Desenvolvimento Humano (IDH) – Criado para medir o nível de desenvolvimento humano dos países com base em indicadores de educação (alfabetização e taxa de matrícula), longevidade (expectativa de vida ao nascer) e renda (PIB per capita). Os valores do IDH variam de 0 (nenhum) a 1 (total). Países com IDH até 0,499 são considerados de desenvolvimento humano baixo; com índices entre 0,500 e 0,799 são de desenvolvimento humano médio; e com índices maiores que 0,800 são de desenvolvimento humano alto. O IDH é apresentado pelo Programa das Nações

Unidas para o Desenvolvimento (PNUD), órgão da ONU, através do RDH, o Relatório de Desenvolvimento Humano. (DhNet – Direitos Humanos, s.d.*b*)

Infectividade – Característica dos agentes infecciosos de invadir, sobreviver e se multiplicar no organismo do hospedeiro. É medida pela taxa de infecções em relação ao número de indivíduos expostos.

Infestação – Desenvolvimento de algum agente patogênico sobre o organismo (p. ex., infestação por piolhos). Alguns autores adotam o termo para designar invasão do organismo por vermes parasitas. (Last, 2001).

Meta-análise – Síntese estatística de dados e resultados obtidos em estudos prévios, passíveis de comparação, de modo a permitir uma avaliação do problema de interesse. (Last, 2001) O termo "meta-análise" é comumente usado para se referir às revisões sistemáticas com a técnica de meta-análise.

Morbidade – Qualquer alteração, subjetiva ou objetiva, na condição de bem-estar fisiológico ou psicológico. (Last, 2001).

Mortalidade – Número absoluto de óbitos ocorridos numa população em um período determinado, geralmente o ano calendário. A mortalidade é medida pelos chamados coeficientes ou taxas. (Rey, 2006).

Necessidades Nutricionais – Quantidades de energia e nutrientes, geralmente baseadas em médias expressas por dia, que cobrem as necessidades de grupos de indivíduos saudáveis no que diz respeito ao crescimento e ao funcionamento normal do organismo. (BVS/DeCS).

Níveis de Atenção em Saúde – Correspondem ao espectro de ações representadas pela promoção, proteção e recuperação da saúde. Tais níveis se aplicam aos três campos da Atenção à Saúde – assistência, intervenções ambientais e políticas externas ao setor saúde.

Notificação de Doenças – Comunicação obrigatória de determinadas doenças às autoridades de saúde pública locais, assim que são diagnosticadas. (Last, 2001).

Padrão Alimentar – Composição básica da dieta de um grupo populacional.

Pandemia – Epidemia que ocorre em área ampla, atingindo vários países, em geral acometendo muitas pessoas. (Last, 2001).

Participação Comunitária – Mecanismo ou processo pelo qual a população, por meio de seus representantes, participa do processo de formulação das políticas de saúde e do controle de sua execução nos distintos níveis de governo: federal, estadual e municipal.

Patogenicidade – Característica de um organismo produzir quadro clínico em indivíduos infectados. A patogenicidade de um agente infeccioso é medida pela taxa de indivíduos que desenvolveram casos clínicos em relação à população exposta à infecção (ver também Virulência).

Patologia Social – Mau funcionamento estrutural ou funcional da sociedade associado a problemas que se refletem sobre a saúde. Geralmente é difícil estabelecer nexo causal, mas um exemplo é a associação entre desemprego e abuso de drogas e de álcool, violência familiar, famílias desestruturadas, vandalismo, crimes e mortes prematuras e áreas de pobreza. (Last, 2007).

Período de Incubação – Intervalo entre a penetração do agente infeccioso no hospedeiro e o aparecimento dos primeiros sinais e sintomas da doença. (Last, 2001).

Período de Latência – Intervalo entre a exposição a um fator ambiental determinante de doença e sua manifestação. (Last, 2001).

Planejamento familiar – É a possibilidade do homem, da mulher ou do casal poder escolher livre e conscientemente o número de filhos que quer ter, quando tê-los e o espaçamento entre eles, usando para isso qualquer método contraceptivo existente.

Planejamento em Saúde – Processo que consiste em desenhar, executar, acompanhar e avaliar um conjunto de propostas de ação com vistas à intervenção sobre um determinado recorte de realidade. Trata-se, também, de um instrumento de racionalização das ações no setor de saúde, feita por atores sociais, orientada por um propósito de manter ou modificar uma determinada situação de saúde. (Tancredi et al., 2002).

Política de Saúde – Conjunto de ações, disposições legais e orçamentárias geradas no marco de procedimento e instituições governamentais. São legitimadas por legislações ou regulações e promovem mudanças no comportamento de instituições e indivíduos em relação a um problema setorial ou temático. (Dunn, 1993).

Política Nacional do Meio Ambiente – Tem por objetivo a preservação, a melhoria e a recuperação da qualidade ambiental propícia à vida, visando a assegurar, no país, condições ao desenvolvimento socioeconômico, aos interesses da segurança nacional e à proteção da dignidade da vida humana. (Brasil. Lei nº 6.938, 1981).

Políticas Públicas de Saúde – As políticas públicas de saúde são resultantes das condições econômicas e sociais de um país, assim como das ideologias dominantes e dos valores ético-sociais prevalentes em dado momento histórico. Têm, entre outros objetivos, , proporcionar um ótimo nível de saúde às pessoas, protegê-las dos riscos de adoecer e satisfazer às necessidades de saúde. As políticas de saúde são orientadas pelas necessidades individuais e coletivas de saúde, aceitando a premissa da existência de diferenças e desigualdades entre as pessoas.

Prevalência – Número de casos existentes de doenças ou agravos numa determinada população e período.

Prevenção de Doenças – Conjunto de ações que visa a erradicar, eliminar ou reduzir o impacto de determinada doença ou incapacidade, ou, ainda, conter sua dispersão.

Prevenção Primária – Conjunto de ações que visa a proteger a saúde individual e coletiva, por meio de medidas de promoção à saúde (saneamento básico, educação etc.) e proteção específica (barreiras imunológicas e físicas, como as adotadas para controle de doenças transmissíveis e o controle e o monitoramento de contaminação ambiental). É tarefa da Saúde Pública. (BVS/DeCS).

Prevenção Secundária – Conjunto de ações que visa a detectar precocemente os casos de doenças e intervir prontamente para controlá-las ou reduzir sequelas. É tarefa da Medicina Preventiva.

Prevenção Terciária – Conjunto de ações que visa a amenizar o impacto de doenças crônicas e incapacidades por meio da eliminação ou redução de sequelas. É tarefa da Reabilitação.

Programa de Controle da Poluição do Ar por Veículos Automotores (Proconve) – Programa criado pelo Ministério do Meio Ambiente para redução dos níveis de emissão de poluentes nos veículos automotores e para incentivar o desenvolvimento tecnológico nacional, tanto na Engenharia Automotiva quanto em métodos e equipamentos para a realização de ensaios e medições de poluentes. (Joseph Jr., 2009).

Promoção da Saúde – Processo de capacitação da comunidade para atuar na melhoria de sua qualidade de vida e saúde, incluindo maior participação no controle desse processo. Para atingir um estado de completo bem-estar físico, mental e social os indivíduos e os grupos devem saber identificar aspirações, satisfazer necessidades e modificar favoravelmente o meio ambiente. A promoção da saúde não é responsabilidade exclusiva do setor saúde, e vai além de um estilo de vida saudável, na direção de um bem-estar global. (Ministério da Saúde, Secretaria de Políticas de Saúde, 2002).

Protocolo de Kyoto – Acordo internacional para reduzir as emissões de gases-estufa dos países industrializados e para garantir um modelo de desenvolvimento limpo aos países em desenvolvimento. O documento prevê que, entre 2008 e 2012, os países desenvolvidos reduzam suas emissões em 5,2% em relação aos níveis medidos em 1990. O tratado foi estabelecido em 1997 em Kyoto, Japão, e assinado por 84 países. O pacto entrou em vigor depois que pelo menos 55 países transformaram esse acordo em lei. O acordo impõe níveis diferenciados de reduções para 38 dos países considerados os principais emissores de dióxido de carbono e de outros cinco gases-estufa. (Ministério da Ciência e Tecnologia, s.d.).

Qualidade de Vida – É a percepção individual de satisfação com as próprias condições físicas, emocionais e sociais. Indicadores de qualidade de vida procuram estimar a sobrevida de indivíduos sem deficiências ou incapacidades. (Last, 2001).

Rastreamento da População (screening) – Tentativa de identificação de pessoas portadoras de uma doença ou agravo não evidente por meio de testes, exames, questionários ou outros procedimentos de aplicação rápida. O rastreamento classifica as pessoas em negativas ou positivas; estas (casos suspeitos) são encaminhadas para confirmação clínica de diagnóstico ou tratamento. (Last, 2001).

Recomendações Nutricionais – Níveis de ingestão de nutrientes essenciais que, tendo como base os conhecimentos científicos, são julgados adequados para cobrir as necessidades de nutrientes específicos de praticamente todos os indivíduos saudáveis. As recomendações nutricionais são usadas como norteador para toda a população mundial, com exceção de algumas situações específicas. São estabelecidas sobre as necessidades fisiológicas de cada nutriente e empregadas para o planejamento de suprimentos de alimentos destinados a grupos populacionais e para prescrições e guias dietéticos. (BVS/DeCS).

Reprodutibilidade – Grau de estabilidade exibido por um teste quando a mensuração é repetida em idênticas condições, ou seja, o grau em que os resultados obtidos por uma mensuração podem ser replicados.

Característica de um teste ou medida de reproduzir resultados idênticos ou similares cada vez que for conduzido ou reproduzido. (Last, 2001).

Responsabilidade Social – É o despertar da consciência coletiva de indivíduos que assumem conduta de comprometimento com os destinos da geração futura. Traduz o próprio significado da solidariedade humana e da capacidade das organizações assumirem um papel para além de uma simples ação de ajuda emergencial ou tática de marketing social para maximizar ganhos à custa da exploração da ignorância de determinada parcela da sociedade. (Guerreiro, s.d.).

Risco – É a probabilidade de ocorrência de algum evento. No sentido não técnico, o termo abrange diversos significados e medidas de probabilidade, que se confundem com o termo técnico PERIGO, que significa qualquer agente ou fator nocivo. Em discussões técnicas, como em estimativas atuariais e avaliações de risco, o uso do termo "risco" é limitado a contextos em que a probabilidade de um evento possa ser estimada ou calculada. (Last, 2007).

Saúde – Estado de completo bem-estar físico, mental e social e não apenas a ausência de doença (WHO). É a magnitude em que um indivíduo ou grupo pode realizar suas aspirações e satisfazer suas necessidades e, ao mesmo tempo, mudar seu entorno ou enfrentar os problemas existentes. (WHO, 2007).

Saúde Ambiental – São todos aqueles aspectos da saúde humana, incluindo a qualidade de vida, que estão determinados por fatores físicos, químicos, biológicos, sociais e psicológicos no meio ambiente. Também se refere à prática de valorar, corrigir, controlar e evitar aqueles fatores do meio ambiente que potencialmente possam prejudicar a saúde de gerações atuais e futuras. (WHO, 1993).

Saúde Bucal – Conjunto de condições biológicas e psicológicas que possibilita ao ser humano exercer funções como mastigação, deglutição e fonação e, também, tendo em vista a dimensão estética inerente à região anatômica, exercitar a autoestima e relacionar-se socialmente sem inibição ou constrangimento.

Saúde Global – Conceito relativo ao estado de saúde dos habitantes do mundo. Em geral, indica a consideração das necessidades de saúde da população de todo o planeta, acima dos interesses de nações em particular. O termo "global" também é associado à crescente importância de atores para além de agências e organizações governamentais e intergovernamentais – por exemplo, a mídia, fundações influentes internacionalmente, corporações transnacionais. Os termos "internacional", "intergovernamental" e "global" não são mutuamente excludentes e, de fato, podem ser entendidos como complementares. Assim, poderíamos dizer que a OMS é uma agência intergovernamental que desempenha funções internacionais com o objetivo de melhorar a saúde global. (Brown et al., 2006).

Saúde Internacional – Termo usado com considerável frequência já no fim do século XX e que se refere, especialmente, a um foco no controle de epidemias que ultrapassam fronteiras entre nações, ou seja, são "internacionais". Atualmente, prioriza os processos e as relações que envolvem o poder mundial, que afetam os perfis epidemiológicos e a formatação dos sistemas de saúde em cada nação. O termo "intergovernamental" refere-se às relações entre governos de nações soberanas, neste caso com relação às políticas e práticas de saúde pública. (Brown et al., 2006).

Saúde Mental – É o estado de bem-estar no qual o indivíduo percebe as próprias habilidades, pode lidar com os estresses normais da vida, é capaz de trabalhar produtivamente e está apto a contribuir com sua comunidade. É mais do que ausência de doença mental. (WHO, 2007).

Saúde Ocular – Consiste no estabelecimento de ações educativas, de prevenção de afecções e de preservação do sistema visual, com o objetivo de evitar a redução ou a perda da capacidade visual e, consequentemente, as restrições ocupacionais, econômicas, sociais e psicológicas.

Saúde do Trabalhador Saúde Ocupacional – Saúde Ocupacional é a ciência que visa à promoção e à manutenção do mais alto grau de bem-estar físico, social e mental dos trabalhadores em todas as suas ocupações. Posteriormente, o nome foi alterado para Saúde do Trabalhador. Abrange a prevenção entre os trabalhadores de doenças ocupacionais causadas por suas condições de trabalho; a proteção dos trabalhadores em seus labores, dos riscos resultantes de fatores adversos à saúde e a colocação e conservação dos trabalhadores nos ambientes ocupacionais adaptados a suas aptidões fisiológicas e psicológicas. (OIT/OMS, 1950).

Saúde Pública – Conjunto de medidas organizado pela sociedade para proteger, promover e restaurar a saúde da população. Esse conjunto envolve conhecimento científico, habilidade e crenças direcionados para a manutenção e a melhoria da saúde das pessoas por meio de ações coletivas e sociais. (Last, 2001).

Saúde Sexual e Reprodutiva – Saúde reprodutiva implica os processos e as funções do sistema reprodutivo em todas as fases da vida, de modo a permitir que as pessoas tenham uma vida sexual responsável, satisfatória e segura.

Saúde do Viajante – Refere-se à prevenção e/ou à redução de consequências adversas à saúde do viajante. Os riscos à saúde do viajante dependem do destino, da duração e do propósito da viagem, dos padrões de higiene das acomodações e da alimentação e do comportamento do indivíduo. (WHO, 2011b).

Segurança Alimentar e Nutricional – A segurança alimentar e nutricional consiste na realização do direito de todos ao acesso regular e permanente a alimentos de qualidade, em quantidade suficiente, sem comprometer o acesso a outras necessidades essenciais, tendo como base práticas alimentares promotoras de saúde que respeitem a diversidade cultural e sejam ambiental, cultural, econômica e socialmente sustentáveis. (Brasil. Lei nº 11.346, 2006).

Sensibilidade e Especificidade – Sensibilidade é a habilidade de um teste identificar corretamente indivíduos que apresentam determinada doença. Especificidade é a habilidade do teste de identificar corretamente indivíduos que não apresentam determinada doença.

Serviços de Saúde – Constituem um sistema organizado para a provisão de cuidados de saúde num país. A gama de serviços varia de acordo com o país e inclui desde serviços preventivos até cuidados a pacientes internados ou não. (BVS/DeCS).

Sistemas de Informação Geográfica – Sistemas computacionais capazes de reunir, armazenar, manipular e exibir informação referenciada geograficamente. (MeSH, 2008).

Sistema Nacional de Informações Tóxico-Farmacológicas (Sinitox) – Criado em 1980 pelo Ministério da Saúde, tem como principal atribuição coordenar o processo de coleta, compilação, análise e divulgação dos casos de intoxicação e envenenamento registrados por uma rede dos Centros de Informação e Assistência Toxicológica, de vários estados brasileiros. (Fiocruz, s.d.).

Sistema Único de Saúde (SUS) – Conjunto de ações e serviços de saúde prestados por órgãos ou instituições públicas federais, estaduais e municipais, da administração direta e indireta, das fundações mantidas pelo poder público, incluídas as instituições públicas federais, estaduais e municipais de controle de qualidade, pesquisa e produção de insumos, medicamentos, inclusive de sangue e hemoderivados, e de equipamentos para saúde. (Brasil. Lei n. 8.080, 1990).

Surto Epidêmico – Ocorrência de dois ou mais casos epidemiologicamente relacionados. (Waldman, 1998).

Transição Demográfica – Redução, a longo prazo, na fertilidade e mortalidade de uma população, com alteração na estrutura etária populacional e redução da taxa de mortalidade infantil. Isso resulta na redução da proporção de crianças e adultos jovens e no aumento de indivíduos mais velhos, ou seja, no envelhecimento da população. (Last, 2007).

Transição Epidemiológica – É o resultado de uma série complexa de mudanças inter-relacionadas nos padrões de saúde e doença que ocorrem em populações humanas específicas, observado um longo período de tempo. (Frenk, J. et al., 1989).

Transição Nutricional – Mudanças recentes no padrão de dieta e estilo de vida, resultantes dos processos de industrialização, urbanização, desenvolvimento econômico e globalização. (University of North Carolina, 2011).

Transtornos Alimentares – Grupo de transtornos caracterizados por distúrbios fisiológicos e psicológicos do apetite e da ingesta alimentar.

Transtornos Nutricionais – Transtornos causados por um desequilíbrio nutricional, incluindo desnutrição e sobrepeso/obesidade. (MeSH, 2008).

Utilitarismo – O utilitarismo tem como princípio ético fundamental a utilidade social. Este princípio afirma que as ações são eticamente corretas quando tendem a promover a maior soma de prazer (felicidade, bem-estar) de todos aqueles cujos interesses estão em jogo (Mill, 2000). Seu paradigma é o alcance do "maior bem-estar para o maior número possível de pessoas", ou seja, a maximização do bem-estar.

Validade Externa – É o grau em que os resultados de uma pesquisa são apropriados quando aplicadas para o universo externo ao estudo; refere-se à inferência estatística, ou seja, a generalização dos resultados para toda a população de interesse.

Validade Interna – É o grau em que os resultados de uma pesquisa descrevem corretamente o que realmente ocorreu no grupo estudado; refere-se à validação dos resultados apenas para a amostra considerada, ou seja, é a validade das inferências para os indivíduos que participaram do estudo.

Viés – Direcionamento da coleta, da análise, da interpretação, da publicação ou da revisão de dados que possa levar a conclusões que diferem sistematicamente da verdade. (Last, 2001).

Vigilância Sanitária – Conjunto de ações que permite reunir a informação indispensável para conhecer o comportamento ou a história natural das doenças, bem como detectar ou prever alterações de seus fatores condicionantes, com o fim de recomendar as medidas indicadas e eficientes que levem à prevenção e ao controle de determinados agravos. (BVS/DeCS).

Vigilância em Saúde Pública – Coleta contínua e sistemática, análise e interpretação de dados essenciais de saúde para planejar, implementar e avaliar práticas de saúde pública, intimamente integrada com a periodicidade de disseminação desses dados para aqueles que necessitam conhecê-los. (Thacker e Berkelman, 1988).

Violência – Evento representado por ações realizadas por indivíduos, grupos, classes ou nações que ocasionam danos físicos, emocionais, morais e/ou espirituais a si próprio ou a outrem.

Violência Doméstica – Problema que atinge, de forma silenciosa e dissimulada, grande parte da população. Acomete ambos os sexos e não costuma obedecer a nenhum nível social, econômico, religioso ou cultural específico. Sua importância é relevante sob dois aspectos: devido ao sofrimento indescritível que imputa às suas vítimas e porque pode impedir um bom desenvolvimento físico e mental da vítima. Inclui também a negligência precoce e o abuso sexual. (BVS, 2008.).

Violência contra a Mulher – Qualquer ato de violência dirigido à mulher, seja na vida pública, seja vida privada, que resulte ou possa resultar em dano físico, sexual ou psicológico, incluindo ameaças, coerção, privação de liberdade, mutilação genital e outras. (WHO, s.d.*b*).

Violência Sexual – É o abuso de poder, no qual um indivíduo é usado para satisfação sexual de outro por meio da indução a práticas sexuais, com ou sem violência física.

Virulência – É o grau de patogenicidade, numericamente expressa pelo número de casos clínicos em relação ao número de indivíduos infectados, determinada por ensaios imunológicos ou pela taxa de letalidade, como indicador de severidade da doença. (Last, 2001).

Vulnerabilidade em Saúde – É a relação existente entre a intensidade do dano resultante e a magnitude de uma ameaça, evento adverso ou acidente. A vulnerabilidade em saúde é determinada por condições cognitivas (acesso à informação, reconhecimento da suscetibilidade e da eficácia das formas de prevenção), comportamentais (desejo e capacidade de modificar comportamentos que definem a suscetibilidade) e sociais (acesso a recursos e capacidade de adotar comportamentos de proteção). (Bertolozzi et al., 2009).

Zoonoses – Infecção ou doença transmissível de animais vertebrados ao homem, sob condições naturais. Pode ser uma enzootia ou epizootia. (Last, 2001).

REFERÊNCIAS BIBLIOGRÁFICAS

1. Almeida FN, Rouquayrol MZ. Introdução à epidemiologia. 4. ed. Rio de Janeiro (RJ): MEDSI; 2006.
2. Bertolozzi MR, Nichiata LYI, Takahashi RF, Siosaki SI, Hino P et al. Os conceitos de vulnerabilidade e adesão na saúde coletiva. Rev Esc Enferm USP. 2009;43(N. Spec. 2):1.326-30.
3. Brasil. Constituição de 1988. Constituição da República Federativa do Brasil. Brasília (DF): Senado Federal; 1988.
4. Brasil. Lei nº 6.938 de 31 de agosto de 1981. Dispõe sobre a Política Nacional do Meio Ambiente, seus fins e mecanismos de formulação e aplicação, e dá outras providências. Diário Oficial da União, 2 Set 1981. Disponível em: http://www.planalto.gov.br/ccivil/Leis/L6938org.htm. Acessado em: 5/2011.
5. Brasil. Lei nº 8.080 de 19 de setembro de 1990. Dispõe sobre as condições para a promoção, proteção e recuperação da saúde, a organização e o funcionamento dos serviços correspondentes e dá outras providências. Diário Oficial da União, 20 Set 1990; Seção 1:018055.
6. Brasil. Lei nº 11.346 de 15 de setembro de 2006. Cria o Sistema Nacional de Segurança Alimentar e Nutricional – SISAN com vistas em assegurar o direito humano à alimentação adequada e dá outras providências. Diário Oficial da União, 18 Set 2006. Disponível em: https://www.planalto.gov.br/ccivil_03/_Ato2004-2006/2006/Lei/L11346.htm. Acessado em: 5/2011.
7. Brown TM, Cueto M, Fee E. The World Health Organizaton and the transmition from "international" to "global" public health. Am J Public Health. 2006;96(1):62-72.
8. Buss PM, Pellegrini Filho A. A saúde e seus determinantes sociais. Physis. 2007;17(1):77-93.
9. BVS – Biblioteca Virtual em Saúde. DeCS – Descritores em Ciências da Saúde. São Paulo (SP): Bireme; 2008a. Disponível em: http://decs.bvs.br. Acessado em: 19/4/2011.

10. BVS – Biblioteca Virtual em Saúde. Dicas em saúde: acolhimento. Brasília (DF); 2008b. Disponível em: http://bvsms.saude.gov.br/html/pt/dicas/167acolhimento.html. Acessado em: 5/2011.

11. BVS – Biblioteca Virtual em Saúde. Portal Determinantes Sociais da Saúde. Disponível em: http://determinantes.saude.bvs.br/php/index.php. Acessado em: 4/2011.

12. BVS – Biblioteca Virtual Violência e Saúde. São Paulo (SP): Fiocruz; 2008. Disponível em: http://www.bvsvs.icict.fiocruz.br/php/index.php. Acessado em: 19/4/2008.

13. Byers T, Lyle B. The role of epidemiology in determining when evidence is sufficient to support nutrition recommendations: summary statement. Am J Clin Nutr. 1999;69(6): 1.365S-67S.

14. Carvalho MS, Pina MF, Santos SM. Conceitos básicos de sistemas de informação geográfica e cartografia aplicados à saúde. Brasília (DF): Organização Pan-Americana da Saúde: Ministério da Saúde; 2000.

15. Castro J. Geografia da fome: o dilema brasileiro: pão ou aço. 8. ed. Rio de Janeiro (RJ): Civilização Brasileira; 2008.

16. CDC – Centers for Disease Control and Prevention. Glossaries. Atlanta; s.d. Disponível em: http://www.cdc.gov/search.do?querytext=glossary&action=search. Acessado em: 19/4/2011.

17. Conselho Nacional de Saúde. Resolução nº 196 de 10 de outubro de 1996. Brasília (DF): Plenário do Conselho Nacional de Saúde; 1996. Disponível em: http://www.ufrgs.br/bioetica/res19696.htm. Acessado em: 19/4/2011.

18. Crisp R. Routledge philosophy guidebook to Mill on utilitarism. London: Routledge; 1997.

19. DhNet – Direitos Humanos. Declaração de Estocolmo sobre o Meio Ambiente Humano; s.d. a. Disponível em: http://www.dhnet.org.br/direitos/sip/onu/doc/estoc72.htm. Acessado em: 5/2011.

20. DhNet – Direitos Humanos. Novo atlas do desenvolvimento humano no Brasil; s.d.b. Disponível em: http://www.dhnet.org.br/dados/idh/idh/idh_estados_br.pdf. Acessado em: 5/2011.

21. Dunn WN. Public policy analysis: an introduction. New Jersey: Prentice Hall; 1993.

22. FAO – Food and Agriculture Organization of the United Nations. Hazard analysis and critical control point (HACCP) system and guidelines for its application. Rome; 1997. Disponível em: http://www.fao.org/docrep/005/Y1579E/y1579e03.htm. Acessado em: 19/4/2008.

23. Frenk J, Bobadilla JL, Sepúlveda J, Cervantes ML. Health transition in middle-income countries: new challenges for health care. Health Policy Plann. 1989;4(1):29-39.

24. Fiocruz – Fundação Oswaldo Cruz, Instituto de Comunicação e Informação Científica e Tecnológica em Saúde. Sistema Nacional de Informações Tóxico-Farmacológicas – SINITOX. Rio de Janeiro; s.d. Disponível em: http://www.fiocruz.br/sinitox_novo/cgi/cgilua.exe/sys/start.htm?tpl=home> Acessado em: 5/2011.

25. Fucapi – Fundação Centro de Análise, Pesquisa e Inovação Tecnológica. Segurança da informação: cartilha de orientação. Manaus; 2010. Disponível em: https://portal.fucapi.br/download/cartilha_si.pdf. Acessado em: 5/2011.

26. Fundacentro. Acidente de trabalho São Paulo; s.d. Disponível em: http://www.fundacentro.gov.br/dominios/ctn/anexos/cdNr10/Manuais/M%C3%B3dulo02/6_13%20-%20ACIDENTES %20DE%20ORIGEM%20ELETRICA.pdf. Acessado em: 5/2011.

27. Goldim JR. Conflito de interesses na área da saúde. Porto Alegre: UFRGS; 2002. Disponível em: http://www.bioetica.ufrgs.br/conflit.htm. Acessado em: 4/2008.

28. Goldim JR. Eutanásia. In: Universidade Federal do Rio Grande do Sul. Biética e ética na ciência. Porto Alegre; 2011. Disponível em: http://www.bioetica.ufrgs.br/eutanasi.htm. Acessado em: 25/4/2011.

29. Gordon JE. Nutritional epidemiology: experience and experiment. In: Beaton GH, Bengoa JM, eds. Nutrition in preventive medicine: the major deficiency syndromes, epidemiology and approaches to control. Geneva: World Health Organization; 1976. p. 179-192. (WHO Monograph Series, 62).

30. Guerreiro EP. Responsabilidade social: a solidariedade humana para o desenvolvimento local. São Paulo; s.d. Disponível em: http://www.cpihts.com/PDF/Evandro%20Guerreiro.pdf. Acessado em: 4/2008.

31. Joseph Jr H. PROCONVE: as fases passadas se futuras. São Paulo: ANFAVEA; 2009. Disponível em: http://www.anfavea.com.br/documentos/SeminarioItem1.pdf. Acessado em: 5/2011.

32. Last JM. A dictionary of epidemiology. 4. ed. New York: Oxford University Press; 2001.

33. Last JM, ed. A dictionary of public health. New York: Oxford University Press; 2007.

34. MeSH: NLM controlled vocabulary. Bethesda: National Library of Medicine; 2008. Disponível em: http://www.ncbi.nlm.nih.gov/sites/entrez?db=mesh. Acessado em: 4/2008.

35. Mill JS. O utilitarismo. Trad. Alexandre Braga Massela. São Paulo: Iluminuras; 2000.

36. Minayo MCS, Souza ER. Violência e saúde: um campo interdisciplinar e de ação coletiva. Hist Cienc Saúde Manguinhos. 1997;4(3):513-31.

37. Ministério da Ciência e Tecnologia. Protocolo de Quioto. Brasília (DF); s.d. Disponível em: http://www.mct.gov.br/index.php/content/view/17331.html. Acessado em: 5/2011.

38. Ministério da Saúde. Política Nacional de Redução de Morbimortalidade por Acidentes e Violência (PNRMV). Brasília; 2002.

39. Ministério da Saúde, Secretaria de Atenção à Saúde, Departamento de Ações Programáticas Estratégicas. Direitos sexuais, direitos reprodutivos e métodos anticoncepcionais. Brasília (DF); 2006. (Série F. Comunicação e Educação em Saúde; Série Direitos Sexuais e Direitos Reprodutivos; caderno, 2). Disponível em: http://portal.saude.gov.br/portal/arquivos/pdf/cartilha_direitos_sexuais_2006.pdf. Acessado em: 5/2011.

40. Ministério da Saúde, Secretaria de Políticas de Saúde, Projeto Promoção da Saúde. As cartas da promoção da saúde. Brasília (DF); 2002. (Série B. Textos Básicos em Saúde). Disponível em: http://bvsms.saude.gov.br/bvs/publicacoes/cartas_promocao.pdf. Acessado em: 5/ 2011.

41. Murray CJ. Rethinking DALYs. In: Murray CJ, Lopez AD, eds. The global burden of disease. Geneva: World Health Organization: Harvard School of Public Health: World Bank; 1996.

42. NRC – National Research Council. Risk assentment in the federal government: managing the process. Washington (DC): National Academy Press; 1983.

43. OIT – Organização Internacional do Trabalho. Brasília (DF); 1996. Disponível em: http://www.oitbrasil.org.br. Acessado em: 4/2008.

44. OPAS – Organização Pan-Americana da Saúde. Atenção primária ambiental: conceito. Brasília (DF); s.d. Disponível em: http://www.opas.org.br/ambiente/temas.cfm?id=16&Area=Conceito. Acessado em: 4/2008.

45. OPAS – Organização Pan-Americana da Saúde. Amamentação. Brasília (DF); 2003.

46. OPAS – Organização Pan-Americana da Saúde. Manual para vigilância do desenvolvimento infantil no contexto AIDPI. Washington (DC); 2005. (Série OPS/FCH?CA/05.16.P). Disponível em: http://www.bvsde.paho.org/bvsacd/cd61/vigilancia.pdf. Acessado em: 5/2011.

47. OPS – Organización Panamericana de la Salud. La salud pública en las Américas: nuevos conceptos, análisis de desempeño y bases para la acción. Washington (DC); 2002. (Las funciones essenciales de la salud pública (FESP); Parte II.6.).

48. PNUD – Programa das Nações Unidas para o Desenvolvimento. Relatórios de desenvolvimento humano. Nova York; 2004. Disponível em: http://www.pnud.org.br/rdh. Acessado em: 4/2008.

49. Prefeitura da Cidade de São Paulo. Curiosidade: você sabe o que é geoprocessamento? São Paulo; 2008, Disponível em: http://www6.prefeitura.sp.gov.br/noticias/empresas_autarquias/prodam/2005/07/0004. Acessado em: 4/ 2008.

50. Reich WT. Encyclopedia of bioethics. rev. ed. New York: MacMillan; 1995: XXI.

51. Rey L. Dicionário da saúde e da prevenção de seus riscos. Rio de Janeiro (RJ): Guanabara Koogan; 2006.

52. RIPSA – Rede Interagencial de Informações para a Saúde. Indicadores básicos para a saúde no Brasil: conceitos e aplicações. Brasília (DF): Organização Pan-Americana da Saúde; 2002.

53. Rouquayrol MZ, Almeida FN. Epidemiologia e saúde. 5. ed. Rio de Janeiro: MEDSI; 1999.

54. Sachs I. Desenvolvimento: includente, sustentável, sustentado. Rio de Janeiro: Garamond; 2004.

55. Secretaria da Saúde do Estado de São Paulo. Humanização. São Paulo; s.d. Disponível em: http://www.crh.saude.sp.gov.br/content/swoclugusw.mmp. Acessado em: 12/5/2011.

56. Tancredi FB, Barrios SRL, Ferreira JHG. Planejamento em saúde. São Paulo (SP): Faculdade de Saúde Pública da Universidade de São Paulo; 1998 (Série Saúde & Cidadania, 2).

57. Thacker SB, Berkelman RL. Public health surveillance in the United States. Epidemiol Rev. 1988;10(1):164-90.

58. União Europeia. O que deverá saber acerca da legislação antidiscriminação?Disponível em: http://edbl.drapc.min-agricultura.pt/base/documentos/legislacao_perguntas.pdf. Acessado em: 5/2011.

59. University of North Carolina, Carolina Population Center, Nutrition Transition Program. What is nutrition transition?. Chapell Hill; 2011. Disponível em: http://www.cpc.unc.edu/projects/nutrans/whatis. Acessado em: 5/2011.

60. United Nations Environment Programme. Report of the United Nations Conference on the Human Environment. Nairóbi; 2008. Disponível em: http://www.unep.org/documents.multilingual/default.asp?documentid=97. Acessado em: 4/2008.

61. Waldman E, Rosa TEC. Vigilância em saúde pública. São Paulo (SP): Faculdade de Saúde Pública da USP: Núcleo de Assistência Médico-Hospitalar da USP: Banco Itaú; 1998. (Saúde e Cidadania, 7). Disponível em: http://www.bvs-sp.fsp.usp.br/tecom/docs/1998/wal001.pdf.

62. WHO – World Health Organization. Definition of environmental health developed at WHO consultation in Sofia, Bulgaria, 1993. Disponível em: http://health.gov/environment/Definition sofEnvHealth/ehdef2.htm. Acessado em: 7/2003.

63. WHO – World Health Organization. What is mental health?. Geneva; 2007. Disponível em: http://www.who.int/features/qa/62/en/index.html. Acessado em: 5/2011.

64. WHO – Wold Health Organization. Emerging diseases. Geneva, 2011a.. Disponível em: http://www.who.int/topics/emerging_diseases/en/. Acessado em: 5/2011.

65. WHO – World Health Organization. International travel and health. Geneva; 2011b.

66. WHO – World Health Organization. Health System Performance – HSC: health inequalities. Geneva; s.d.a. Disponível em: http://www.who.int/health-systems-performance/docs/healthinequality_docs.htm. Acessado em: 5/2011.

67. WHO – World Health Organization. Violence agaist women. Geneva; s.d.b. Disponível em: http://www.who.int/reproductivehealth/topics/violence/en/index.html.

Índice Remissivo

A

Avaliação de serviços e programas de saúde para a tomada de decisão, 133
    as etapas do processo de avaliação, 141
        avaliação como instrumento de gestão versus pesquisa avaliativa, 143
    construindo o processo avaliativo, 136

B

Bioestatística, 61
    correlação e regressão, 65
    descrição, 61
        apresentação tabular e gráfica, 62
        média aritmética e desvio-padrão, 64
        mediana, primeiro e terceiro quartis, 64
        variável, 61
    inferência, 65
        intervalo de confiança, 65
        teste de hipóteses, significância e p descritivo, 68
    pacotes estatísticos, 69

C

Construção da saúde pública no Brasil no século XX e início do século XXI, 1
    século XX e a saúde pública no Brasil, 4
    transição no limiar e na primeira década do século XXI, 15

D

Direito sanitário: fundamentos, teoria e efetivação, 249
    direito sanitário e advocacia em saúde, 262
    do direito da saúde ao direito sanitário, 257
    experiência contemporânea do direito e das leis é enigmática e angustiante, 249
    saúde e direitos humanos são experiências complexas, 252

E

Economia e a saúde pública, 147
    a tensa trajetória de institucionalização do financiamento do SUS, 149
        a política econômica restritiva, 154
            resultados da política macroeconômica na economia e na saúde, 155
        o descumprimento do conceito de ações e serviços de saúde na união, nos estados e nos municípios, 156
        tentativas de redução do orçamento do ministério da saúde, 157
            os recursos vinculados da ec 29: matéria de preocupação da área econômica, 158
Educação e a comunicação para a promoção da saúde, 199
Ética na saúde pública, 235
    bioética em interface com a saúde pública, 235
    ética
        e as políticas públicas de saúde, 238
        e pesquisa em saúde pública, 243
    fundamentos éticos das ações coletivas de saúde, 240

F

Fundamentos de epidemiologia, 19
    causalidade em epidemiologia, 36
    conceitos, objetivos e aplicações, 19
    história natural da doença, 21
    histórico, 20
    medidas de associação, 33
        odds ratio, 34
        risco atribuível, 35
        risco relativo, 33
    medidas de ocorrência de doenças ou óbitos, 22
        fatores que interferem na incidência e prevalência, 26
        incidência, 24
        letalidade, 27
        prevalência, 25
        taxas de mortalidade, 26
    metodologia epidemiológica, 28
        estudos
            de caso-controle, 32
            de coorte, 31
            de corte transversal, 31
            descritivos, 29
            ecológicos, 30
            experimentais, 30

G

Geografia médica, 77

H

História natural da doença, 21

I

Informação em saúde pública e atualização do conhecimento, 369
  bibliotecas e sistemas de informação especializados, 383
  bibliotecas virtuais, 384
  estratégias de busca da informação, 380
    busca em bases de dados, 380
    busca em redes sociais da web, 382
    localização e obtenção de documentos, 382
  fontes de informação, 370
    acesso aberto, 376
    bases de citações, 377
    bases de dados textuais, 375
    bases de dados, 374
      bases de dados bibliográficas, 374
    bases de sites, 377
    fontes bibliográficas, 371
      dissertações e teses, 373
      livros, 372
      periódicos e artigos, 371
      trabalhos apresentados em eventos, 374
    fontes de dados numéricos e estatísticos, 378
    observatórios – repositórios de dados, 380
  sistemas de informação, 385

J/K/L

Localização e obtenção de documentos, 382

M

Mensuração em saúde pública, 41
  a iniciativa ripsa, 57
  epidemiologia e estatísticas de saúde, 41
  fontes das estatísticas de saúde, 42
    alguns sistemas de informações sobre saúde do ministério da saúde, 43
    sistema de estatísticas vitais provenientes do registro civil, 43
  indicadores de saúde, 57
  medidas de
    morbidade, 55
    mortalidade, 48
    natalidade, 56
  medidas dos eventos vitais e das doenças, 45

N

Nutrição e alimentação em saúde pública, 213
  desenvolvimento da nutrição em saúde pública, 213
  políticas públicas de alimentação e nutrição no Brasil, 221
  promoção de estilos de vida e alimentação saudáveis, 217
    modos de vida saudável, 219

mudanças nos padrões de alimentação, 217
qualidade e segurança alimentar, 223

O

Organização jurídica do sistema de saúde brasileiro, 269
agência nacional de saúde suplementar, 283
agência nacional de vigilância sanitária, 284
as comissões intergestoras e as normas operacionais básicas do sistema de saúde, 286
as políticas e os planos de saúde, 287
federalismo e a repartição de competências, 269
lei orgânica da saúde e as leis que criam a agência nacional de saúde suplementar e o sistema nacional de vigilância sanitária, 280
saúde nas constituições federal e estaduais, 273

P

Políticas públicas e sistemas de saúde: a reforma sanitária e o SUS, 115
crise do estado contemporâneo e a saúde no Brasil, 116
movimento da reforma sanitária, a constituição e o SUS, 119
sistema único de saúde (SUS), 121
doutrina do SUS, 121
princípios do SUS, 122
SUS e a democracia, 126
vinte anos de SUS, 122
Práticas de saúde pública, 307
ações de saúde pública: vigilâncias e programas, 321
público e privado na saúde pública, 328
saúde pública, 311
prática de saúde pública, 315
problema de saúde, problema de saúde pública, 313
saúde, 307
saúde: assistência ou atenção, 317
termos semelhantes com significados diferentes, 318
Promoção de saúde: uma nova agenda para a saúde, 163
emergência da promoção da saúde como nova forma de pensar e trabalhar a questão saúde, 163
a consolidação da promoção da saúde como política nacional de promoção da saúde (PNPS), 172
como organizar os processos, 189
estratégias, 186
criação de entornos saudáveis ou espaços saudáveis que apoiem a promoção da saúde, 187
desenvolvimento de habilidades pessoais, 188
elaboração e implementação de políticas públicas saudáveis, 186
reforço da ação comunitária, 187
reorientação dos serviços de saúde, 189
institucionalização da promoção da saúde no Brasil, 170
promoção da saúde na perspectiva socioambiental e participativa: contribuição das conferências internacionais, 166
saúde e qualidade de vida como resultado das ações de promoção da saúde e a determinação social do processo saúde-doença, 176
qualidade de vida e consumo, 179
qualidade de vida e os determinantes sociais, 182
uma nova agenda para a saúde, 185

Q

Qualidade de vida
    e consumo, 179
    e os determinantes sociais, 182

R

Resíduos sólidos e saúde, 95

S

Saúde ambiental e ocupacional, 71
    abordagens metodológicas, 77
        avaliação de riscos em saúde ambiental, 82
        biologia sanitária, 79
        geografia médica, 77
    agrotóxicos, 105
    água e saúde pública, 85
    poluição do ar e saúde humana, 99
    radiações ionizantes, 102
    radiações não ionizantes, 103
    resíduos sólidos e saúde, 95
    resíduos sólidos, 93
    saúde ambiental, 71
        escopo da saúde ambiental, 73
    saúde do trabalhador, 106
        meio ambiente, ambiente de trabalho e saúde do trabalhador, 18
    sistemas de esgotos sanitários, 89
Saúde internacional e sistemas comparados de saúde pública, 291
    comparações entre sistemas de saúde, 300
    delimitação do objeto, 295
    um novo conceito de cooperação técnica internacional em saúde, 297
    uma aproximação ao conceito de saúde internacional, 291
Saúde mental e saúde pública, 351
    acolhimento, 357
    análise crítica do panorama da saúde mental na atualidade, 364
    atenção básica, 359
        centros de atenção psicossocial – caps, 360
        centros de convivência e cultura – ceccos, 362
        leitos de atenção integral, 361
        programa de redução de danos e iniciativas na área de álcool e outras drogas, 362
        programa de volta para casa – pvc, 362
        serviços residenciais terapêuticos – srt, 361
    bases conceituais: rede, acolhimento, território e inclusão, 355
    campo da saúde mental, bases históricas e legais, 353
    inclusão social, 358
    políticas e serviços em saúde mental pública, 359
    rede, 356
    território, 358
Saúde pública, ciências sociais e as chamadas populações vulneráveis, 337
    direitos, identidades e movimentos sociais: o outro lado da contemporaneidade, 343

especificidades na relação saúde e populações vulneráveis, 348
globalização econômica e crise do bem-estar social, 339
proteção social, pobreza, famílias e vulnerabilidades, 342
quem é e como se situam as populações vulneráveis, 345
trabalho: frágil e precário, 341

T

Território da saúde, 358
Trabalho: frágil e precário, 341

U

Uma nova agenda para a saúde, 185

V/X/Z

Vinte anos de SUS, 122